U0322314

ADAM KAY

[英] 亚当·凯 | 著 [英] 亨利·帕克 | 绘 方祺 唐健 | 译

# 不可思议的医学

KAY'S MARVELLOUS MEDICINE

## 凯的怪味人体简史

湖南科学技术出版社 博集天卷 CS-BOOKY

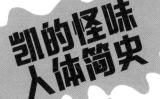

Copyright © Adam Kay, 2021
Illustrations © Henry Paker, 2021
First published as KAY'S MARVELLOUS MEDICINE in 2021 by Puffin, an imprint of Penguin Random House Children's. Penguin Random House Children's is part of the Penguin Random House group of companies.
封底凡无企鹅防伪标识者均属未经授权之非法版本。

© 中南博集天卷文化传媒有限公司。本书版权受法律保护。未经权利人许可，任何人不得以任何方式使用本书包括正文、插图、封面、版式等任何部分内容，违者将受到法律制裁。

著作权合同登记号：字 18-2024-001

**图书在版编目（CIP）数据**

不可思议的医学 : 凯的怪味人体简史 /（英）亚当·凯著 ; 方祺，唐健译 ,（英）亨利·帕克绘 . -- 长沙 : 湖南科学技术出版社 , 2024. 12. -- ISBN 978-7-5710-3323-1

Ⅰ . R-091

中国国家版本馆 CIP 数据核字第 2024FU4326 号

**上架建议：医学·科普**

BUKE-SIYI DE YIXUE: KAI DE GUAIWEI RENTI JIANSHI
**不可思议的医学：凯的怪味人体简史**

**著　　者：**［英］亚当·凯
**绘　　者：**［英］亨利·帕克
**译　　者：**方　祺　唐　健
**出 版 人：**潘晓山
**责任编辑：**刘　竞
**监　　制：**张微微
**策划编辑：**沈梦原　王云婷
**特约编辑：**张　雪
**版权支持：**张雪珂
**营销编辑：**王　睿
**封面设计：**梁秋晨
**版式设计：**潘雪琴
**出　　版：**湖南科学技术出版社
（湖南省长沙市芙蓉中路 416 号 邮编：410008）
**网　　址：**www.hnstp.com
**印　　刷：**北京嘉业印刷厂
**经　　销：**新华书店
**开　　本：**640 mm × 955 mm　1/16
**字　　数：**321 千字
**印　　张：**25
**版　　次：**2024 年 12 月第 1 版
**印　　次：**2024 年 12 月第 1 次印刷
**书　　号：**ISBN 978-7-5710-3323-1
**定　　价：**69.90 元

若有质量问题，请致电质量监督电话：010-59096394
团购电话：010-59320018

致迈克尔·夏平顿（Michael Sharpington），他当年在学校放了一个长达一分多钟的惊世骇俗的屁（fart），后来就成了别人口中永远的迈克尔·法廷顿（Michael Fartington）。

同时也感谢我的夏培拉大姨，她阅读了这本书的初稿，并给出了她的独到见解。

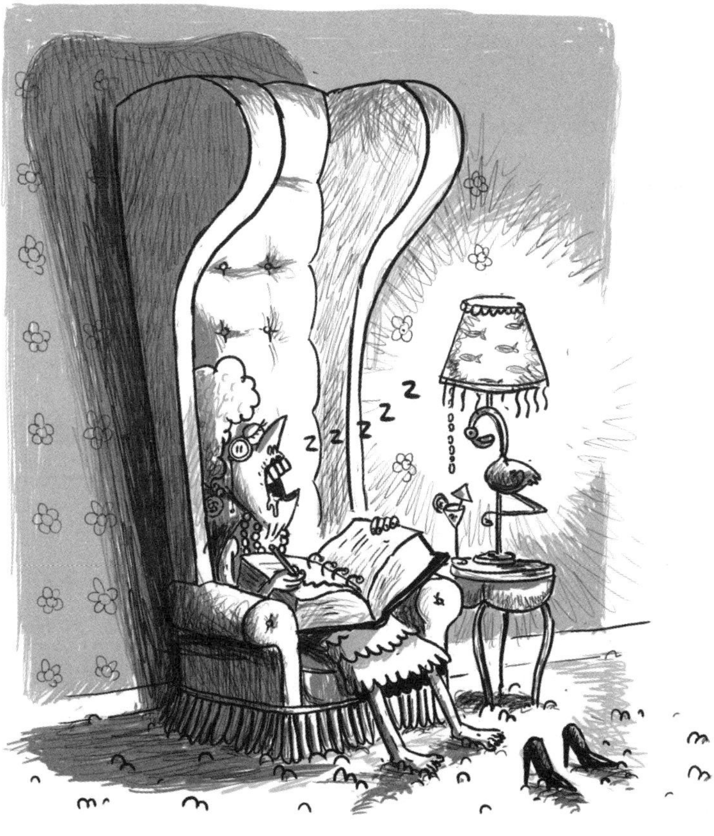

# 医学大事件编年史

**公元前1600年（古埃及）**

医生发现了心脏将血液泵送到身体各个器官。但他们也坚信便便是从心脏里流出来的，所以，也别太崇拜他们。

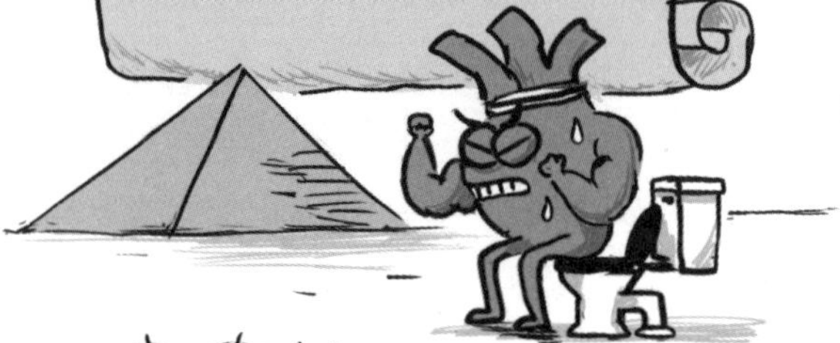

**公元前400年（古希腊）**

希波克拉底意识到疾病不是拜魔法所赐。如果您认为疾病是由魔法引起的，那怪我多嘴剧透了。

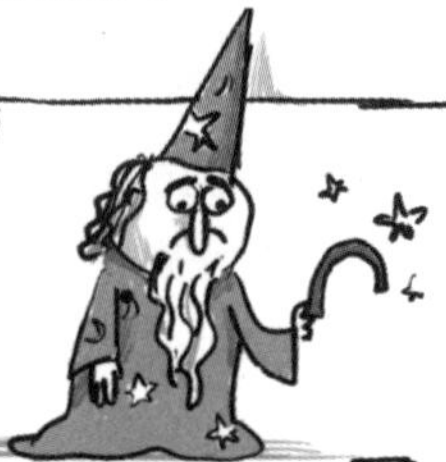

**1928年**

抗生素是由亚历山大·抗生素爵士发现的。我想说的是抗生素·弗莱明爵士。对不起，是亚历山大·弗莱明爵士。这就没错了。

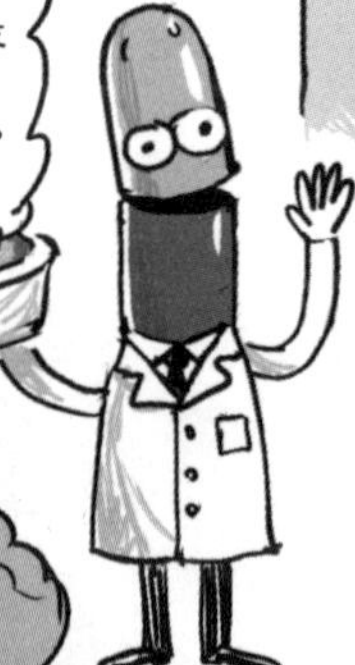

**1910年**

居里夫人发现了放射线，温暖了千家万户，哦不不，等等，那是暖气。放射线是一种治疗癌症的方法。

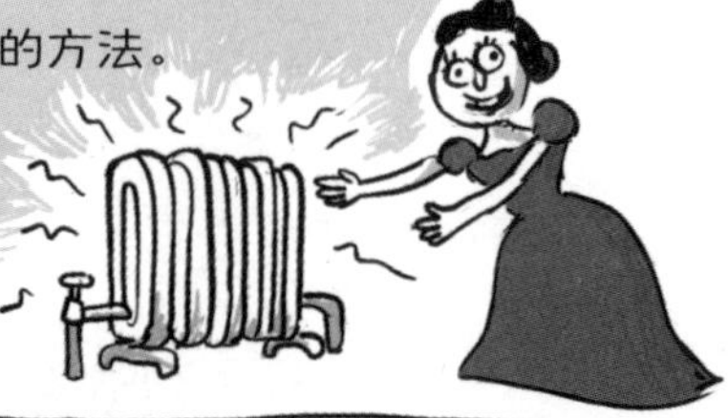

**1929年**

医生发现吸烟有害健康。在此之前，医生认为抽烟有益健康——我不喜欢叫别人白痴，但这些医生……

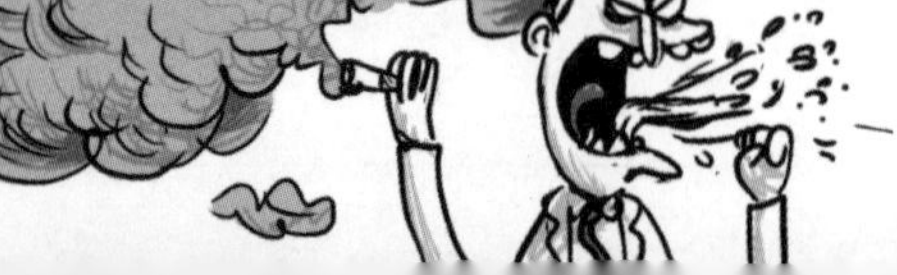

**1954年**

随着世界第一例肾移植手术的开展，肝移植、心脏移植和臀部移植也相继开展起来。（实际上，也许不是臀部移植，我记错了。）

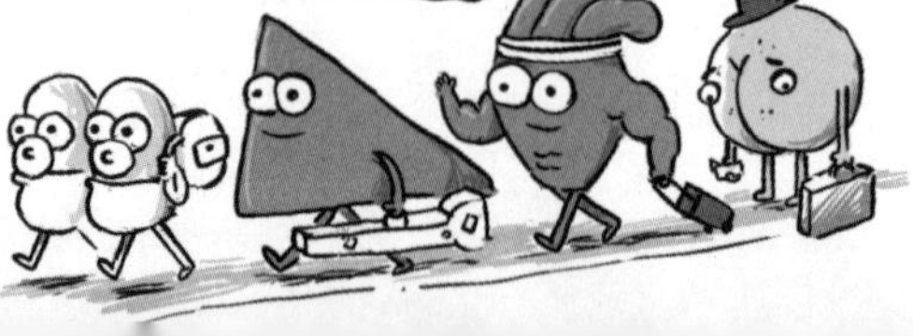

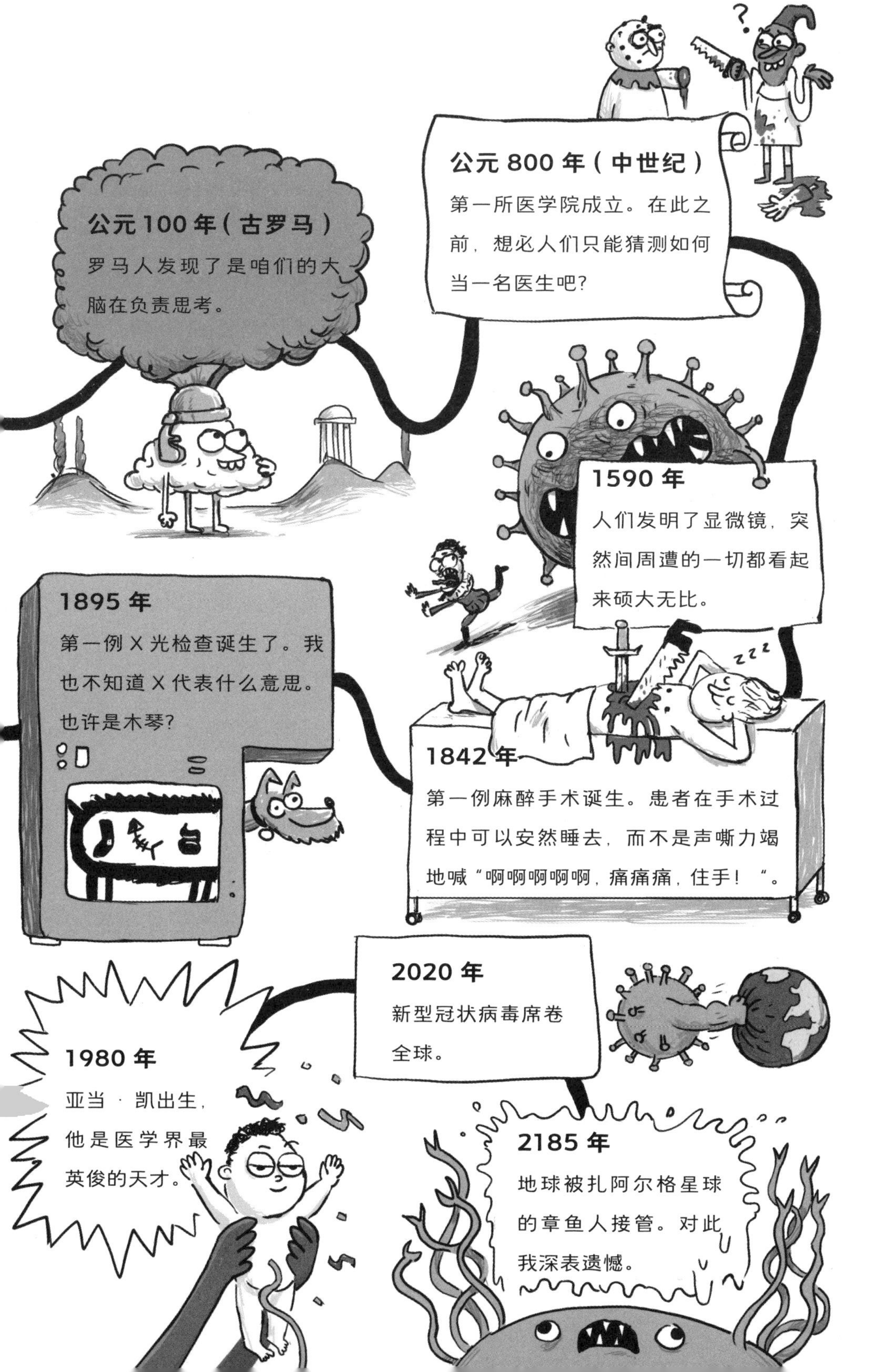

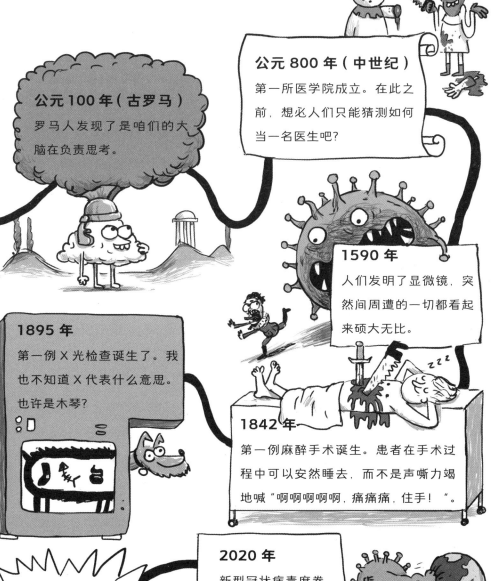

公元 100 年（古罗马）
罗马人发现了是咱们的大脑在负责思考。
公元 800 年（中世纪）
第一所医学院成立。在此之前，想必人们只能猜测如何当一名医生吧？
1590 年
人们发明了显微镜，突然间周遭的一切都看起来硕大无比。
1842 年
第一例麻醉手术诞生。患者在手术过程中可以安然睡去，而不是声嘶力竭地喊“啊啊啊啊啊，痛痛痛，住手！”。
1895 年
第一例 X 光检查诞生了。我也不知道 X 代表什么意思。也许是木琴？
1980 年
亚当 · 凯出生，他是医学界最英俊的天才。
2020 年
新型冠状病毒席卷全球。
2185 年
地球被扎阿尔格星球的章鱼人接管。对此我深表遗憾。

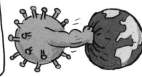

# 目录
# CONTENTS

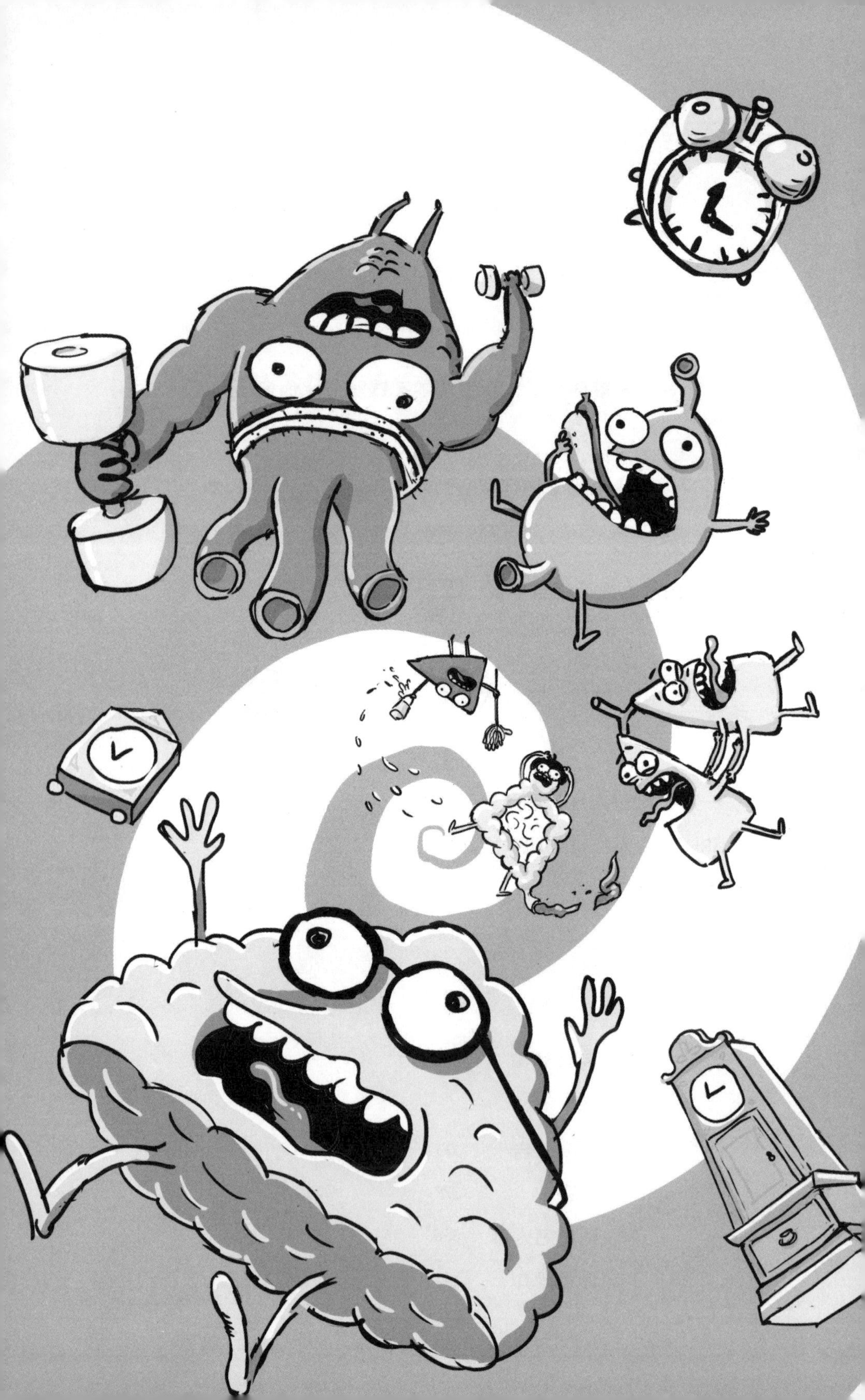

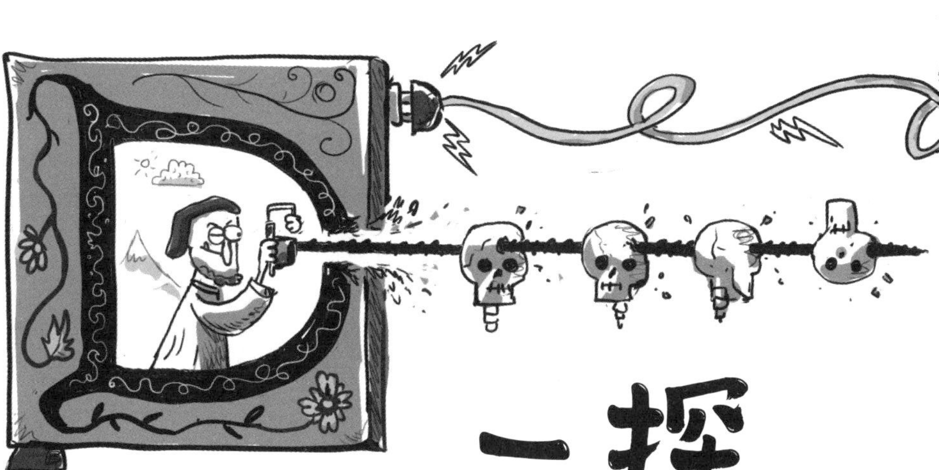

# 一探本书之究竟

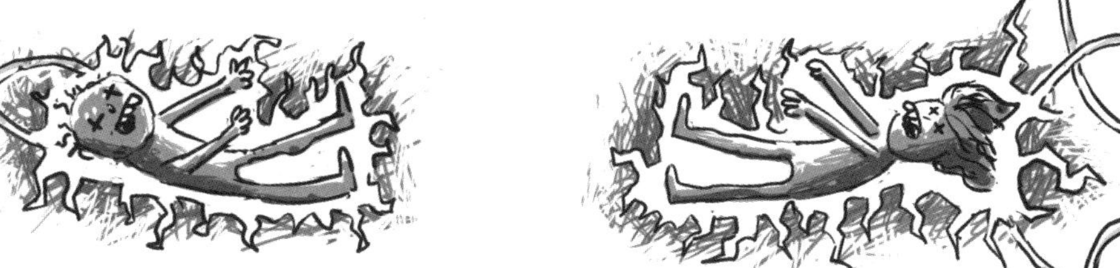

## （引言篇）

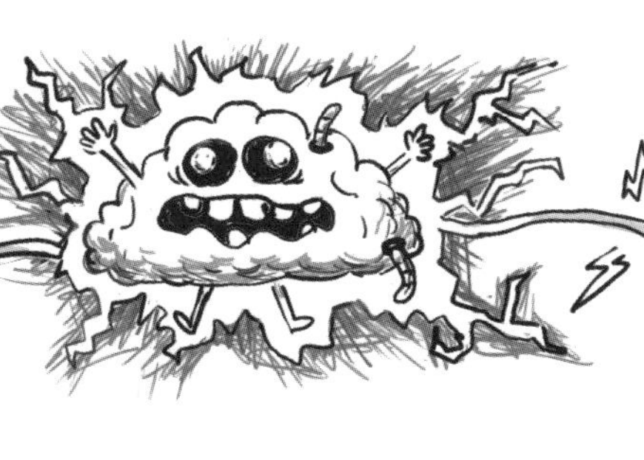

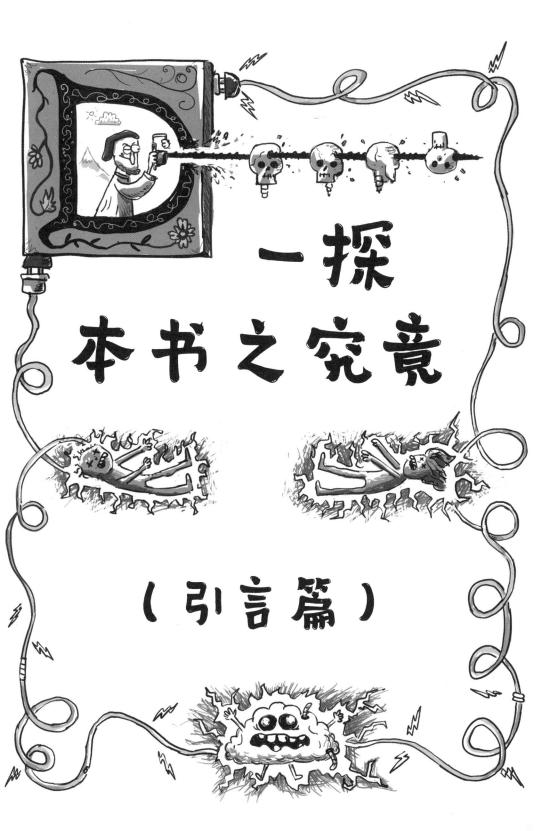

让咱们一起聊聊过去的事情吧。但是，你可别误会成是聊去年的圣诞节啊！我们需要把时间线拉得再长一些。现在，你会想到哪里呢？恐龙时代吗？天啊，你又走得太远了。往回再拉拉吧，对，就在那儿。

当谈起历史的时候，你可能想到哪些画面呢？也许是身着铠甲的骑士正在投入战斗，或者是古埃及人正在建造金字塔，或者是那些国王王后在砍子民的脑袋。你可能还会想到，发明厕所之前，人们在大街上拉屎的情形，以及大人们命令孩子们爬上烟囱去打扫的场景。

没错！那些又懒又臭的孩子都被迫干过这事，悲催的人生啊。
——夏培拉大姨

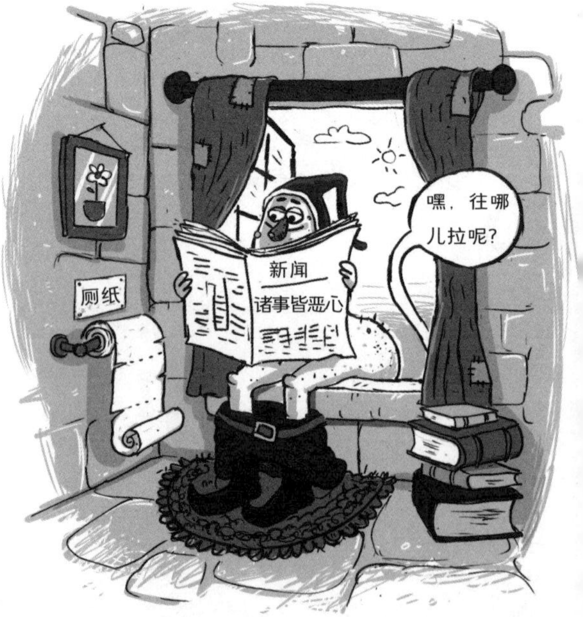
嘿，往哪儿拉呢？
新闻
诸事皆恶心
厕纸

历史的车轮滚滚向前，但有些事情却又未曾改变，那就是我们的身体。上个星期，给你查看屁股上疙瘩的那个医生（放心，我会给你保密的！），可能就是历史长河中众多检查人们屁股（当然也包括身体其他部位啦）的医生中的一员。但我敢确定的是，你碰到的医生肯定与那些古埃及的医生不同。首先，现在的医生肯定有一口好牙，并且不戴那个夸张的金色头饰了。（其实，当我还是医生时，我倒是希望能戴着一个超大金色头饰看病。）更重要的是，现在的医生与他们的前辈相比，对人身体的了解要多得多得多。

在过去，人们对身体内部的机理所知甚少。所以，一旦你生病了，哪怕是一些小毛病，就比如屁股上长疙瘩这件事，也会变成大麻烦。医生可能会采取一些怪异，甚至毫无用处的方法去治疗那些不幸的疙瘩（顺便问候一句：你现在好点儿了没？）。比如，用尿漱口或者把虫子塞进裤裆里。

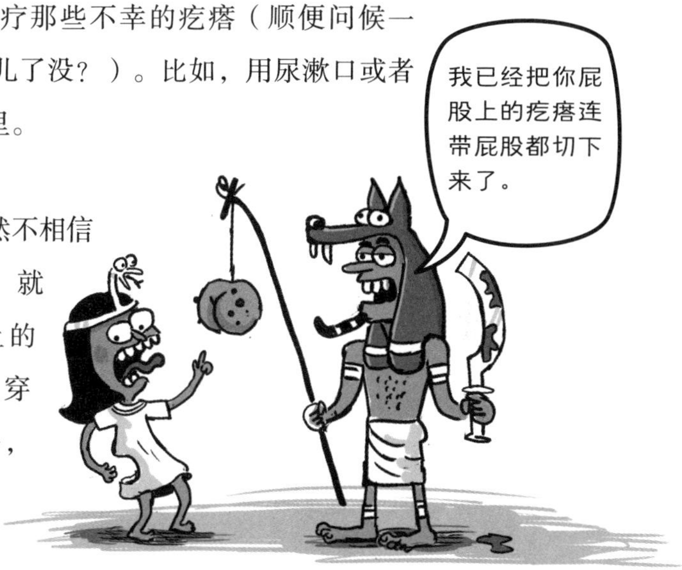
我已经把你屁股上的疙瘩连带屁股都切下来了。

什么？你竟然不相信我说的？那好吧，就让你和你屁股上的疙瘩来一段时空穿越如何？放轻松，你既不需要带上便当，也没机会改变历史。就是说你没机会向恺撒大帝脸上打喷嚏，也不会引发蚯蚓大军推翻人类，把心放在肚子里吧。

如果回到几千年前，一些今天能救命的东西，比如麻醉剂、抗生素一直到X射线，以及其他X打头的东西都不存在。咱们可以一起看看，在那时，医生是如何蒙混过关的。另外，我们还将拭目以待，那些错误和试验（老实说，主要是错误）是如何推动我们弄清楚事物运行的原理的。当我用“我们”时，我指的可是那些过往的著名的科学家，你们可从来就没搞懂身体是如何运行的。

亚当，你不是也不懂嘛，你这个没用的小滑头！
——夏培拉大姨

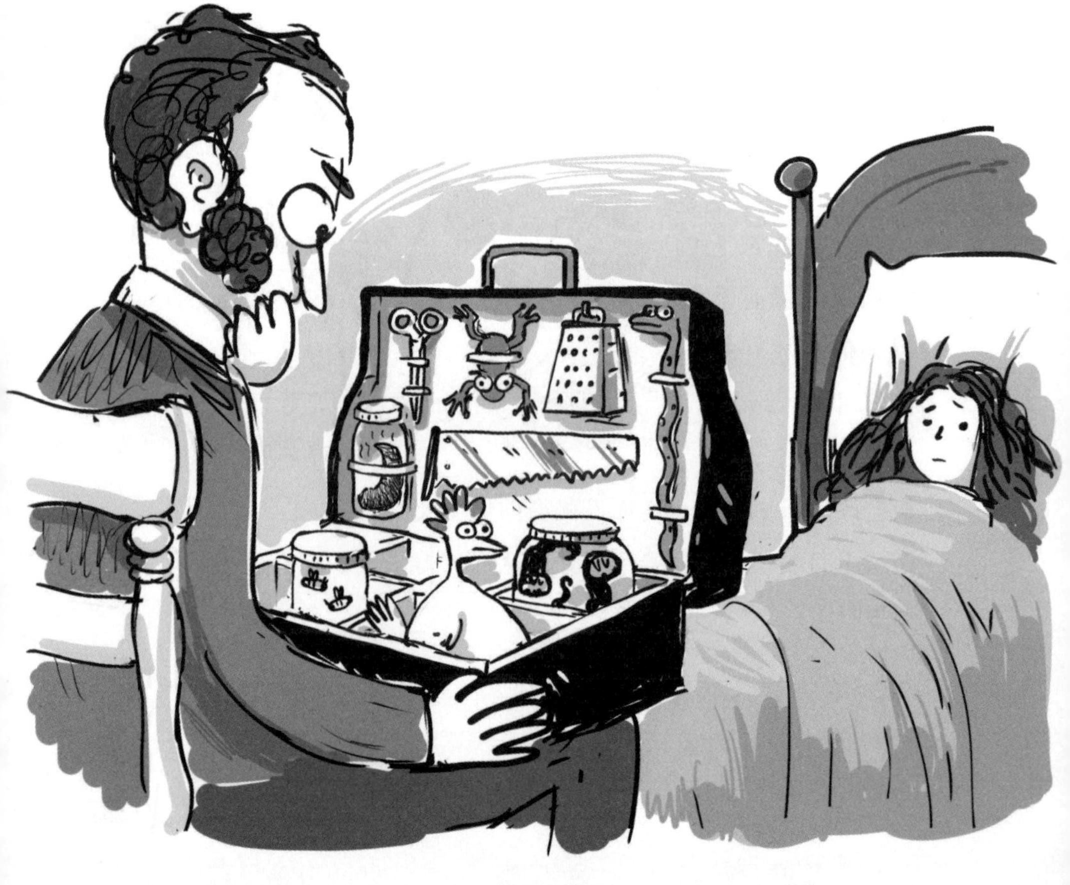

我会回答那些你压根儿都没有想过的问题，比如：

在人类发明人工输血技术之前，你怎么实现补血呢？

这取决于你碰到的医生，他们可能会告诉你要喝尿或啤酒，甚至是狗血。虽然我不想打消你听到这些疗法时的惊喜和期待，但这些疗法压根儿就没什么效果……

“大恶臭”事件又是怎么回事呢？

你可别想歪了啊！历史学家可不关心你吃了烤豆子和花

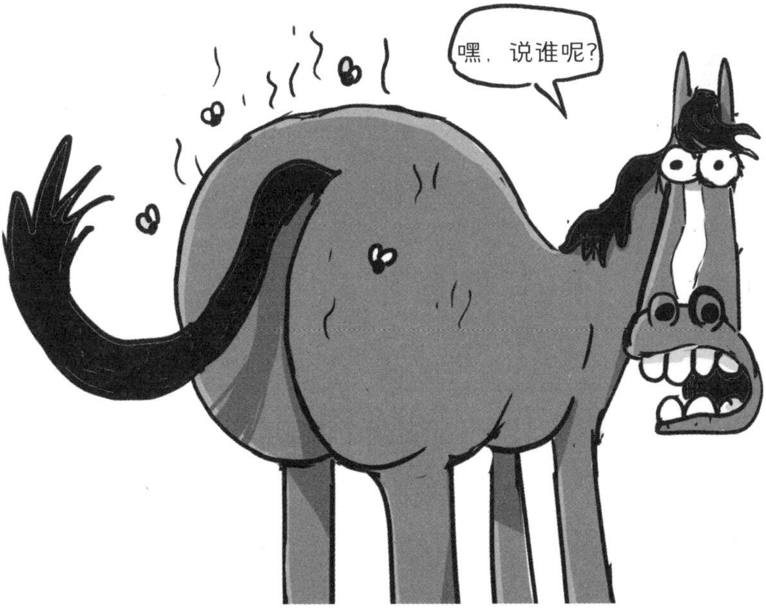
嘿，说谁呢？

椰菜咖喱之后的卧室。这件事指的是，曾有很长一段时间，泰晤士河里堆满了大便，当时整个伦敦就像被塞在了马的屁股里一样，由此产生的病菌引发了大量的疾病。

我还会向你介绍像路易斯·巴斯德这样的天才，他发明了意大利通心粉。哦，让我想想，不对！他其实是发现了感染是由病菌造成的。而在这之前，人们认为感染是拜难闻的气味所赐！他甚至想出了如何清除食物中的病菌的妙方，避免了人们喝变质的牛奶而死亡的惨剧发生。

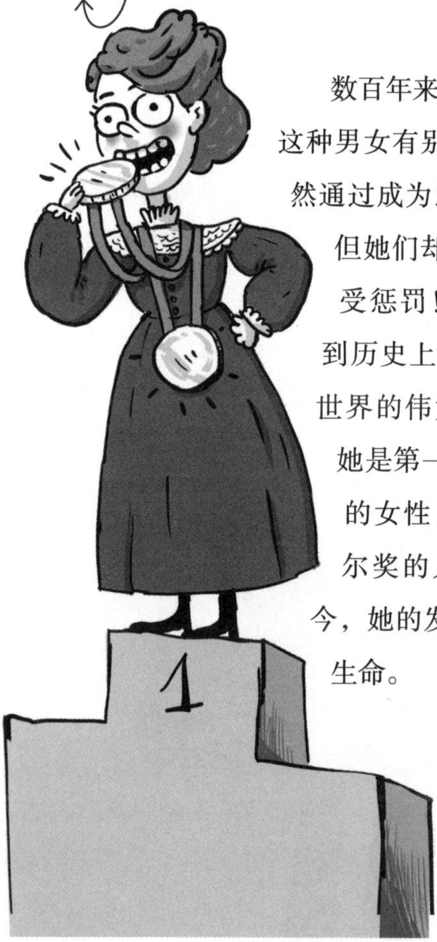
你小子幸亏没搭在那个时代，要不就冲你身上这个味道，准以为你是故意投毒。
——夏培拉大姨
1

数百年来，女性不被允许成为医生或科学家。这种男女有别，是性别歧视的典型写照。妇女虽然通过成为助产士和治疗师帮助了诸多患者，但她们却并未因此享受过尊荣，反而还会遭受惩罚！是的，我当然没忘……我们会遇到历史上那些摒弃掉愚蠢的性别歧视并改变世界的伟大女性，比如了不起的居里夫人。她是第一个获得诺贝尔奖（科学界最高奖）的女性，然后又成为第一个两次获得诺贝尔奖的人（这成就着实让人嫉妒）。现如今，她的发明每分每秒都在拯救着癌症病人的生命。

但历史上并不是每个人都是天才。比如，我的那个老爹，就曾经用肥皂水清洁键盘，毁了他的笔记本电脑。再往前追溯一点，我们还会发现为什么古埃及人把大脑视为一堆毫无用处的填充物一扔了之，为什么昔日的老师要强迫学生抽烟，为什么理发师竟要锯掉客人的腿，以及为什么有人放屁还会得到报酬（可惜，这个好事一去不复返了，遗憾啊！）。

现在知道你这笨脑子随谁了吧。
——夏培拉大姨

如果你说，这有啥大惊小怪的，那好吧。但你知道吗，那些外科医生手术前曾经从不洗手，并且认为衣服上沾的血、内脏、脑组织越多，就越体现出医术高超。还有医生认为病人应该在手术中保持充分清醒并放声尖叫，否则手术就不

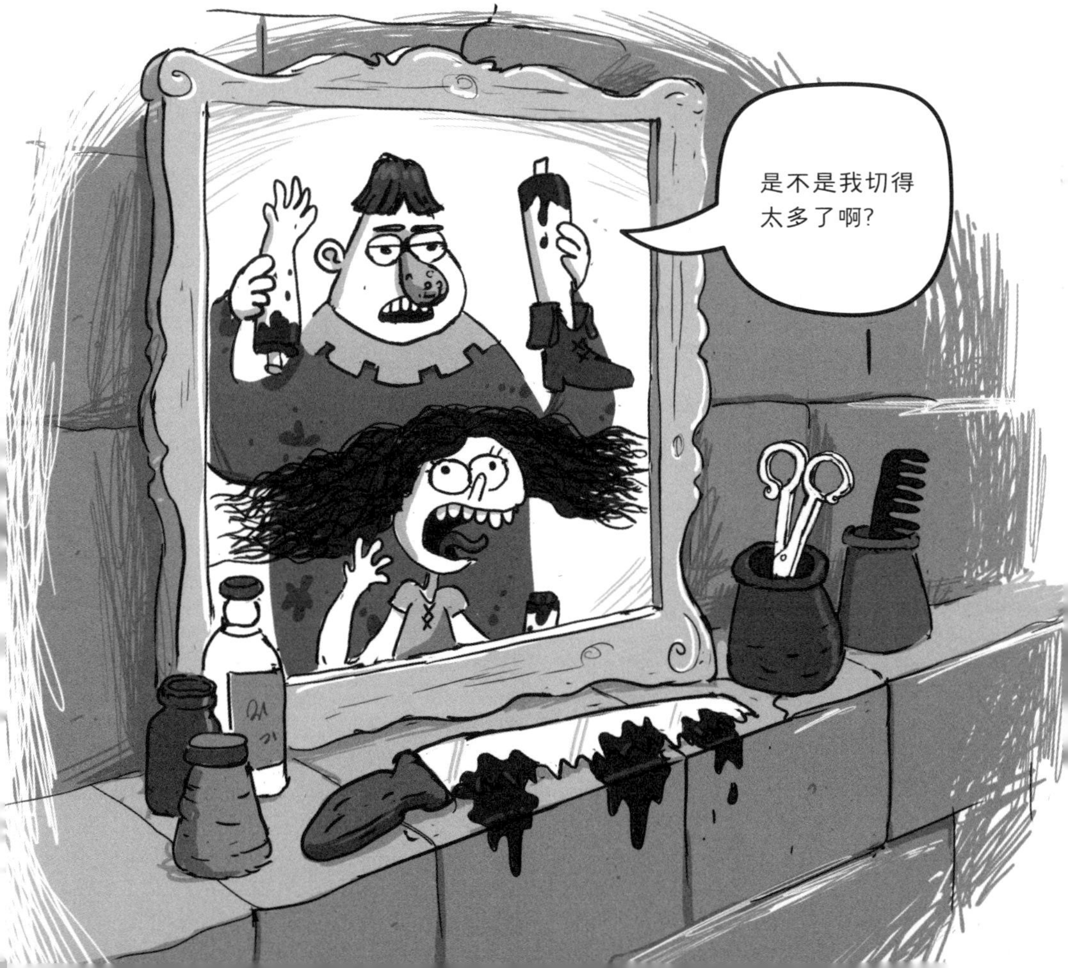
是不是我切得太多了啊?

会成功。别担心，那个时代的医生早已作古。但愿悲剧不再重演……

所以，你准备好了吗？在鼻子上放个夹子（那个年代实在太臭了），蹬上你的雨鞋（周围到处是大便），并且洗好了手（那些人肯定不洗手），就让我们一起回到故事的开端。不，不是恐龙时代，恐龙可没有医生。也许这就是它们灭绝的原因吧……

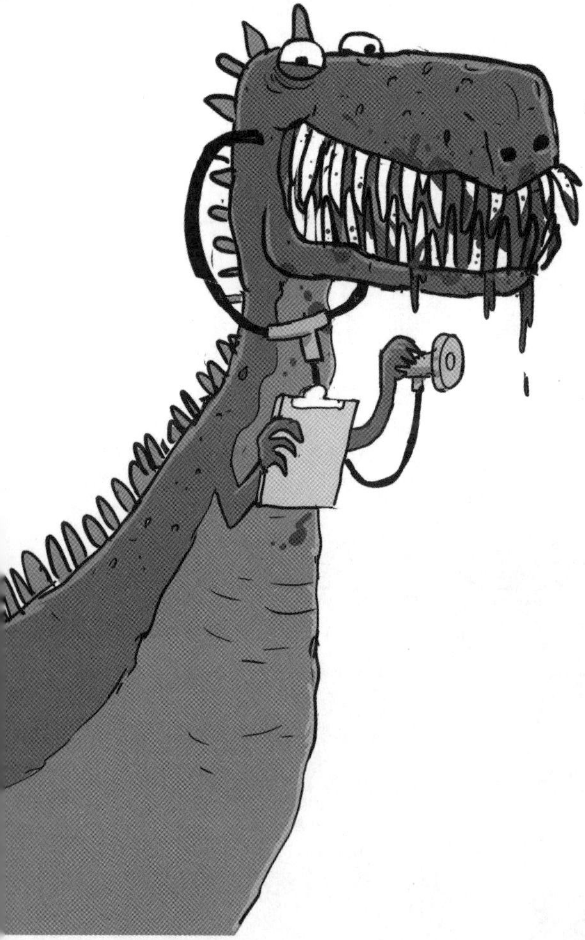

一个医生配上一台时光机，怎么以前就没人想到过这个绝妙的点子？！让我们出发吧！

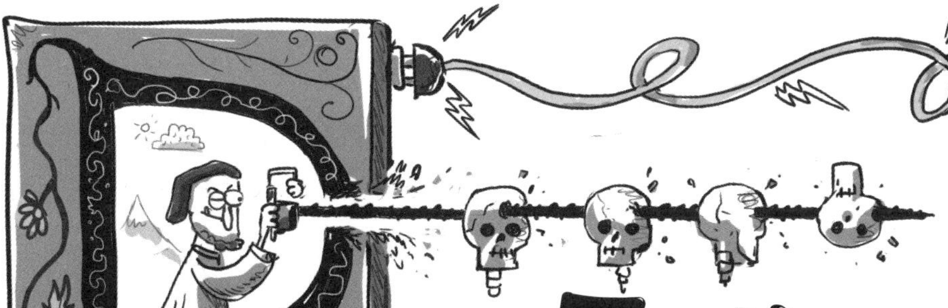

# 医生颅骨钻孔，死者

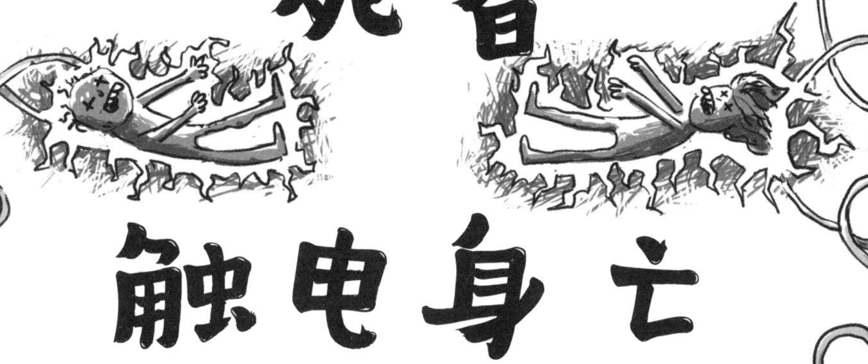

# 触电身亡

## （大脑篇）

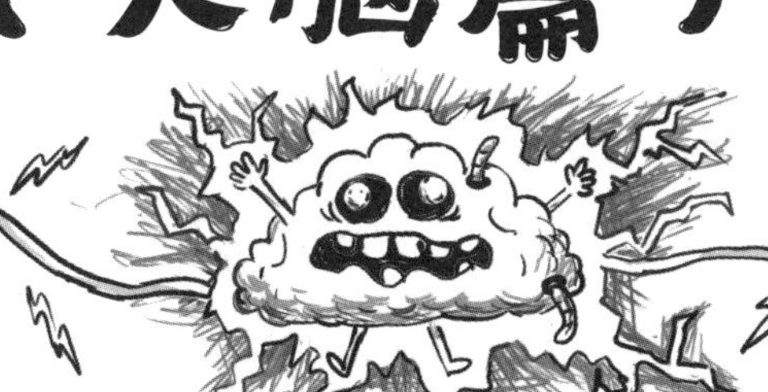

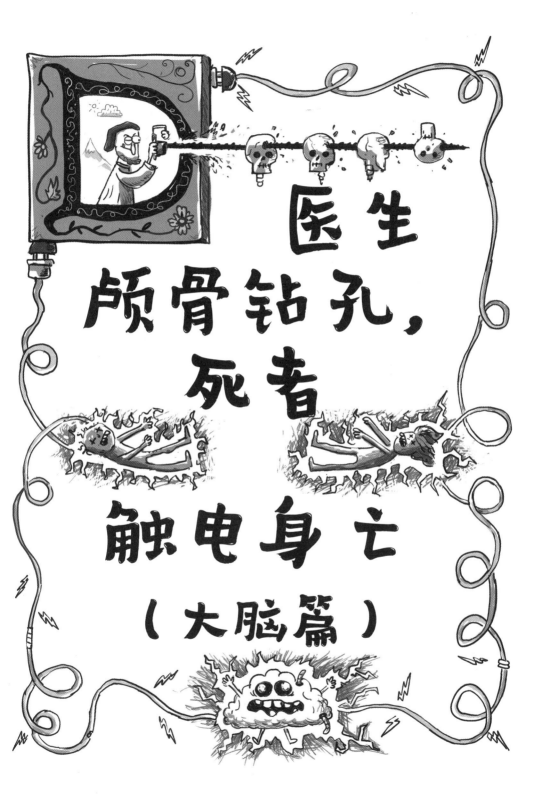

拜托“轻拿轻放”你的大脑，它真的，真的，真的，真的，真的，真的忒重要了。它是一个超级智能高科技控制中心，掌控你的一切言谈举止。比如你吃东西的时候：那是你的大脑告诉你的牙齿得咀嚼，告诉你的舌头得摆动，告诉你的食管得……嗯……蠕动？（顺便说句，食管是指你的进食管道。）见到老虎总得逃吧？那好，你的大脑会命令你的腿移动，命令你的手臂摆动，命令你的嘴发出尖叫，然后命令你放

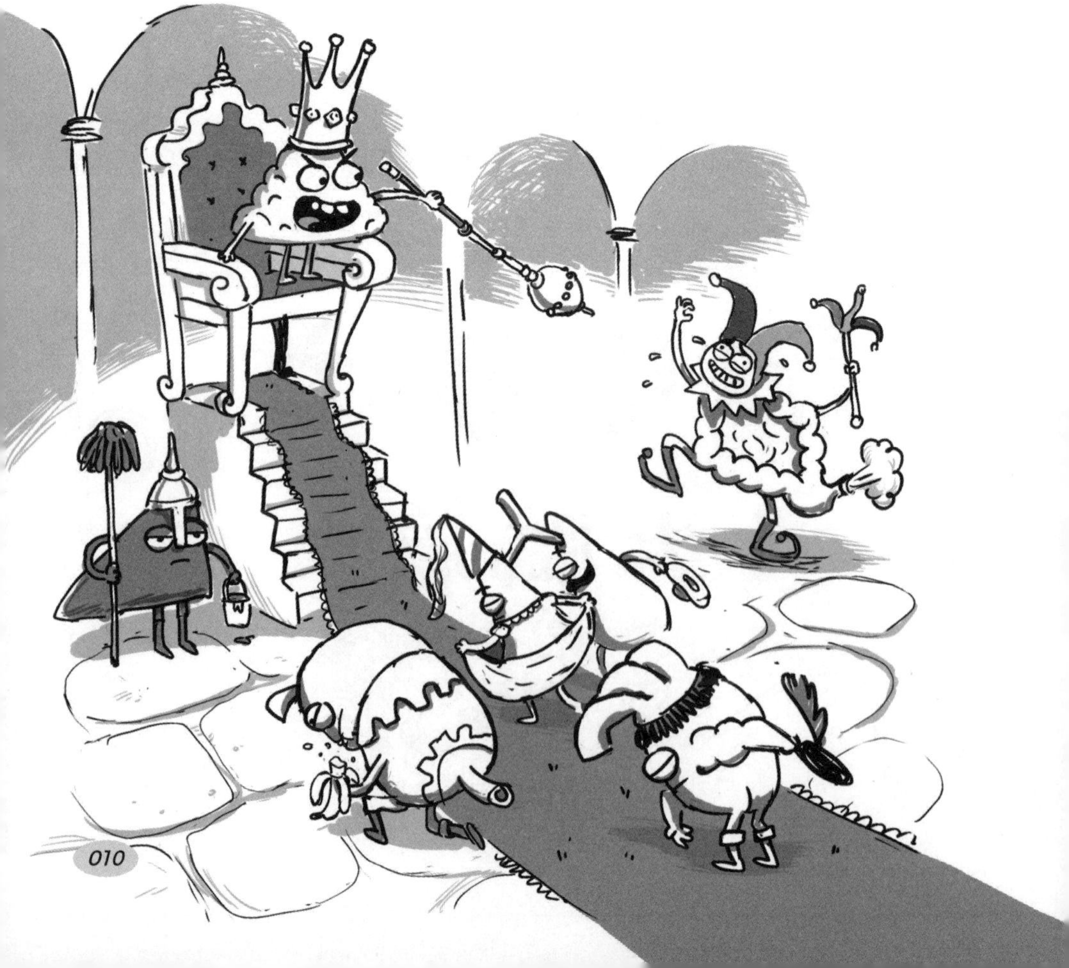

屁。（不是吧，害怕的时候难道只有我一个人会放屁？）

但大脑并不总能得到应有的尊重。很久以前，人类对这些行为背后的运作方式不甚了解。但这能怪他们吗？首先，他们那时可没有互联网。而且，那时我还没有写这本书呢。假如你对身体的运作方式还一无所知，看着脑袋里那一大坨丑陋又黏糊糊的“香肠”，你真的会想到，“嗯，那一定是身体最重要的部分”吗？很可能不会。也就是说，这取决于你是否一开始就设法去寻找大脑——它被安全地藏在它的秘密巢穴——又大又厚的颅骨里。（我的意思是颅骨是很厚的骨头，并不是在说你身材厚重。就别给我发邮件抱怨啦。）

估计你会觉得这一章属于未完待续，因为关于大脑还有很多未解之谜，甚至一些非常重要的点，比如是大脑的哪些部分让我们拥有智慧，还没弄明白呢。百年之后，未来的人们可能会找到这本书的拷贝版本，然后嘲笑我们对自己的身体知之甚少。

真为本书的读者感到可怜，他们有权退款的，毕竟作为作者，连你都不知道身体是如何运转的。
——夏培拉大姨

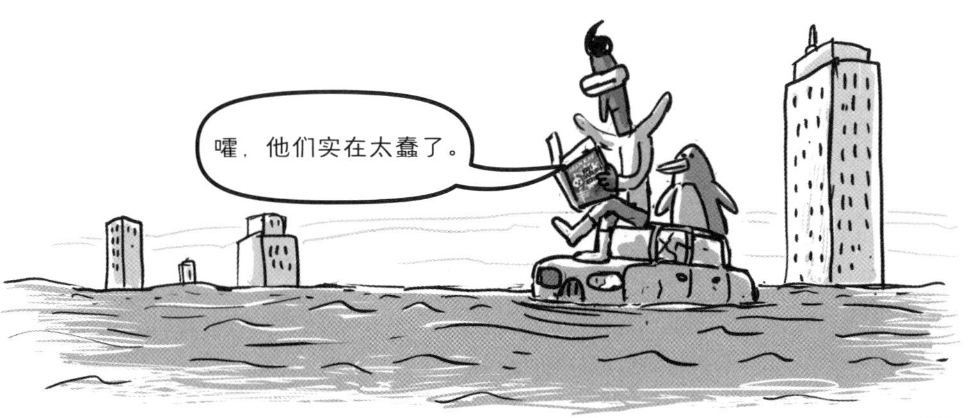
喔，他们实在太蠢了。

# 古埃及

你认识的最年长的人是谁？我认识的最年长的人是我的大姨夏培拉。她已经九十二岁了。不过即使“高龄”如她，也不曾有机会能和古埃及人面对面。古埃及人生活在大约五千年前，也就是近两百万天前，也可以算作二十六亿分钟前，也就是一千五百多亿秒之前。（呵呵，单位一换算就有点古灵精怪了呢。）

放肆，你这个惹人烦的讨厌鬼，竟敢把我的芳龄公之于众！立刻删掉！——夏培拉大姨

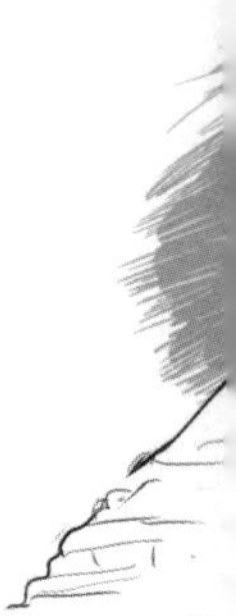

就让我们从木乃伊开始切入主题。我指的可不是那些呵斥你不吃蘑菇或责备你用袖子擦鼻子的人。我们要探讨的是那种当你万圣节扮相拖到最后终于敲定扮木乃伊了，但翻箱倒柜只找到了十卷卫生纸装扮的木乃伊。古埃及人相信，当你死后，会进入来世，在那个世界里你比今生过得更滋润。（大抵就是那种少来点作业，多给点巧克力的美好世界吧。）

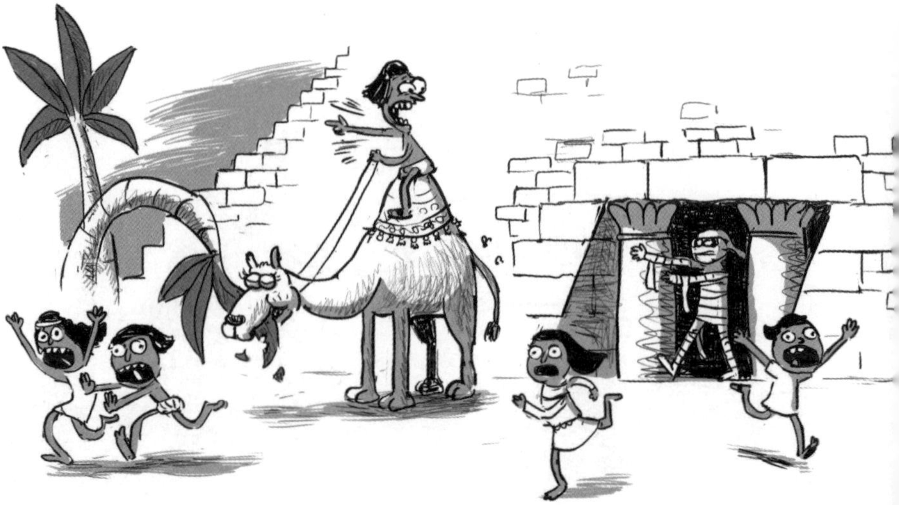

为了让国王和王后这样的重要人物为来世做好准备，别人将他们的尸体制成了木乃伊。这个过程是在他们死后进行的，这点我为他们感到庆幸，毕竟木乃伊的制作过程和有趣毫不沾边。祭司先虔诚地戴上手套，然后取出遗体的所有器官，再对身体的其他部分进行防腐处理（譬如用盐来防止腐化）。在用那些看起来很诡异的绷带包裹尸体之前，他们会把心脏塞回去，因为他们意识到这个环节非常重要。其他一些器官，如肺和胃，将被存放在特殊的罐子里，在去往来世的旅行中被安排与躯体排排坐，有点你度假时随时携带的手提箱那意思。

那么大脑呢？我亲爱的读者们，祭司们只会把它扔进垃圾箱。这点我真没开玩笑。

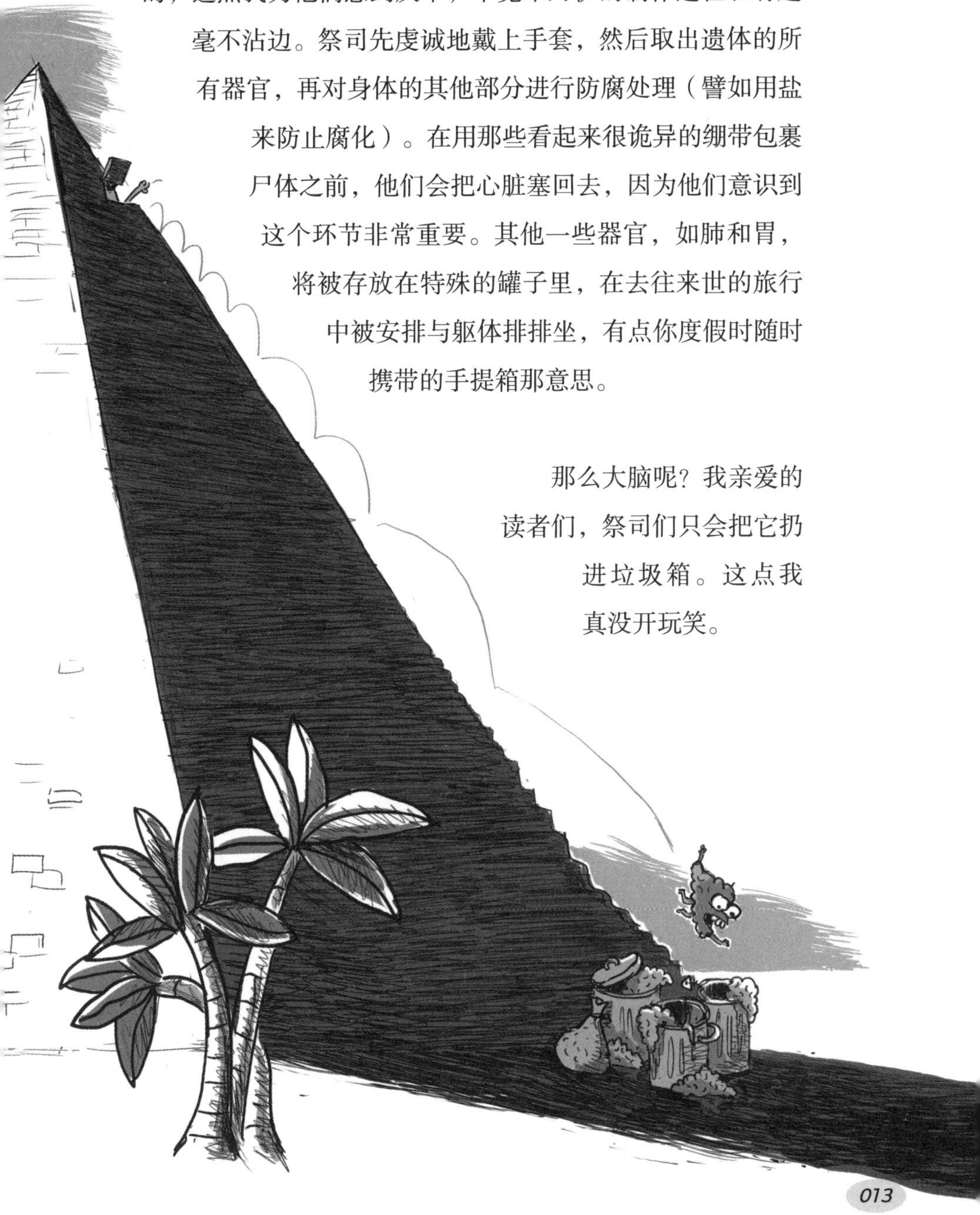

古埃及人认为聪明智慧来自心脏，至于大脑嘛，只是一堆填充物，就像只是为了防止你的头看起来太平坦而做的衬垫而已。他们会用巨大锋利的钩子经鼻腔戳入脑室拽出脑组织（如果你在吃东西，我劝你赶紧合上书），像挖世界上最大坨鼻屎一样把它们挖出来（放下手里的薯片，我可再三提醒你们啦），然后直接丢进垃圾桶。尸体脑部空出来的位置会被填进废布条，啧啧，忒粗鲁了！让我们祈祷来世不需要做拼写测试吧，毕竟这些脑袋里被塞满破布条的前王室成员可没剩啥脑子能用来答题了。

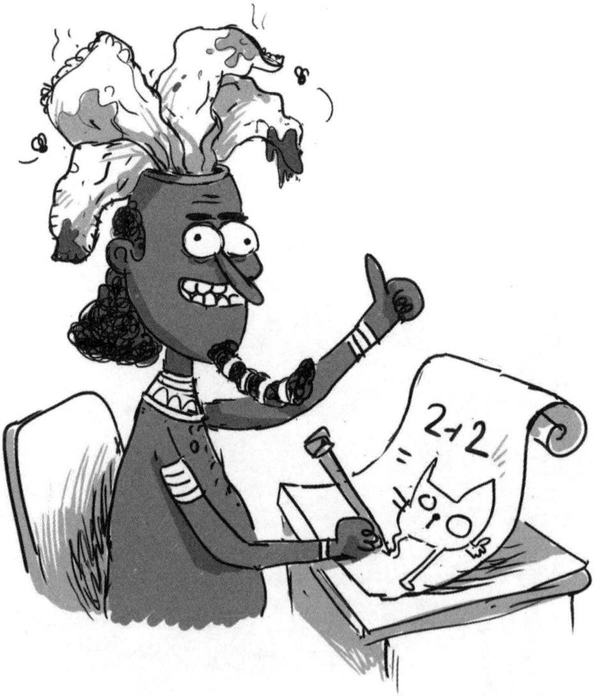

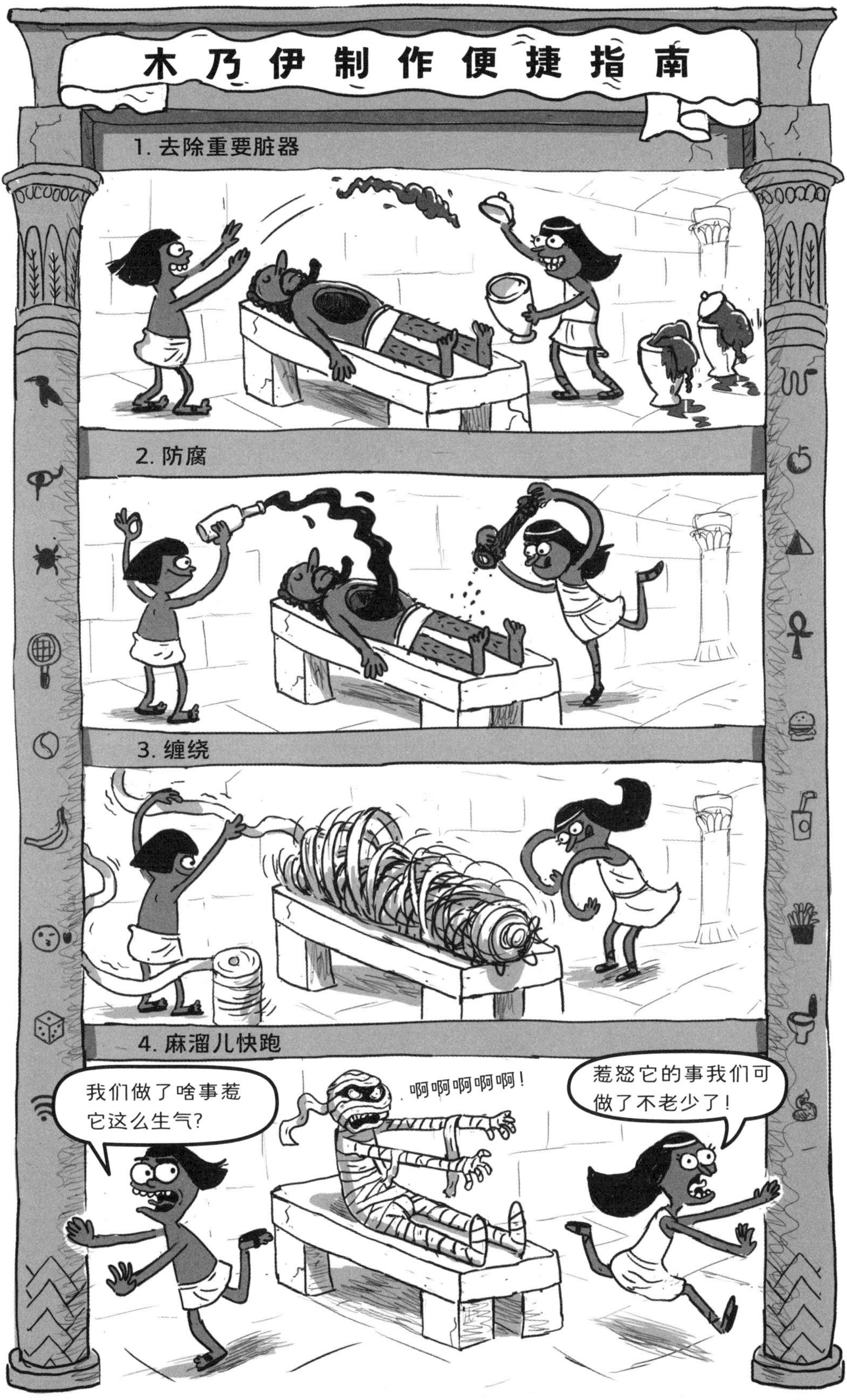

木乃伊制作便捷指南
1. 去除重要脏器
2. 防腐
3. 缠绕
4. 麻溜儿快跑
我们做了啥事惹它这么生气?
啊啊啊啊啊!
惹怒它的事我们可做了不老少了!

# 古希腊

是时候乘巴士去古希腊来趟千年之旅了（友情提示：出发前务必先上趟厕所）。古希腊一定是个令人激动向往的居住地，因为每个城市都聚满了聪明的人，他们拥有诸多重要的发明，比如地图和奥运会！但人无完人，他们还发明了一些烦人的东西，比如几何（一种无聊透顶的数学形式）和闹钟（就是为了叫醒你好让你去学校学数学）。

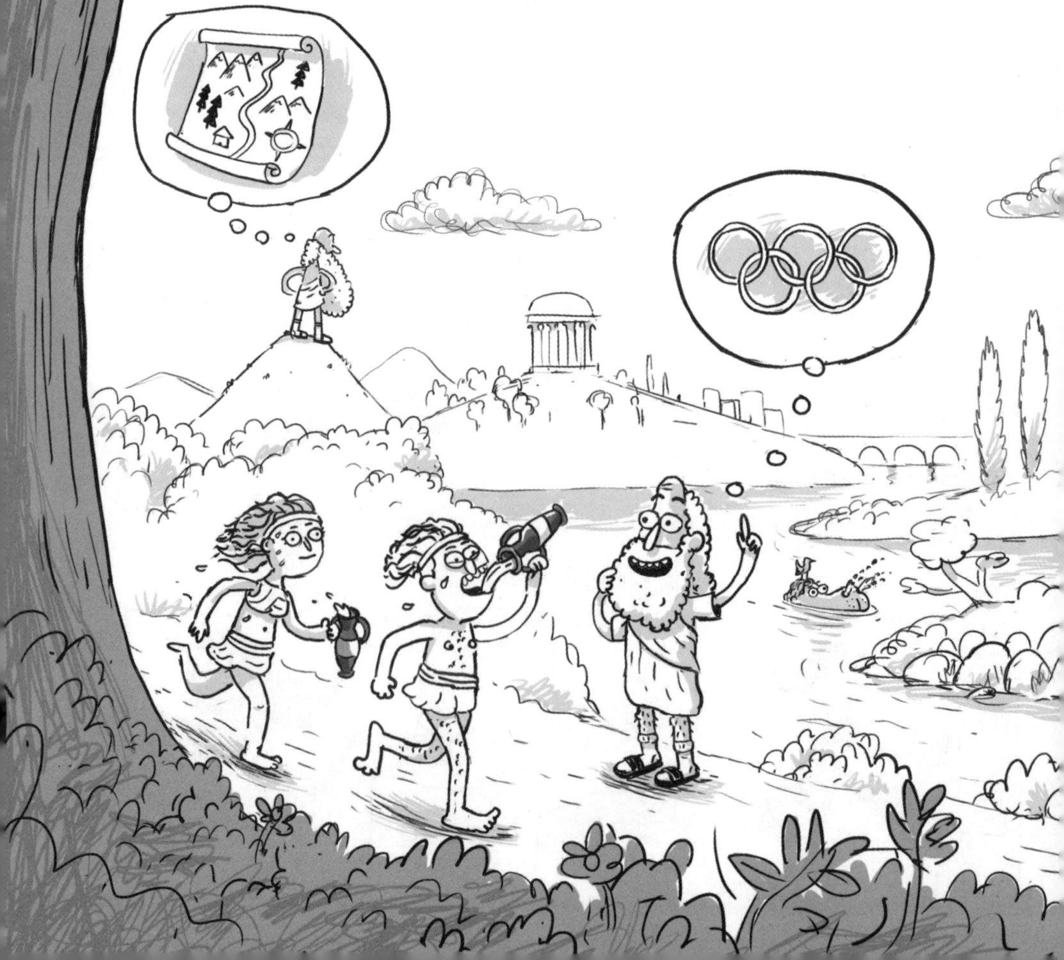

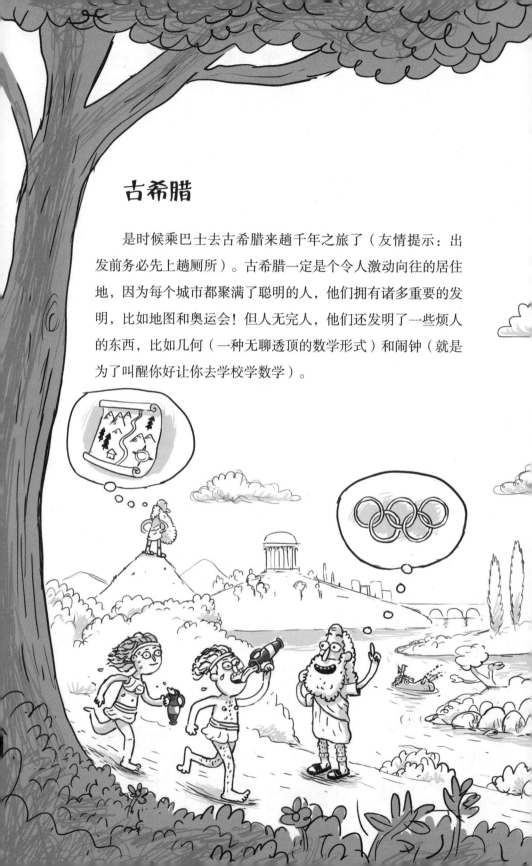

即使他们因诸多发明博得满堂彩，恐怕他们也无法对大脑这类玩意儿产生兴趣。他们认为古埃及人是对的：心脏掌管一切。虽然但是，你还不太好反驳他们。毕竟心脏在身体的中间，到处都有血管蔓延，如果你用小刀把它切掉，机体的一切功能都会停止工作。（我的律师奈杰尔要求我务必强调一点：在任何情况下，你都不应该用小刀或其他任何尖锐物体割下你或他人的心脏。）

那么古希腊人眼中的大脑是干什么用的呢？好吧，数百年来，他们坚信它只是为制造黏液而生—— 就像某种制痰工厂一样。（也许是因为他们看到鼻涕从某人的鼻腔里流出

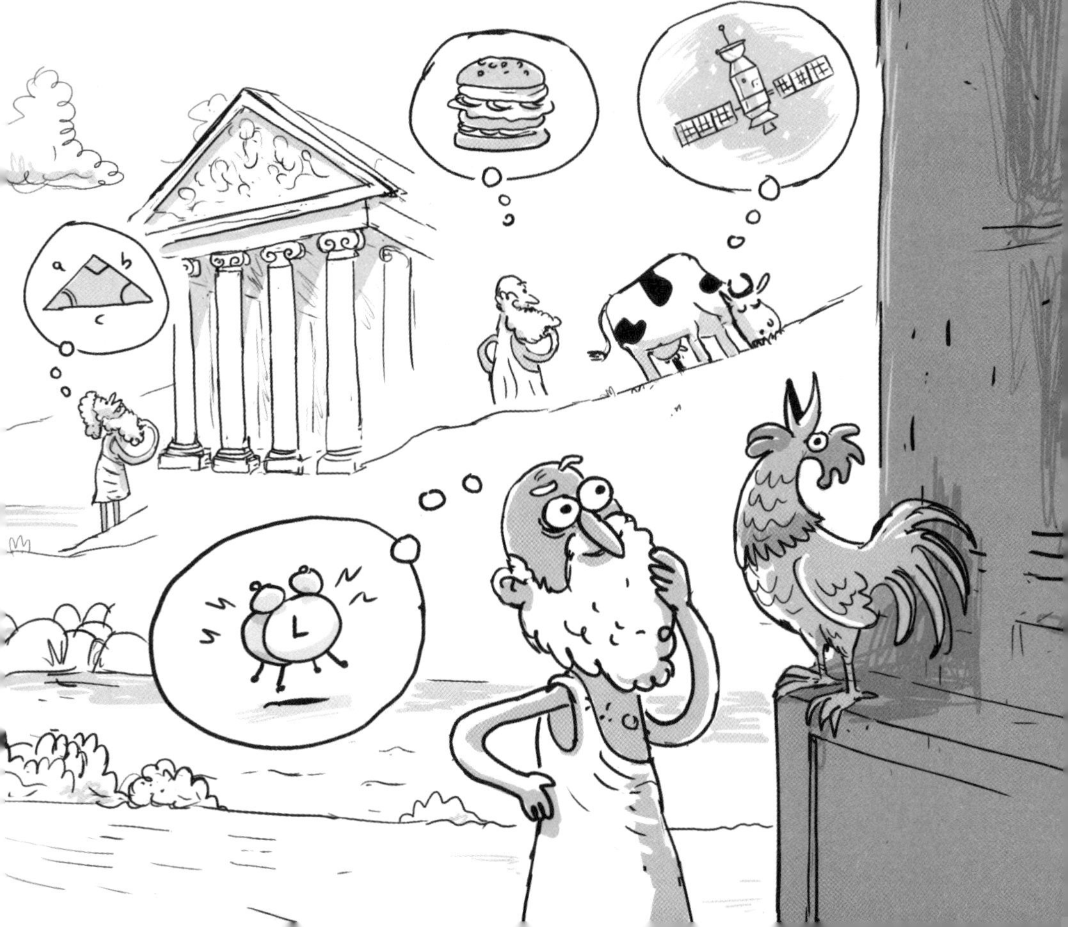

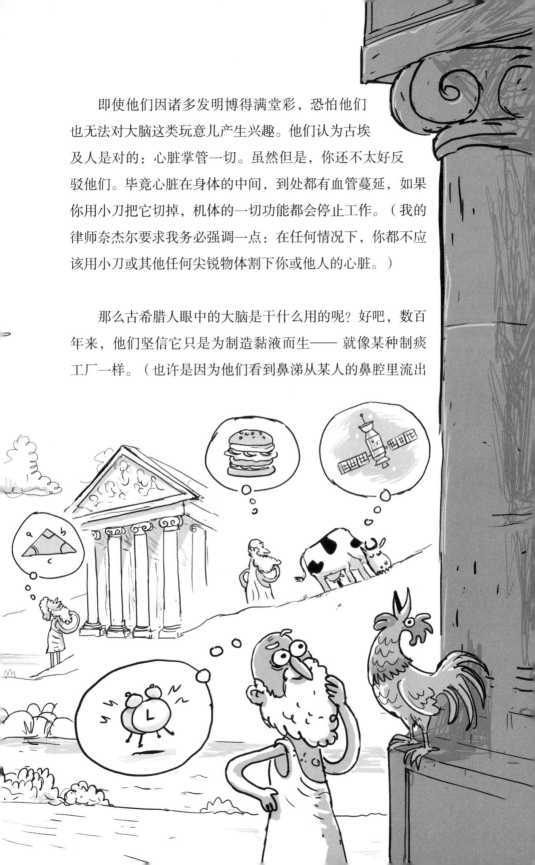

来，就以为是从大脑溢出来的，就像忘关水的浴缸。）古希腊人在这题上得分为D-。谢天谢地，终于有一个叫希波克拉底的家伙横空出世，他意识到大脑可不仅仅是一个大鼻涕袋。

希波克拉底是医学史上最重要的医生之一。事实上，他是如此重要，重要到拥有完全属于自己的真理之盒。

## 关于希波克拉底的五个事实和一个谎言

1. 他被称为医学之父，是基于他对医学的卓越贡献。（并非因为他有一个女儿叫“Medicine”[1]。）

2. 希波克拉底誓言以他的名字命名：它是古希腊的医生在从业之前必须谨记遵守的原则。当代的医生仍然谨记誓言，只是誓言内容略有调整。

（例如，他们删除了希波克拉底提到的“如果老师要求，那么学生必须给钱”这一点。）

3. 他是第一个发现饮食与运动对保持身体健康至关重要的人。所以当你被迫在寒冷中进行户外跑且只能吃蘑菇时，他是罪魁祸首哟。（哼！）

---

1 Medicine意为“医学”。（本书注释若无特殊说明，均为译者注）

4. 他写了六十本关于身体的巨作，而我只写了两本，一对比，我觉得自己真的很懒。

5. 他发明了内窥镜检查，这是一种使用“管子”（有点像空的卷纸筒）观察身体内部的方法。如今，外科医生仍在沿用内窥镜检查——谢谢，希波克拉底！

6. 他被称为希波克拉底（希腊语意为“河马脸”），因为他有巨大的牙齿和鼻孔，看起来有点像河马。

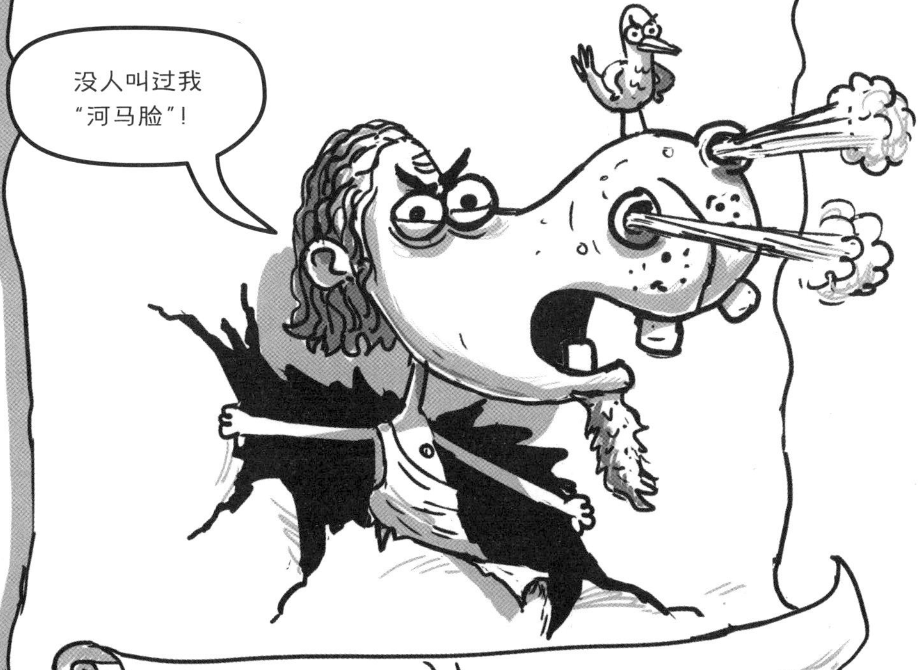
没人叫过我“河马脸”！

6. 历史上希波克拉底并没有真的被人叫过“河马脸”，当然，如果你愿意也不是不可以这么叫——毕竟你和他天人永隔，他迁怒不了你。噢对了，他的名字发音其实是 hi-PO-cra-TEES，不是 hippo（河马）-crates 哈。

古希腊的许多医生认为疾病是由魔法引起的，希波克拉底是最早揭穿这种荒谬想法的人之一。如果你因为老摔跤去看医生，他们挥舞着魔杖对着你念念有词：“伊滋，薇滋，别晕滋滋！”然后从你的鼻子里掏出一只兔子，你会做何感想？我想你可能会要求查看他们的行医执照。为什么把希波克拉底安排在本书的“大脑”篇章中呢？因为他是一个名副其实的超级天才，他意识到大脑负责管控思考与情绪。真不愧是我们亲爱的“河马脸”！

希波克拉底在大约九十岁时与世长辞，对于生活在那个年代的人，这已然是个惊人的长寿年龄。即使放到现在他也算得上是个长寿老人。发明了那么多药物的确让他获益匪浅，但

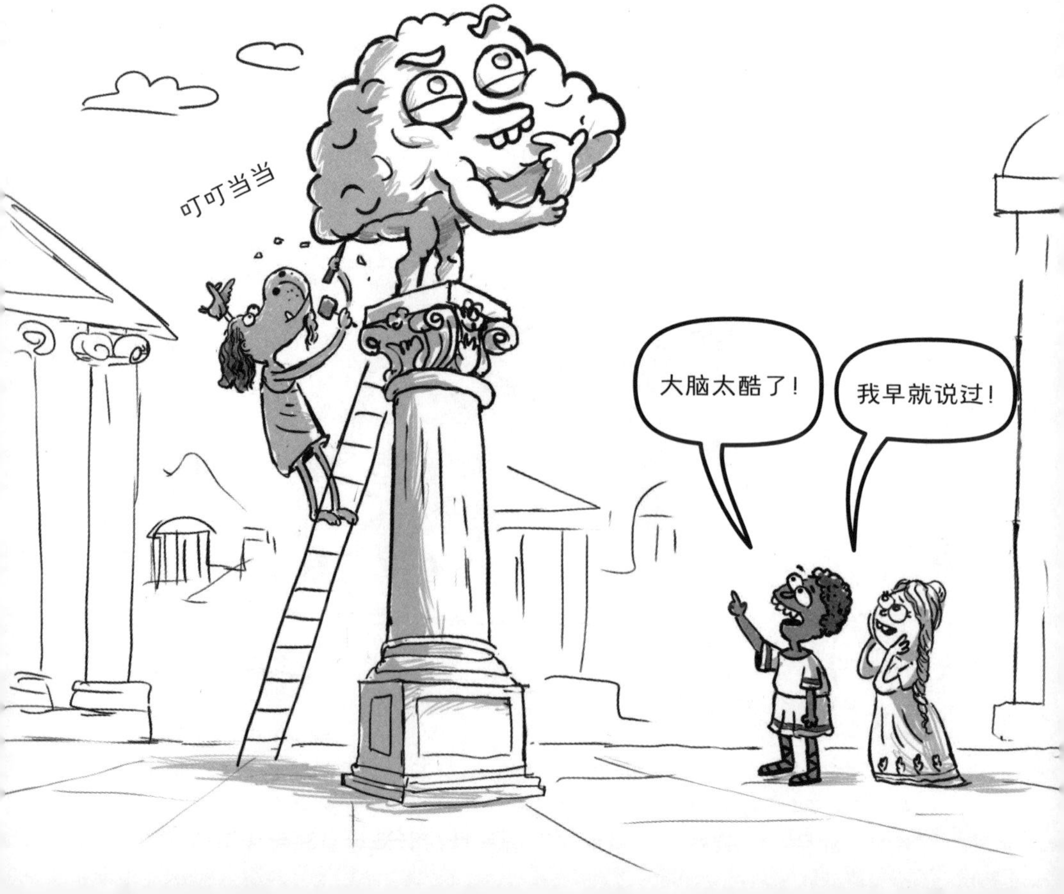
叮叮当当
大脑太酷了！
我早就说过！

他终究还是驾鹤西去了。

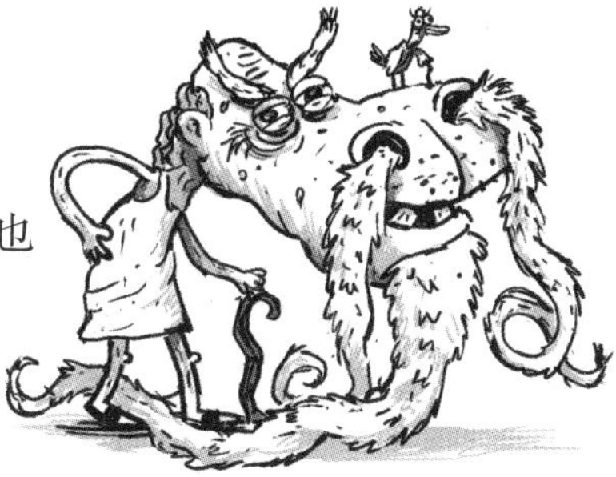

对于两千年前的陈年旧事，大家也别太沉溺于悲伤不能自拔。所幸当时的古希腊可是人才济济，很快另一个大胡子智者亚里士多德横空出世了。

## 关于亚里士多德的五个事实和一个谎言

1. 他教的一名男孩后来成了亚历山大大帝（一位非常著名的国王与军人）。我好想知道那个男孩在学校时别人叫他什么。我敢打赌，铁定不叫什么亚历山大大帝——可能叫“臭袜子压力山大”之类的吧。

2. 他发明了一门叫作逻辑学的学科，它基本上算是一种全新的辩论方式。逻辑学被他传授给了成千上万的学生。脑补下上辩论课的场景！

3. 他命名了五百多种不同的动物。（我的意思是，他给很多不同物种的动物起了名字——不是那种养了一大堆猫，然后说“你叫 Floofloo，你叫 Nozzle，你叫 Bimpsy……”）

4. 他发明了吐司。

5. 他猜测南极洲是真实存在的并给它命了名，尽管他从未去过那里（所以推测他也从未见过企鹅）。

6. 他计算出地球是圆的。在他之前也有人认为地球可能是圆的，但亚里士多德用纸和笔扎扎实实地证明了这一点。

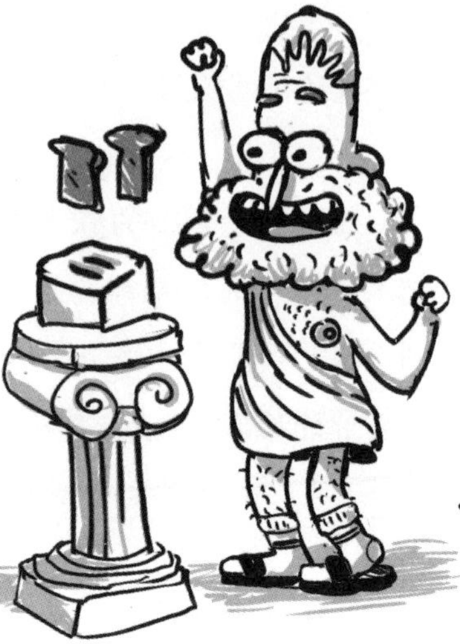

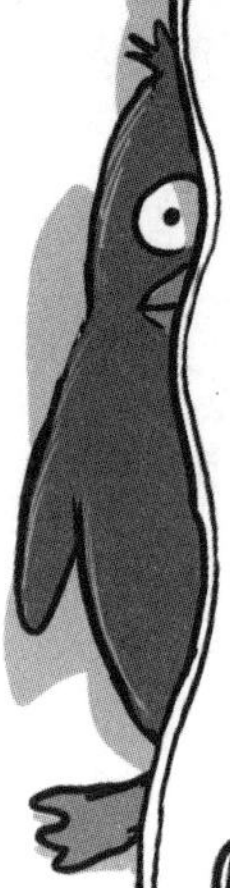

4. 面包已经存在三千多年了，这玩意儿在人类"流浪地球"时就很火了，所以可比亚里士多德可"老牌"多了。

既然希波克拉底已经破解了大脑的基本功能，亚里士多德会做何补充？他会发现大脑不同脑叶的功能吗？他会推测出是大脑的哪一部分操控着我们说话、做梦或摇耳朵吗？抑或是……他会回到原点，扬言大脑压根儿就不重要吗？

是的，恐怕他真的否定了希波克拉底所有卓越的发现，并说服了整个古希腊：心脏是唯一重要的器官，大脑基本上就是一团豆腐脑。

他因为其他出色的发现闻名遐迩，所以人们对他的话深信

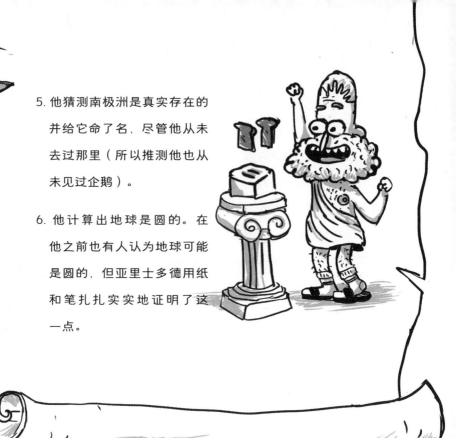

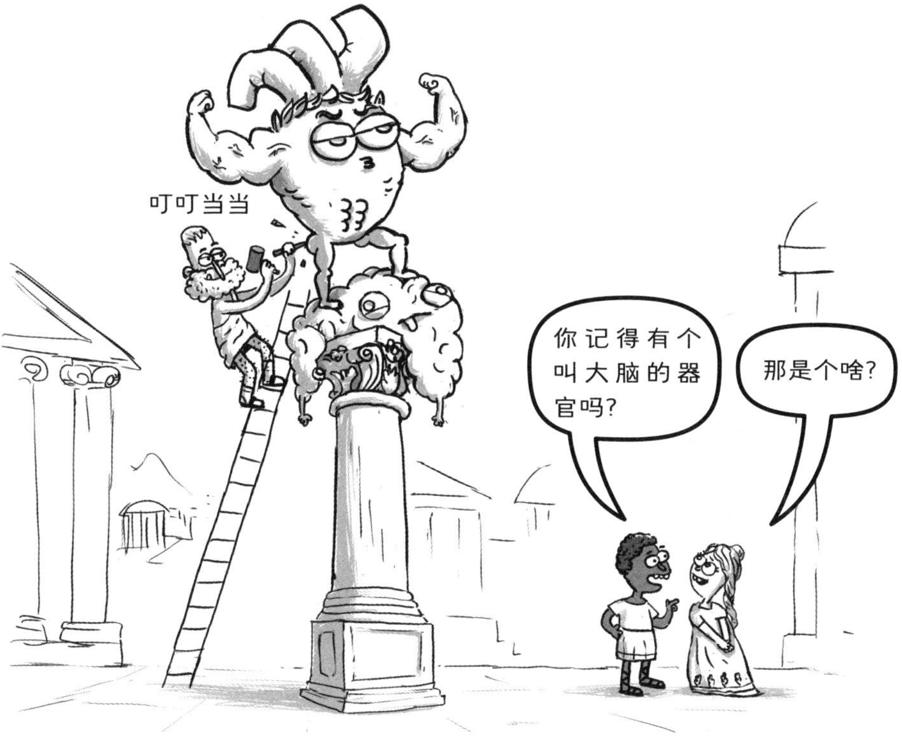
叮叮当当
你记得有个叫大脑的器官吗?
那是个啥?

不疑。见鬼！（庆幸希波克拉底当时已经离世，否则他一定大发雷霆。）

毕竟人无完人嘛。比如，我有时会弄错我的乘法表，或者你的班主任着装品位很糟糕，等等。所以，亚里士多德在大脑研究方面略显白痴也情有可原。他能想到的对大脑功能最好的诠释就是：大脑类似空调系统，可以让你身体的其他部分保持健康凉爽。

快别给自己脸上贴金了，要不要我把你在学校的成绩单贴出来让大伙儿瞧瞧?

——夏培拉大姨

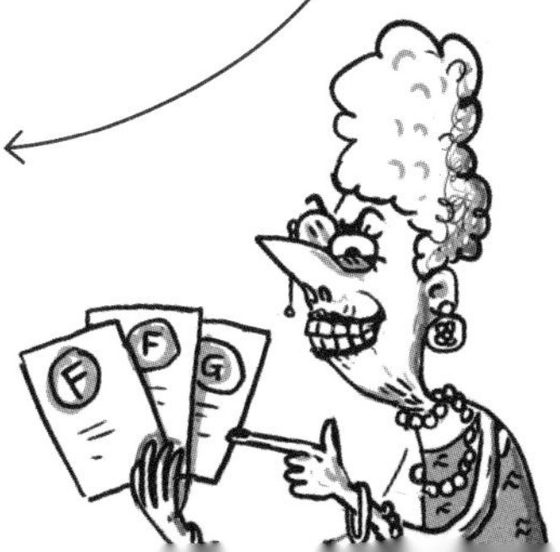
F
F
G

# 古罗马

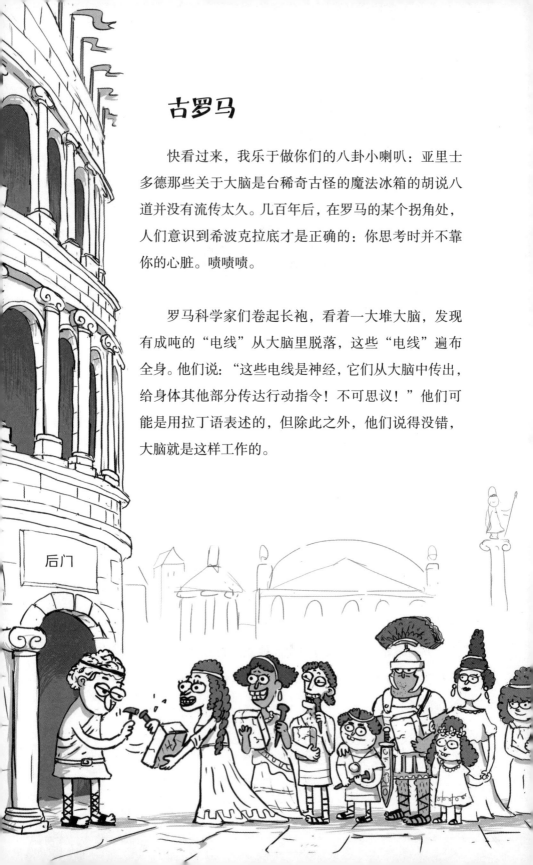

快看过来，我乐于做你们的八卦小喇叭：亚里士多德那些关于大脑是台稀奇古怪的魔法冰箱的胡说八道并没有流传太久。几百年后，在罗马的某个拐角处，人们意识到希波克拉底才是正确的：你思考时并不靠你的心脏。啧啧啧。

罗马科学家们卷起长袍，看着一大堆大脑，发现有成吨的“电线”从大脑里脱落，这些“电线”遍布全身。他们说：“这些电线是神经，它们从大脑中传出，给身体其他部分传达行动指令！不可思议！”他们可能是用拉丁语表述的，但除此之外，他们说得没错，大脑就是这样工作的。

后门

科学家们迫切地要把神经系统这一激动人心的发现传遍整个古罗马。但是他们如何“广而告之”呢？……他们是写了本书吗？不——太无聊了。他们是做了一档电视节目吗？不——不存在的。没错——他们策划了一场可怕的现场表演。人们成群结队来到一个大型的户外剧院，吃吃点心，看看表演——观看科学家们在狮子和熊等动物身上演示神经是如何工作的，像极了那种恐怖马戏团。例如，他们可能会切断动物的某条神经，让动物变成哑巴。希望那些狮子在演出结束后开启复仇之旅：吃掉这些在它们身上犯下滔天罪行的科学家。

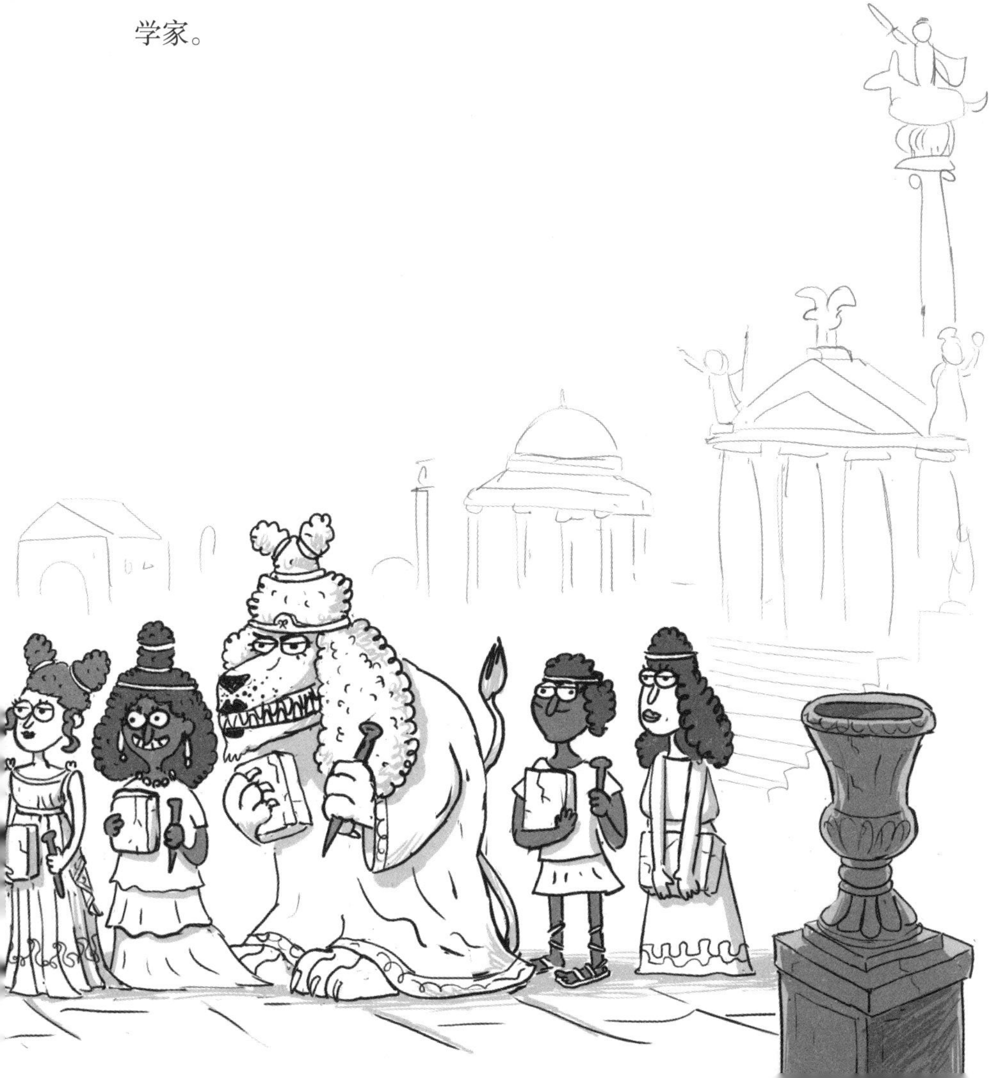

# 中世纪

接下来的一千年左右被称为中世纪。我们之所以称它为中世纪，是因为它介于一段历史之后和另一段历史之前——老实说，这是一个挺糟糕的名称。听起来极其无聊，但实则不然——这段时期填充了忒多的宴会与战斗。从火药到印刷，甚至被沿用至今的日历（我指的是年份计算体系，不是你冰

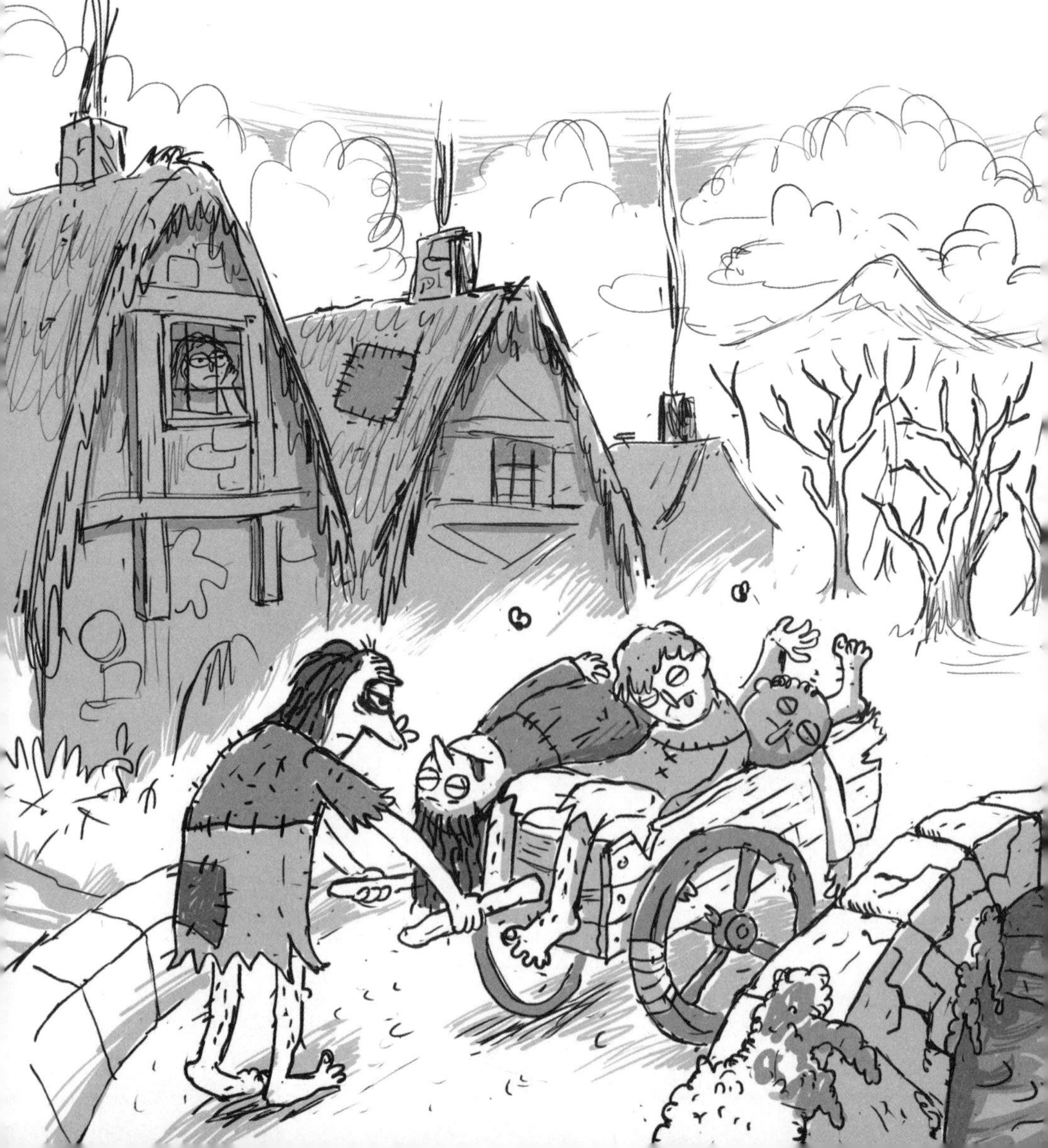

箱上挂的那本日历），这些伟大的发明都源自中世纪。或许我应该重新给中世纪起个名字，让它听起来就闪闪发光——咱这是一本教科书，所以我要想个正式点的名字。“闪光年代”怎么样？这听起来好多了吧。话不多说，让我们正式开始这个年代的冒险之旅。

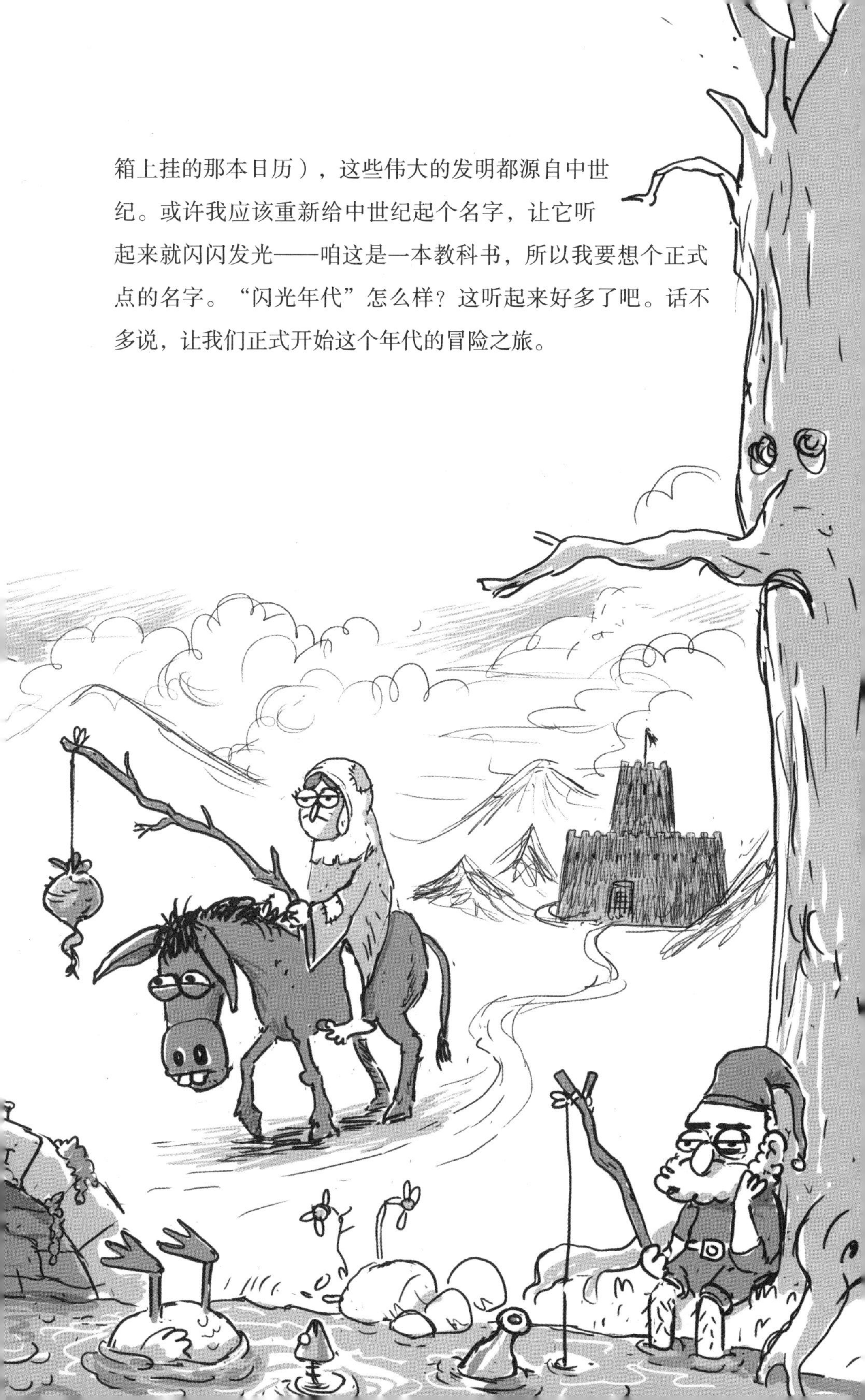

# 闪光年代（中世纪）

在闪光年代，人们在“大脑是身体非常重要的组成部分”这一观点上已经达成共识，但他们对大脑的工作原理仍有一些奇怪的想法。这些想法在那个年代是明智的，但放到现在听起来就有点格格不入了。就好比你父母年轻时的发型——在他们那个年代可能看起来还挺不错的，但现在看那些照片，他们的头发看起来就像是假发厂里的爆炸遗留物。

你可真是五十步笑百步，不看看你自己那发型，整得像你家狗剪的似的。

——夏培拉大姨

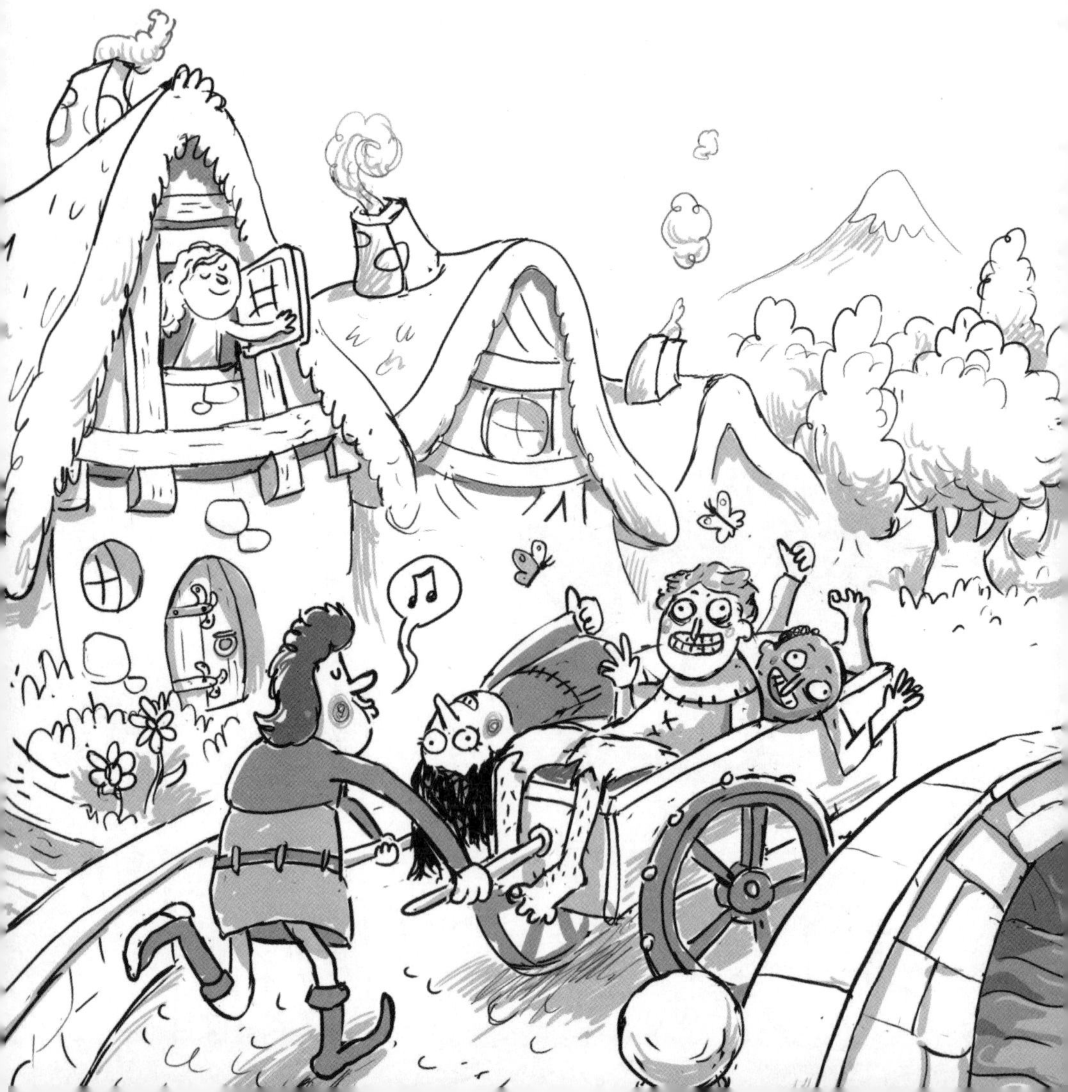

中世纪的人们——哦不，是闪光年代的人们认为大脑是被里面飞驰的小精灵所驱动的。我没说错吧，他们认为你之所以能移动你的胳膊和腿，是因为这些幽灵般的小家伙沿着你的神经（他们认为那是空心管道）穿梭。我也无语了。

那如何解释你的偏头痛或行动不便？他们认为是大脑里的恐怖精灵在干坏事。我不想毁了大家继续阅读本章的兴致，但不得不吐槽一点：神经系统和大脑里所谓的恐怖精灵没一毛钱关系。

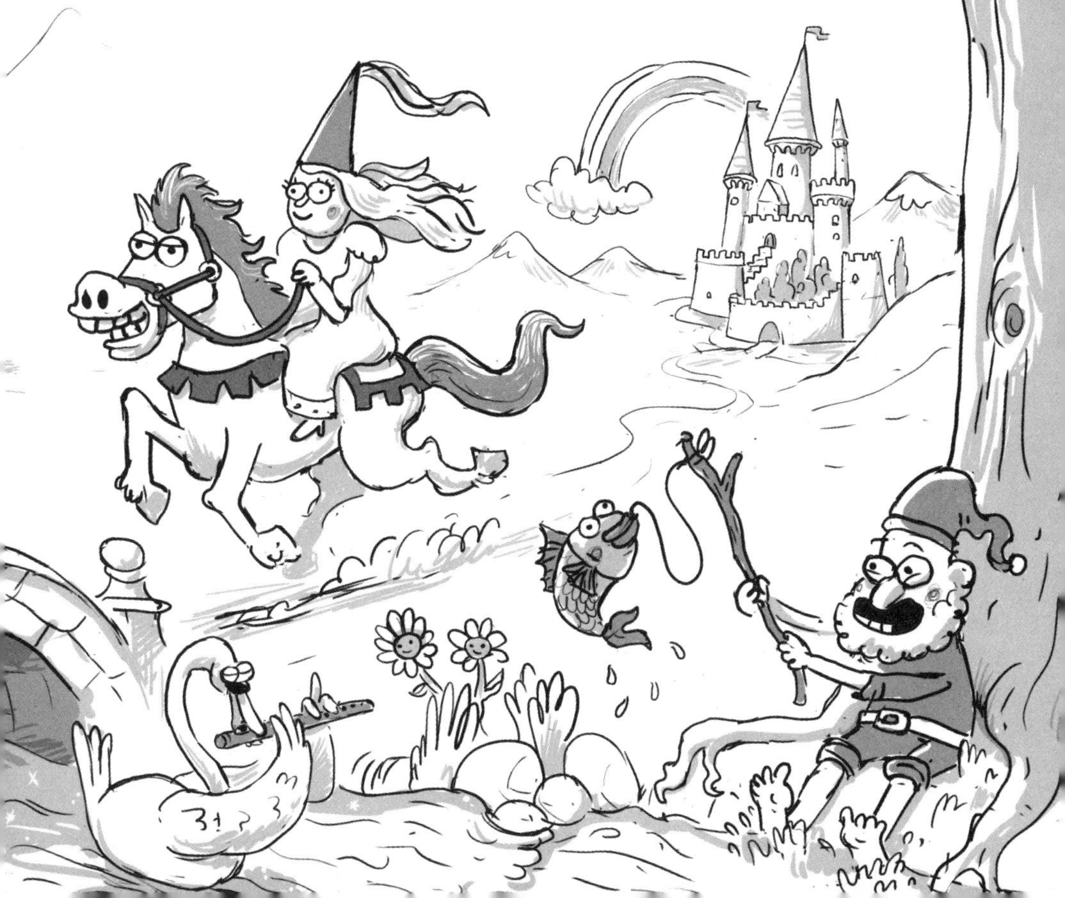

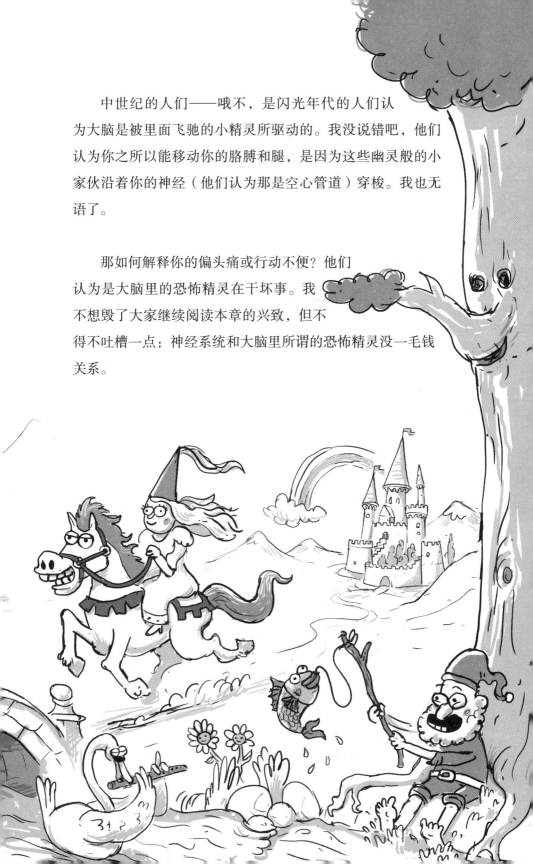

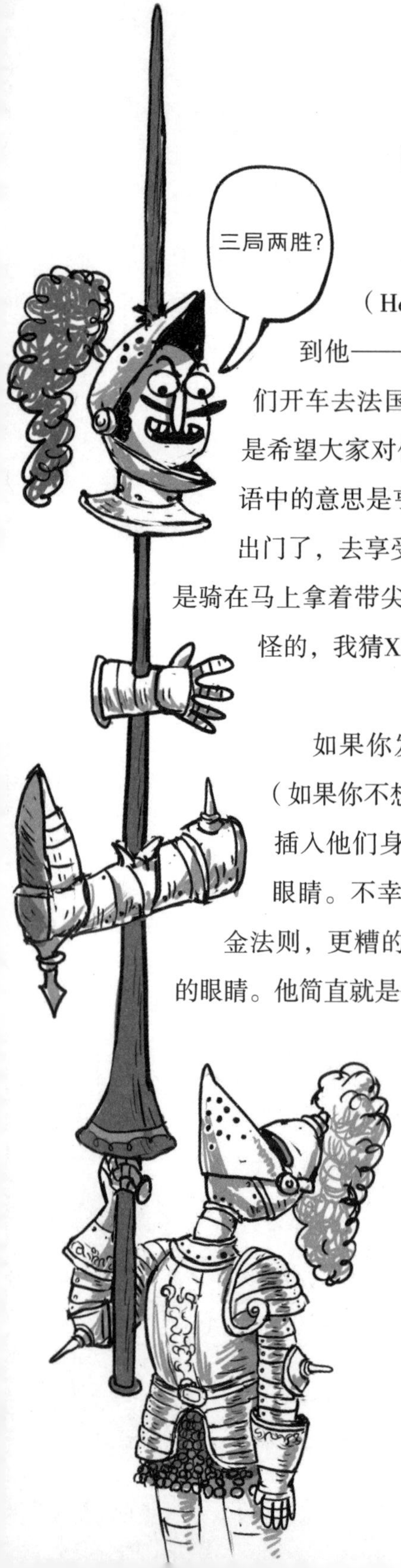
三局两胜?

# 国王和他的眼眸

我想让你见见法国的亨利二世国王（Henry Ⅱ）。好吧，其实你压根儿不可能见到他——他早已去世被埋葬几个世纪了，所以我们开车去法国时要带上一些铲子和叉车——不过我还是希望大家对他能有所耳闻。一天早上，Henry（在法语中的意思是亨利）Ⅱ（意思是第二任叫亨利的国王）出门了，去享受他最热衷的爱好——马上长枪决斗，就是骑在马上拿着带尖刺的巨大长枪冲向对手。这游戏有点怪怪的，我猜Xbox游戏机那时候还没有被发明出来。

如果你发现自己的比赛对手是国王，黄金法则（如果你不想被处决的话）是永远不要将巨大的尖刺插入他们身体的任何部位，尤其是不要刺入他们的眼睛。不幸的是，亨利的对手加布里埃尔忘记了黄金法则，更糟的是……他把巨大的尖刺径直穿过了国王的眼睛。他简直就是个魔鬼骑兵。

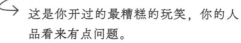

这是你开过的最糟糕的玩笑，你的人品看来有点问题。

——夏培拉大姨

对亨利国王来说，这是实打实的噩梦。刚开始时他头痛欲裂，然后胳膊和腿无法动弹，随即陷入昏迷（就像进入深睡眠一样），再后来，他死了。到这个时间节点上，他的医生才开始行动（我觉得吧，有点太晚了），打开他的头盖骨，发现他大脑里的组织一团乱麻。这让他们意识到，即使我们的大脑处于头骨中间被保护着的位置，我们也得制定一些防护策略，譬如不参加马上长枪决斗，时刻都戴着自行车头盔——我的意思是当你骑自行车的时候，躺在床上时没必要。

## 电击！

到了18世纪，他们最终发现，你的大脑在用电通过你的神经传递信息。这是一个大新闻，特别是对于一个叫乔瓦尼·阿尔迪尼的dottore（意大利语是“医生”的意思——看，我也在教你学外语哟！）来说。他决定利用这个振奋人心的新发现来……让人们起死回生。他和几个日子过得“了无生趣”的家伙合作（这些家伙嘛，也只是因犯罪而被砍头的罪犯而已）。阿尔迪尼电击了死者的脊髓神经，他们的四肢随之抽搐起来，这是因为他们的胳膊和腿误认为这种电击是往常大脑发送的电信号。

那么，这些人起死回生了吗？并没有。幸亏没活过来，否则一群被砍了头的罪犯在身边跑来跑去，万一砸到你身上，你就忒惨了。不过，当一位名叫玛丽·雪莱的年轻作家听说了这些实验后，深受启发，写了一本可怕的书，讲述了将身体的老旧部位组装通电后创造出有生命的“怪物”的故事，你知道它叫什么吗？没错——叫“非常饥饿的毛毛虫”。我是说“弗兰肯斯坦”[I]。

I　即玛丽·雪莱所写的书《弗兰肯斯坦》，又译《科学怪人》。

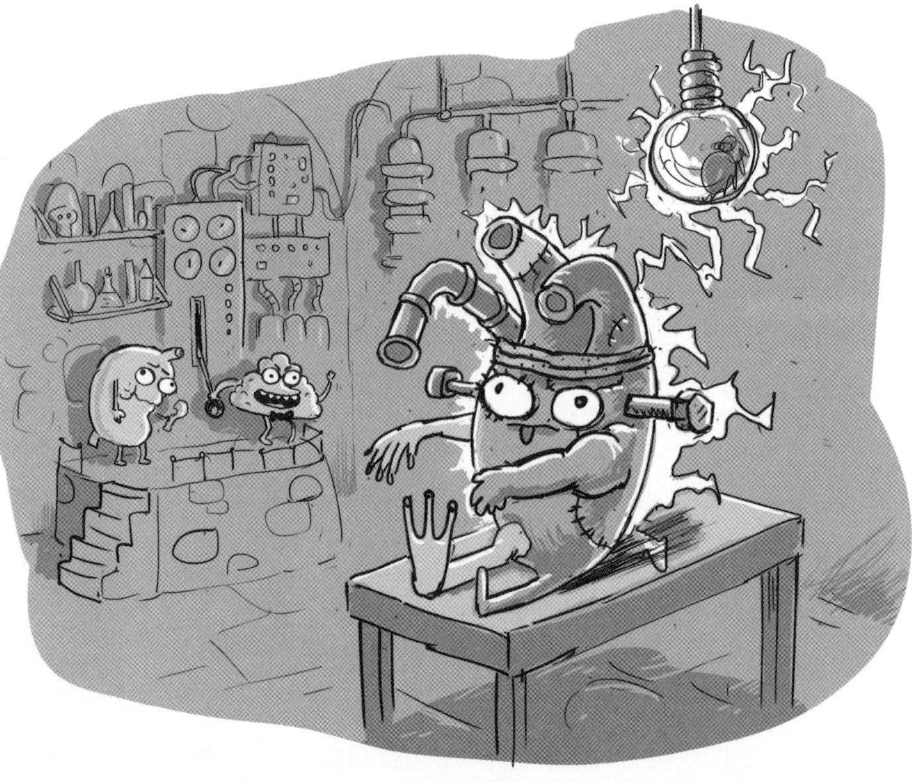

# 头部隆起学

某些时候，的确人人都在玩某款相同的电脑游戏或带着相同的小玩具来上学，而这些是你绝对必须、必须、必须也得有的吗?！然后下一分钟每个人都忘了那些游戏和玩具又扭头转向新事物?这种情况也发生在成年人身上——还记得你爸爸曾经用过的那辆健身车吧，没忘记厨房里有面包机的那个月吧?

好吧，这种从众现象已经持续了几个世纪之久。两百年前，每个人都对颅相学感兴趣。颅相学是一个奇特的名字，指的是人们会通过触摸头骨上的隆起来尝试解析你的人生——所以它真的应该被称为头部隆起学。颅相学狂热者认为这些隆起之所以存在，是因为大脑里超多的脑组织把颅骨推离了原来的位置而形成的，他们声称通过触摸你的头部，他们可以了解你的性格，甚至可以预测未来，例如，你是否将坠入爱河或者坠入池塘。

我们头上都有隆起（来来来，感受一下。我的意思是，摸摸你自己的——不是去摸你老师的），但这些此起彼伏的部分与我们的大脑、我们的个性或未来完全无关。换句话说，颅相学是坨大便。而且不是小鸟拉在汽车上那种一小堆便便，颅相学可是一大堆便便，就像一辆装满粪便的卡车在环形交叉路口打滑侧翻，便便倾泻而出扎扎实实淹没了十二所房子那种级别。

拜托行行好，你能别再写这些恶心人的话吗？没人愿意读这样的书，你这个讨厌鬼。——夏培拉大姨

但在那些岁月里，患者没法谷歌一下“颅相学是一大堆废话吗？”，所以他们最终只能选择相信它。一些成年人被禁止做新工作，得等颅相学家审查他们的头皮，通过“此起彼伏”的情况评估他们是否值得信赖。感觉很糟糕对吧？还有更糟的呢。颅相学家声称他们可以判断你是不是罪犯或者你是否将来会成为犯罪分子之一。你甚至可能因此就被送进了监狱！这对我来说糟糕透了，因为我的头部隆起程度可

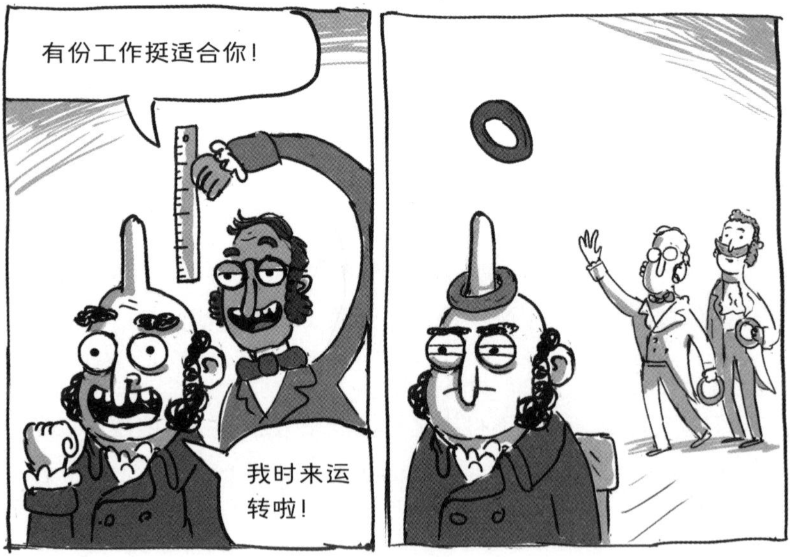
有份工作挺适合你！
我时来运转啦！

是比地震中的过山车还要颠簸。

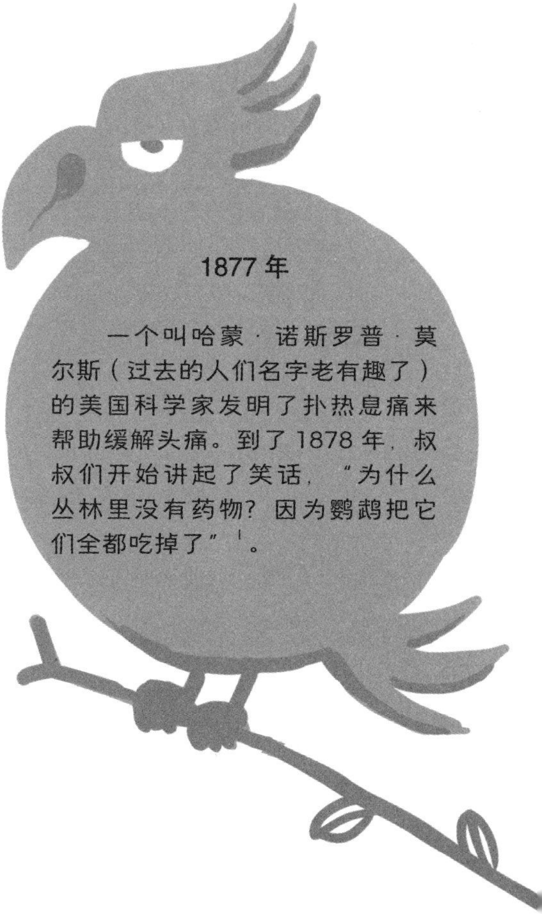
1877 年
一个叫哈蒙·诺斯罗普·莫尔斯（过去的人们名字老有趣了）的美国科学家发明了扑热息痛来帮助缓解头痛。到了 1878 年，叔叔们开始讲起了笑话，“为什么丛林里没有药物？因为鹦鹉把它们全都吃掉了”[1]。

## 心理健康

心理健康出现问题是很常见的，现如今我们也有了治疗的对策。但咱用个委婉的说法，就是人们并不总是擅长处理这种问题。他们错误地把许多心理健康问题甩锅给月亮，这就是那个可怕的名词（你最好永远别用）“疯子（lunatic）”的由来，因为“luna”的意思是“月亮”。在那个年代，有心理问题是可耻的，放到现在这种观念着实就很荒谬了。现代社会里心理问题就像你胳膊折了或牙龈感染了一样不需要有任何羞耻感。但当年有心理问题的人们会被送进收容所。

被送进那种地方就像被送进炼狱，在里面的人们会受到非人折磨——打着所谓治疗疾病的幌子，其实包括但不限于殴

1 扑热息痛，一种解热镇痛药，英文为paracetamol，乍看和parrotse at ’em all’（鹦鹉把它们全都吃掉了）有点接近。

打患者或将其禁食。当时的医生们认为如此毫无人性的治疗方案会让任何隐藏在患者体内的恶魔大为震惊并离开宿主。你压根儿就不会相信这种方式能起啥作用——毕竟恶魔都是虚构的。（我向任何读到这篇文章的恶魔道歉，如有冒犯，纯属巧合。）

更糟心的是，那时的人们甚至会花钱来精神病院观赏病人——这对他们来说是超级重要的一天，就像去看奥尔顿塔〔奥尔顿塔（Alton Towers），英国最大的主题公园〕一样，

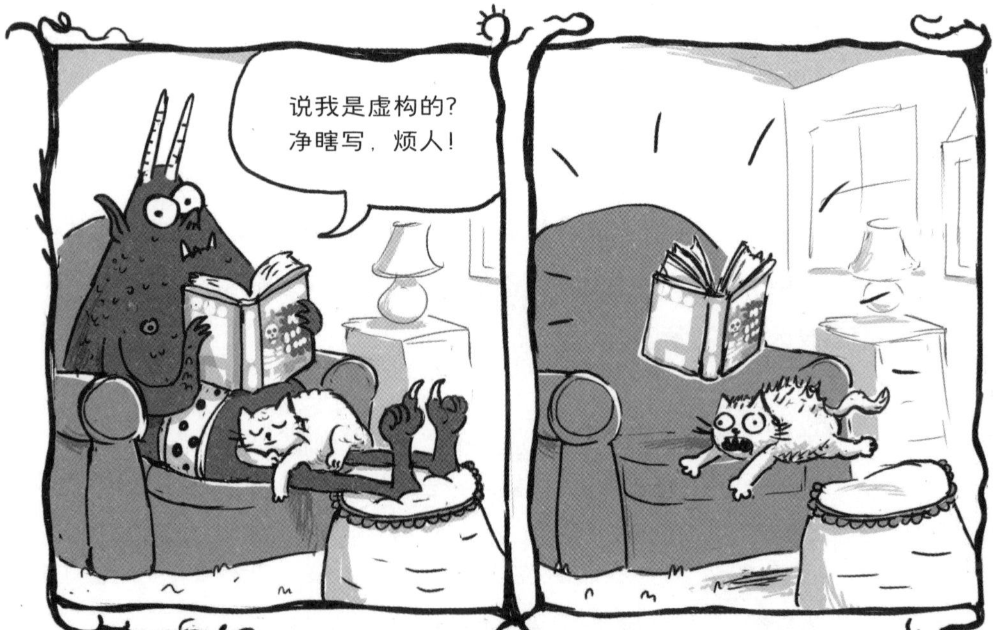
说我是虚构的?
净瞎写，烦人!

只是精神病院的排队时间更短（对了，那时候还没有奥尔顿塔）。时至今日不会发生这样的荒唐事了，不论你是担心自己的心理健康还是其他任何人的心理健康，大家都会鼓励你勇敢地说出来。

1921年，一位名叫奥托·洛维的德国天才出现了，他发现了一种叫“神经递质”的物质。你可能对神经递质了解不多（毕竟咱又不是奥托·洛维本人），但它们意义非凡。它们是微小的化学物质，也是大脑用来在细胞之间传递信息的基石——这些化学物质过多或过少都会影响你的心理健康，还会左右你的感觉和行为。好消息接踵而至：其他聪明的科学家已经开发出可以稳定大脑中神经递质水平的药物啦。

这些药物和谈话疗法（训练有素的专家倾听患者问题并帮助其解决问题）的出现意味着有心理健康问题的人不再是一座与世隔绝的孤岛。要我说一开始就不该把他们放逐孤岛，可惜我在那个年代没有话语权。

每年英国有约四分之一的人出现不同程度的心理问题，让我们为现代化的治疗手段欢呼三声：万岁！万岁！

## 来块大脑切片尝尝？

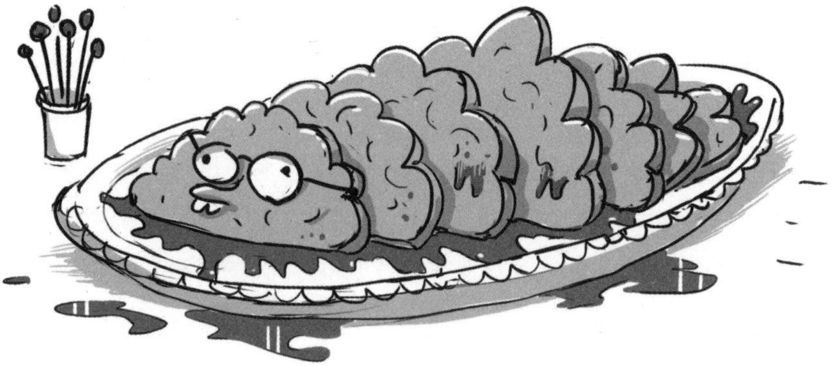

人类开展脑部手术的历史可以追溯到很久以前。但真正算得上有效的脑部手术其实是近代的发明。考古学家认为脑部手术可能是有史以来人类开展的第一种手术。证据是距今八千年的穴居人的头骨上有人为钻洞的痕迹。八千年是段很长的时间，这个时间跨度足够你观看七千万集最喜欢的电视节目。当然，你可能看个几百万集之后就觉得无聊了。

人们在头上钻洞的执念持续了好几个世纪，实施的理由千奇百怪，比如在头上开洞好释放邪灵缓解头疼（简直是无稽之谈）。它甚至有个别致的名称：开孔。当年开孔很普遍，通过对一些墓地的调查发现至少十分之一的尸骨头骨被开了孔。（我的律师奈杰尔要求我务必强调一点：别在任何人头上开孔。）

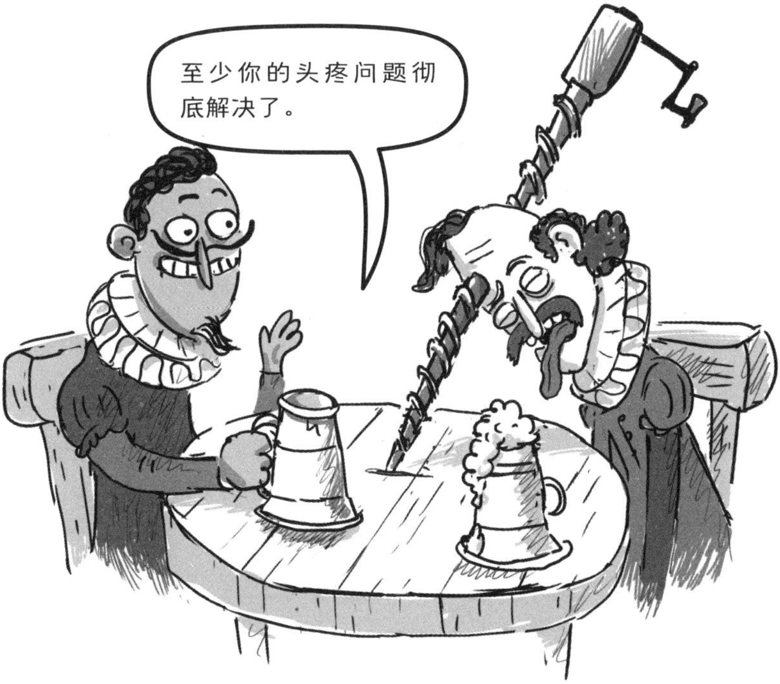
至少你的头疼问题彻底解决了。

欧洲的医生们花了很长时间才完成了比开孔更复杂的手术，但当年印度的医生可谓遥遥领先，一骑绝尘。一千多年前，一位名叫拉贾·博贾的印度国王头痛得厉害，他的医生认为这可能是由他大脑中的肿块引起的。这些医生不仅诊断无误，他们还能切开头骨移除肿物——国王的头痛彻底治愈了。此后国王继续壮大国家，创作音乐，还写了大约二十本书。说实话，为什么这些人都能写这么多书？这让我觉得自己是一个差生。

他们写的书可比你写的废话强多了。——夏培拉大姨但那个年代也不是每个医生都诊断无误。事实上，几个世纪以来我们对大脑奥秘的了解很多都源自脑部手术中发生的失误。大约七十年前，一位名叫亨利·莫莱森的美国人患有严重的癫痫，这意味着他的身体一直在颤抖。他的医生认为他们可以通过切除部分大脑组织来治愈亨利的病。你能猜出这个

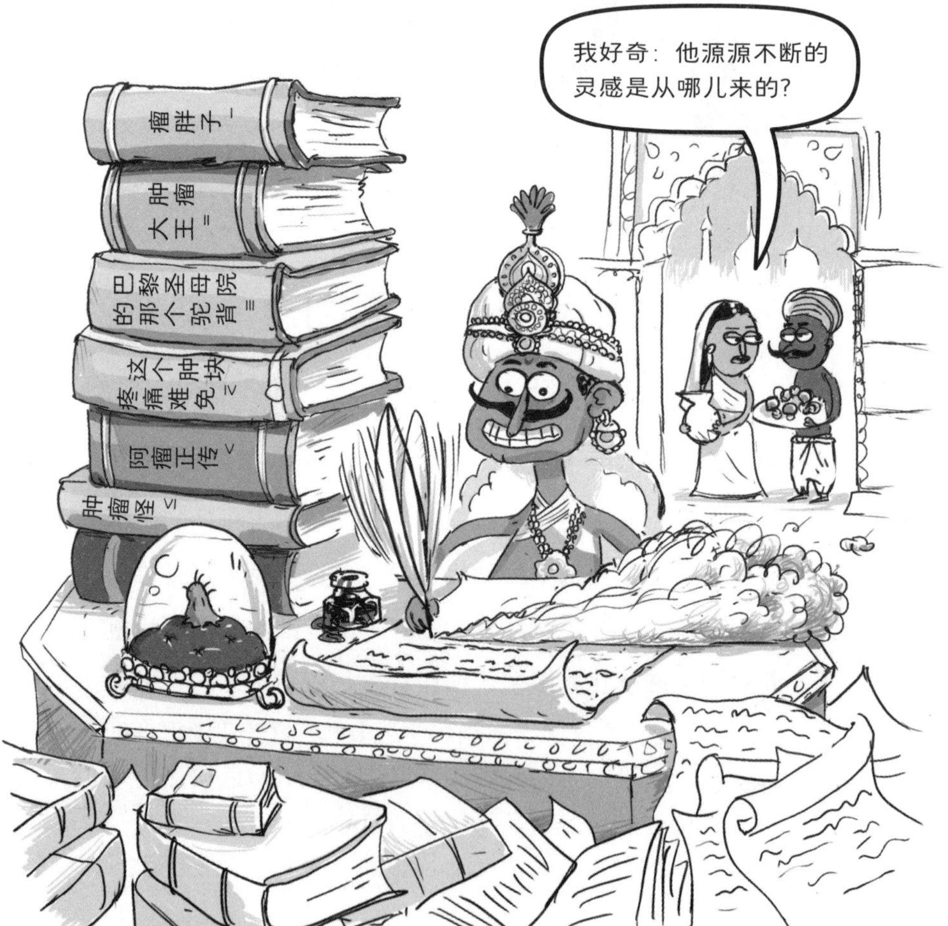

我好奇：他源源不断的灵感是从哪儿来的？
瘤胖子
肿瘤大王
巴黎圣母院的那个驼背
这个肿块疼痛难免
阿瘤正传
肿瘤怪

计划的漏洞吗？如果要切除的那部分大脑是……至关重要的话？担心什么来什么，事实证明，医生切除的那部分脑组织真的非常重要，手术后，亨利突然失去存储新记忆的能力。如果某天你告诉他一件事（或是把一块蛋糕抹在他脸上），第二天他就完全不记得了。这对亨利来说是个坏消息，但对科学家们来说，意义非凡：他们第一次明确了大脑的哪个部分负责记忆。亨利于2008年去世，他的大脑被切成数千块，每一块都被拍照并发布到互联网上。

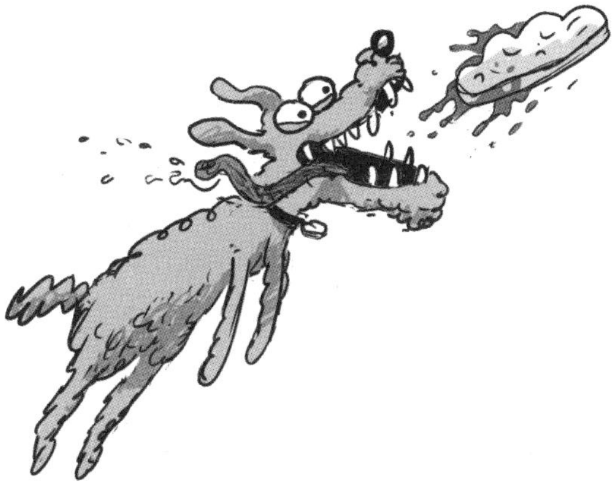

这对科学家来说很有趣，但是对我来说，这听起来就像是在浏览有史以来最无聊的照片墙（Instagram）账户。如果我的大脑被切片，我想用切片做成迷你飞盘。

---

I　致敬英国著名童谣集《鹅妈妈童谣》（*Mother Goose*）中矮胖子（Humpty Dumpty）一角。

II　致敬经典儿童文学作品《垃圾大王》（*Stig of the Dump*）。

III　致敬经典文学作品《巴黎圣母院》（*The Hunchback of Notre Dame*）。

IV　致敬亚当·凯编剧的医疗喜剧《疼痛难免》（*This Is Going to Hurt*）。

V　致敬经典作品《阿甘正传》（*Forrest Gump*）。

VI　致敬格林童话中的《侏儒怪》（*Rumpelstiltskin*）。

# 大脑梦工厂

梦很奇怪——它们就像你睡着时浮现在脑海里的电视节目——所以多年以来人们对梦的稀奇古怪的解析也就不足为奇了。古埃及人认为梦是来自众神的讯息——他们甚至会睡在特殊的梦床上，以鼓励众神给他们发送那些神奇的简讯。历史上还有人认为梦是预测未来的一种方式。波斯国王薛西斯一直梦想着他的军队应该能入侵希腊，然后……他真的美梦成真了。

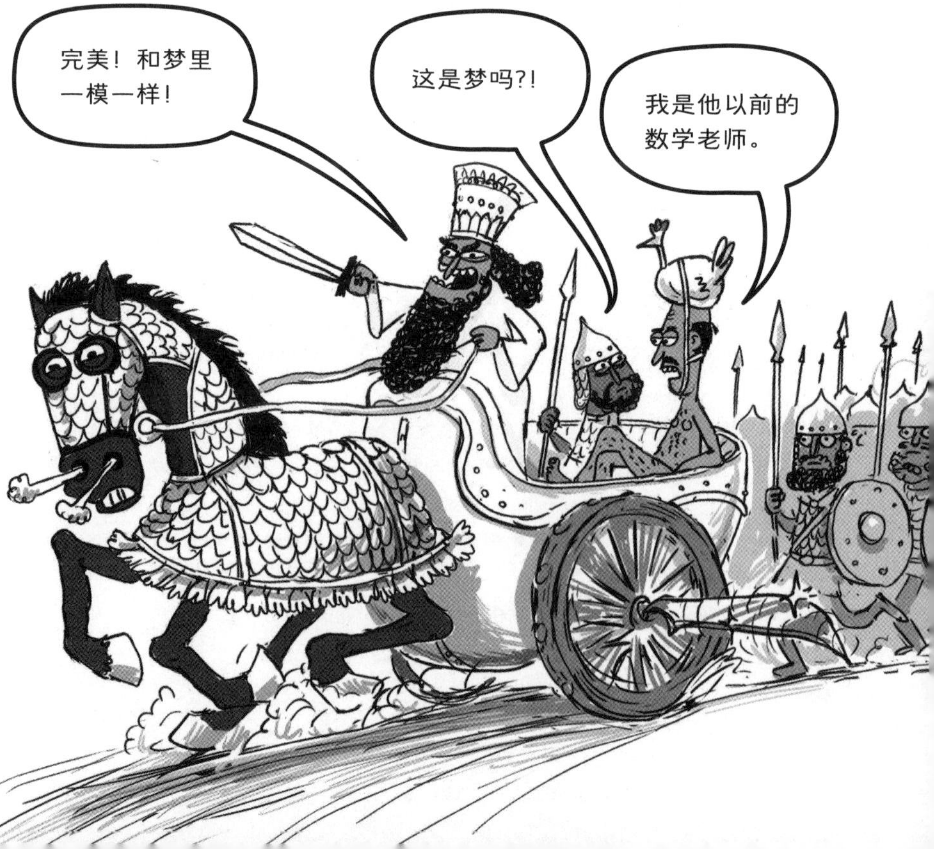
完美！和梦里一模一样！
这是梦吗?!
我是他以前的数学老师。

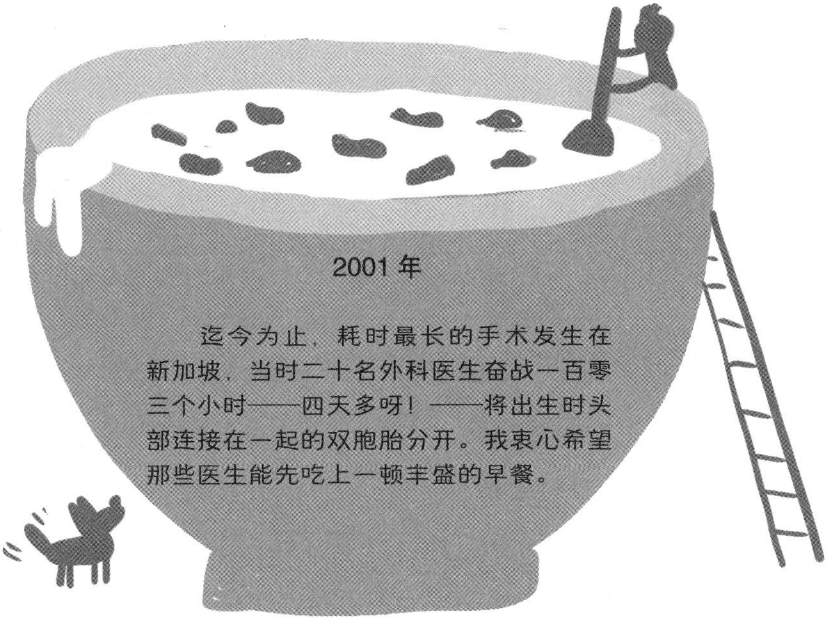

2001 年

迄今为止，耗时最长的手术发生在新加坡，当时二十名外科医生奋战一百零三个小时——四天多呀！——将出生时头部连接在一起的双胞胎分开。我衷心希望那些医生能先吃上一顿丰盛的早餐。

你不能总是在和周公约会时才一展宏图大显身手，这是极其错误的观念。我因为一个梦害臊过：梦里我住在一个用巧克力豆和棉花糖做的房子里，听起来是不是超级酷。言归正传，咱们澄清一件事：梦不是来自神灵的讯息，也不是对未来的预测。梦的本质枯燥乏味——它只是大脑对白天接触的事物进行存储时的副产物罢了。

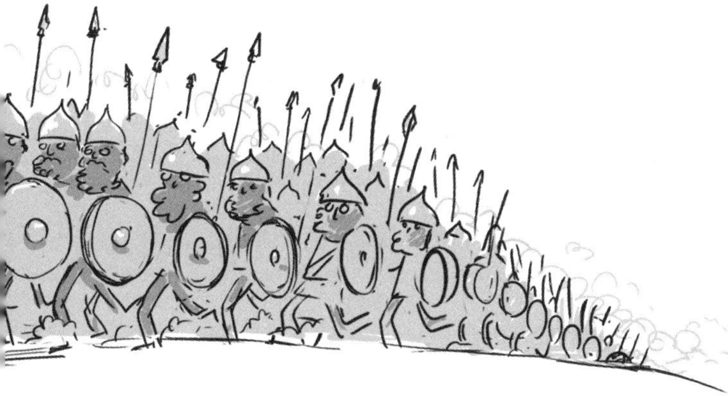

# 展望未来

我相信您的机器人管家已经内置了所有标准模块，例如抹窗户、烤比萨和清洁地毯上的狗屎（谢天谢地）。我刚刚升级了我的管家，他新增了一个未来预测模块，可以告诉我们未来几年的医学会发展成什么样子。

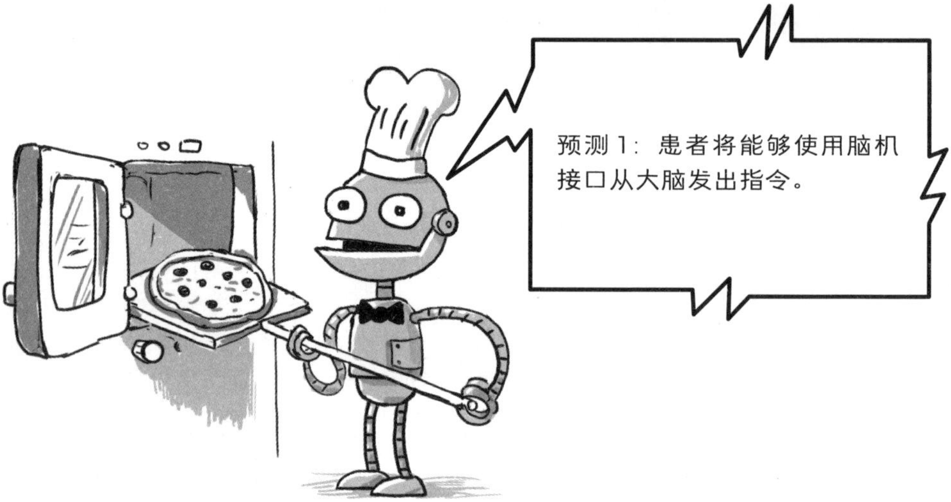
预测 1：患者将能够使用脑机接口从大脑发出指令。

太酷了！我不知道你们怎么想，但我可是一直幻想着能够将我的想法传送到他人的脑海中。我可以用我的意念点一份外卖，或者通过发送我的“哦快停下”脑电波来告诉我的狗皮皮别舔人行道上的呕吐物。（它大概率会把我的话当耳旁风。）我不知道为什么他们会用“脑机接口”这样一个听着很无聊的名字来命名这么意义非凡的发明。我愿称之为“意念瞬达器”。

想象一下，仅用意念就能控制机器，或者在一秒内将所有作业从大脑直接下载到计算机上，太不可思议了。（不过呢，你应该非常仔细地检查一下，以防你的大脑和你一样也忙于吐槽你的老师有多无聊。）最激动人心的是，这项技术意味着瘫痪的人将来也许可以重新“手舞足蹈”了。了不起的发明！

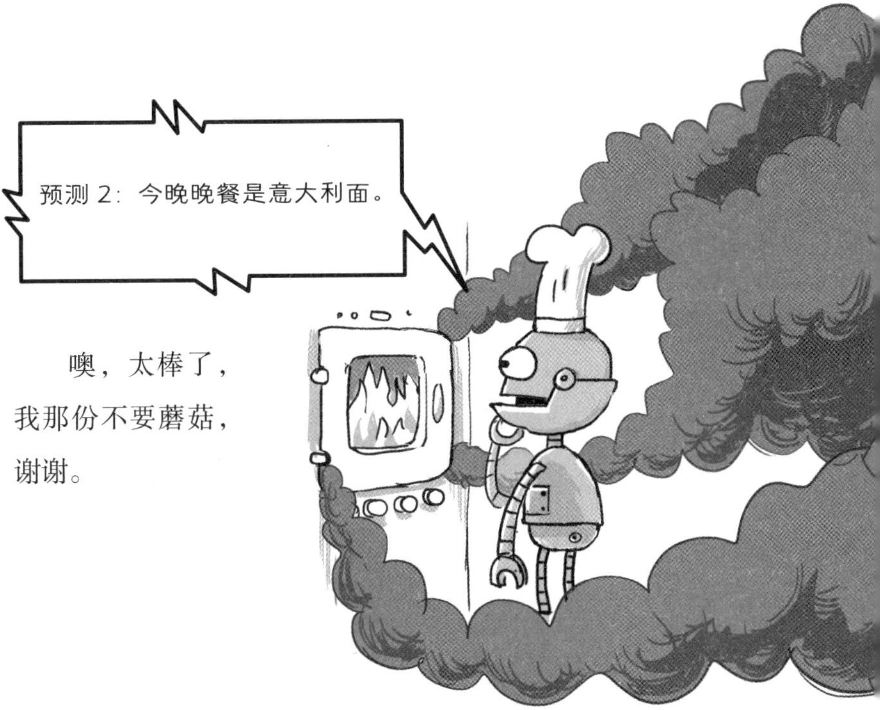
预测 2：今晚晚餐是意大利面。
噢，太棒了，我那份不要蘑菇，谢谢。

# 亚当的快问快答

问：医生是如何发现大脑的哪一部分控制着性格的？

答：纯属意外！1848年，一个名叫菲尼亚斯·盖奇的人在工作中遭遇严重事故。他在工地上参与一条新铁路的建设——砰！——强烈的爆炸使得一根巨大的金属杆贯穿了他的头骨。我的妈呀。令人惊讶的是，尽管杆子从他的大脑中穿过，他还是活了下来。但和之前不一样的是——他的性情大变，从温柔可爱（像我一样）变得粗鲁且唠叨（像你）。这让科学家们意识到他大脑中受损的部分，即额叶，与性格有关。

问：唱片公司是怎么帮助我们了解大脑的？

答：在20世纪60年代，一个名叫戈弗雷·豪斯菲尔德的人在EMI（百代唱片）公司工作，这是一家为世界上一些顶级流行歌手制作唱片的公司，如披头士乐队、海滩男孩和其他不以字母B开头的乐队[I]。戈弗雷在计算机部门工作，有一天他显然有点无聊，百无聊赖之际，他想知道有没有什么方法可以扫描大脑观察其内部结构。经过大量的摆弄和一系列实验（在他自己身上），他发明了CT扫描仪，它使用X射线技术来显示身

---

I　披头士乐队（也叫甲壳虫乐队）的英文为The Beatles，海滩男孩的英文为The Beach Boys，均以B打头。

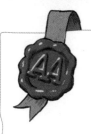

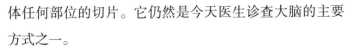

体任何部位的切片。它仍然是今天医生诊查大脑的主要方式之一。

问：为什么有人要求死后要把头冷冻起来？

答：多么轻松愉悦的问题呀！好吧，正如你所问的，在过去的五十年里，有些人一直对人体冷冻技术有执念，所以会要求死后冷冻他们被砍下的头。这项技术的美好愿景是：在未来，当科学变得更加先进时，他们可以被复活，头可以移植到机器人的身体上，或者放在一个大罐子里或其他容器里。还是要泼盆冷水，对于这些人而言，科学家们非常确定，未来也不可能有任何方法可以唤醒他们，因为这些操作对大脑已经造成了不可逆的巨大伤害。冰柜是用来装冰激凌的，不是用来装头颅的。

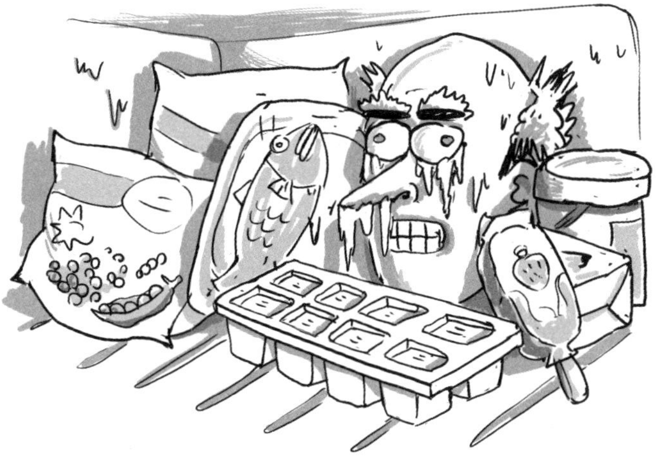

## 千真万确 or 纯属扯淡

我们的脑容量比我们祖先的要大吗?

【纯属扯淡】呃，我要唱唱反调了。我知道你可能觉得大人是白痴（公平地说，他们中的很多人都挺白痴的），但他们的大脑实际上比你的大——几千年来，我们的大脑一直在慢慢变小。别自责，不是因为你看了那些电视节目，也不是因为你不爱吃蔬菜。实际上连科学家们都不知道为什么会发生这种情况。好消息是，大脑变小并不意味着我们变傻了。事实上，小巧的大脑往往思维更敏捷，一辆小跑车比一辆大型垃圾车跑得要快嘛。

医生曾经尝试过拔光患者所有牙齿来治疗其精神病?

【千真万确】可怕的是，这种荒唐的事离我们并不久远——实际上不到一百年，一些医生认为精神疾病是由隐藏在身体某处的感染病灶引起的，他们会“摘除”任何一个他们认为可能潜伏在体内的病灶。牙齿、扁桃体、胃和肠子都可能会被“摘除”。这对病情显然没有丝毫帮助，这些可怜人中有一半以上因此而丧命。

两千年前医生曾用电疗来治疗疼痛。

【千真万确】如果你觉得这种治疗方法是医生脑子被大便堵塞时发明的奇葩，我也不奇怪，毕竟我们直到几百年前才弄清楚如何发电。不过，早在几千年前，医生们就意识到他们可以通过按压电鳗来帮助缓解病人脚部的疼痛。（没错——他们把鳗鱼缠绕在患者脚踝上。）时至今日，医生仍然在使用电疗来缓解病人的疼痛，只不过不再需要黏糊糊的海蛇啦。

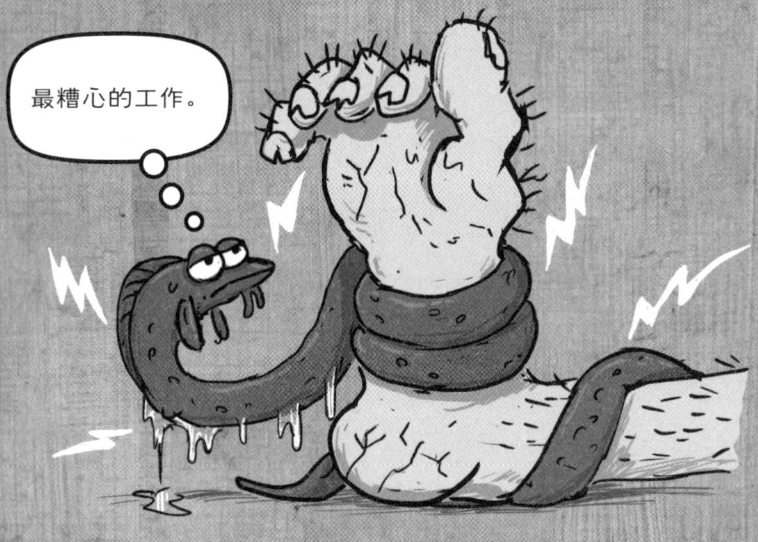
最糟心的工作。

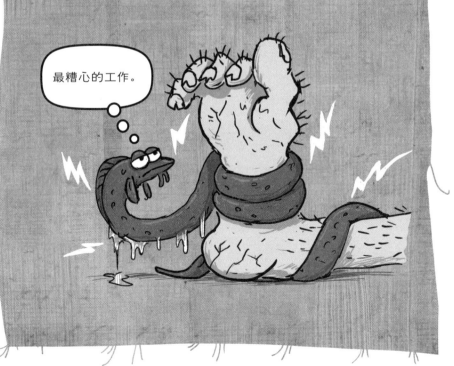

## 疯狂疗法

如果你因为喜欢的人并不喜欢你而辗转反侧坐立难安，吃一大桶爆米花，然后把他们抛诸脑后，这是我的建议。在闪光年代（就是前面说的中世纪），你的医生会制订另一个“非比寻常”的计划：

第一步：收集你喜欢的人的便便。（这是最棘手的环节）

第二步：用火烧他们的便便。（这是最危险的环节）

第三步：吸入所有燃烧便便时的烟雾。（这是最恶心的环节）

第四步：你喜欢的人会立即爱上你。（这是最不可能的环节）

（我的律师奈杰尔要求读者们不必阅读每章末尾的“疯狂疗法”部分。）

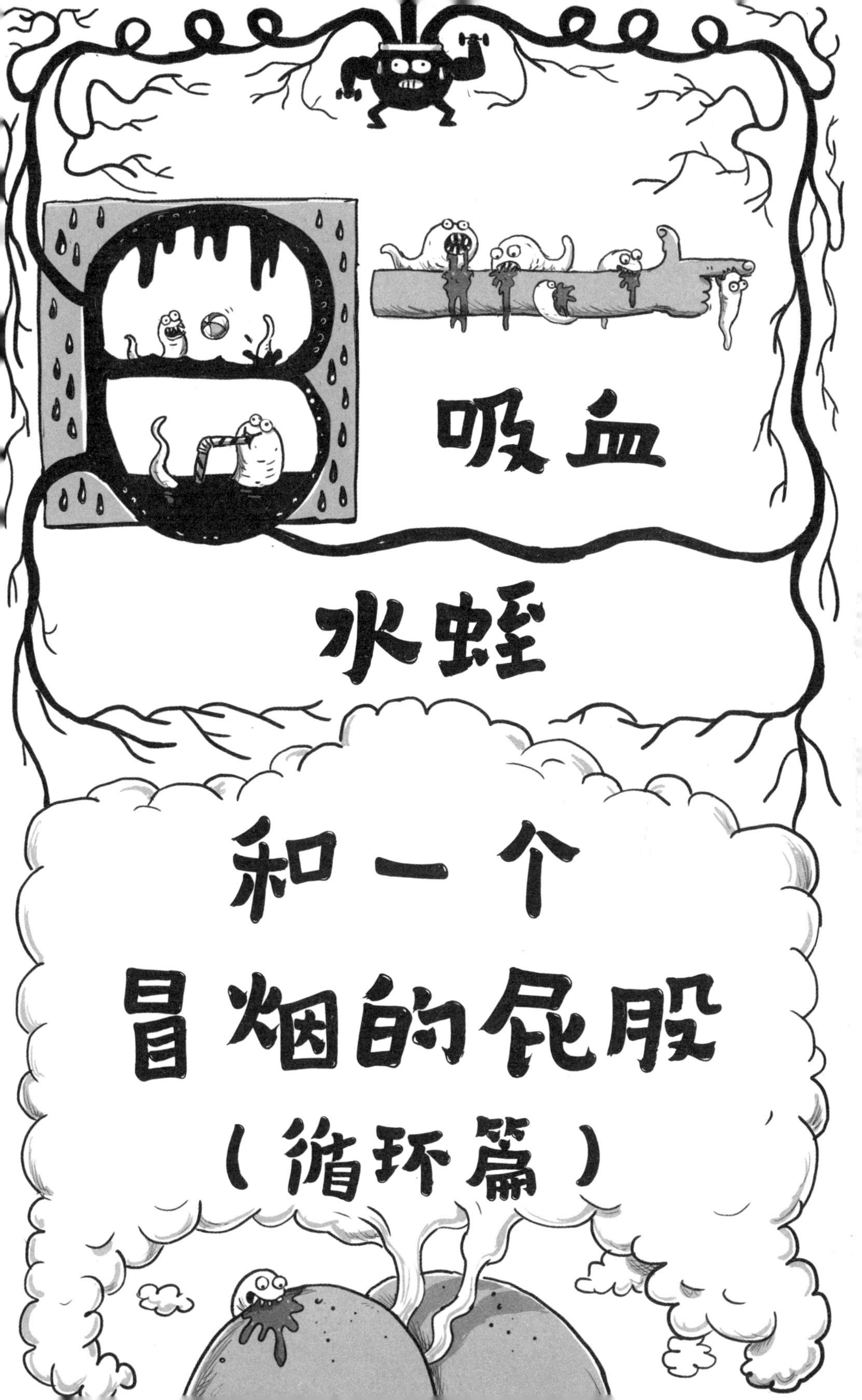
吸血
水蛭
和一个
冒烟的屁股
（循环篇）

当你读完这句话时，每一滴血都将在你身上完成一次循环。然后，又会怎么样呢？它会接着又转一圈。你的心脏通过动脉泵出血液，接着血液迅速流到肺部，在获得很多可口的氧气之后，又通过静脉流回心脏，然后整个过程再次重复。我相信你对这些都已经了解了（至少，如果老师提问的话，你应该假装知道）。但是，我们是如何从一无所知，到了如指掌的呢？

虽然人类花了很长时间才意识到，大脑不仅仅是头骨里的一堆黏糊糊的填充物，但我们早就知道心脏是有用的（嗯，其实时间也不算太早）。当人类还穿着猛犸象皮做成的牛仔裤时，我们就知道心脏对人“活着”的状态来说至关重要，但要搞清楚心脏具体是如何运行的则还需要经过一段岁月。

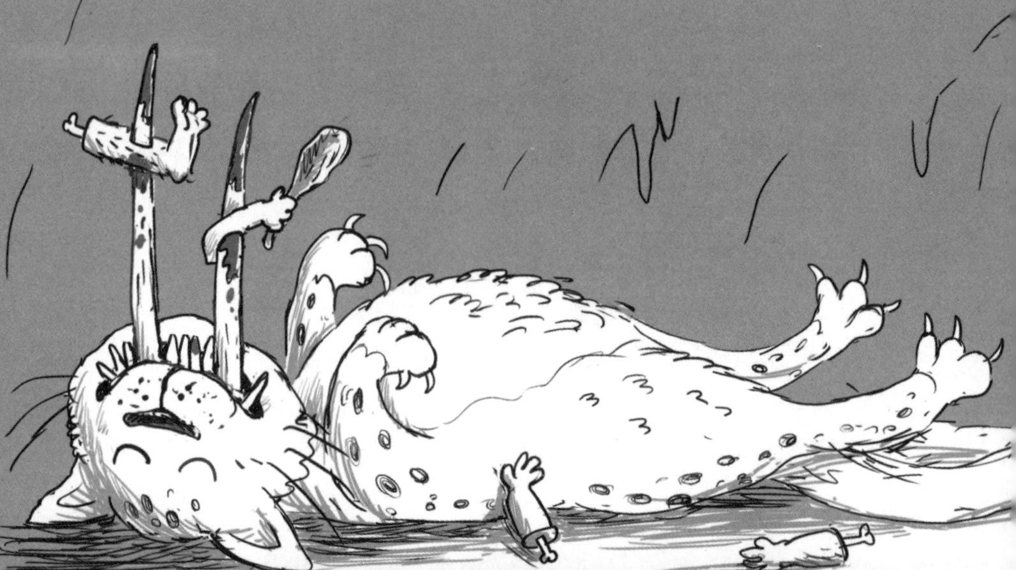

人类是怎么搞明白心脏的重要性的呢？好吧，让我们想象一下，一只剑齿虎决定在午餐时品尝一个穴居人。如果剑齿虎只是啃下来他的一条胳膊或一只耳朵，当然啦，这也不是什么好事，但穴居人还不至于马上死翘翘。然而，如果我们的大尖牙伙计下嘴瞄准的是穴居人的心脏，那么游戏也就结束了：没了心脏就等于丢了命啊。穴居人的太太可能会很伤心，但是穴居人的医生则会因此想到：嗯，身体的这部分似乎很重要啊！

谢天谢地，关于人的心脏还有很多要探索的内容，否则这一章也就乏善可陈，没什么可写的啦。

真可惜啊。我正盼着这本书到此为止呢。——夏培拉大姨

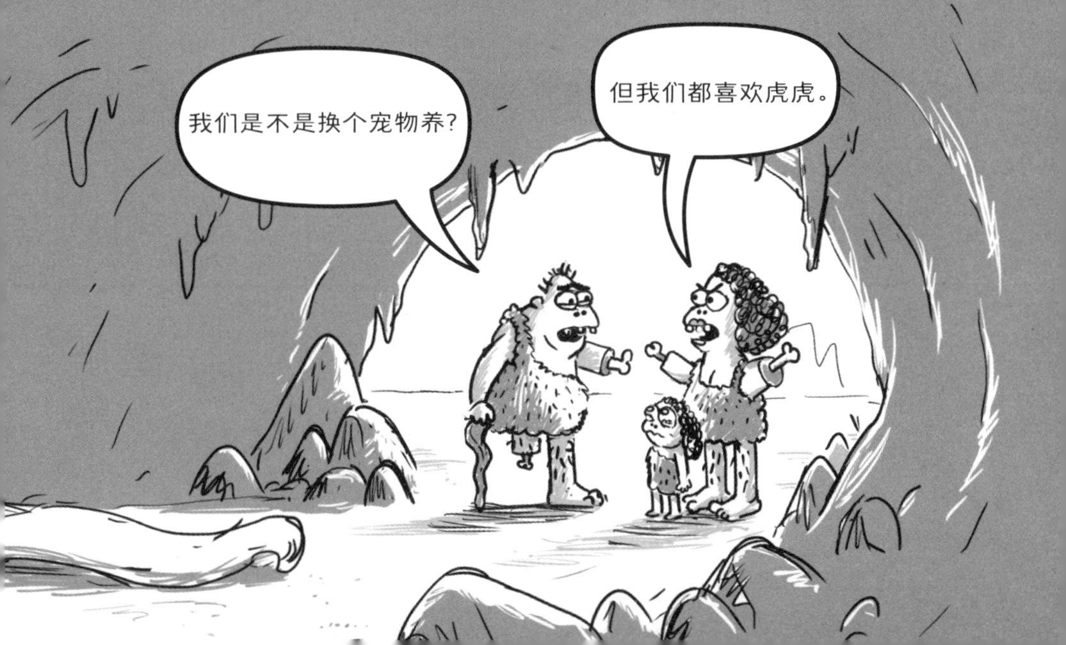
我们是不是换个宠物养？
但我们都喜欢虎虎。

# 古埃及

你是否有过那种因没有做过的事情而受到赞扬的经历呢？比如，其实是你姐姐打扫的客厅，而你却假装是你干的一样。好吧，几千年来，心脏几乎因身体中发生的一切而饱受称赞。古埃及人注意到心脏上有通往不同方向的管道，所以他们认为心脏负责血液（是的！）、唾液（嗯，不）、粪便（他们在想什么啊？）、灵魂（这是一种东西吗？）和精灵（呃，伙计们你们够了……）的循环。

公平地说，古埃及人首先意识到手腕上的脉搏与心脏跳动的速度是一致的。他们还发现，当人们晕倒时，脉搏也往往会变慢、变弱，而且一些疾病还会使心脏变得肥大，无法正常工作。不过，这仍然不能粉饰他们荒谬的“臭便便穿心”理论。

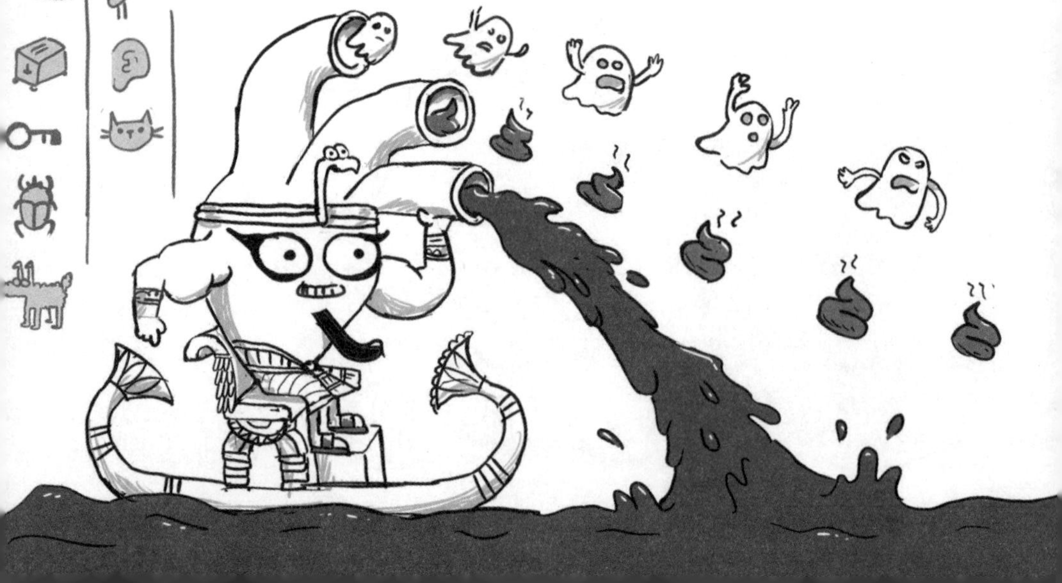

你可能还记得，如果你地位足够尊贵，死后就有资格成为木乃伊。那么，在你被裹成一个粽子之前，你的心会扑通一声被放回到身体里。但死后的世界可没那么畅通无阻，古埃及人认为天神首先会来出题考试。什么样的考试呢？难道是用德语倒着唱“生日快乐”歌吗？或者在鳄鱼池里游泳？不，天神会对你的心进行称重，如果它超过一根羽毛的重量，那你就进不了天堂。古埃及的天堂里估计没有人，因为心脏通常和一个大土豆一样重，可比一根羽毛重多了。

如果不记得了，那就有点可悲了，前面才刚刚提到过。——夏培拉大姨

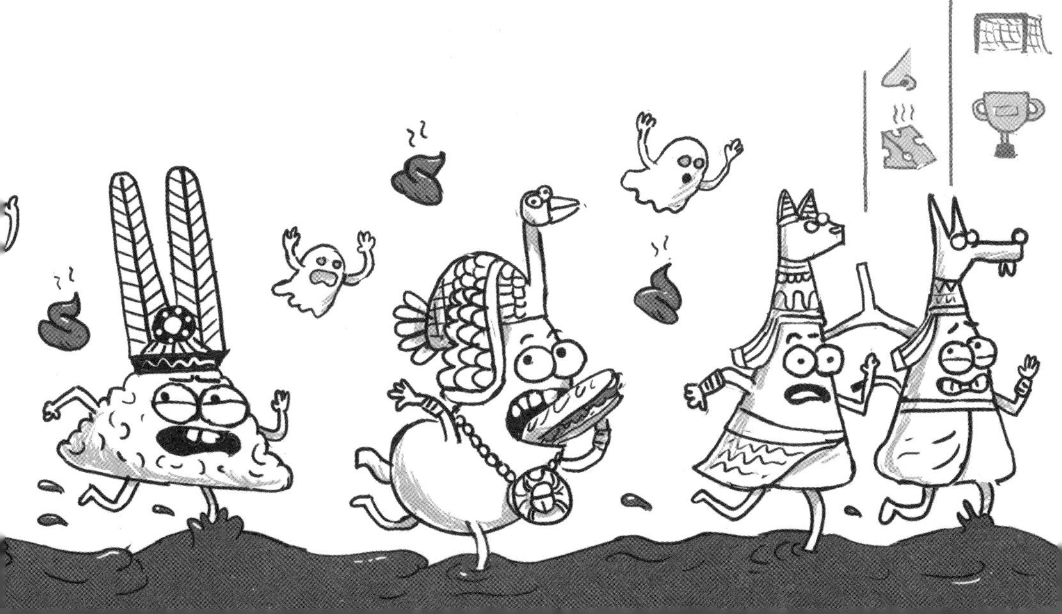

## 古希腊

让我们再看看亚里士多德如何看待心脏吧。除了能把大便和口水推出体外的功能外，我猜他应该给出更好的猜测吧。然而，还真不是。他认为，心脏会通过神经来输送空气，从而让肌肉运动起来，就像怪诞的木偶一样。这的确非常富有想象力，但又完全是胡说八道。事实证明，他的数学不太好。因为，他切开了一颗心，声称里面有三个腔室（事实上是四个腔室）。他本应是一个超级天才，但他连四都数不过来。实话实说嘛！

你不也是个天才吗？可是连鞋带都不会系。——夏培拉大姨

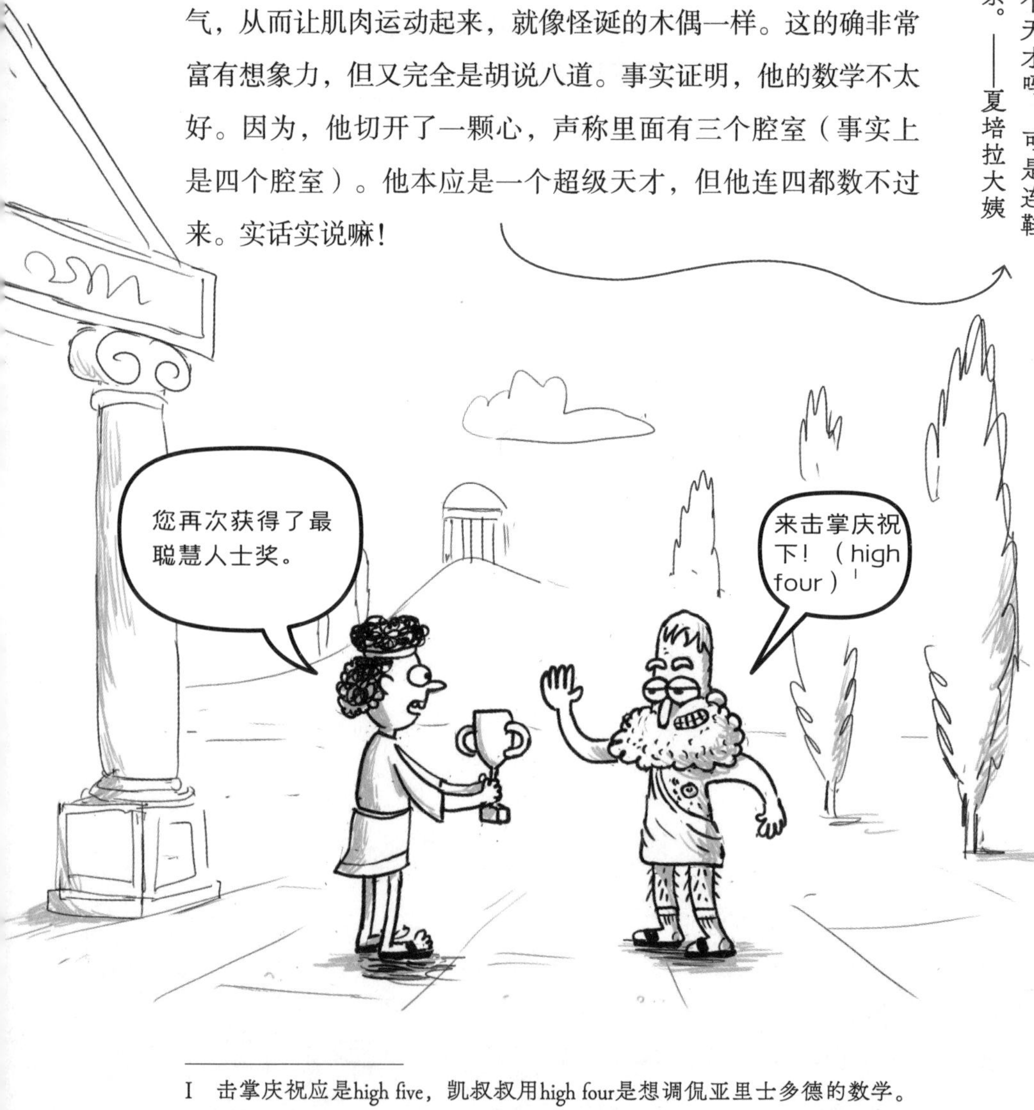
您再次获得了最聪慧人士奖。
来击掌庆祝下！（high four）I

I　击掌庆祝应是high five，凯叔叔用high four是想调侃亚里士多德的数学。

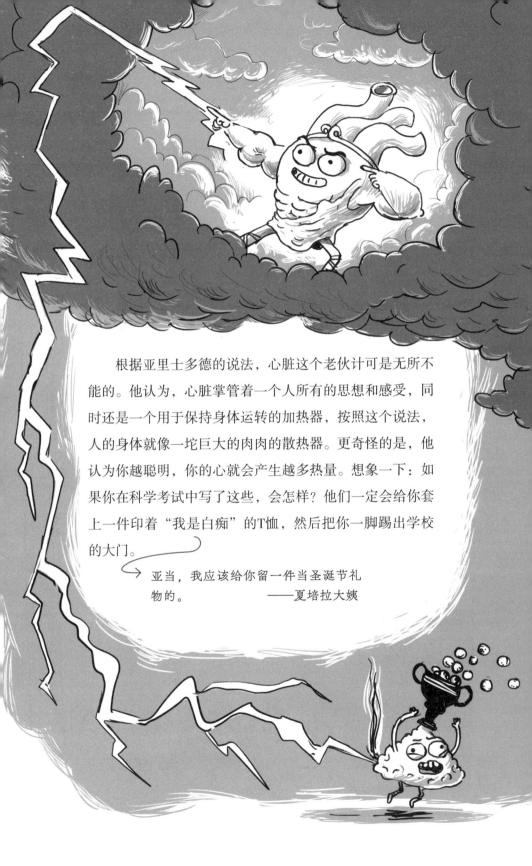

根据亚里士多德的说法，心脏这个老伙计可是无所不能的。他认为，心脏掌管着一个人所有的思想和感受，同时还是一个用于保持身体运转的加热器，按照这个说法，人的身体就像一坨巨大的肉肉的散热器。更奇怪的是，他认为你越聪明，你的心就会产生越多热量。想象一下：如果你在科学考试中写了这些，会怎样？他们一定会给你套上一件印着“我是白痴”的T恤，然后把你一脚踢出学校的大门。

亚当，我应该给你留一件当圣诞节礼物的。——夏培拉大姨

# 古罗马

你可能很想知道为什么这些人几百年来一直在犯错。在古罗马，科学家切开人的尸体是彻彻底底违法的。于是，他们切开了狗、猪和猴子的，并假设所有生物都有相同的内部构造和功能。可能你已经猜到啦，人类和狗不一样。（我很高兴我和皮皮是不一样的，否则我会整天吃拖鞋，在狐狸粪便旁打转。）如果人和狗的内部构造真的一样，那么你就可以去兽医那里修理骨折的手臂。而且，你永远不能再吃焦糖巧克力曲奇了，因为狗狗吃了里边的巧克力是会生病的。

抛开上面的荒诞部分，其实古罗马人确实掌握了一些关于心脏的重要信息，这主要归功于一个叫盖仑的人。

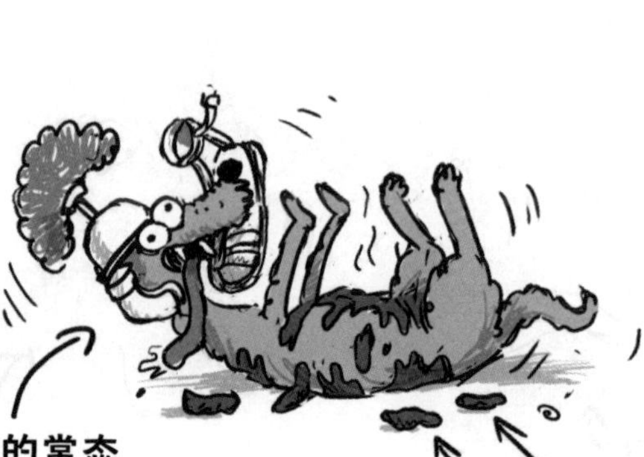
皮皮的常态
狐狸粪便

# 关于盖仑的五个事实和一个谎言

1. 他十三岁时就写了第一本教科书。所以，我希望你也尽快计划写一本吧……

2. 他写的书加起来有一千多万字。这比懒惰的莎士比亚写的所有东西加起来都多十倍多（比我这本书多两百倍）。

3. 盖仑最开始学习的是哲学。有一天晚上，他的爸爸做了一个梦，说他应该当医生，所以就让他换了大学。

4. 他的全名是盖仑 · 泽伦。

5. 他是角斗士的主治医生。（实际上他没什么可做的，你面对一个被对手的剑扎成人肉串的人时真的爱莫能助。）

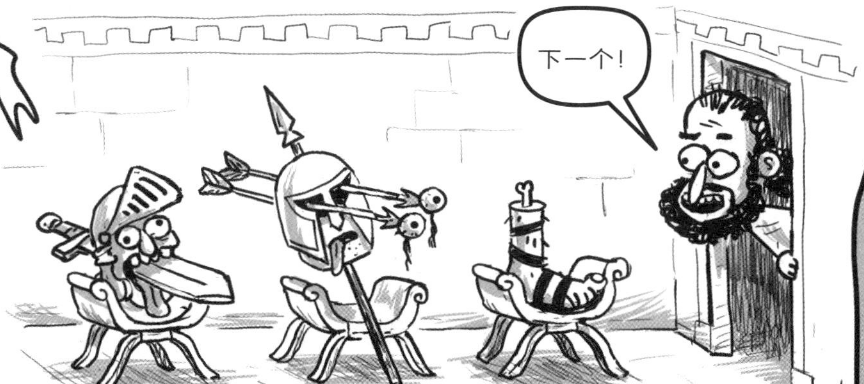
下一个！

6. 他发明了一种沿用至今的眼科手术。

4. 我们实际上并不知道他的姓氏，只知道他的名字叫盖仑。也许他是那种只有一个名字的人，比如阿黛尔、粉红佳人或上帝。

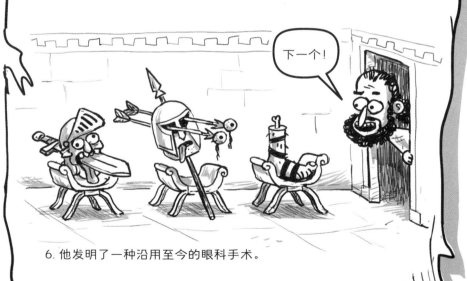

盖仑关于心脏的理论，不是完全正确的，就是彻底错误的。

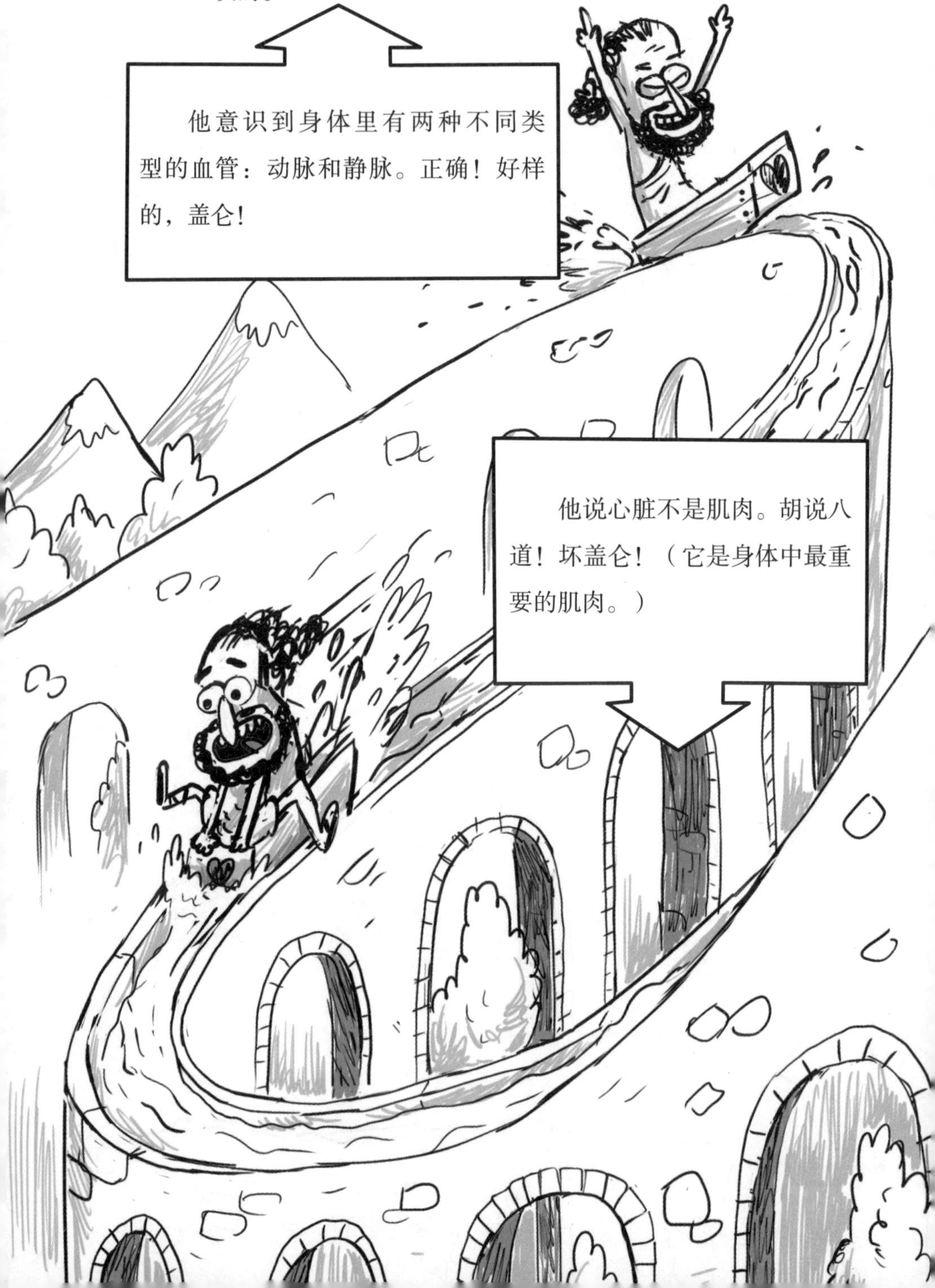
他意识到身体里有两种不同类型的血管：动脉和静脉。正确！好样的，盖仑！
他说心脏不是肌肉。胡说八道！坏盖仑！（它是身体中最重要的肌肉。）

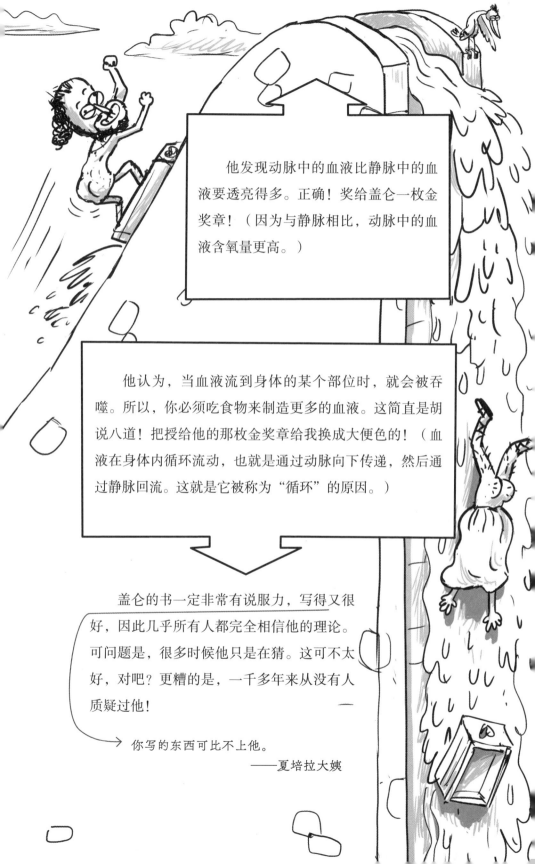

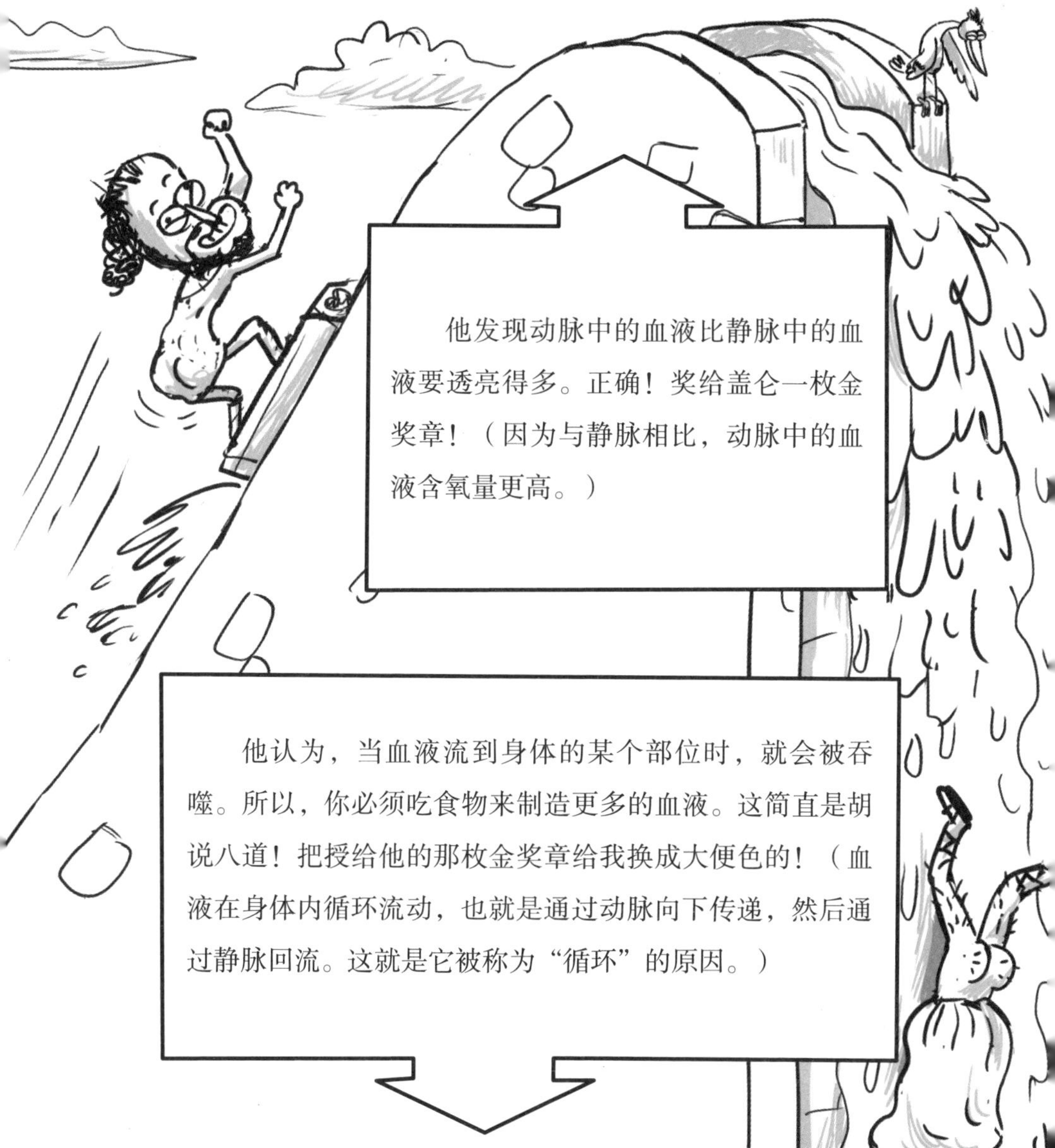
他发现动脉中的血液比静脉中的血液要透亮得多。正确！奖给盖仑一枚金奖章！（因为与静脉相比，动脉中的血液含氧量更高。）
他认为，当血液流到身体的某个部位时，就会被吞噬。所以，你必须吃食物来制造更多的血液。这简直是胡说八道！把授给他的那枚金奖章给我换成大便色的！（血液在身体内循环流动，也就是通过动脉向下传递，然后通过静脉回流。这就是它被称为“循环”的原因。）

盖仑的书一定非常有说服力，写得又很好，因此几乎所有人都完全相信他的理论。可问题是，很多时候他只是在猜。这可不太好，对吧？更糟的是，一千多年来从没有人质疑过他！

你写的东西可比不上他。

——夏培拉大姨

# 闪光年代（中世纪）

在闪光年代（就是某些失败者所称的中世纪），有一位来自叙利亚的医生开始怀疑盖仑的心脏理论了。这位医生名叫艾布·哈桑·阿里·伊本·纳菲斯，通常称呼他为伊本·纳菲斯。究其原因，可能是名字太长了，门牌上写不下吧。

就像当时的许多智者一样，伊本·纳菲斯不仅仅是一名医生，还几乎通晓所有领域，包括律法和天文学。我觉得挺好，技多不压身嘛。但我没搞懂伊本·纳菲斯怎么还会有时间看病人，毕竟他写了一百多本书。（哪怕就一次也行，我想给大家介绍过去某位像我一样只出过两本书的医生，那一刻我的自我感觉肯定好极了。）

大约在1250年，伊本·纳菲斯就完全搞明白了循环问题。他意识到心脏与肺部相连，静脉和动脉之间有被称为毛细血管的微小血管，并且正确数出了心脏中腔室的数量。万岁，赶快把庆祝礼炮拿出来！不幸的是，伊本·纳菲斯的发现很快就被遗忘了，当时所有人又都一头扎回到盖仑的臆想中去了。唉，还是先把礼炮收起来吧。

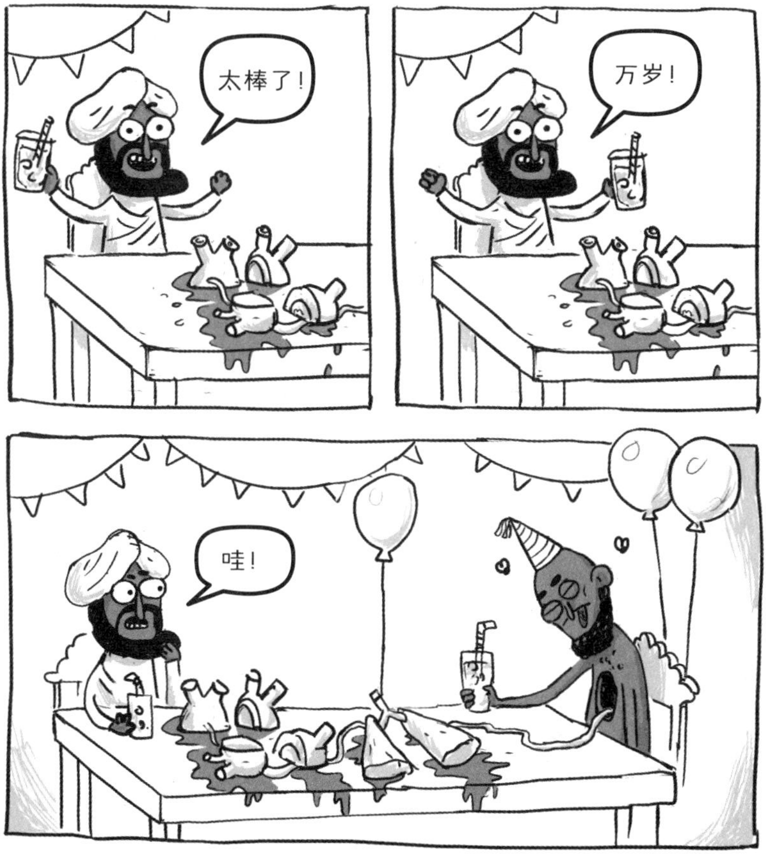
太棒了！
万岁！
哇！

直到1924年，他的一本书才被发现，世人感慨道："哎呀，这个家伙很早以前就把这件事搞明白了嘛！"

你可能已经发现了，过去所有的医生都是男性。这并不是因为女性不想当医生，也不是因为女性不擅长行医。而是因为，女性行医违反了当时的（极其愚蠢的）法律。因为教会担心，如果有太多人被药物治愈，人们就不再相信祈祷的力量。所以他们说，任何治愈某人的女人都是女巫，要被逮捕。但这仍然没有阻止许多优秀的女性去帮助病人。1322年，一位名叫杰奎琳·菲利斯的妇女因“非法”行医而在法国受审。她召集了很多病人做证，他们说她比巴黎的任何一位男医生都要优秀。但最后，她仍然被判有罪。这简直太荒谬了！

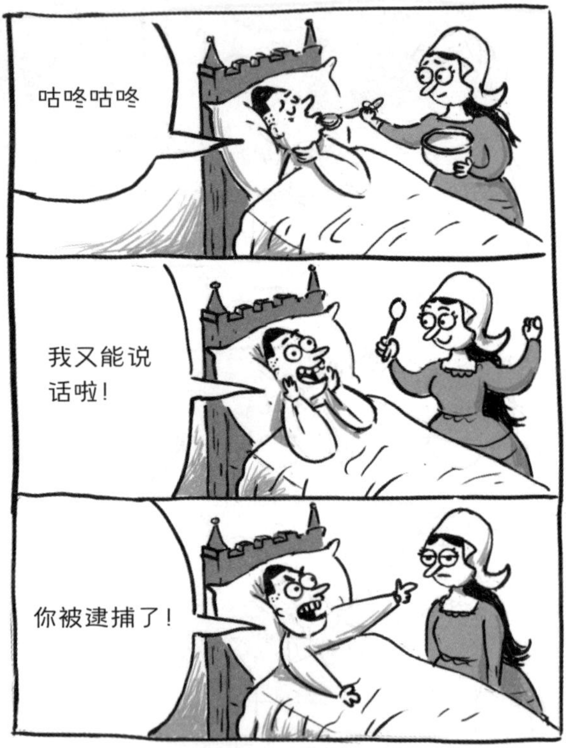
咕咚咕咚
我又能说话啦！
你被逮捕了！

# 威廉·哈维

让我们快进到17世纪。艾萨克·牛顿正忙着靠苹果砸头来发现引力，伽利略也正凝视着天空来计算行星的轨迹，而莎士比亚则坐在办公桌前写无聊的剧本。

真是大言不惭，你这本书才是通篇废话。——夏培拉大姨

与此同时，威廉·哈维则开始怀疑盖仑的理论是否纯属无稽之谈。他认为，如果你的身体立即耗尽了流经它的所有血液，然后你就不得不用食物制造新的血液，这听起来实在漏洞百出：如果这是真的，那么每个人每顿午餐都必须吃大约八百个汉堡才能活着。没有人能吃那么多（如果你确实一顿午餐能吃下八百个汉堡，那么我强烈建议你还是少吃点吧），我们也不可能因耗尽血液而崩溃，所以他证明了盖仑的理论是胡编出来的。真想将一块奶油派糊到盖仑脸上，哼。

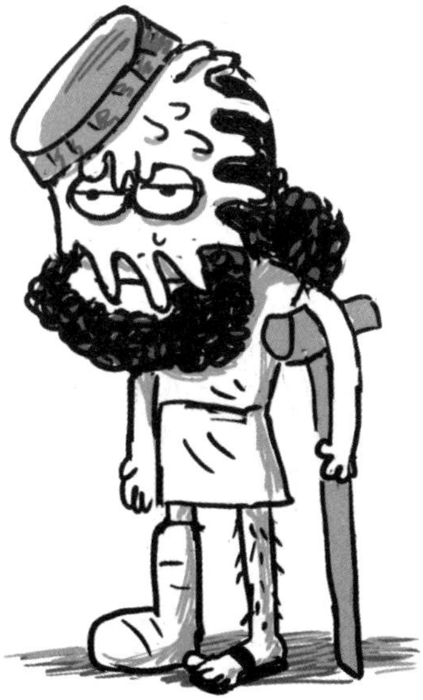

# 关于威廉·哈维的五个事实和一个谎言

1. 他住在位于花园深处的一棵橡树上的巨大树屋里，这样他就可以花更多的时间观察野生动物。

2. 他是伦敦一家大医院的主管医生，年薪 33 英镑。（这是现在四筒花街巧克力[1]的价格，所以我想当时巧克力要便宜得多。）

3. 他通过解剖尸体来了解人体，包括他的父亲和妹妹。（我的律师奈杰尔让我在这儿强调一点：无论你的家人多么烦人，你都不应该把他们切开来啊。）

4. 他救了许多受审被判为女巫的妇女的命。在法庭上，他会切开那些所谓的神奇蟾蜍，以证明那些只是常见的无聊蟾蜍，以此证

---

I　Quality Street，国内称为“花街”，是雀巢公司旗下知名品牌，太妃糖和巧克力是该品牌的主线产品。

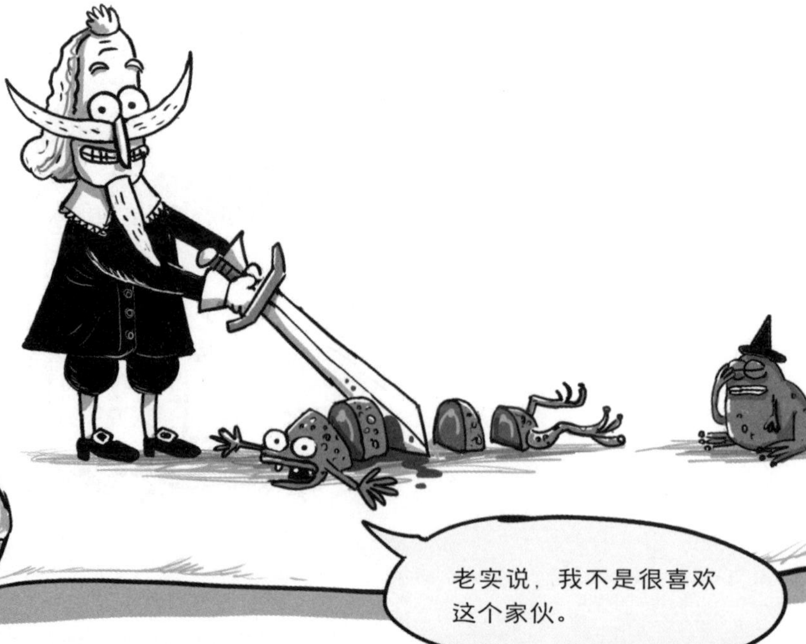
老实说，我不是很喜欢
这个家伙。

明这些女人不可能是女巫。

5. 他担任了国王詹姆斯一世的医生，在皇宫里的职称是“非凡医生”。

6. 1666 年，他的图书馆在伦敦大火中被毁，因此他的许多发现都遗失了。（他本应该复印好这些资料的。老哈啊，恕我直言，你得学会备份呀。）

1. 对不起，这个是胡说八道的。他就是住在一所普通的、没有树的房子里。

除了搞明白血液循环，哈维还捋清了为什么我们的静脉中会有瓣膜，这在以前一直是个谜。有了瓣膜，血液就只能朝一个方向流动，否则，血液就会顺着我们的大腿向下一去不复返，那时候脚就不是脚了，是个装满血液的大气球。

哈维对把自己的发现写在书上感到非常紧张，以至于十三年来都没有告诉任何人。他为什么紧张呢？也许他担心自己的笔迹不够工整，大家会取笑他？或者，他还担心自己写得不够风趣幽默而没有多少人会买他的书，然后卧室里会堆满一箱箱卖不出去的书？这都不是真正的原因。在过去，那些否定盖仑理论的人会被烧死（不开玩笑，是真的！）。我们的老哈伙计可不想着急上烤炉。

跟你一样呗？

——夏培拉大姨

## 心脏重启

让我们再谈谈心肺复苏吧，就是遇到紧急情况时称为CPR的技术。如果有人需要CPR，你一定得赶紧，因为他们的心脏跳得不对劲。这个技术呢，你可能以前在电视上看过，也可能在学校里学过。它包括按压胸部使心脏跳动，有时还需要经口向人的肺部吹气来给他们供氧。按照推理，当医生们搞懂了血液循环的原理，就会马上发明CPR。然而，他们可没期望的那么快！

事实上，他们真的搞错了，真的，真的（请想象一下，我还要在这里加上另外六千个“真的”）。他们并没有对着别人的嘴呼吸，而是认为应该把烟吹进屁股里。你们别笑啊，我这可是一本严肃的教科书！大约三百年前，如果有人倒下了，医生会用到一套风箱（基本上是一个老式的手动泵）和一根管子。然后呢，把这个可怜人的屁股抬起来，接着，他们就

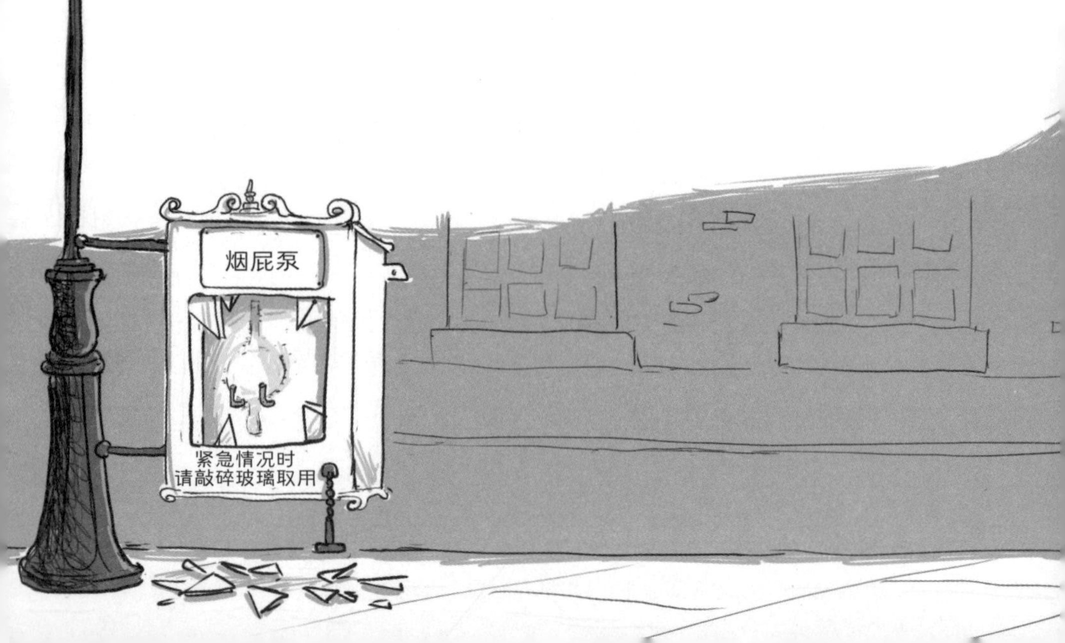
烟屁泵
紧急情况时
请敲碎玻璃取用

会在风箱里面灌满烟，再从那个可怜人的屁股打进去。如果这还不起作用，他们就会把烟直接灌到这个人的嘴里。天啊，我真心希望他们先把管子洗干净。

最离奇的是，这种离谱操作不仅仅发生在医院里。就像如今公共场所安放除颤器一样（一种可以重新启动人们心脏的机器），当时大街上也有这些烟屁泵，以防有人在外面倒下时可以随时启用。

这玩意儿能起作用吗？各位看官做何感想？！

这本书可是给孩子们看的！把这部分整个都给删了，否则你会被送进监狱的。自求多福吧！——夏培拉大姨

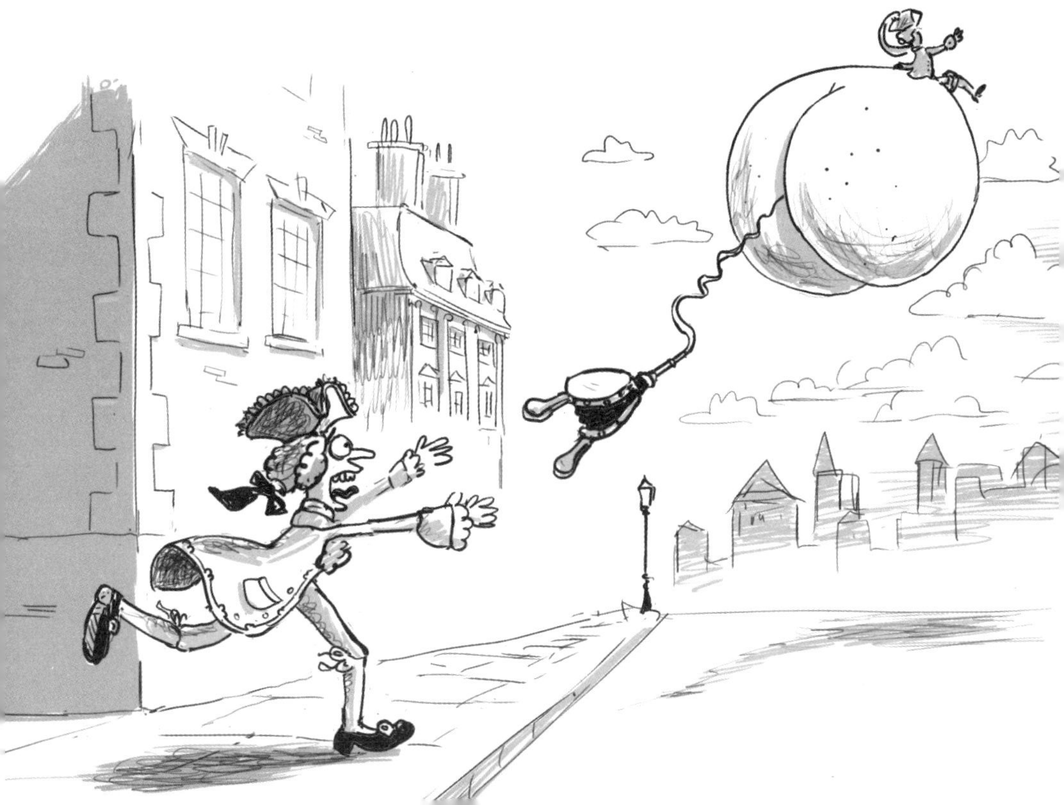

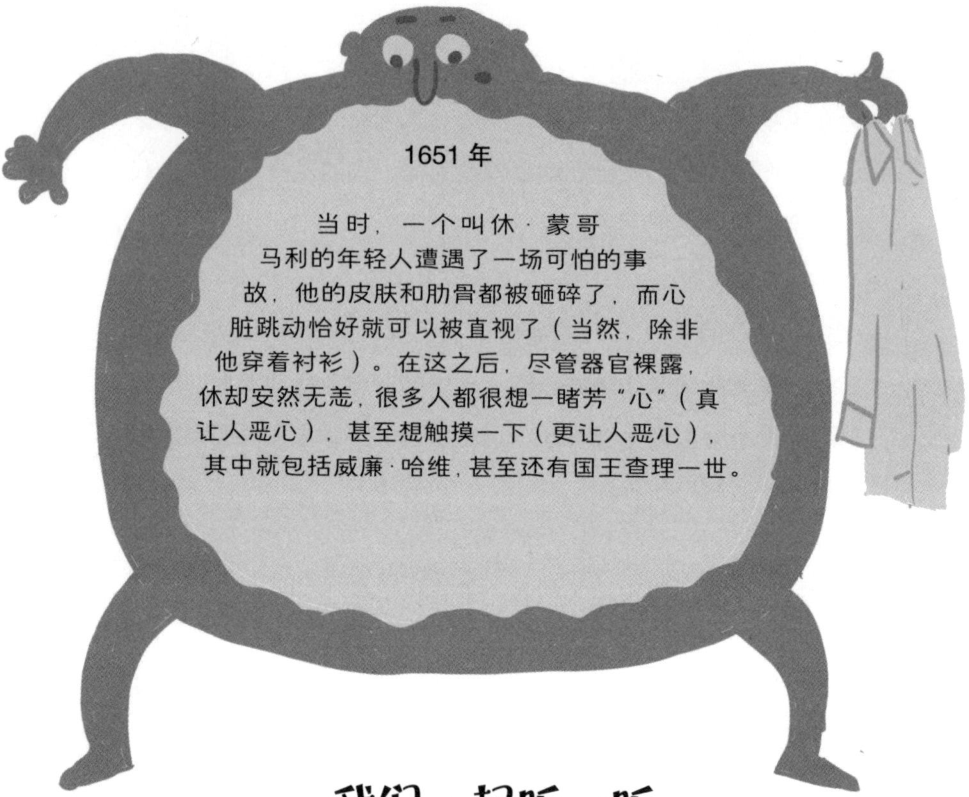
1651 年
当时，一个叫休·蒙哥马利的年轻人遭遇了一场可怕的事故，他的皮肤和肋骨都被砸碎了，而心脏跳动恰好就可以被直视了（当然，除非他穿着衬衫）。在这之后，尽管器官裸露，休却安然无恙，很多人都很想一睹芳“心”（真让人恶心），甚至想触摸一下（更让人恶心），其中就包括威廉·哈维，甚至还有国王查理一世。

# 我们一起听一听

你知道那个外形像Y一样的听诊器吧，医生用它来听你的心、肺和其他部位的声音。那个东西绝对能让你一下子蹦起来二十米，因为它碰到你的皮肤时太凉了。（我过去常常把我的听诊器放在冰箱里，用来对付我不喜欢的病人……）

早在1816年，有一位名叫拉埃内克的法国医生。在那时，医生的脖子上（或冰箱里）可没有听诊器，所以，如果想听心脏或肺部的声音，他们只能把耳朵紧贴在病人的皮肤上。有一天，拉埃内克心想（他应该是用法语想的），总这样真是有点奇怪、恶心，对吧？于是，他卷起一份报纸，想通过它来听病人的胸部。天哪！他发现（又是用法语想的），这样能够比以前更清楚地听到这些声音。

他一定觉得用卷起的报纸显得不够专业，于是他就来到自家的长笛作坊。（他的爱好是制作长笛。我说伙计，要不咱换一个爱好吧。）他用木头和金属做了一根管子，有点像一根非常宽的笛子，然后……嘿……世界上第一个听诊器诞生啦！

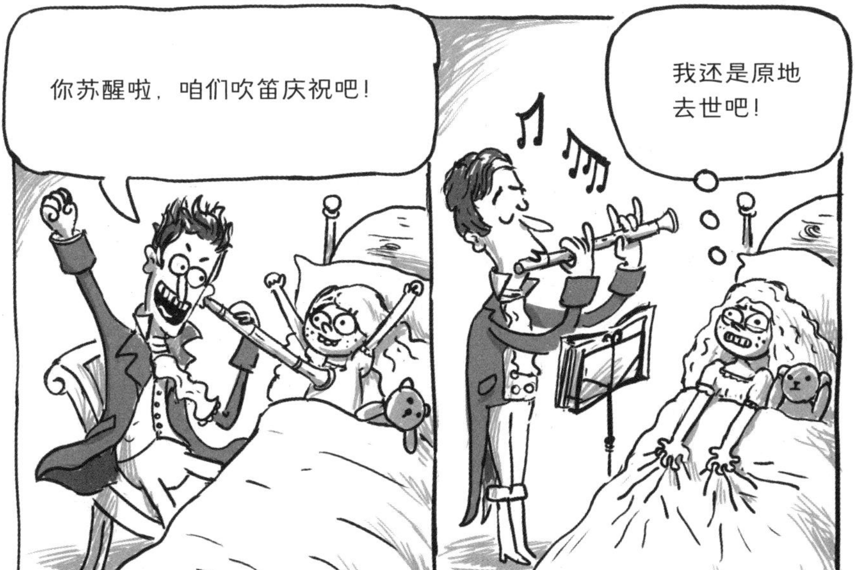
你苏醒啦，咱们吹笛庆祝吧！
我还是原地去世吧！

# 替换血液

如果我告诉你，体内没有足够血液的话（例如，如果你在事故或手术中损失了很多），后果可能会非常严重，我可不是在泄露什么重大医学机密。自威廉·哈维时代以来，医生们就一直在努力纠正失血过多的问题。他们用各种各样的东西来补充身体的血液供应，包括啤酒、葡萄酒、牛奶、狗血和（如果你认为这些想法还不够荒谬的话）小便。不出所料，这些都没有奏效。根本没用！

如果你再没完没了说这些液体，我就写信给你妈告状！

——夏培拉大姨

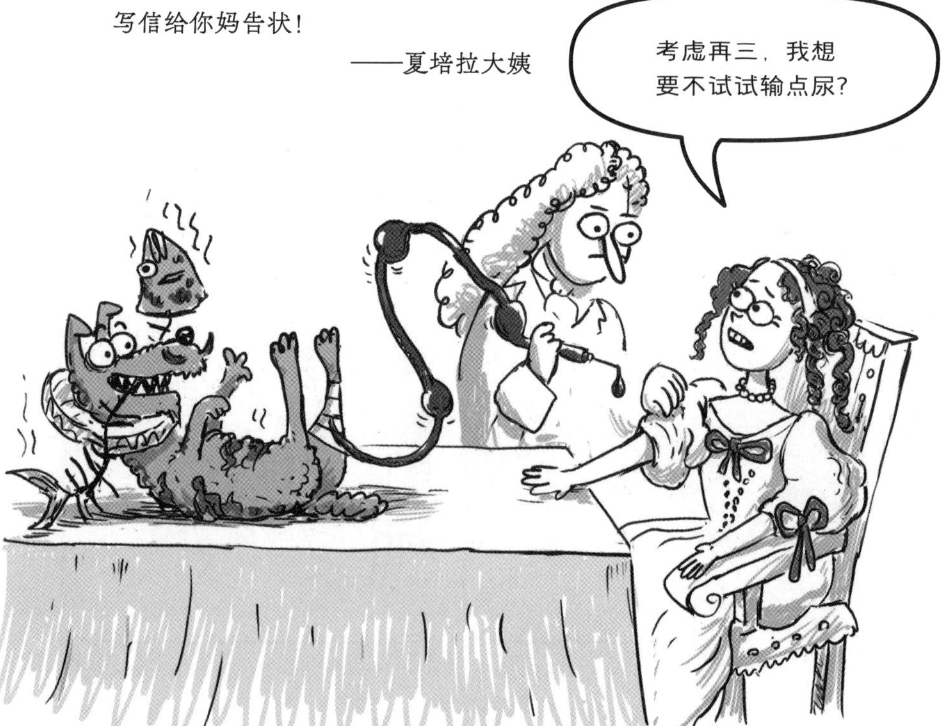
考虑再三，我想要不试试输点尿？

1956 年

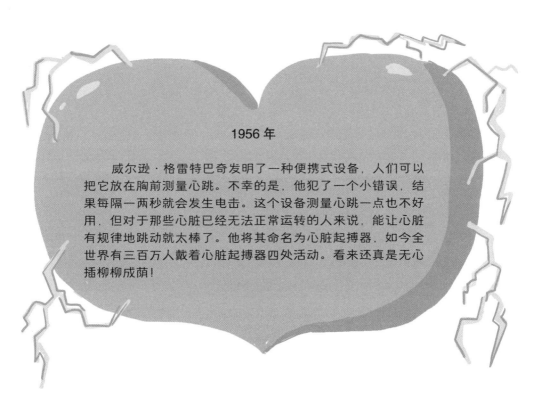

威尔逊·格雷特巴奇发明了一种便携式设备，人们可以把它放在胸前测量心跳。不幸的是，他犯了一个小错误，结果每隔一两秒就会发生电击。这个设备测量心跳一点也不好用，但对于那些心脏已经无法正常运转的人来说，能让心脏有规律地跳动就太棒了。他将其命名为心脏起搏器，如今全世界有三百万人戴着心脏起搏器四处活动。看来还真是无心插柳柳成荫！

到了1818年，一位名叫詹姆斯·布伦德尔的医生去给一位产后失血过多的妇女看病。我知道他当时是怎么计划的：他准备用其丈夫的部分血液来弥补产妇失去的血，他用管子把这些血管连接在了一起。结果，他成功了！“从一个人身上取血并将其输给另一个人”这个说法有点拗口，于是这种方法被命名为输血。

这项医疗奇迹令他深受鼓舞，于是他就开始在许多失血过多的病人身上使用这种方法。不幸的是，事实并不像他所希望的那样能不断发生奇迹。他一半的病人因此死亡。究竟是什么导致这种情况发生了呢？这一直是个谜。直到差不多一百年后，也就是1900年，卡尔·兰茨泰纳才发现不同的人有不同的血型。我们现在已经知道了，你需要输与你血型相同的血液（如果你想活下去的话），否则就像给车加满牛奶而不是汽油一样糟糕。

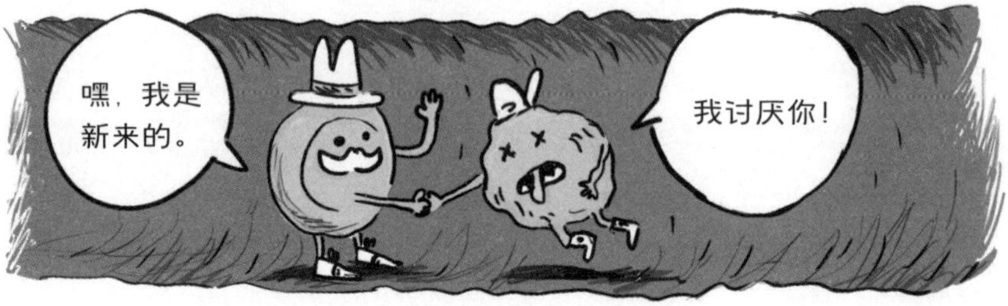
嘿，我是新来的。
我讨厌你！

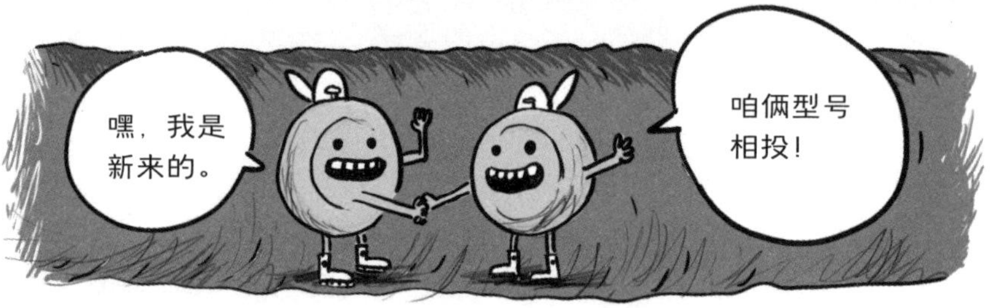
嘿，我是新来的。
咱俩型号相投！

## 黏糊糊的外科手术

假设，如果有烟从我的车里冒出来，我可能会打开引擎盖，然后朝里边盯着看个几分钟，想想该怎么办。然后再把它关上，因为里面实在太复杂了。这就是数千年来医生们对心脏的感受。他们认为给心脏动手术是不可能的。如果谁要尝试一下，不但白白让病人送命，还会累垮医院的清洁工，因为血会喷到墙上、地板和天花板上，到处都是。

直到1896年，一位名叫路德维希·雷恩的医生才为一个重度心碎的人做了第一次心脏手术。当然，我说的“心碎”并不是说他很伤心，而是有人用刀刺伤了他的心脏。当时路德维希想：如果我什么都不做，他铁定会死。于是，他拿出针线，救了病人的命。现如今，人们每年要进行五十多万台心脏直视手术。是的，心脏直视手术就像字面意思一样，需要把心脏打开。有点恶心。

## 自食其力

大约两千年来，如果你去看医生，无论什么病情，他们很可能都会建议放血疗法。你会好奇：怎么个放血法？答案就是，让你的血从你身上流出来，然后顺着水槽往下滴。没错，他们认为很多问题都是由于血液过多造成的。比如头痛，去掉一些血就好。如果晕过去了呢？还是放血。染上了瘟疫呢？放血、放血、放血！这是谁的主意呢？我不确定，但听起来像是吸血鬼才会想出的点子。

不同的医生有不同的放血方式，有的医生会使用大砍刀，有的医生会使用锋利的手术刀，还有的医生会把病人绑在还好你没活在那个时代！我已经受够了你卧室的臭屁味。

——夏培拉大姨

一把特殊的椅子上，让那些被称为水蛭的吸血生物用它们丑陋的牙齿代劳。当时，在英国曼彻斯特的一家医院里，一年内就使用了超过五万只水蛭！（补充一句，古埃及人认为水蛭是治疗放屁的好方法。）

放血疗法取得了巨大成功，每一个被放血的人几乎都被立即治愈了。不，做梦呢，事实远非如此。放血是一场彻底的灾难，数百万人因此而死亡。

那么为什么这种方法会存在这么久呢？我真的不知道。但我想，因为他们别无选择。或者，他们可能都是吸血鬼吧。

来做一个随堂小测验：是什么把教皇英诺森八世、国王

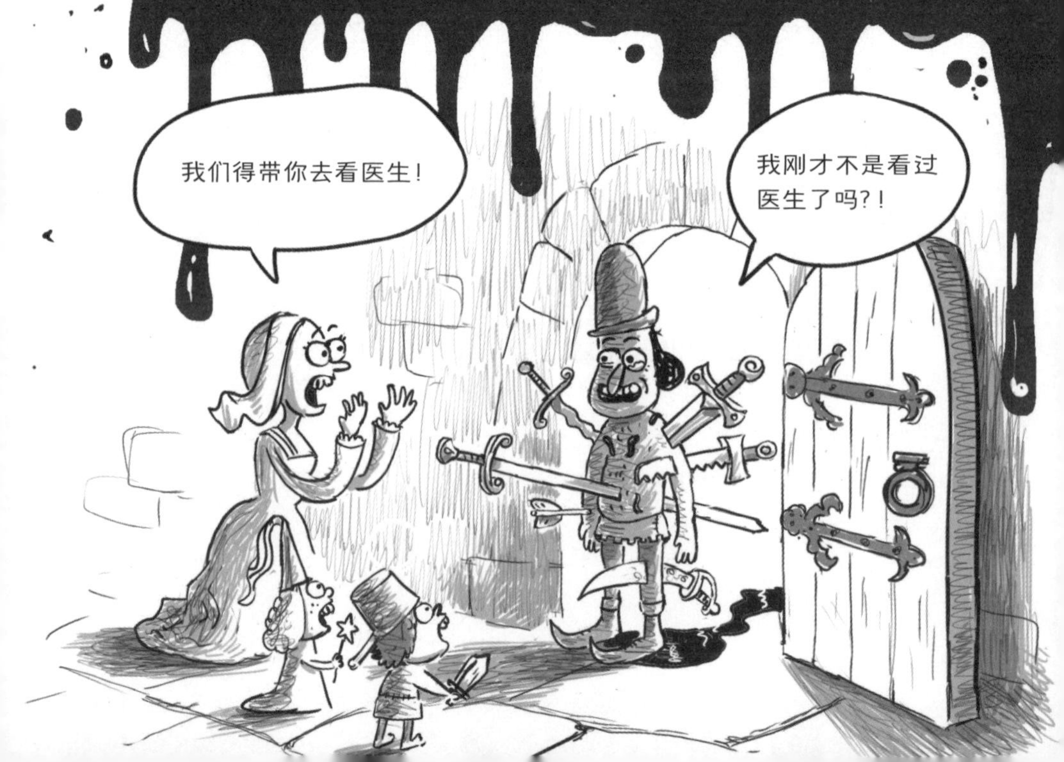
我们得带你去看医生！
我刚才不是看过医生了吗？！

查理二世、安妮女王、莫扎特和乔治·华盛顿总统联系在一起的？

1.他们都是披头士乐队的成员。

2.他们都是因放血疗法而死。

3.他们早餐都吃天鹅蛋。

温馨提示：本章写的就是放血疗法。（选2。他们确实都因放血疗法而死。）

幸运的是，医生们最终发现了真正有效的治疗方法，而放血就像不带降落伞去跳伞一样。但纠正这个错误观念花了很长时间。直到1935年，一本医学教科书仍在推荐放血治疗哮喘、感染，甚至中暑等疾病。奇怪的是，水蛭疗法又重新流行起来了。如今，一些医生用水蛭来帮助伤口愈合。听起来很酷吧，但也真够恶心的。

# 展望未来

预测 1：移植用的心脏将通过3D 打印完成。

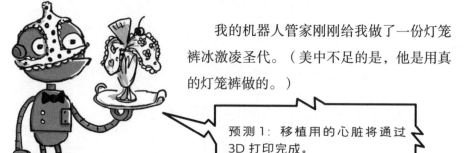

我的机器人管家刚刚给我做了一份灯笼裤冰激凌圣代。（美中不足的是，他是用真的灯笼裤做的。）

那些穿着白大褂的天才目前正在利用从猪身上提取的组织进行这项研究。不久之后（但希望是在这本书出版后，否则我看起来会像个白痴），应该有可能在实验室里为那些心脏病人制作出一颗全新的心脏。对于正在等待心脏移植的病人来说，这将是一个令人惊叹的、改变人生的消息。（我的律师奈杰尔让我声明一点，用猪细胞3D打印心脏其实比听起来要困难得多，所以你不应该在家把香肠塞进打印机来尝试。）

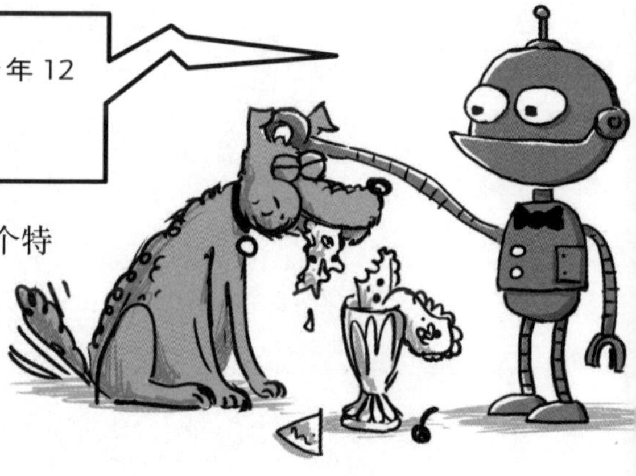
预测 2：圣诞节将定在今年 12 月 25 日。

老实说，这并不是一个特别令人印象深刻的预测。

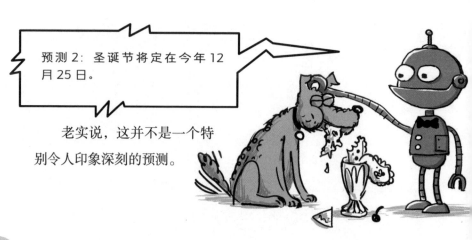

# 亚当的快问快答

问：医生们是在什么时候停止使用放血疗法的？

答：他们其实还在这么干！我知道我说过这种方法对于治疗病人来说并不成功（而且还具有杀死病人的倾向），但放血疗法已经卷土重来。不过，它只用于几种情况，如红细胞增多症，也就是你的身体产生过多的红细胞。（如今，医生们会小心翼翼地用注射器把血抽出来，再也不会把人的血引流到碗里啦。）

问：第一次心脏移植是什么时候进行的？

答：1964年，一位名叫詹姆斯·哈迪的医生为一名心脏衰竭的男子进行了第一次心脏移植。哈迪医生是用黑猩猩的心脏进行的移植，但失败了。直到三年后的1967年，克里斯蒂安·巴纳德医生用人类心脏进行了第一次移植，这一次取得了成功。事实上，这项技术发展得很顺利，心脏移植技术现在每年都在挽救数千人的生命。

问：水蛭一顿能喝多少血？

答：大约十毫升，相当于两茶匙。这听起来可能不算多，大约也就是它自身重量的十倍吧。（老实说，我吃自助餐时也一样。）

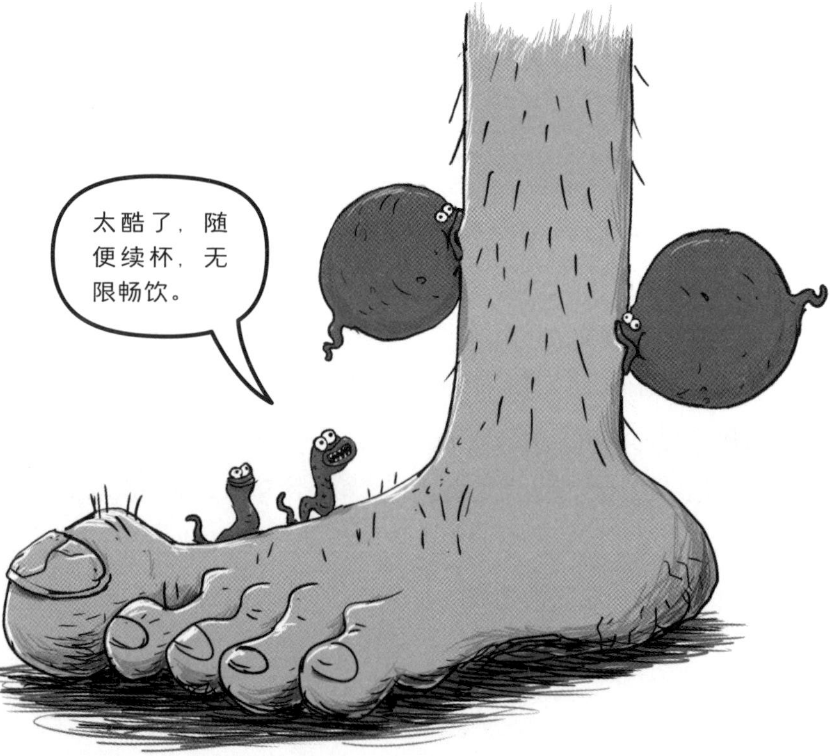
太酷了，随便续杯，无限畅饮。

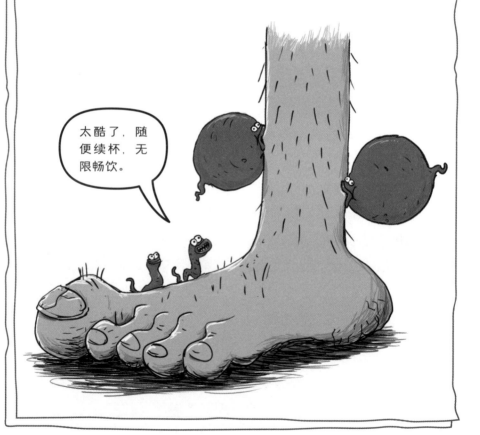

## 千真万确 or 纯属扯淡

饮血在古罗马是一项流行的治疗方法。

【千真万确】显然，这种方法并不奏效。但古罗马人认为只要喝一杯美味的温热的血液就可以治愈癫痫等疾病。出于某种原因，他们认为所喝的血最好来自罪犯。我重申，我猜他们可能就是吸血鬼。

人们在死后总是把心和身体葬在一起。

【纯属扯淡】在闪光年代（希望你现在称之为中世纪），许多人死后的心脏与其他身体部分，分别埋葬在不同的地方。我猜是因为既然可以举行两次葬礼，为什么不再来一次呢？有些人希望将自己的遗体和家人葬在同一个墓地，但他们却想把心脏埋在一个在他们活着时对他们意义重大的地方。（我可能会把我的心埋在当地中餐馆的停车场里。）还有一个更令人恶心的情况：如果有人在离家数英里[1]外的战斗中死亡，他们的心脏会被放在罐子里保存，然后带回家里，但他们的身体不能，否则会在旅途中腐烂。没有人希望行李上沾满尸液，对吧？

---

1 英里，长度单位，1英里约合1.6千米。

一位医生因为给自己的心脏做手术而获得诺贝尔奖。

【千真万确】1929年，一位名叫维尔纳·福斯曼的德国医生想出了一个方法，通过手臂上的静脉将导管直接插入心脏。他认为（非常正确），将一根管子插入心脏对输送某些特定类型的药物非常有用。但以前没有人尝试过这种方法，因为可能会导致病人立即死亡。所以，他也没有在病人身上去尝试，而是选择自己当小白鼠。术中他也立即死亡了。别哭了啊！我其实在开玩笑，他一切良好。这是一个至今仍在使用的技术。（我的律师奈杰尔强烈建议，你不要在自己身上做任何医学试验，尤其不要在心脏上。而且，也不能保证有人会因此授予你诺贝尔奖。）

# 疯狂疗法

在古埃及，人们非常喜欢红色的东西。头发变灰了，怎么办？你需要的是一款迷人的血液洗发水。感染了怎么办？在一缸血水里优哉游哉地泡一泡。难道他们就没听说过抗生素这种东西吗？（嗯，那时候还真没有。）

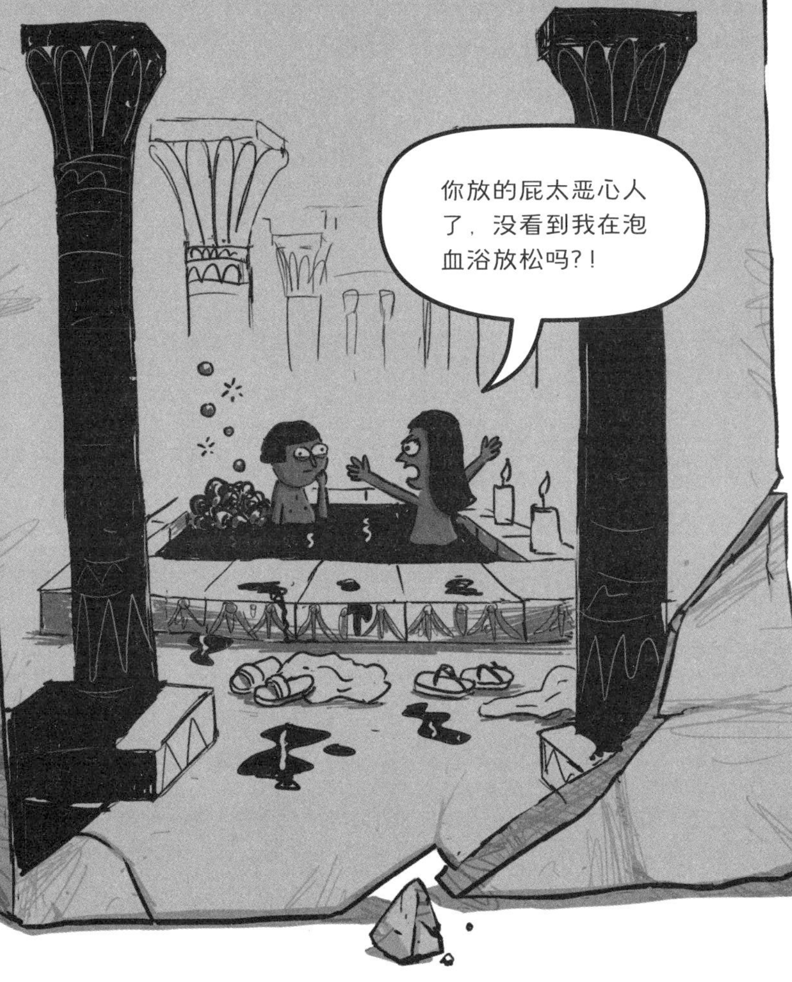
你放的屁太恶心人了，没看到我在泡血浴放松吗?!

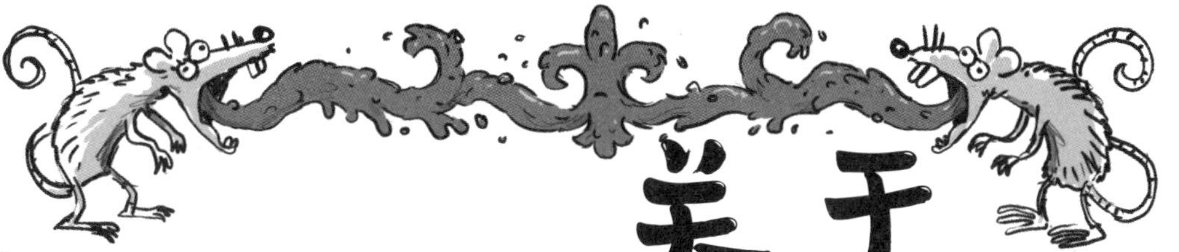

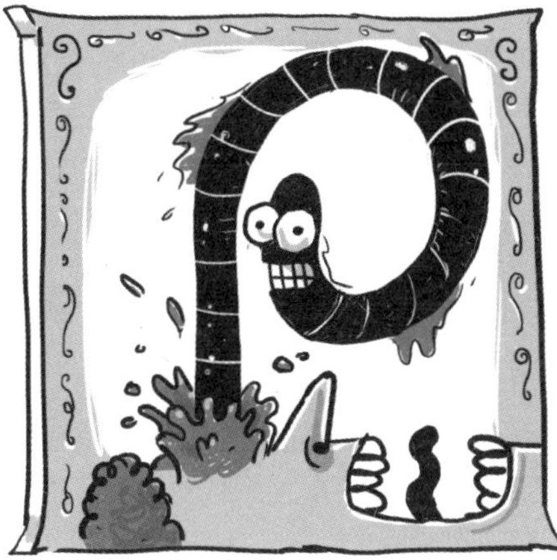

# 关于瘟疫、痘疮、青霉素以及从你脸上冒出来的大号蠕虫（感染篇）

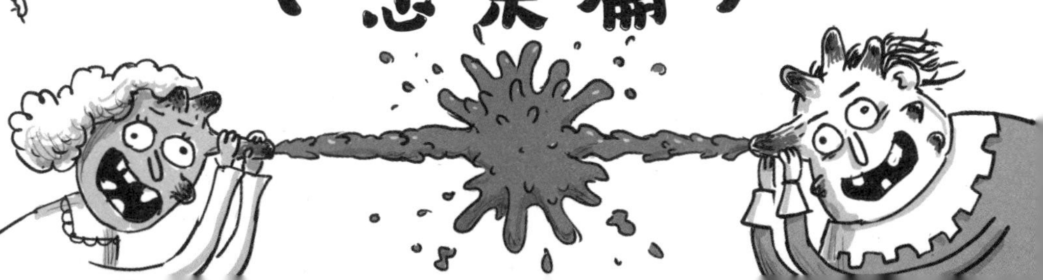

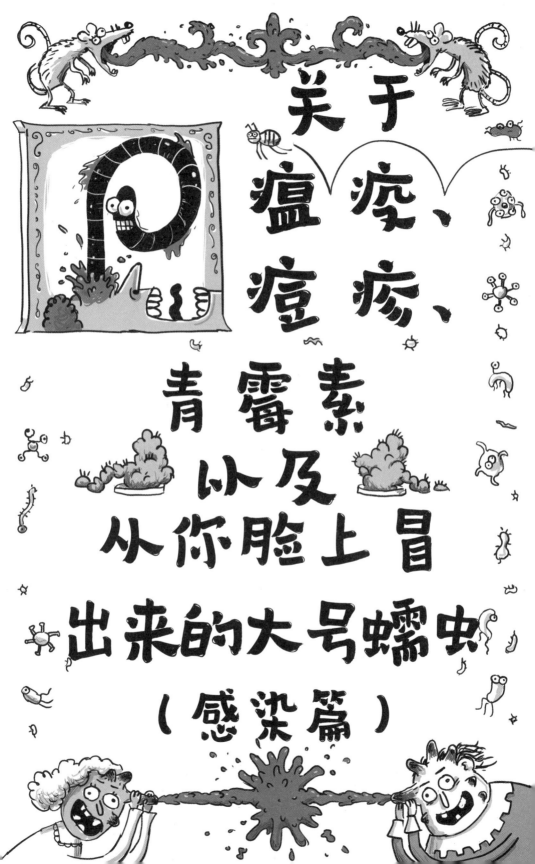

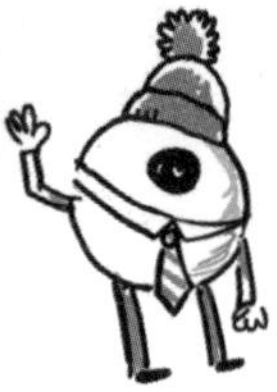

我特别热衷于取笑那些过去的医生，甚至不惜大费笔墨来做这个事。在他们看来，心脏是一个散热器，神经则是由鬼魂控制的，而大脑就是一堆无用的填充物。但是，我却不会因为他们对感染的无知而生气，因为细菌和病毒实在太小

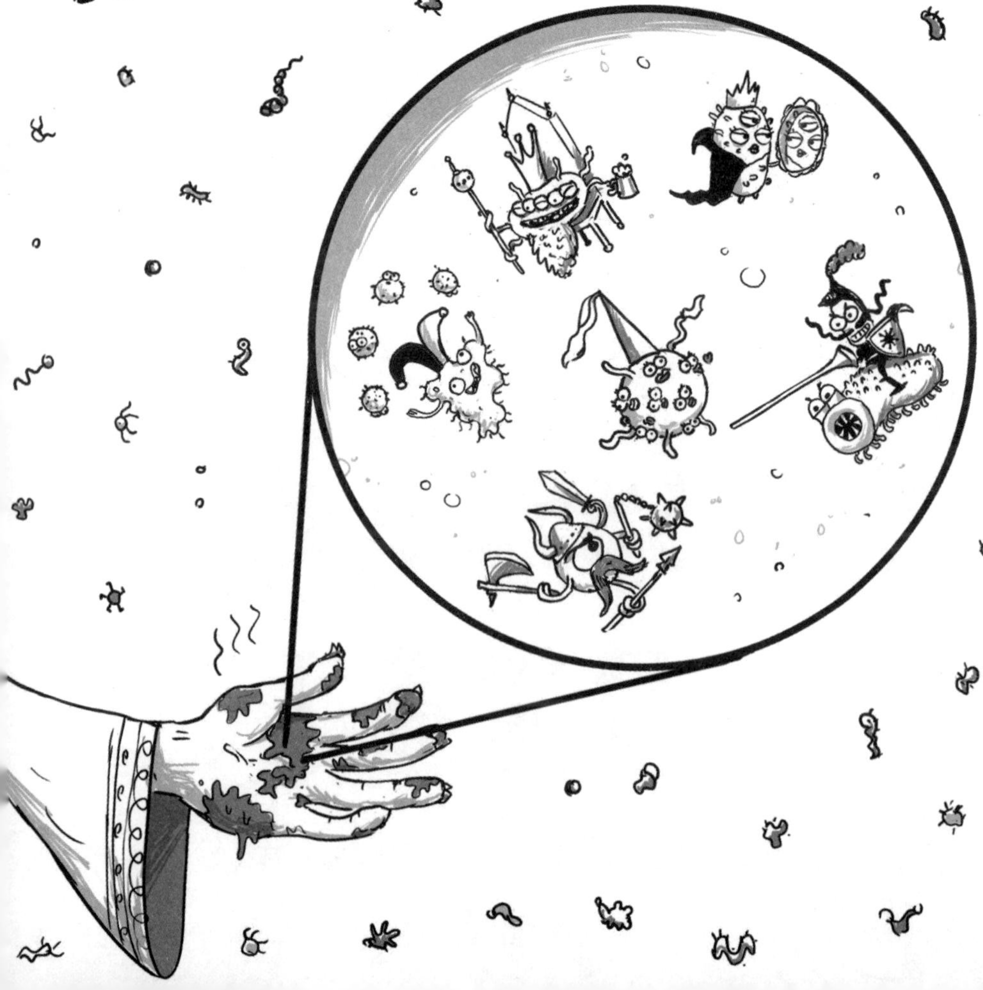

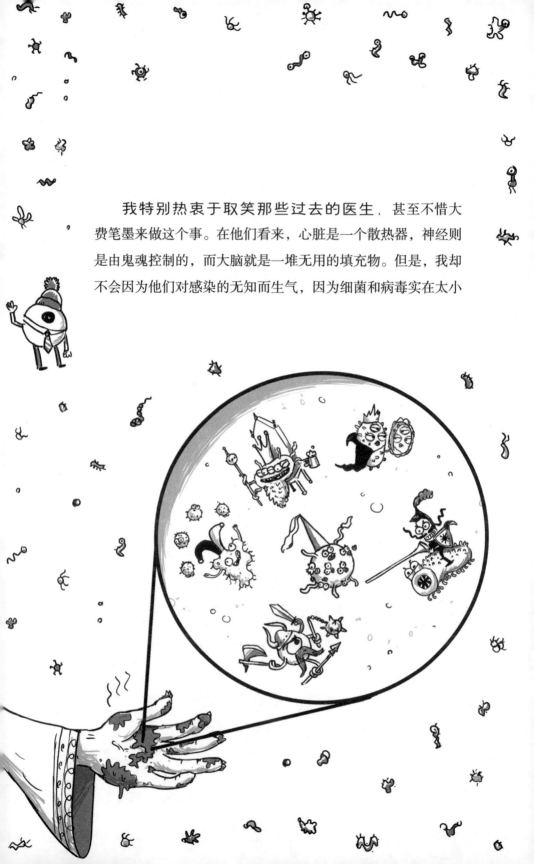

了，裸眼完全看不到它们。（为什么我们要用“裸眼”这个词呢？这就好像在说，眼睛平时会穿着衬衫、裤子，戴波波头帽子一样。）

所以，显微镜发明之前，医生们还没发现这些隐藏的卑鄙鬼，他们又是如何应对感染的呢？其实，也没有那么糟糕。那么，就让我们来一探究竟吧。但如果你不在乎这个问题，那就跳过这一章吧。

正合我意！——夏培拉大姨

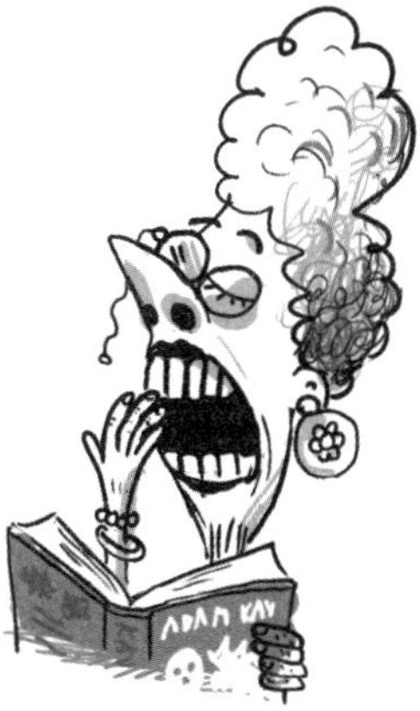
ADAM KAY

## 美索不达米亚

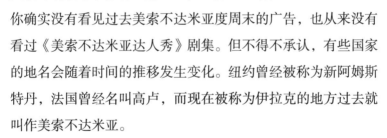

美索不达米亚，可不是我凭空捏造的词。这个词，既不是指身体的一部分，更不是指某种汤。其实，这是一个地名。没错，你确实没有看见过去美索不达米亚度周末的广告，也从来没有看过《美索不达米亚达人秀》剧集。但不得不承认，有些国家的地名会随着时间的推移发生变化。纽约曾经被称为新阿姆斯特丹，法国曾经名叫高卢，而现在被称为伊拉克的地方过去就叫作美索不达米亚。

人有时会产生出一个绝妙的想法，但就是没有人听你的，众人皆醉你独醒那种感觉。比如，我就有一个想法，我觉得食用蘑菇应该被定为非法行为。于是，我就给政府写信希望他们尽快落实，但他们却完全无视我的提议。如今，蘑菇每天仍然出现在人们的饭桌上。它们不仅让人倒胃口，还可能有毒。

好吧，让我们还是回到公元前500年。当时，美索不达米亚的医生就意识到了感染的基本原理。虽然他们还不知道细菌和病毒，但他们确实发现了，如果有人被感染了，你把他们关起来，那么其他人就不会受牵连。

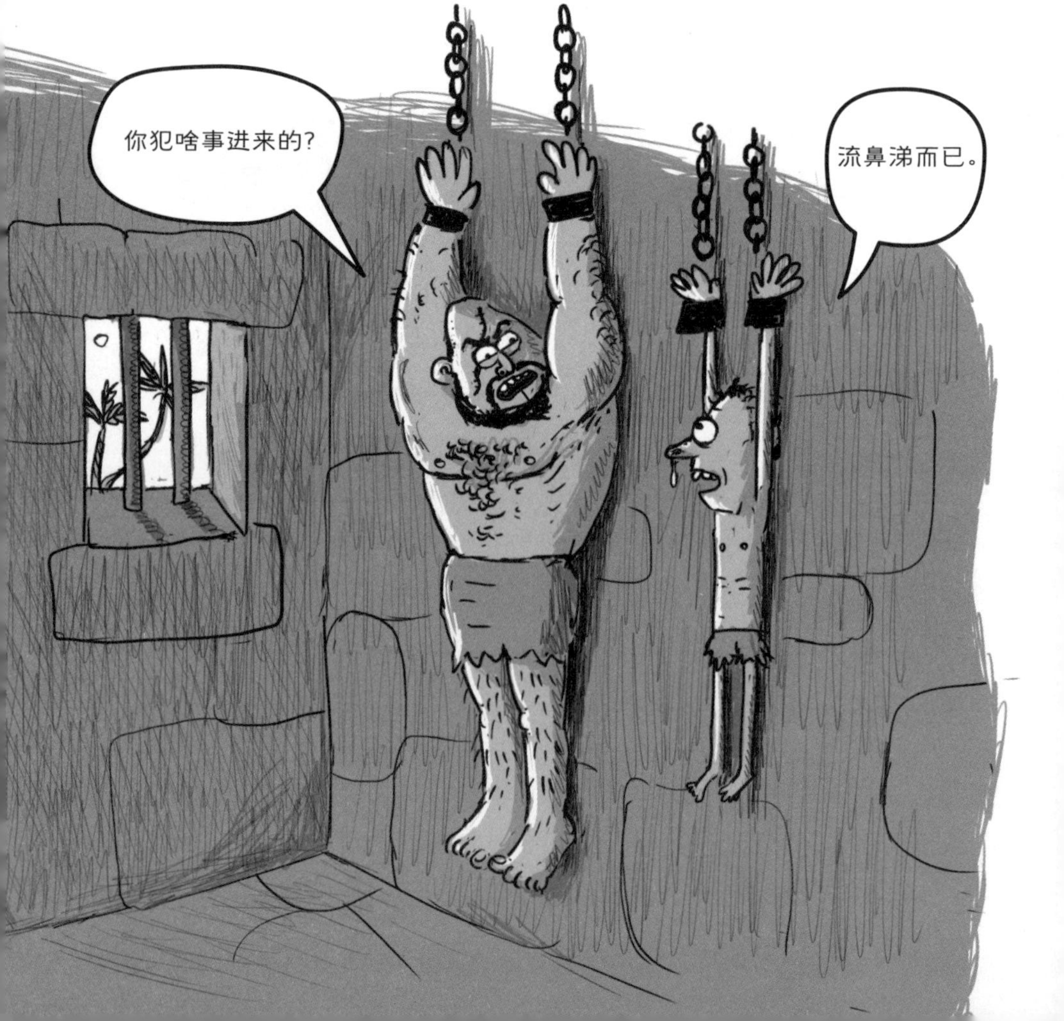
你犯啥事进来的?
流鼻涕而已。

他们甚至发现，如果医生用蜂蜜、酒精和树脂的混合物洗手，伤口会愈合得更快。这算得上世界上首次正儿八经的手消毒。这简直太神奇了！但是，在随后的几千年里，手消毒这些都被世人抛诸脑后。相反，那些医生把感染要么看作上帝的惩罚，要么视为飘来的污气，要么就是认为是恶灵占据了身体。一声叹息！

# 古埃及

假设你生活在古埃及，养了一只可以随身带着走的宠物。我可不是说，像我的狗皮皮那样的，舔完了自己的屁股又来舔我的脸（天啊）。当然，我也不是指狒狒或鳄鱼。我想说的宠物，其实就是一条蠕虫。你无法牵着这个宠物，也不能和它合影。为什么呢？因为它生活在你的体内！那个年代，微小的虫卵污染了水，人又喝了水，虫卵就在人体内孵化了，能长到大约三十厘米长，长度大约相当于一把尺子[1]（我指的是学校的尺子，不是亨利八世或图坦卡蒙法老啊）。最终，这些蠕虫会决定何时离开人体。哇！但它们可不仅仅是从大便里顺路出来的，它们喜欢在身体里钻来钻去，可能会从腿上或眼角的皮肤里钻出来。咦，实在是太恶心了！说到这里，我必须得去花园呼吸一下新鲜空气了，一会儿见。哦，见鬼，我又在花园里看到一只虫子，它让我想起了那些从人们眼窝里钻出来的

1 ruler既有尺子，又有统治者之意。

蠕虫。

如果医生看到有蠕虫从某人身上爬出来，他们会把它缠到一根树枝上，然后一圈圈绕起来，直到虫子全部蠕动出来。就像你把意大利面绕在叉子上一样。谢天谢地，除了每年的少数病例，这种蠕虫感染现在已经很罕见了。大家放心睡个好觉吧！

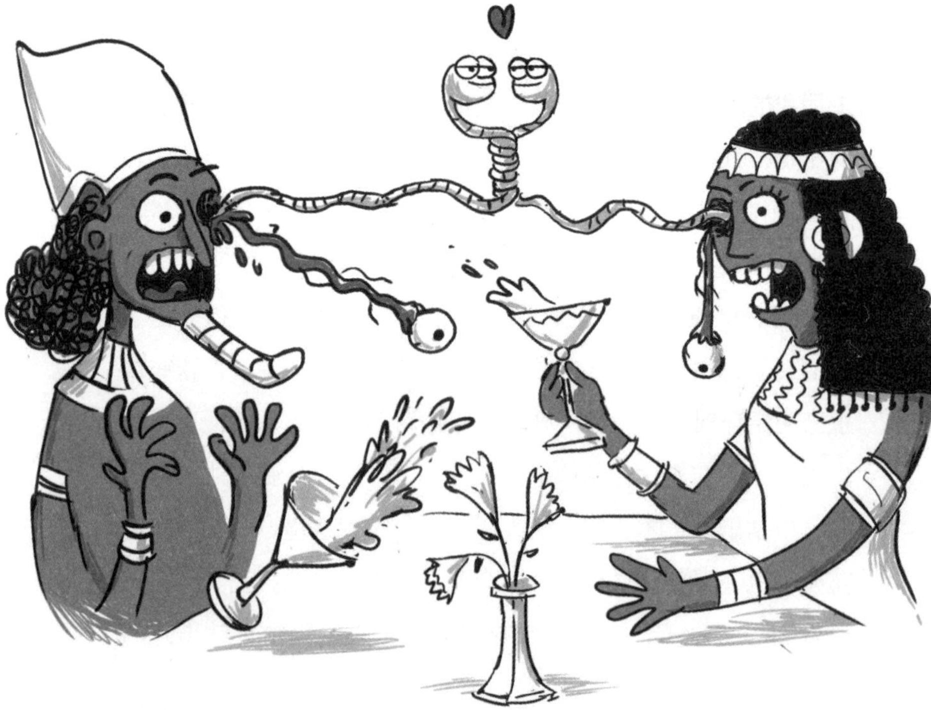

## 闪光年代（中世纪）

我不知道是否有一个奖项会颁给最可怕的疾病，如果有，黑死病[I]一定实至名归，难道不是吗？首先，它名字里就包含“死亡”。

那是1347年的一天，一群船即将停泊在意大利，船上的水手要么已经死了，要么身上长满了可怕的脓疖。站在港口上的人们发出“啊啊”的尖叫声。但为时已晚，因为老鼠已经从船上跑了下来。那些老鼠身上长满了跳蚤，而这些跳蚤身上有引起瘟疫的病原体。

如果有人被感染，他们会出现高热，腋下或颈部出现黑色的大肿块（因此得名“黑”），接着，手指和脚趾就会腐烂。最终，他们会吐血，陷入昏迷并死亡（因此得名“死病”）。你肯定也会觉得这个发病过程不好受吧。所以，咱就别再抱怨那些轻微的鼻塞啦。

I 即鼠疫，编者注。

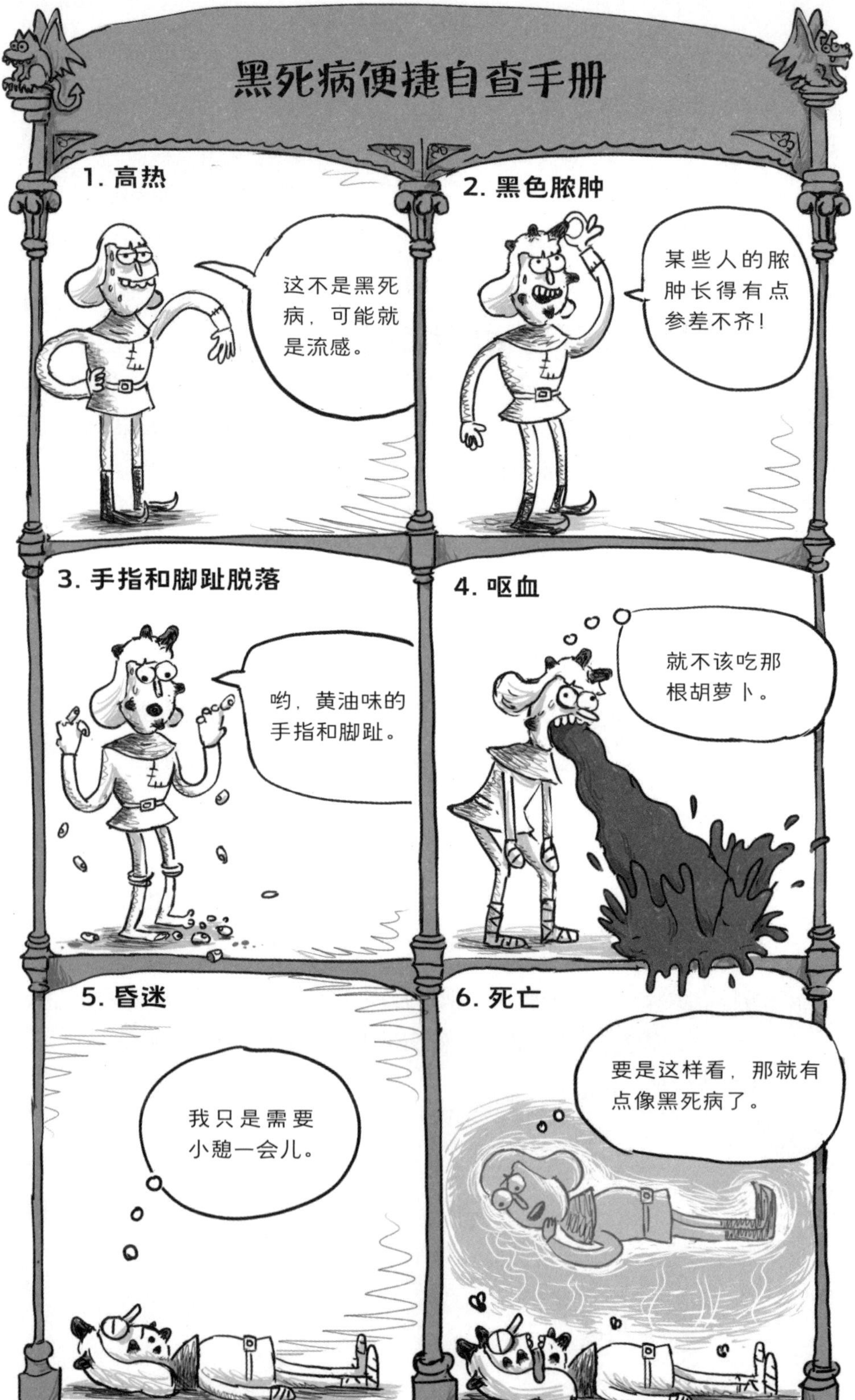
黑死病便捷自查手册
1. 高热
这不是黑死病，可能就是流感。
2. 黑色脓肿
某些人的脓肿长得有点参差不齐！
3. 手指和脚趾脱落
哟，黄油味的手指和脚趾。
4. 呕血
就不该吃那根胡萝卜。
5. 昏迷
我只是需要小憩一会儿。
6. 死亡
要是这样看，那就有点像黑死病了。

黑死病席卷欧洲，造成数千万人死亡，占当时欧洲总人口的三分之一以上。但问题是，没有人能搞清楚这种疾病传播的原因。因此，当时对瘟疫最好的解释是，它是来自上帝的惩罚。所以，人们花了大量时间去进行祈祷，或者用鞭子抽自己的背部来“负荆请罪”。人们还尝试点燃大火试图烧掉他们认为导致疾病的“坏空气”。不幸的是，这些方法都无济于事。

最终，一种叫作“隔离”的方法让瘟疫消失了。比如，一个人从其他地方来到一个国家，他们必须自我封闭四十天。如果这段时间内没有生病，这个人才被允许外出。“隔离”一词来自quaranta，在意大利语中是“四十”的意思。下次，如果有人再使用“隔离”这个词时，你可以考考他们是否知道这个词的原意。（如果他们不知道，你就可以称呼他们为大傻瓜，让他们在角落里待上个四十分钟。）如今，隔离法仍然在使用，并且非常有效，是各国控制新冠病毒大流行的主要方式之一。

就像你父母总是在车里播放那个毁耳朵的乐队一样，瘟疫也经常性地卷土重来。在后续的几百年里，它又多次出现，其中就包括1665年的伦敦大瘟疫。但说实话，这个“大”字不够贴切，要我说那是暗无天日。当时，包括国王在内的所有富人都逃离了伦敦，去他们乡下的大别墅里避难，因此瘟疫主要影响的是那些被遗弃的穷人。纵观历史，一直到今天，世界上拥有财富最少的那群人和罹患疾病最多的那群人，往往是同一群人，这是一个多么可悲的事实。

在彼时的伦敦，瘟疫医生们四处奔波，提供放血等完全无用的治疗方法。他们也只能提供些无用的治疗，究其原因大

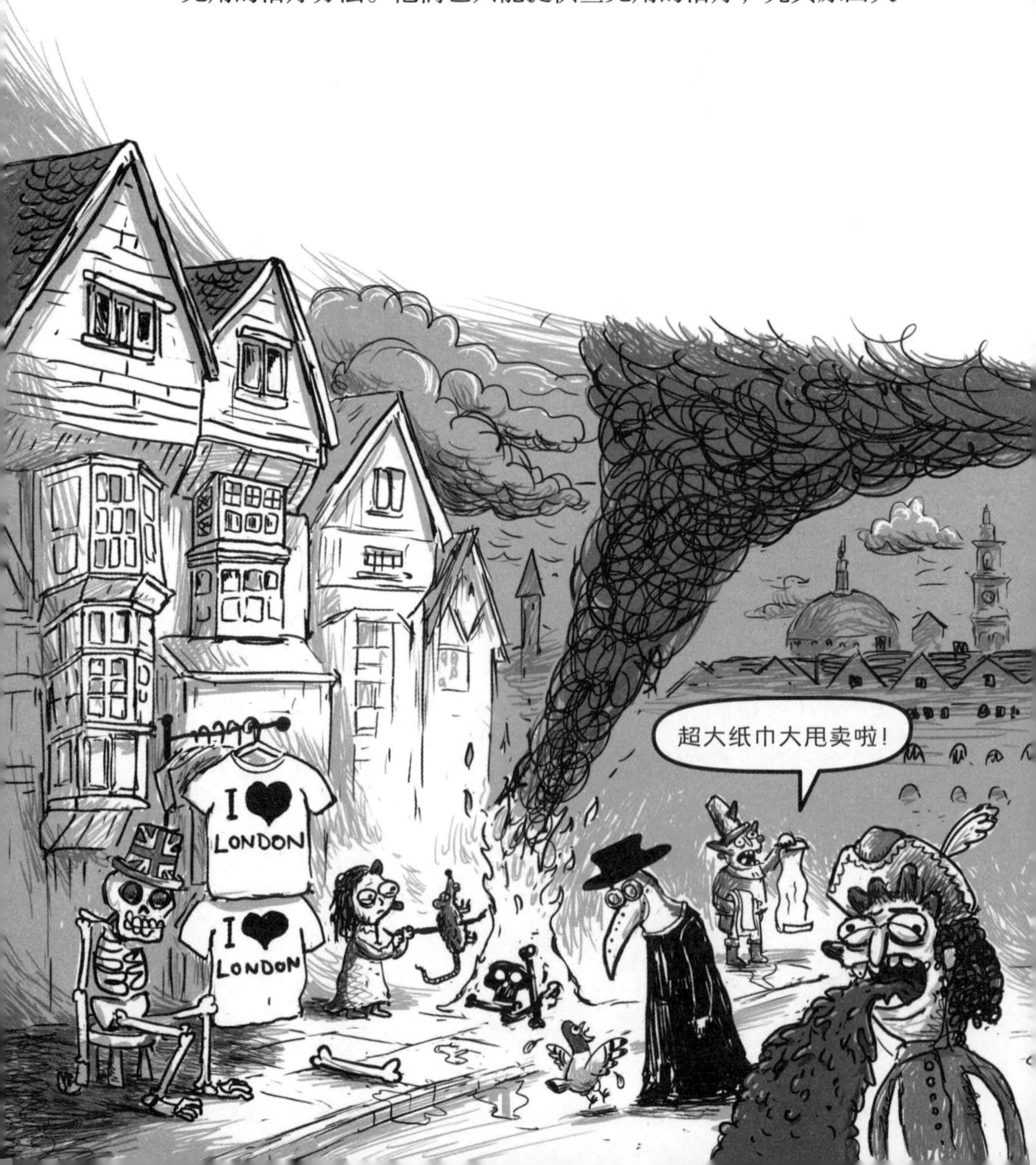
超大纸巾大甩卖啦！
I ♥ LONDON
I ♥ LONDON

致有两个：首先，当时还没有任何抗生素；其次，他们甚至算不上真正的医生，充其量只能算是一群穿着恐怖的奇装异服四处游荡的家伙。他们头戴黑色的帽子，身披黑色的斗篷，戴着一个像鸽子头一样的面具，上边有一根很长的喙，可以把气味浓烈的花放在里面。他们错误地认为，这种打扮可以免受疾病的荼毒。如今，虽然瘟疫医生早已不复存在了，但在噩梦里他们仍然保持每周一次的造访频率。

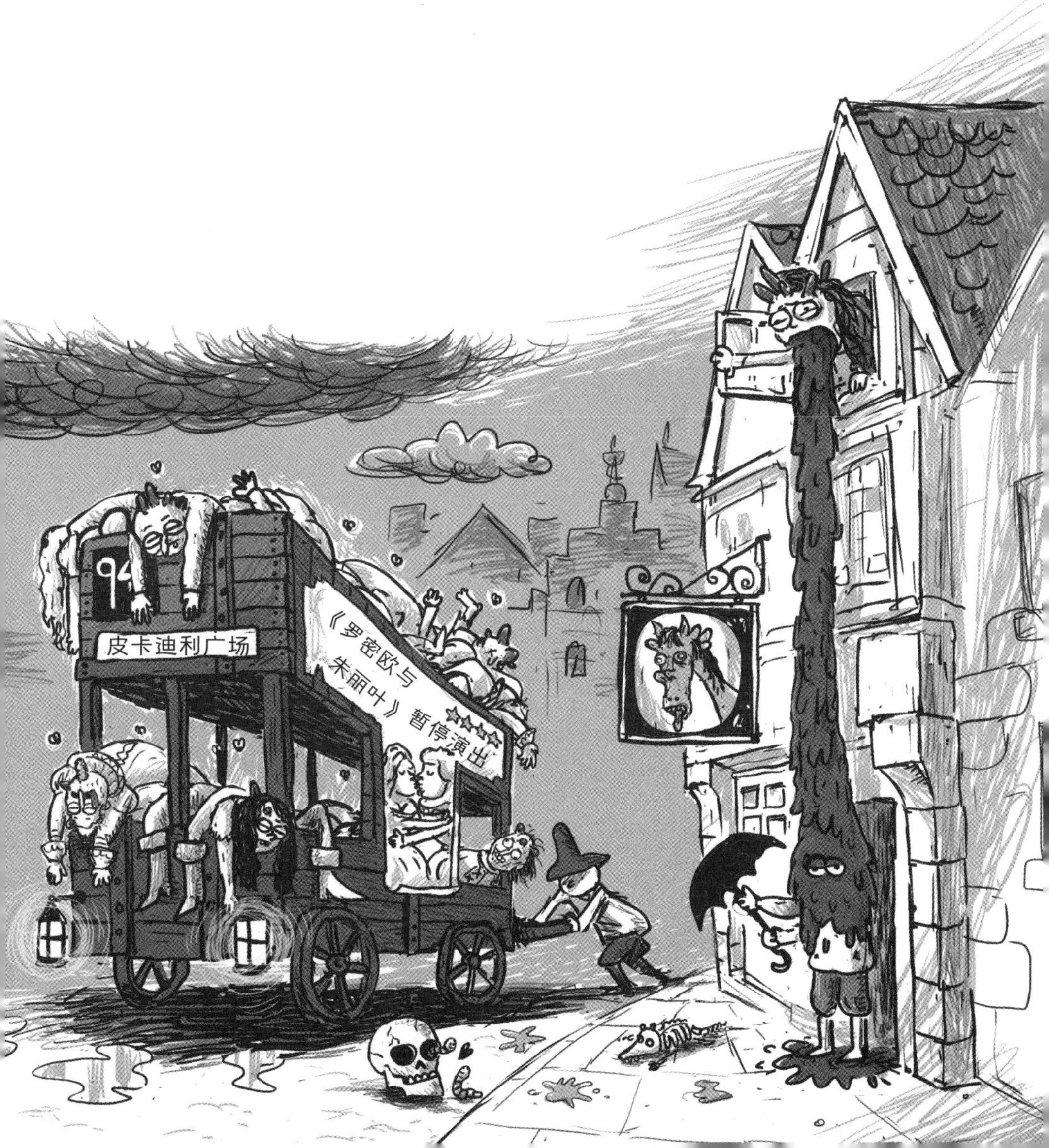

94
皮卡迪利广场
《罗密欧与朱丽叶》暂停演出

# 结核（TB）：生存还是毁灭（To Be or not To Be）

TB就是你的客厅里的一个黑色长方体，你可以在上面玩电脑游戏，你的父母可以在里面看些哭哭笑笑的无聊电影。哦，错了，那是TV（电视），不是TB。TB呢，其实是结核病的简称，它是一种细菌感染，会引起咳血、发热、出汗和消瘦。哦，除非你服用了抗生素（几千年来未见其踪影），否则它大概率会要了你的命。太惨啦！

考古学家曾经在一些远古的人体遗骸上发现过TB的踪迹，比如那些史前骨骼呀，古埃及木乃伊呀，还有就是我的夏培拉大姨。

希波克拉底对此有过记载，这种病在古希腊最常见，他将其称为“肺结核”。估计有人问他这个病的名字时正赶上他在吐苍蝇。他认为这种病是通过家族遗传的，一旦得了只能认命。如果有人来找他看这种病，他只会耸耸肩。

你是在开玩笑吗？这根本就不好笑，你的玩笑没有一个是好笑的。

——夏培拉大姨

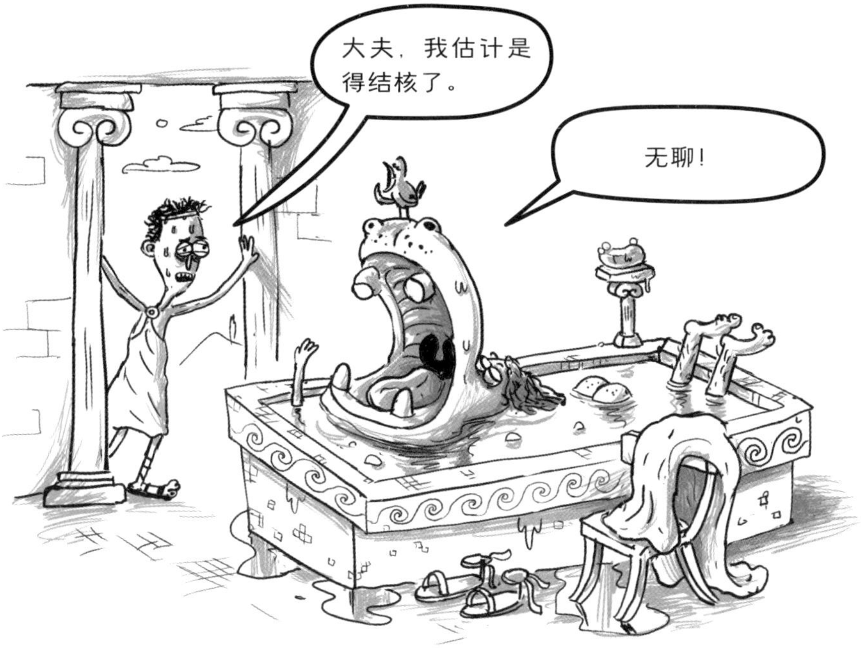
大夫，我估计是
得结核了。
无聊！

后来，这种病又被称为“白色瘟疫”，因为患上结核后会让你看起来显得非常苍白（尤其是你的血液从嘴里涌出来滴到你的羊毛衫上晕染出的那片红色，使你更显苍白）。还有人把结核称为“耗竭”，因为这种病会耗尽你的身体，让你骨瘦如柴，油尽灯枯。

在中世纪，结核病堪称巨大的灾难，它导致大量患者死亡，但没有人知道它是如何传播的。现在你当然知道原因啦。就好像我们舒舒服服地坐在沙发上看电视里的智力竞猜节目，然后大声喊出答案一样简单。（仅限于那些简单的题目。）但如果你是演播室里的参赛者，又有观众在看着你，那就难多了。总而言之，那个时候人们既不知道结核病是如何传播的，也不知道如何去治疗结核病患者。

然而，总有那么一些不知天高地厚的人想出了一些可怕荒谬的治疗手段。比如，国王查理二世就认为，作为国王他拥有无尽魔力，只需触摸就能治愈患者。因此，人们在宫殿周围排了好几英里的队，就想看看他如何施展那令人难以置信的王之魔法。但显然，屁用没有。

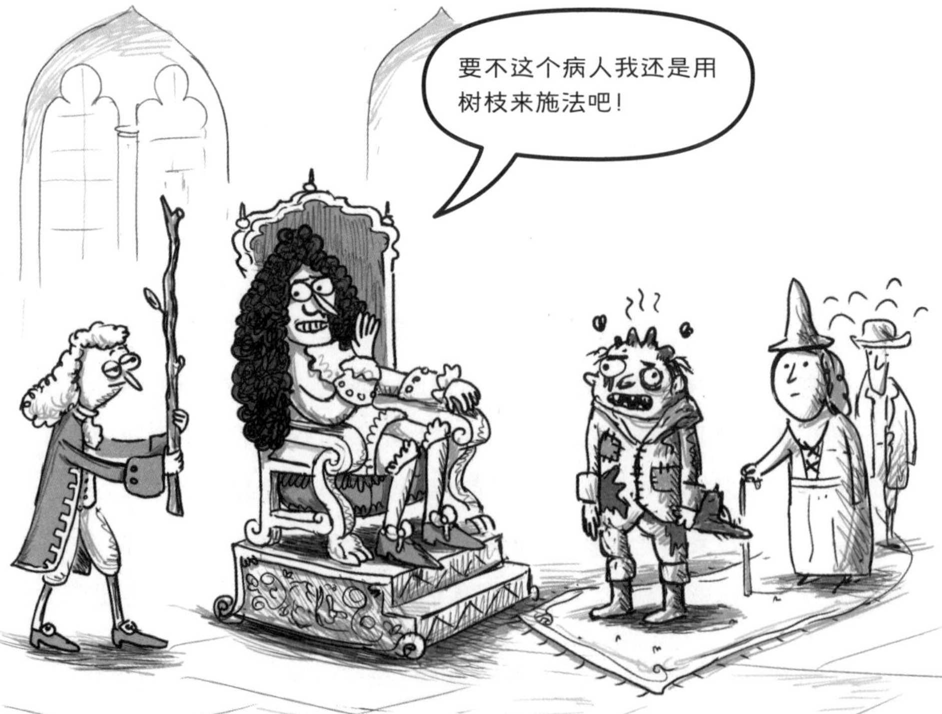
要不这个病人我还是用树枝来施法吧！

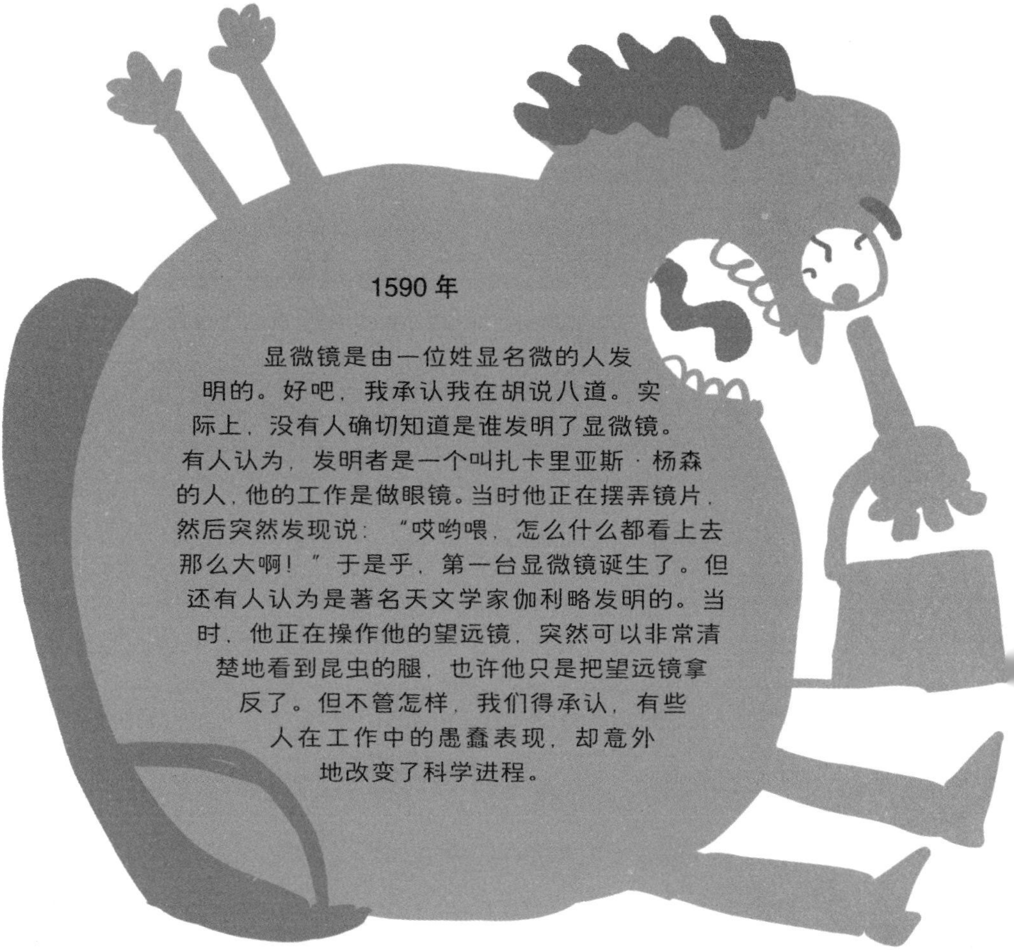

1590 年

显微镜是由一位姓显名微的人发明的。好吧，我承认我在胡说八道。实际上，没有人确切知道是谁发明了显微镜。有人认为，发明者是一个叫扎卡里亚斯·杨森的人，他的工作是做眼镜。当时他正在摆弄镜片，然后突然发现说：“哎哟喂，怎么什么都看上去那么大啊！”于是乎，第一台显微镜诞生了。但还有人认为是著名天文学家伽利略发明的。当时，他正在操作他的望远镜，突然可以非常清楚地看到昆虫的腿，也许他只是把望远镜拿反了。但不管怎样，我们得承认，有些人在工作中的愚蠢表现，却意外地改变了科学进程。

# 欢迎进入疫苗接种时代

经历了太多的疾病和死亡，应该说说一些好消息了。在18世纪，一种名为天花的疾病席卷欧洲，导致数亿人死亡，而那些幸存下来的人身上则布满瘢痕。此时，一位名叫爱德华·琴纳的医生注意到，那些挤牛奶的人似乎从来没有感染过天花，于是他决定调查原因。

这就是好消息，我可没听出来。

——夏培拉大姨

他认为，那些人从奶牛身上感染了牛痘，这种疾病不太严重，但却能保护他们免受天花感染。

有很多不同类型的痘疹：鸡痘、猴痘、兔痘、羊痘、马痘和鼠痘。遗憾的是，这里竟然没有狐痘，这可是一个绝佳的病名。

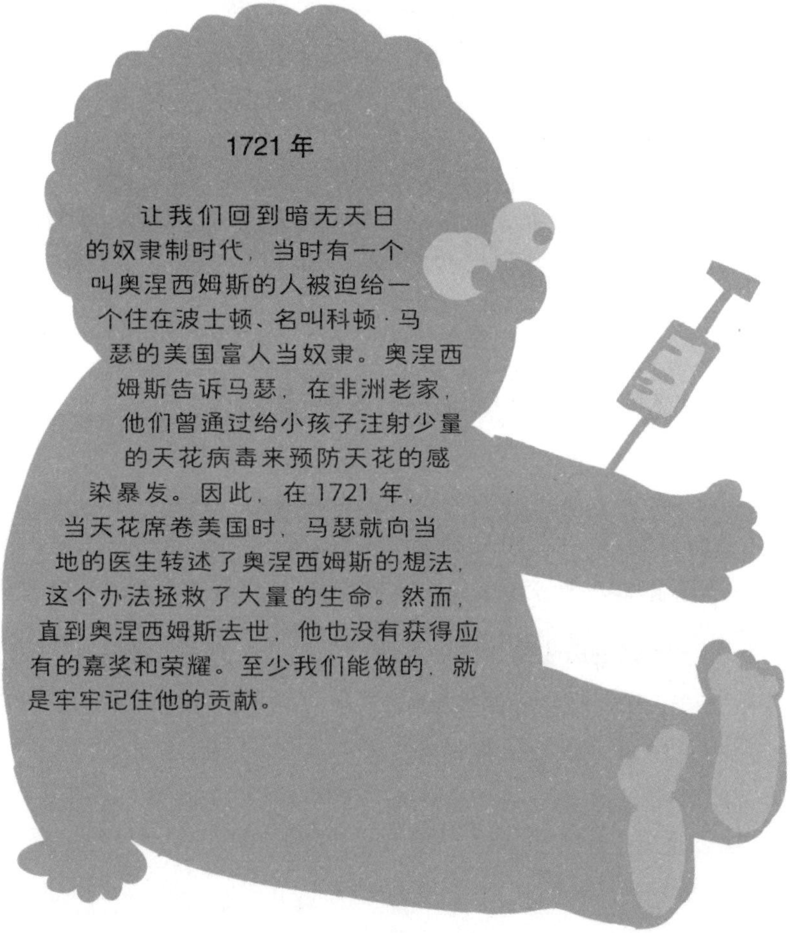

### 1721 年

让我们回到暗无天日的奴隶制时代，当时有一个叫奥涅西姆斯的人被迫给一个住在波士顿、名叫科顿·马瑟的美国富人当奴隶。奥涅西姆斯告诉马瑟，在非洲老家，他们曾通过给小孩子注射少量的天花病毒来预防天花的感染暴发。因此，在 1721 年，当天花席卷美国时，马瑟就向当地的医生转述了奥涅西姆斯的想法，这个办法拯救了大量的生命。然而，直到奥涅西姆斯去世，他也没有获得应有的嘉奖和荣耀。至少我们能做的，就是牢牢记住他的贡献。

到了1796年，爱德华·琴纳从一个患有牛痘的挤奶女工身上的脓疱里挤出一些脓液，并将其注射给了他园丁八岁的儿子詹姆斯。然后，他又给詹姆斯注射了天花病毒。结果，詹姆斯竟没有生病！（这是个好消息。）詹姆斯相当于接种了疫苗：被注射了一种能让你避免罹患重疾且无害的物质。从那时算起，疫苗已经拯救了数亿人的生命。最棒的是，咱们现在用的疫苗产自实验室，终于不用从恶心的脓疱里挤出来啦。

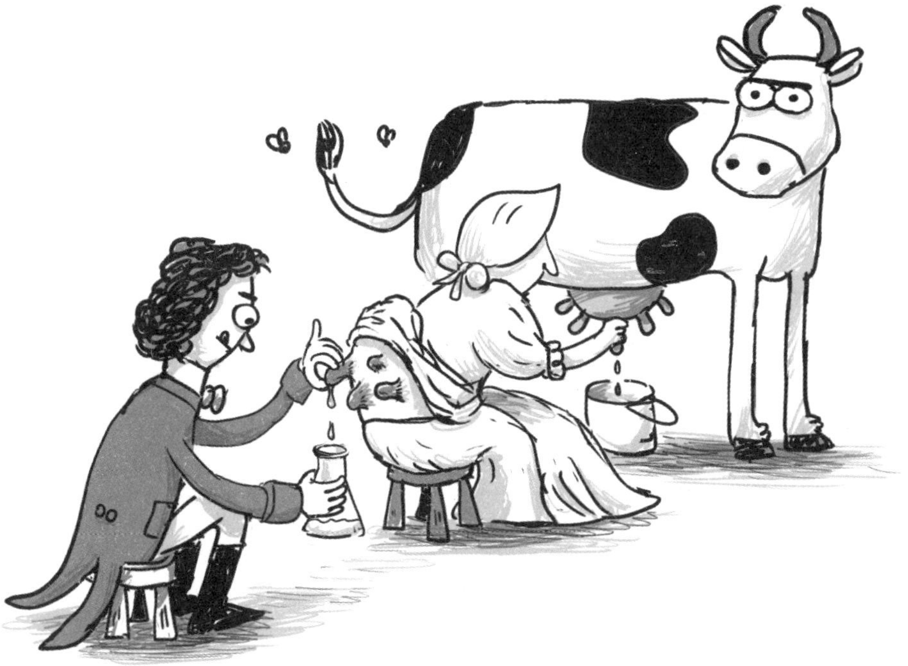

# 巴斯德：更强健更健康的保证

好吧，我们已经唠了大半天感染那些事，时间也跨越了千年，但科学家们却仍然没有弄清楚是什么导致了感染。以下是他们的一些猜测：

- 有臭味的空气
- 寒冷
- 脚沾水
- 躺太久
- 生气
- 熬夜（现在父母会阻止孩子整晚看电视；在没有电视的时代，估计会阻止孩子做其他事情，比如阻止他们看绘本？）

时间到了1856年，一个叫路易斯·巴斯德的家伙出现了。他是一位化学教授，正在做一些关于晶体的实验（虽无聊但重要）。说实话，真的让人昏昏欲睡。但有一天，一个做葡萄酒生意的朋友想让他调查一件事——为什么他的葡萄酒会变得特别刺鼻。于是，巴斯德就把晶体先放在了一边，想调查一下是不是细菌导致了葡萄酒的酸败。如果是这样的话，他想到加热葡萄酒是不是就可以杀光那些“脏”东西。他是对的！酒得救了！接着，他又意识到牛奶中的细菌也会导致人们在喝牛奶时生病，于是他设计了一种加热牛奶的方法来确保牛奶的安全。他的方法（他将其命名为巴氏消毒法，有点自吹自擂的嫌疑对吧）至今仍在使用。

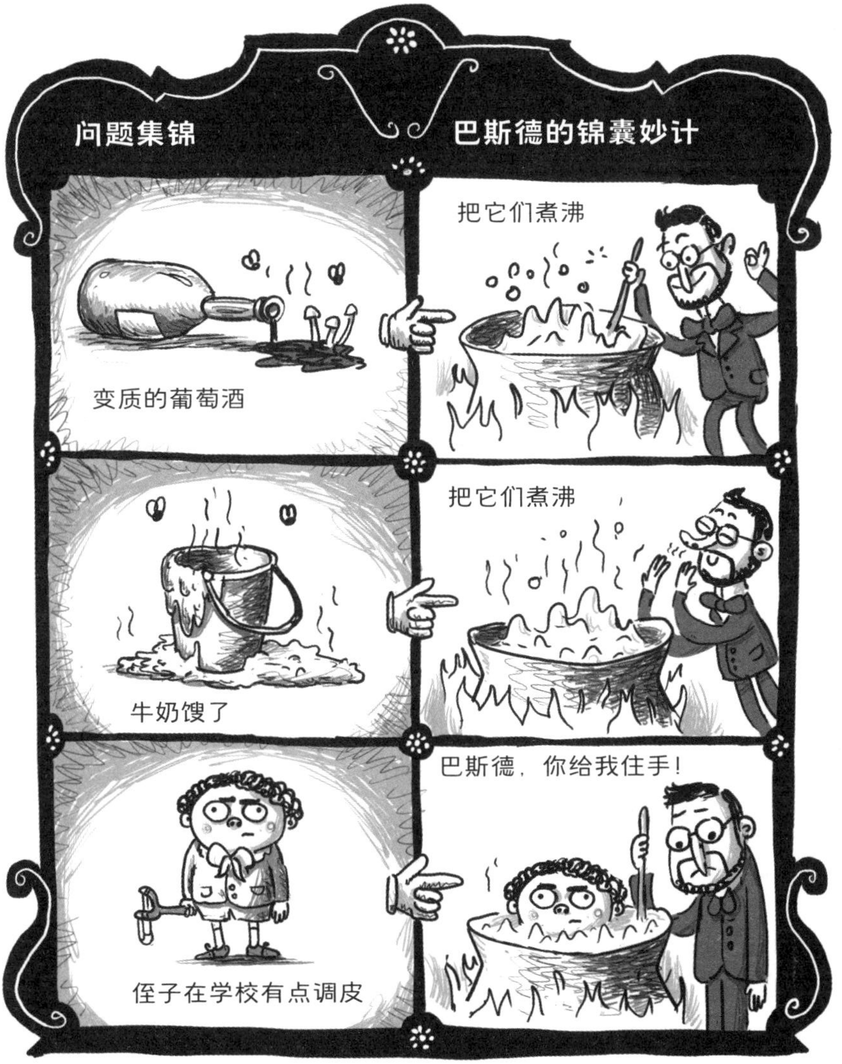

问题集锦
巴斯德的锦囊妙计
变质的葡萄酒
把它们煮沸
牛奶馊了
把它们煮沸
侄子在学校有点调皮
巴斯德，你给我住手！

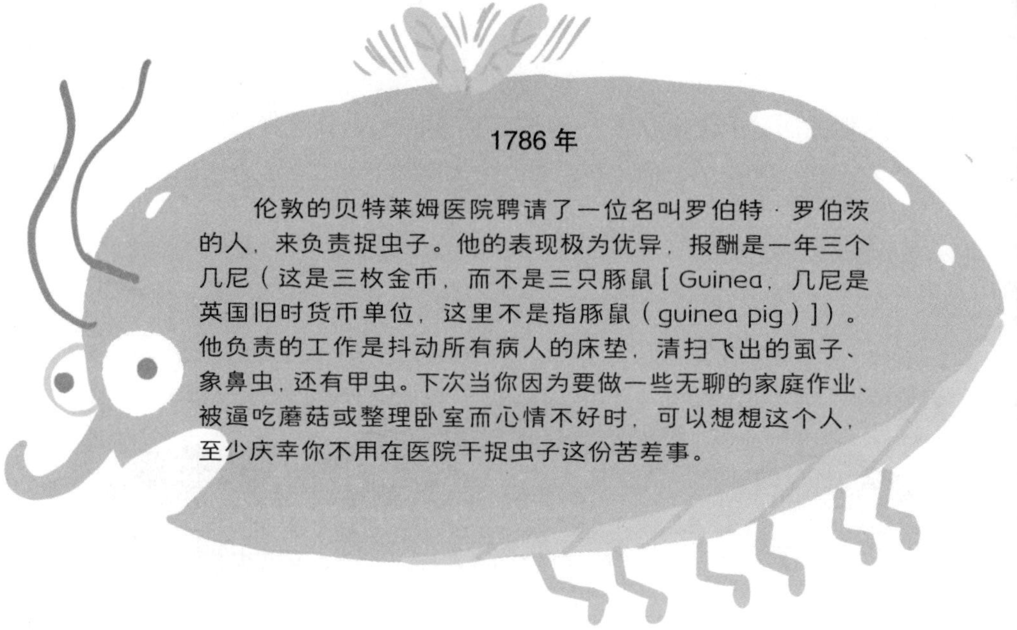

**1786 年**

伦敦的贝特莱姆医院聘请了一位名叫罗伯特·罗伯茨的人，来负责捉虫子。他的表现极为优异，报酬是一年三个几尼（这是三枚金币，而不是三只豚鼠［Guinea，几尼是英国旧时货币单位，这里不是指豚鼠（guinea pig）］）。他负责的工作是抖动所有病人的床垫，清扫飞出的虱子、象鼻虫，还有甲虫。下次当你因为要做一些无聊的家庭作业、被逼吃蘑菇或整理卧室而心情不好时，可以想想这个人，至少庆幸你不用在医院干捉虫子这份苦差事。

## 大医院

如果你现在不得不去医院，至少可以确定一件事：在洁净的环境中能得到良好的护理。但在两百年前，医院实际上会让你病情加重。医院很脏，富人甚至宁愿花大价钱躺在自家羽绒被里接受治疗，也不愿去医院里染上任何脏东西。

你知道吸尘器永远不会伸到病床下打扫吗？你知道那里有堆积如山的污垢、擤过鼻涕的纸巾和死虫子的腿吗？这还算好光景下的医院了呢。一位名叫弗洛伦斯·南丁格尔的杰出护士终于上场了，她立志要改变现状。

# 关于弗洛伦斯·南丁格尔的五个事实和一个谎言

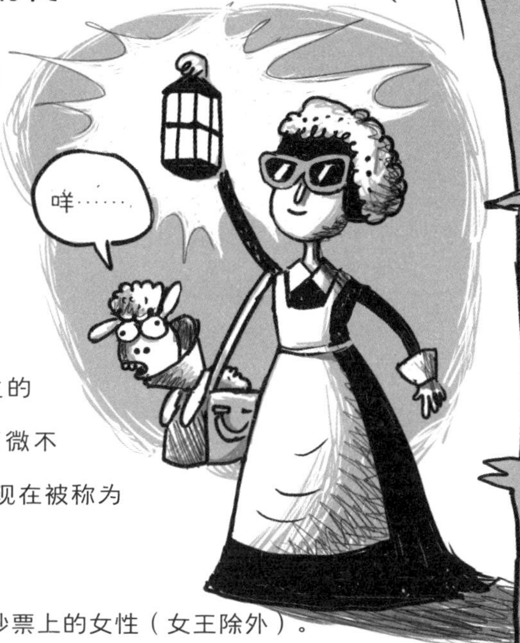
咩……

1. 她被称为“羔羊夫人”，因为她总是带着一只受伤的小绵羊。

2. 她是被以她出生的城市——意大利的佛罗伦萨命名的。

3. 她的姐姐也是被以自己出生的城市命名的，所以取了一个稍微不寻常的名字——帕耳忒诺珀（现在被称为“那不勒斯”）。

4. 她是第一位头像被印在英国钞票上的女性（女王除外）。

5. 她讨厌别人给她拍照，因此现在只留下有限的几张照片。（打赌她平时肯定不发朋友圈。）

6. 她还是一位杰出的数学天才，开发了一种新型的饼图。（顺便啰嗦一句，饼图是一种用图片显示数据的方式，不是海报上画着不同口味馅饼的那种。）

1. 听上去非常可爱是吧，但她实际上被称为“提灯女神”，因为当其他工作人员上床睡觉时，她会在医院各个病房穿梭，提着灯去巡查所有的病人。

1820年，南丁格尔出生在一个富裕的家庭（她竟把父母拥有的度假屋描述为“一栋只有十五间卧室的小房子”）。她从小就立志帮助别人。1854年，南丁格尔接受护理培训后，前往现在位于土耳其的一家医院工作，当时英国士兵正在那里参加克里米亚战争。

令她感到震惊的是，医院里近一半的病人濒死的主要原因是感染，她确信这是糟糕的卫生条件所致。因此，她筹划建造了一所新医院。这所医院环境要干净得多，并引入了极其严

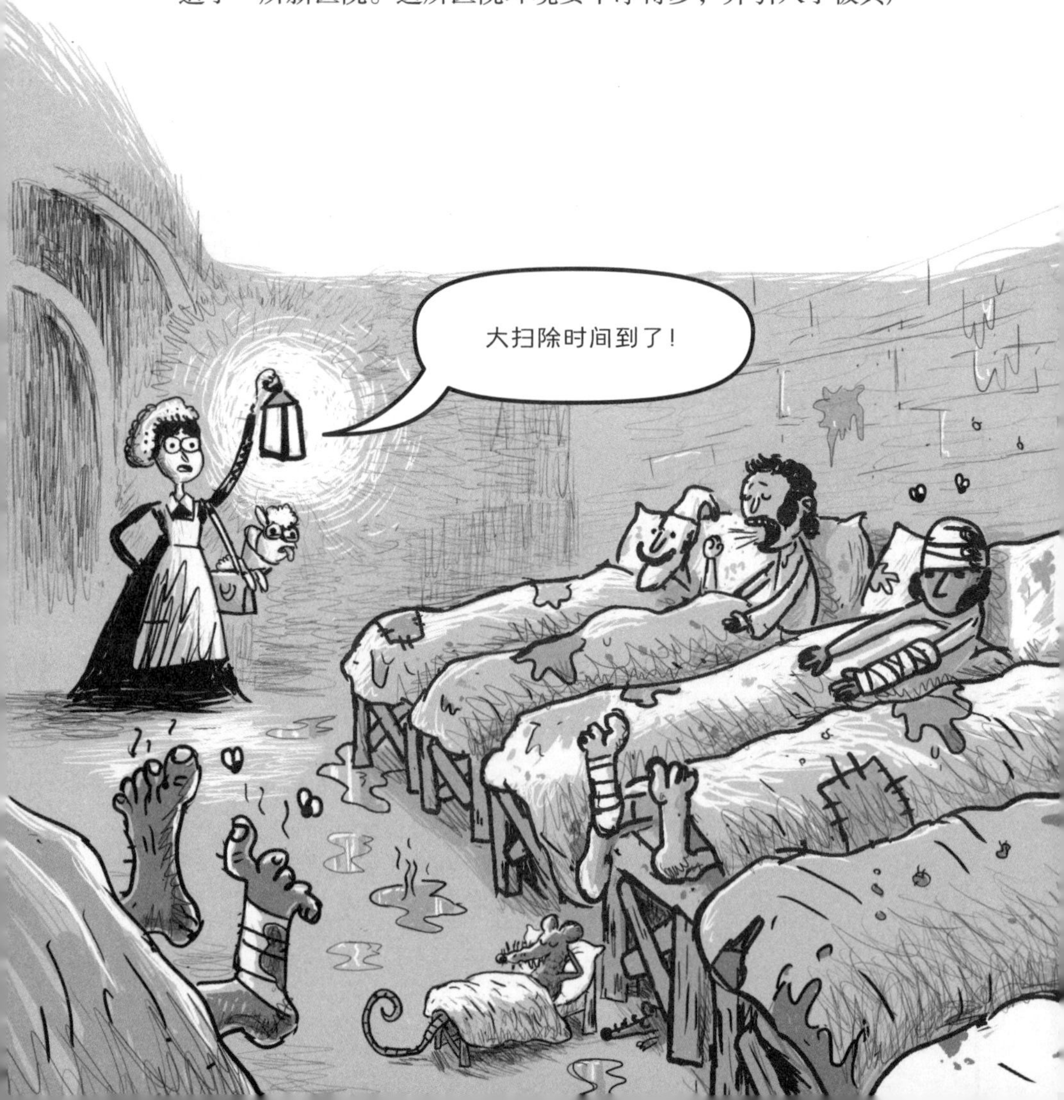
大扫除时间到了！

格的洗手制度。她成功了！此前医院一半患者都濒临死亡，而突然之间，死亡率降到了百分之二。

当她回到英国后，她建立了第一所护士学校，并撰写了第一本护理培训教材。为了表达纪念，有很多医院都以她的名字命名。以她的名字命名的还包括：一支运送病人的飞行队，护理界的最高荣誉奖章，甚至还有一颗小行星。以名字来命名，会让人印象深刻。我是说假如，你想把同时打嗝又放屁的现象命名为“亚当·凯效应”，我觉得这个想法也不赖。

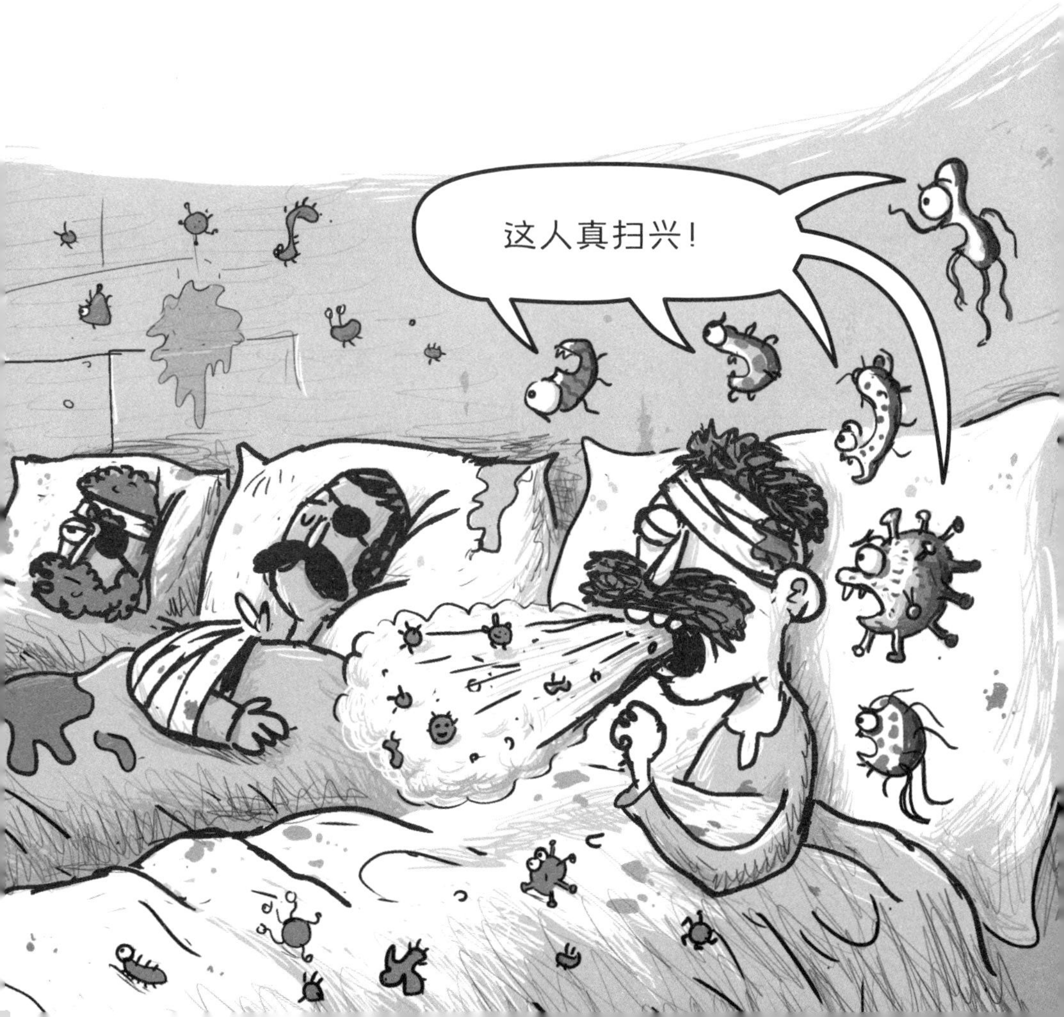
这人真扫兴！

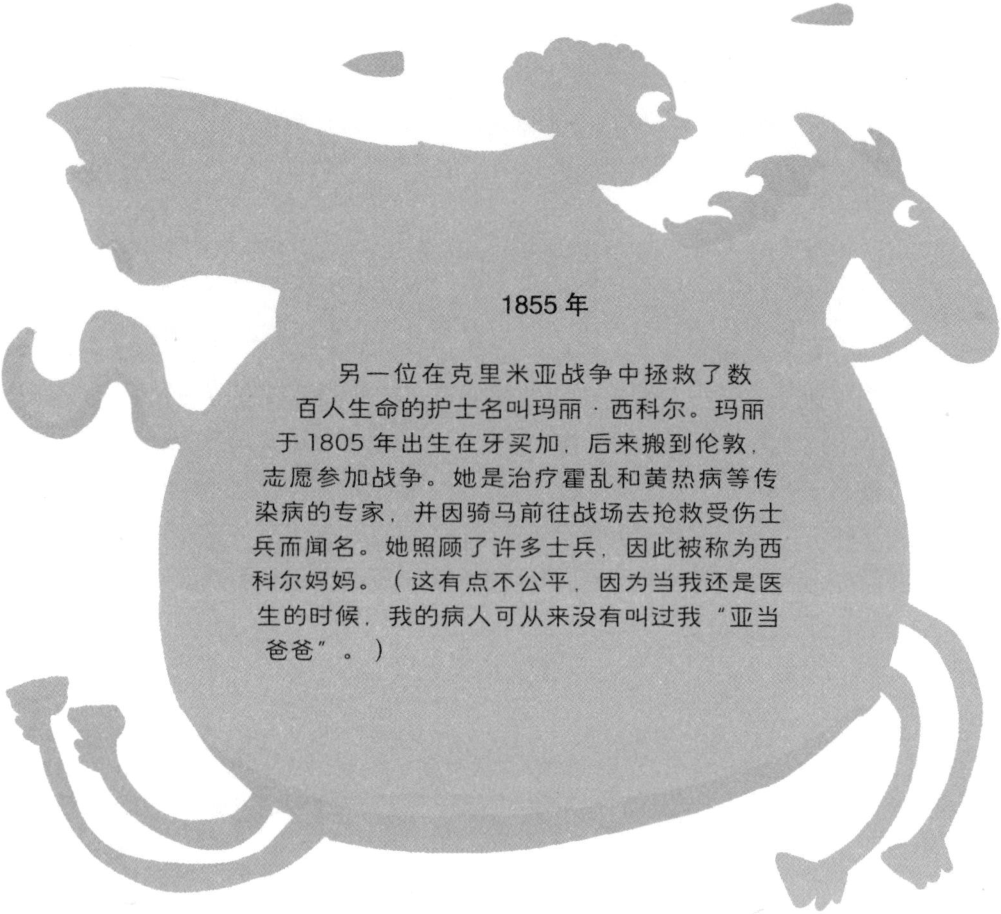

1855 年

另一位在克里米亚战争中拯救了数百人生命的护士名叫玛丽 · 西科尔。玛丽于 1805 年出生在牙买加，后来搬到伦敦，志愿参加战争。她是治疗霍乱和黄热病等传染病的专家，并因骑马前往战场去抢救受伤士兵而闻名。她照顾了许多士兵，因此被称为西科尔妈妈。（这有点不公平，因为当我还是医生的时候，我的病人可从来没有叫过我“亚当爸爸”。）

**詹姆斯 · 巴里**

19世纪有一位才华横溢的医生，名叫詹姆斯 · 巴里，巴里当时在英国陆军担任医疗总监。巴里去了很多国家，致力于改善病房的卫生条件，以防止患者死于感染。直到巴里医生去世后，人们才发现其实她是一位女性，却以男性的身份生活。因为在那个时代，女性不被允许从事医生这个职业。

# 不可思议的霉菌

其实，我也有过不少意外之举。比如，有一次我把手机放进滚筒烘干机，手机再也开不了机了，但闻起来还挺香。另外一次，我去看望夏培拉大姨时，不小心把奶昔洒到了她的钢琴上。还有一次，我把自己的生日蛋糕放在一张皮皮能够得着的矮桌子上，它竟吃掉了整个蛋糕，接着连拉两天肚子（而我一直对没有尝到自己的生日蛋糕耿耿于怀）。

原来是你干的好事啊?！我花了一大笔钱才把它清理干净。你这个笨蛋。
——夏培拉大姨

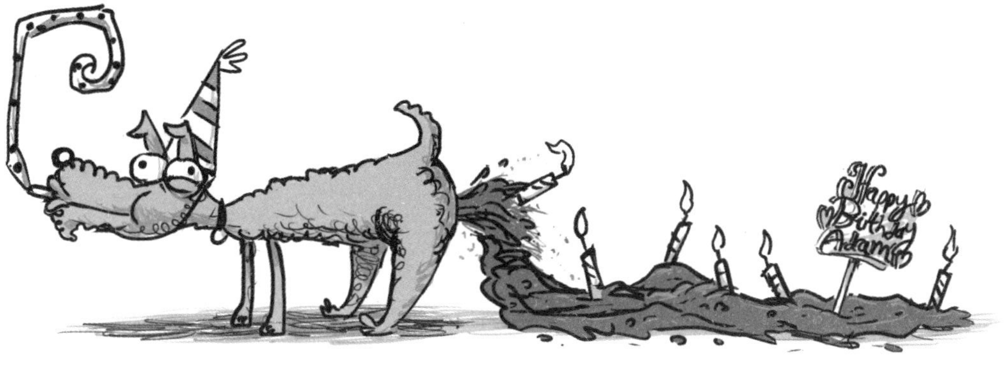
Happy
Adam

公平地说，我做的这些事情都没有改变历史的进程。1928年，一位名叫亚历山大·弗莱明的苏格兰科学家赶着去度假，所以没来得及收拾好用于培养细菌的培养皿。几周后，他顶着被晒黑的皮肤，穿着一件米老鼠T恤回来了（事实上，我也不确定他是否去了趟迪士尼乐园，也许那时它还没有建成吧）。他发现，那些细菌培养皿上长出了一些霉菌。到目前，这个故事实在太平淡无奇了。因为什么东西放在外面太久，霉菌都会在上边生长。如果你需要证据的话，去看看你卧室地板上的那堆袜子吧。

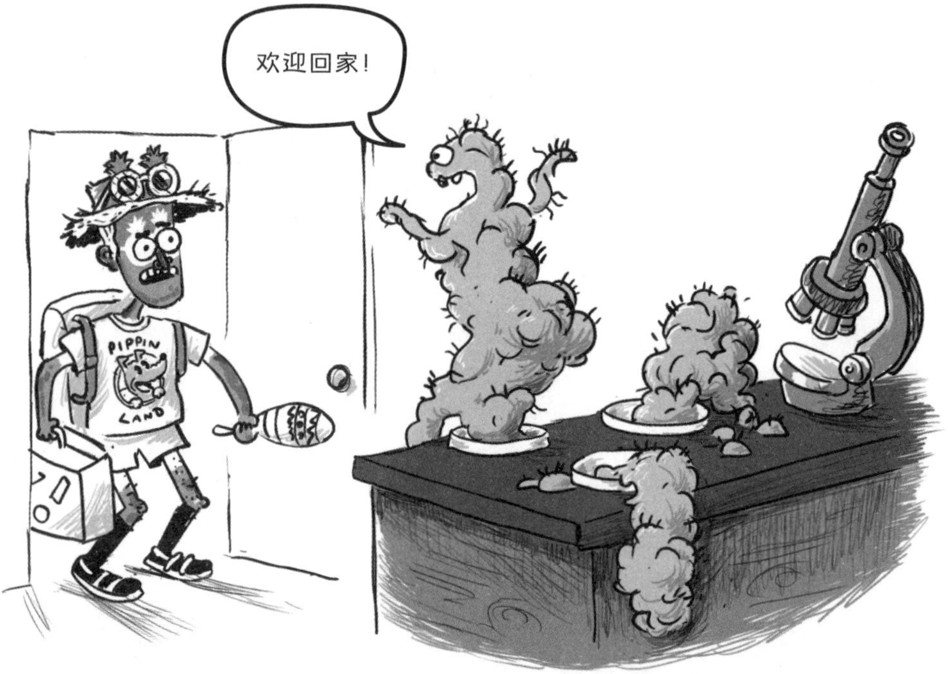
欢迎回家!
PIPPIN LAND

但是，弗莱明却注意到了一些奇怪的事情。哦，我说的不是你的袜子，而是他的细菌培养皿。霉菌周围没有任何细菌生长，说明它产生了一种杀死细菌的物质。他把这种物质称为霉菌汁。幸运的是，他很快意识到这个名称听起来不太科学，也显得不太聪明，于是他琢磨出了一个新名字：青霉素。这是第一种抗生素，是一种能杀死细菌的药物。他因此获得了诺贝尔奖。这真的很公平，因为它现在拯救了数亿人的生命。想想看，如果有抗生素来治疗这一章中提到的结核病、黑死病以及其他可怕的疾病，那么多少人会因此获救啊。

### 1965 年

如果你到澳大利亚度假，在湖里游泳时，你认为遇到的最糟糕的生物会是什么呢？是一条汽车大小的鳄鱼吗？不对。还是一条有三百颗无比锋利的牙齿的大白鲨呢？也不对。实际上，那个生物小得多，要比一根头发还要细很多。我想向你介绍的是食脑变形虫。这种生物会游进你的鼻子，然后……自行脑补吧。好消息是，感染这种变形虫的概率极低。这种生物在 1965 年被首次发现，之后只有少数病例报道。比较来说，你中了彩票，马上又被闪电击中的可能性，都比这种病的感染率要高。

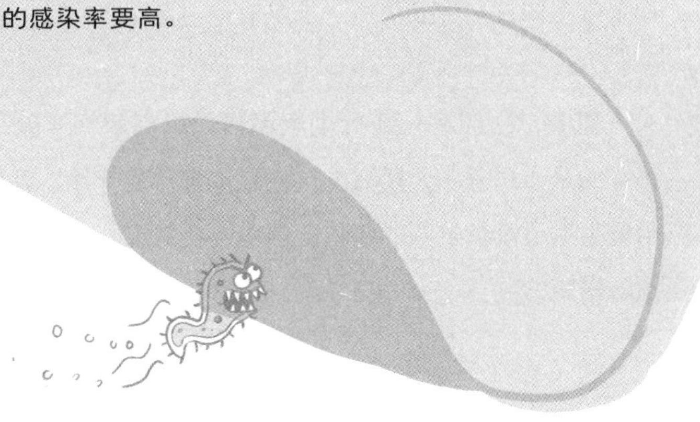

## 展望未来

我的机器人管家提示，预测时间到了，他刚刚去倒了垃圾（不幸的是，他把垃圾都倒在了沙发上）。

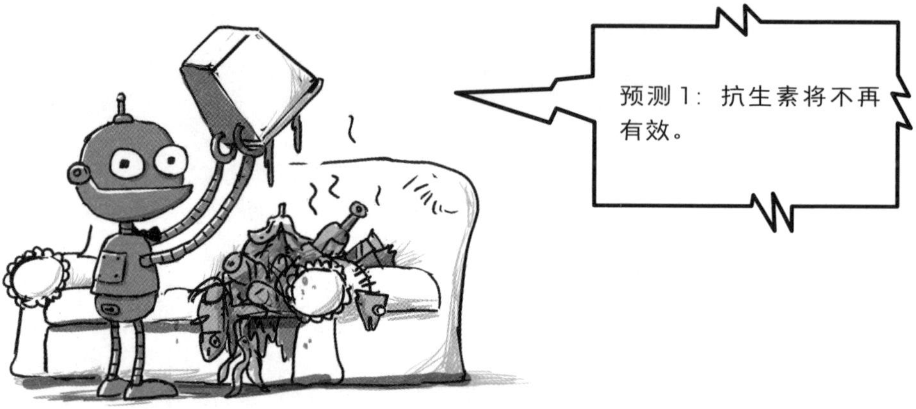

预测 1：抗生素将不再有效。


你使用抗生素越多，它们的威力就越小。比如，如果你说了一次“废物”，那听着会让人震惊，但如果你一直不停地说，那就没啥意义了。又比如，一块巧克力蛋糕非常美味，但如果吃上四百三十五块……那是有点过分了。

如今，已经有一些抗生素不再像以前那么有效了，令人担忧的是，总有一天所有的抗生素都会不起作用，就像回到那个抗生素还没被发明的年代。但也不要恐慌，其实我们还是有预防措施的。

首先，抗生素应该只由真正需要的人服用。抗生素只针对细菌感染，而不是针对病毒、鼻塞或放屁过多。如果你被开了一个疗程的抗生素，那么就应该全部服用完。如果达不到疗程就停药，细菌就有可能对抗生素产生耐药性。当然，最重要的是，一开始就尽量避免让自己或其他人生病。其实，你完全可以通过一些简单的措施来预防生病，比如勤洗手、用纸巾擦鼻子，还有就是不要喝马桶里的水。（最后一个建议是针对皮皮的。）

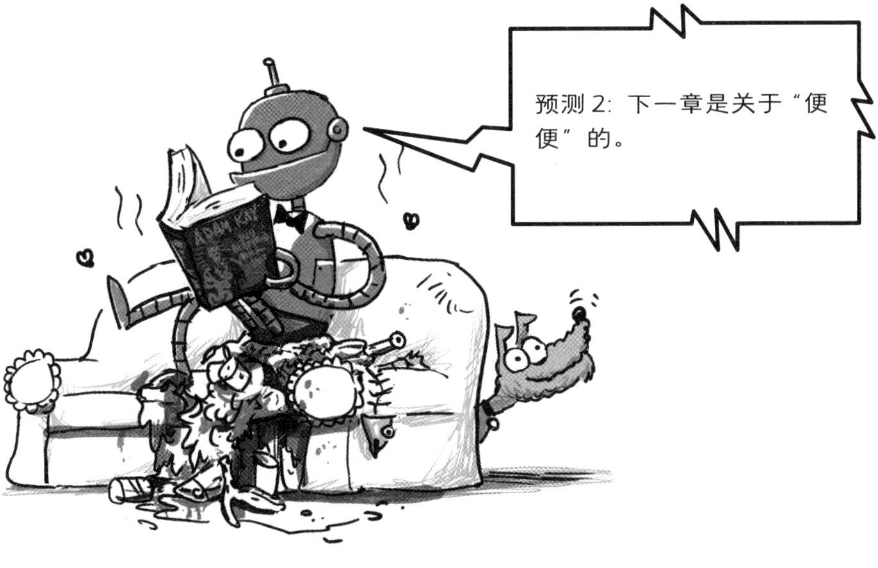
预测 2：下一章是关于“便便”的。

听上去就不错啊，老期待了。

44

# 亚当的快问快答

问：为什么有人会说自己感觉很糟糕（lousy）？

答：你有过那种喉咙难受得像是在用图钉漱口吗？或者头痛欲裂到像有一只小河马坐在脑袋上吗？有些人说，当他们生病时，他们感觉很“糟糕”。几百年前也是这样抱怨，那个时候意味着虱子[I]真的爬遍了他们的全身，的确很糟糕。你读到这里的时候有没有在挠自己？我就是。

问：哪首儿歌是关于瘟疫的呢？

答：是“咩咩，黑死病”[II]呢？还是“玛丽得了小瘟疫”[III]？其实，有人认为这首儿歌是指“玫瑰花环”。

让我们快速唱一首：

编玫瑰做的花环（人们感染瘟疫时出现的玫瑰红色皮疹。）

---

I lousy除了有“糟糕的”之意，还可做“布满虱子的”之解。

II 借用了著名儿歌《咩咩，黑绵羊》（“Baa Baa Black Sheep”）。

III 借用了著名儿歌《玛丽有只小羊羔》（“Mary Had a Little Lamb”）。

口袋里满是花束（人们随身携带花束，希望气味能阻止所有的感染。）

阿嚏，阿嚏！（打喷嚏）

我们全都倒下了！（疾病导致了死亡，天啊。）

但也有人认为这只是一首没什么意义的押韵诗，与瘟疫无关。智者见智吧。

问：军队利用过传染病吗？

答：他们确实利用过。数千年前，士兵们就会把弓箭头浸入粪便中，这样被他们射中的人就更有可能死于感染。在中世纪，在军队进攻一座城市时，他们有时会把死于瘟疫的人的尸体弹射到城墙里，这样就有可能感染城里的人。（我的律师奈杰尔要求我务必申明，将瘟疫受害者的尸体弹射到敌人后花园的行径，既违法又危险。）

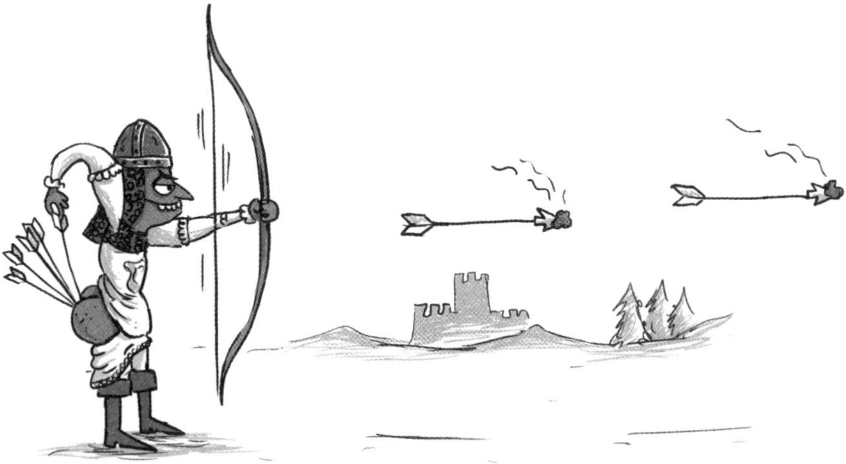

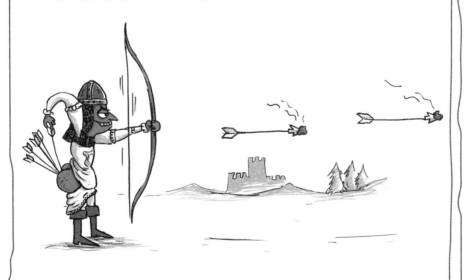

# 千真万确 or 纯属扯淡

兔子能告诉你是否感染了。

【纯属扯淡】兔子当然不知道你是否感染了，但狗能知道！（嗯，不是所有的狗。皮皮甚至分不清草和地毯的区别，所以它经常在我卧室的地板上便便。）一些非常聪明的狗（抱歉皮皮，无意冒犯）接受训练之后，可以嗅出人是否患了某种疾病，比如通过蚊子传播的疟疾。真是好狗啊！

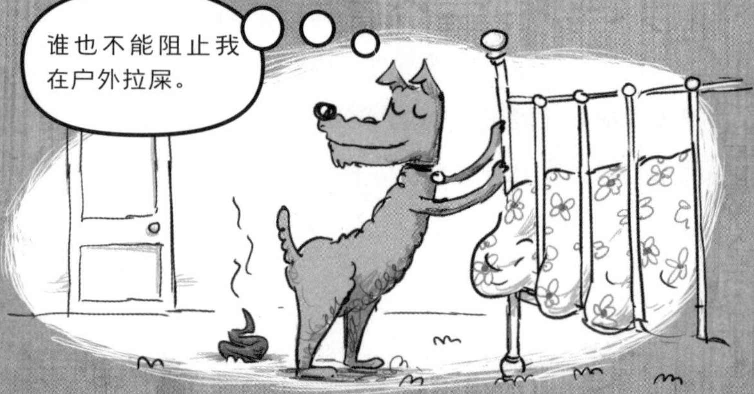
谁也不能阻止我在户外拉屎。

一位医生通过拆水泵把手救了很多人。

【千真万确】1854年，伦敦有数百人死于一种名为霍乱的疾病，这种疾病会导致严重的呕吐和腹泻。一位名叫约翰·斯诺的医生意识到，每个感染霍乱的人都有一个共同点，那就是他们从一个特定的水泵取水。在19世纪，人们的房子里没有水龙头，所以如果他们想洗个澡或喝杯茶，就必须去水泵那里把水带回家。

约翰对他的理论非常确信，但那时细菌感染还不是普及性的知识，所以没有人真正相信他。同年代其他医生则认为霍乱实际上是由于吃了甜瓜和黄瓜等“冷水果”引起的。（这叫哪门子理论?！）但约翰的信念没有被左右，他把水泵的把手直接就给拆了下来，这样其他人就不能从水泵里取水了。然后，也就没有新的霍乱病例产生了。如果你曾去过伦敦市中心，就可以在布劳维克大街上看到那个水泵，那个把手至今都没有被装回去——小心驶得万年船嘛。

有些感染会让你发笑。

【千真万确】当人们被生锈的钉子割伤或被动物咬伤时，就有可能患上一种叫作破伤风的疾病。这种疾病会导致你身体的肌肉痉挛，脸部被波及时会产生持续的“灿烂”笑容。这种笑容有点像《蝙蝠侠》中的小丑，或者像皮皮发现一个可以跳过去的大泥坑时的表情。不过破伤风一点也不好笑：如果你受伤了，就要及时去看医生。如果必要的话，他们会给你打上一针，避免你患上破伤风。

# 疯狂疗法

得了黑死病怎么办？在抗生素发现之前，其实别无他法，但这并没有阻止医生去尝试各种偏方。其中一个特别受欢迎的方法是抓来一只活鸡，把鸡屁股上的羽毛全部拔掉，然后再把鸡压在病人肿胀的腋下。据说，把鸡屁股对准腋窝是关键步骤。不幸的是，这对病人没有任何帮助（对鸡也一样）。

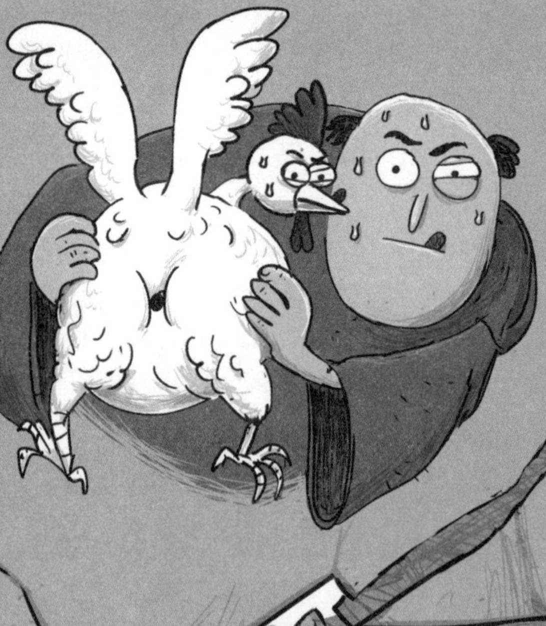

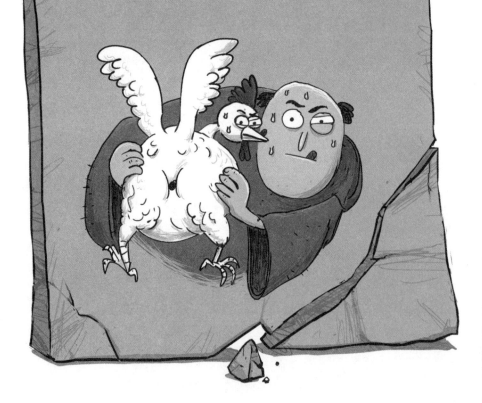

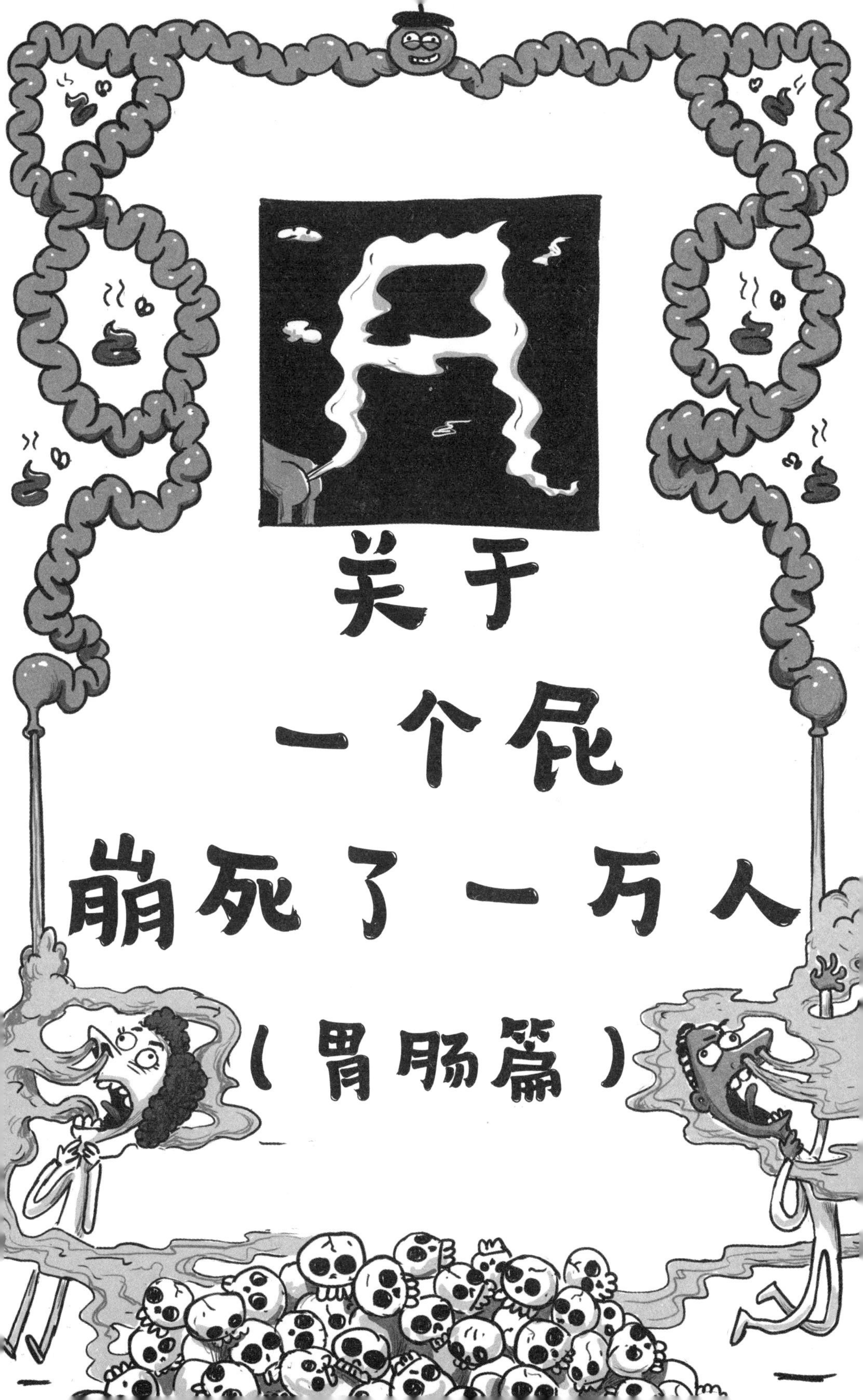

# 关于一个屁崩死了一万人（胃肠篇）

其实本不应该什么都跟大家汇报，但我确实是在厕所里写完这一章的。也许我不应该把昨天剩的意大利面热了当午饭吃。但也没啥，毕竟闹肚子这件事，既不会是前无古人，更不可能后无来者。自从第一个穴居人在洞穴里拉出第一坨便便以后，人类就对自己的胃肠道着了迷。

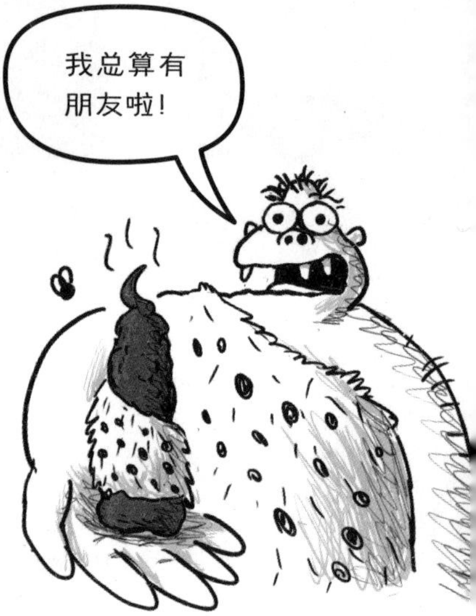
我总算有
朋友啦！

其实，我们身体内部一直“麻烦不断”。比如，几年前，有一男一女在山上度假时，偶遇了一个叫奥兹的男人。奥兹没和他们搭讪，毕竟他已经去世五千多年了，严寒将他的尸体完美地保存了下来。后来，科学家对他进行了检查，发现他的肠子里有虫子，胃里有溃疡。可怜的奥兹啊！（好奇他们是怎么知道他的名字的？也许他身上带了驾照？）不管这些了，让我先拉一泡屎，然后告诉你们古埃及人的如厕习惯。

真的恶心到家了。你这个烦人精。上完厕所给我重写这一章。

——夏培拉大姨

# 古埃及

即便古埃及人对身体的了解有限，但他们也知道大便是从屁股里出来的啊。（那些第一次经历这件事的人，可能会感觉意外。他们可能会尖叫道：“天啊！这是怎么了?！为什么有条棕色的臭蛇从我身上喷了出来！快去叫救护车！”）

古埃及人肯定已经意识到内脏的重要性，因为当有人被制成木乃伊时，为了死后转世之旅安全顺遂，他们的内脏会被放入一个特制的罐子中保存。他们相信，甚至有一位专门的神会在死后的旅途中保护着他们的肠子，这位神，名叫克贝克塞努弗。我敢打赌，克贝克塞努弗一定很生气，因为所有其他的神都有很酷的东西要守护，比如心脏和肺，而他只得到了一罐臭烘烘的肠子。

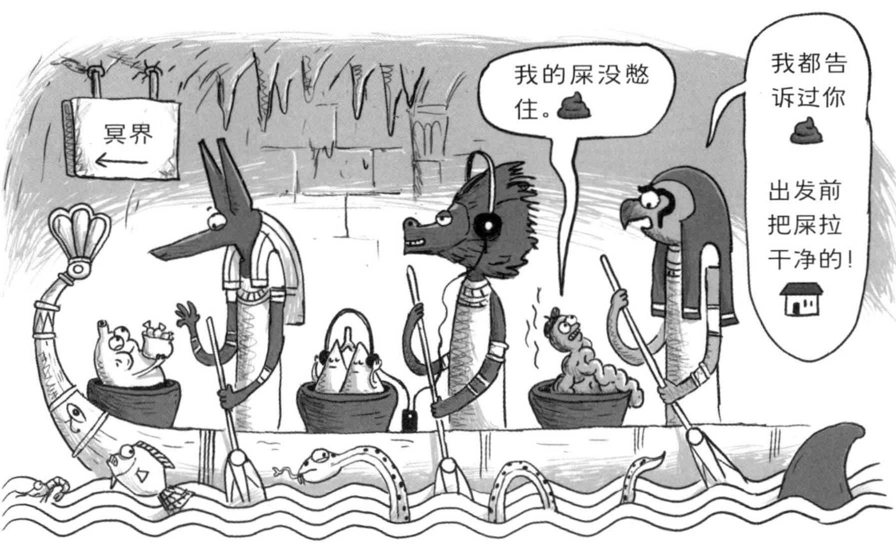
冥界
我的屎没憋住。
我都告诉过你
出发前把屎拉干净的！

然而，古埃及人并不太了解当食物进入你的身体后被消化的过程。首先，他们认为食物会通过一系列管道进入你的心脏，然后进入你的排泄口（也就是肛门，如果你想让我使用正确的医学术语的话。毕竟我是一名训练有素的医生）。法老和他们的朋友似乎把心和胃都混为一谈了。他们认为治疗胃痛的最好方法是戴一条特殊的项链，上面写着鼓励的话。我可以证明，戴项链并不能治愈胃痛。同理，也别幻想在你大姨的珍珠项链上写上“你能行”三个字，就可以治好你的腹泻，做梦呢。

你胆敢用脏手碰我的珠宝试试。

——夏培拉大姨

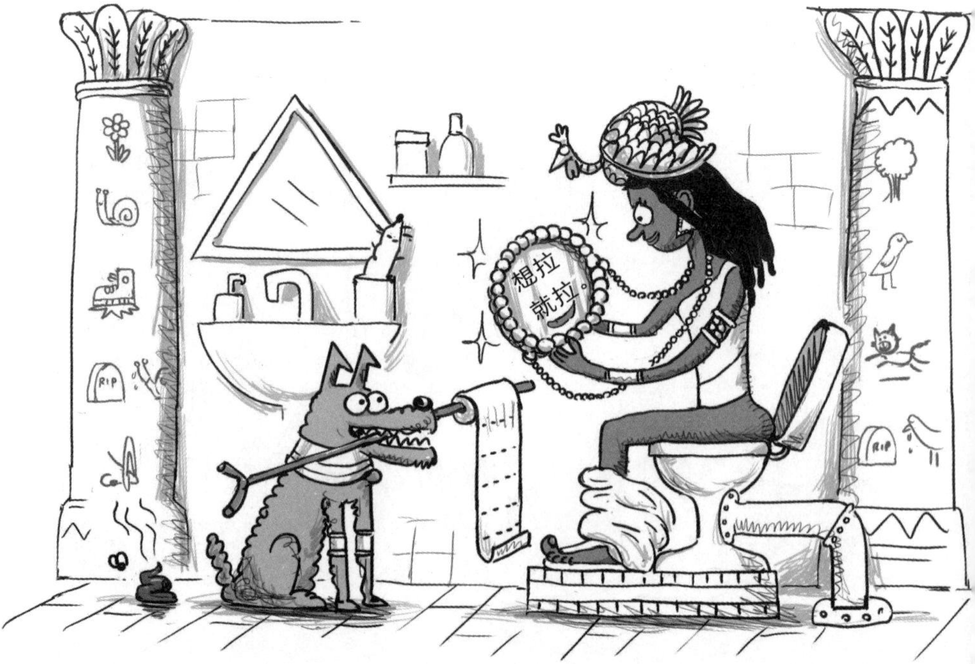
想拉
就拉。

1926 年

一位考古学家在埃及的吉萨金字塔周围考察，发现了古埃及的名医艾拉的坟墓。他的头衔是“国王肛门守护者”。所以，再也不要抱怨别人叫你收拾房间或擦鞋子了，那些活总比这个家伙的工作强吧。在他的整个职业生涯中，从早上 9 点到下午 5 点，每周五天，他只负责照顾一个屁股。

不过他们确实也干了一些实事。比如，他们发明了牙膏！他们发明的牙膏既没有漂亮的条纹，味道也很怪，因为牙膏是由碎石头、盐、胡椒和薄荷做成的，但至少他们勇于尝试。如果你牙疼怎么办呢？他们会把一只死老鼠放进你嘴里。如果换作我，服用退热糖浆之后，就躺在床上看漫画。

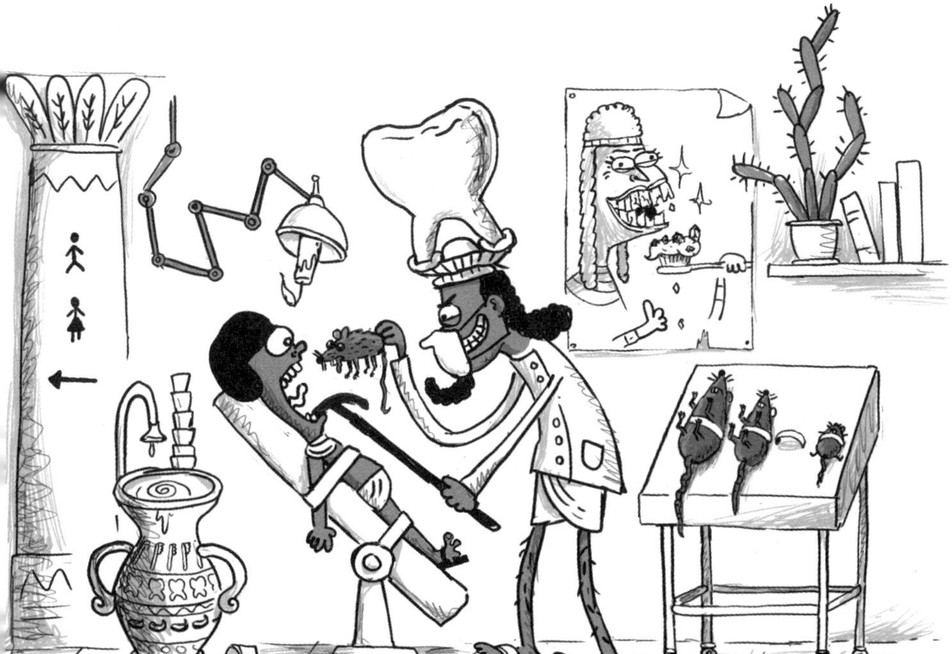

## 古希腊

你知道吗，如果你把食物呕吐出来，它就会变成一种可怕的汤，就像多种早餐混在一起的样子。如今，我们了解到，这是因为胃酸溶解了食物，但古希腊人则认为这是因为胃把食物煮熟了。听上去有点像在肚子里装了台迷你烤箱。

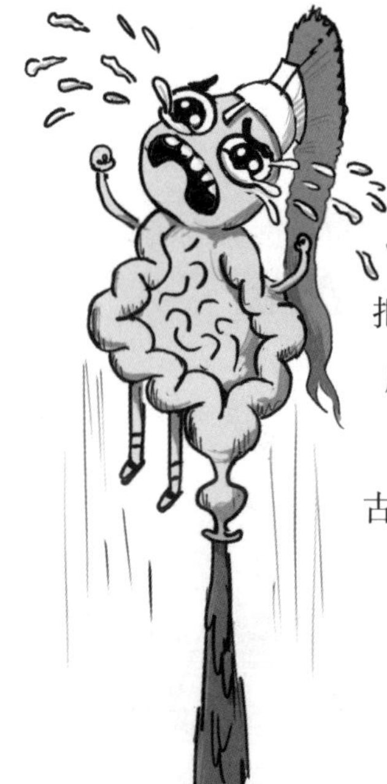

此外，他们还认为情绪来自肠子。也许是因为他们注意到，如果他们真的担心什么时，他们就会蹿稀，进而认为是肠子在担心。时至今日，我们仍然会用“搜肠刮肚”“满腹愁肠”等成语。同样的错误古希腊人一犯再犯，他们把大脑的反应，归因于身体的某个部分。可怜的脑子啊。

古希腊人是最早一批在屁股上做手术的人。他们

这应该是一本严肃的教科书！所以，请使用“腹泻”这种术语，而不是用“蹿稀”这种粗俗的词语。拜托！

——夏培拉大姨

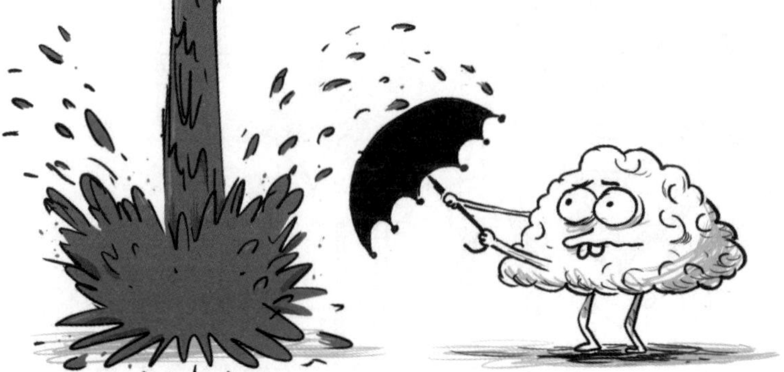

对痔疮这种病非常感兴趣。痔疮其实是一种肌肉和血管交织形成的小球，看起来就像葡萄一样（如果你正在吃葡萄，那真对不住啦），从屁股里冒出来，让人疼痛难忍。老希波克拉底想出了一个手术来对付它们。他把一根金属棒放在炉子里烧到通红，然后把它贴在痔疮上，直到痔疮被烧掉。这招确实有效，但你必须想清楚做个抉择，是保留痔疮更好些，还是把你的屁股像香肠一样烤得嗞嗞作响伴随惨叫连连更好些。

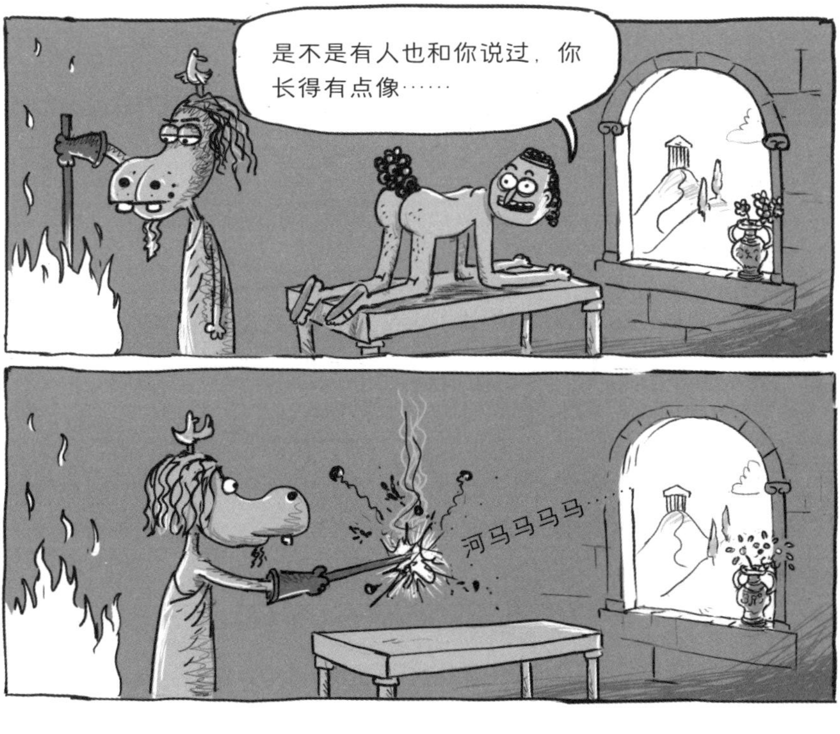
是不是有人也和你说过，你长得有点像……
河马马马马……

## 古罗马

你应该记得，我们在循环那章提到过（除非你脑子是个漏斗），盖仑有一个令人难以置信（当然，也是错得离谱）的理论。他认为人身体内所有的血液都直接来自食物。根据盖仑的说法，你所吃的食物，通过某种将食物变为血液的魔力装置，然后砰的一下，就变出来很多新鲜血液。嗯，但完全不是这回事，对吧？

他还在书中写了很多有关放屁的内容。谁能怪他呢？我不照样也写了吗？但是，盖仑彻底错了，而我不是（希望你认同我说的，否则祝你考试全挂科）。例如，他认为你可以通过大声朗读来治愈放屁过多的症状，这才叫屁话连篇。

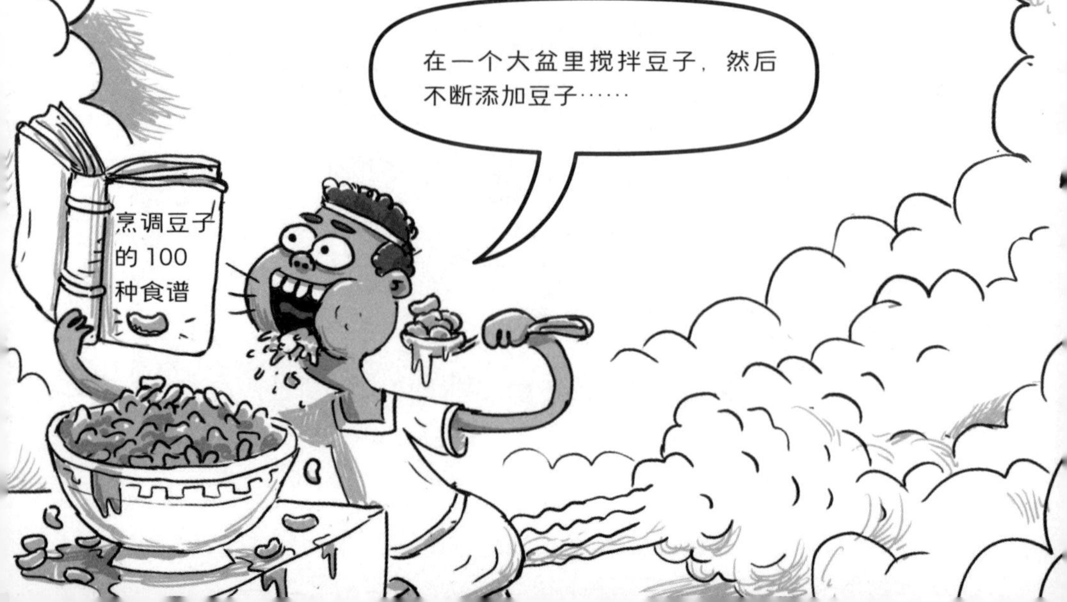
在一个大盆里搅拌豆子，然后不断添加豆子……
烹调豆子的100种食谱

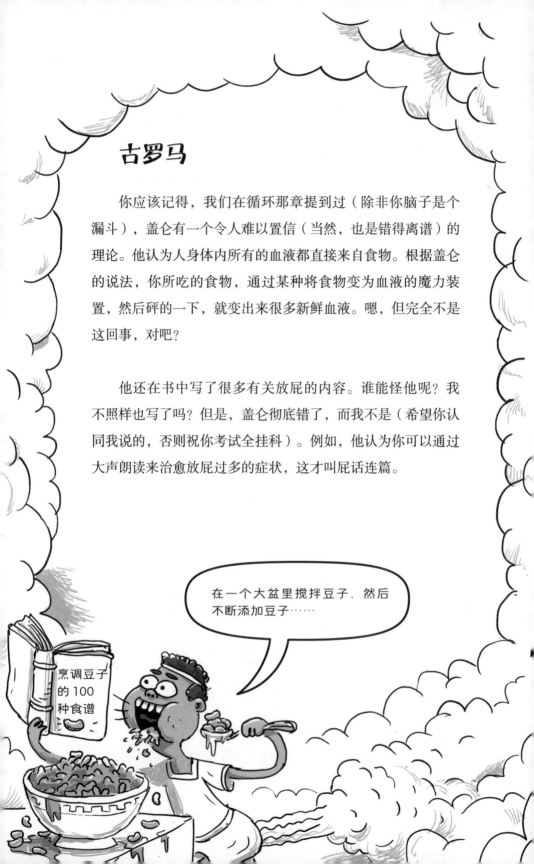

# 闪光年代（中世纪）

在中世纪，人们仍然把胃看作人体内一个奇怪的内嵌式微波炉。

但他们确实意识到，如果你往嘴里塞的东西越多，你就会变得越肥。有一天，英国国王威廉一世，也就是我们所说的征服者威廉，或者小威利·康克（这是我给他的专属称呼），发现他的马再也驮不动他了。为了给他的马减轻负担，他就问医生如何减肥。医生建议他应该少吃点。

“太好了！”我们的小威利·康克说道，“那我就整天在床上躺着，什么都不吃。我就多喝点酒好了。”他的医生

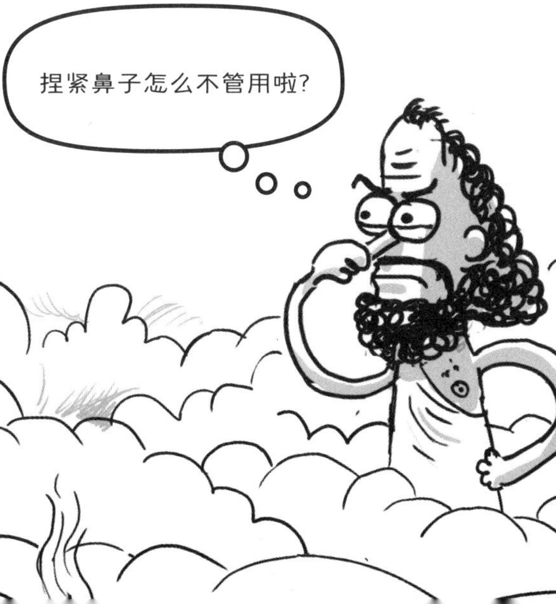
捏紧鼻子怎么不管用啦?

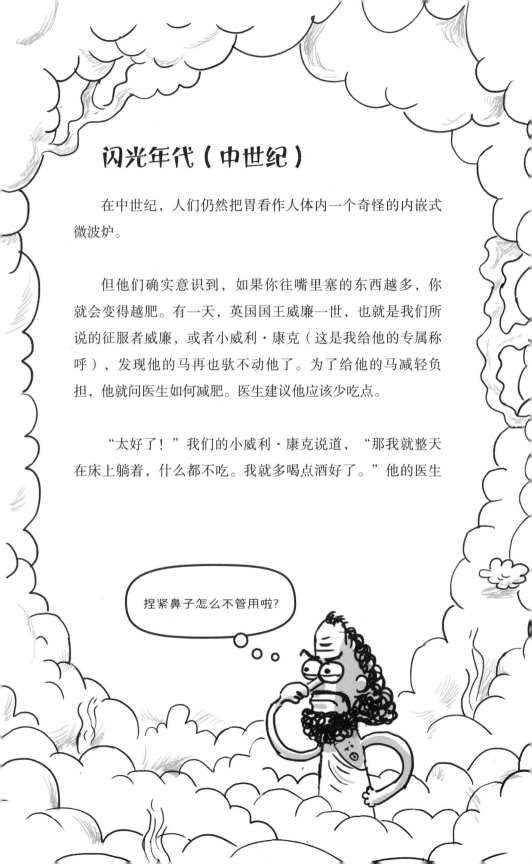

可能对这个方案感到担忧，但是如果你想保住自己的脑袋，就别对国王指手画脚的，于是医生也就没再说什么。（我的律师奈杰尔要求我向大家申明一下，你们不应该整天躺在床上，当然也不应该整天喝酒。）

不管怎样，这种奇怪的饮食不知道怎么起了作用，很快咱们的小威利就又能骑马了。但“打脸”也来得很快。有一天早上他从马上摔了下来，肠子爆炸了，最后一命呜呼。唉！

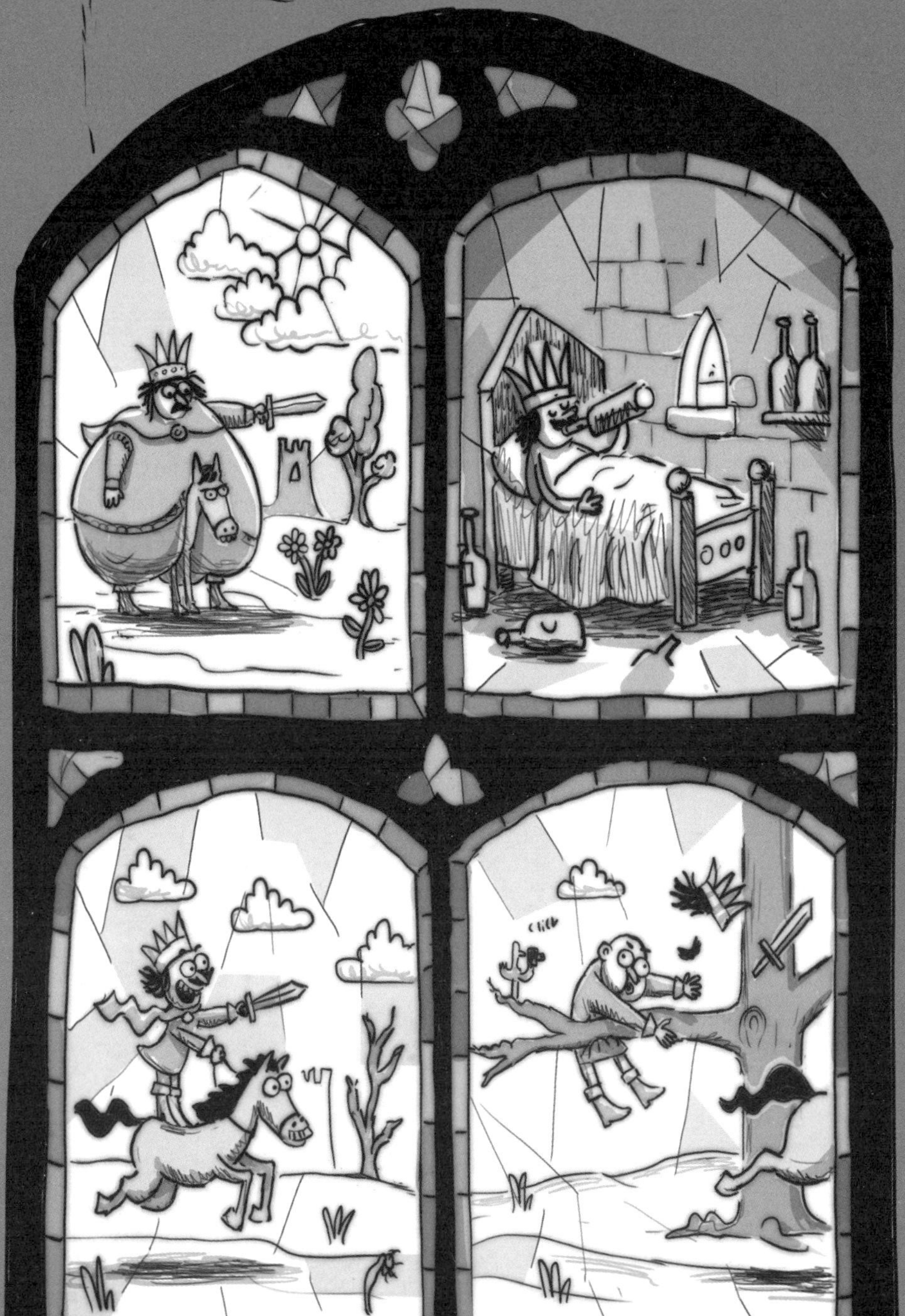
click

让我们把时间快进一百年，那时的英国国王是一个叫亨利的家伙。你可能觉得国王的工作很无聊，就是戴着王冠，用羽毛笔在文件上签签名而已。但亨利不一样。我该怎么说好呢？亨利吧……对放屁非常感兴趣。他甚至雇用了一个全职小丑，名叫法特罗兰。法特罗兰在派对上变戏法，没有获得什么奖赏。但是，因为他特别会放屁，亨利赏给了他一座大庄园和大片土地。（如果放屁还能得到奖赏的话，我家的皮皮一定是全世界最富有的狗了。）

这是我读过的最糟糕的书。我建议你整本删除，改为描绘一些美好的事情，比如河边漫步和插花。

——夏培拉大姨

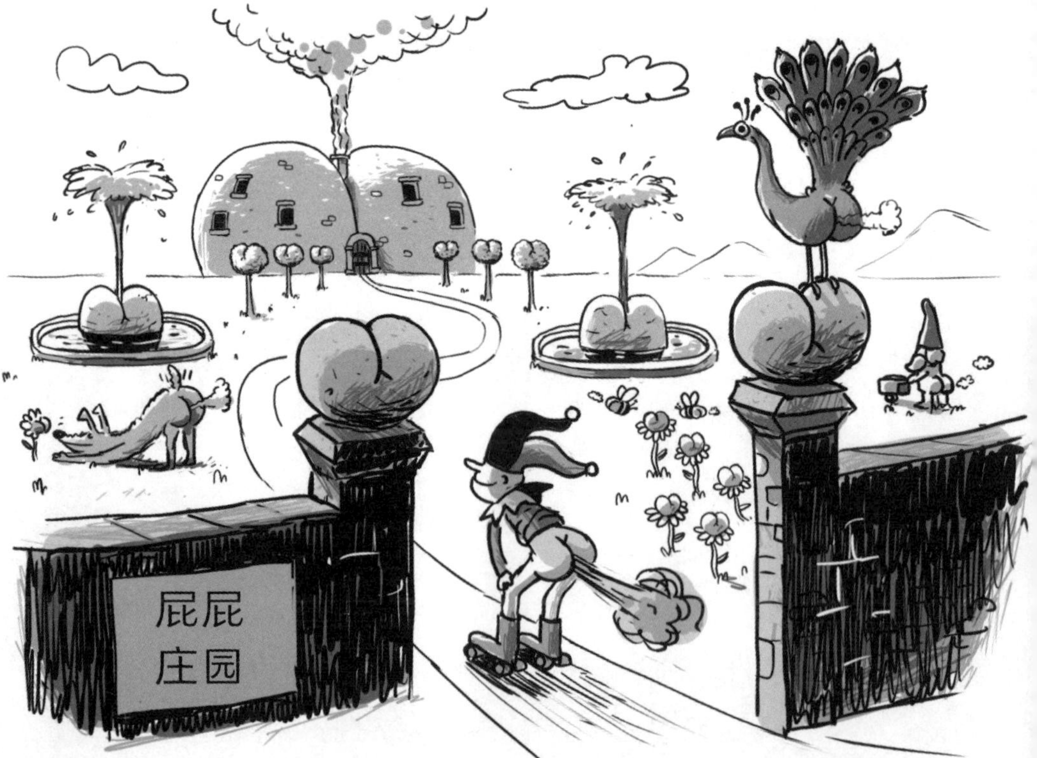

屁屁
庄园

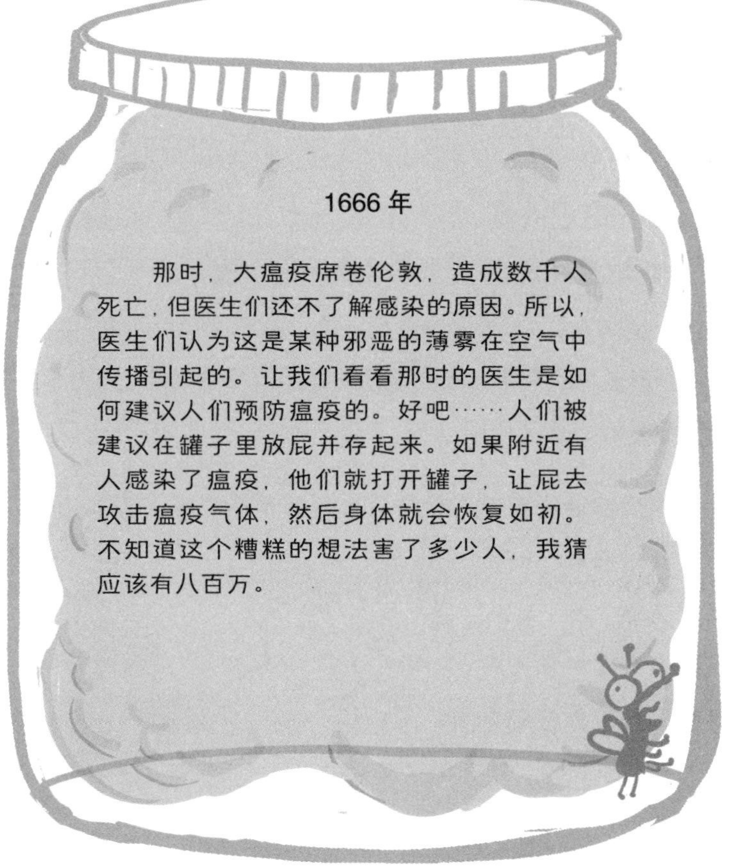
1666 年
那时，大瘟疫席卷伦敦，造成数千人死亡，但医生们还不了解感染的原因。所以，医生们认为这是某种邪恶的薄雾在空气中传播引起的。让我们看看那时的医生是如何建议人们预防瘟疫的。好吧……人们被建议在罐子里放屁并存起来。如果附近有人感染了瘟疫，他们就打开罐子，让屁去攻击瘟疫气体，然后身体就会恢复如初。不知道这个糟糕的想法害了多少人，我猜应该有八百万。

## 屁股与秃鹰

时间到了1780年，在这之前，几百年来人们对粪便是如何产生的其实并不清楚。幸运的是，一个名叫拉扎罗·斯帕兰扎尼的意大利天才即将改写历史。斯帕兰扎尼意识到胃并不是一个古怪的烤箱或意大利餐馆里的那种胡椒研磨机，胃是通过向食物中喷射酸液来发挥作用的，这就是食物被溶解的原因！他把胃里的酸液称为“胃液”，这听起来还不错。

## 关于斯帕兰扎尼的五个事实和一个谎言

1. 斯帕兰扎尼不仅是一名科学家，还是一名牧师和一家博物馆的老板。

2. 他发现蝙蝠能四处飞行是用耳朵而不是眼睛来判断方向的。他带着宠物猫头鹰（现在谁能拥有宠物猫头鹰啊?！真是个疯狂的年代）和几只蝙蝠，让它们在漆黑的房间中绕着障碍物飞行。猫头鹰干不了这事，而蝙蝠们却觉得这是世界上最简单的事情了。

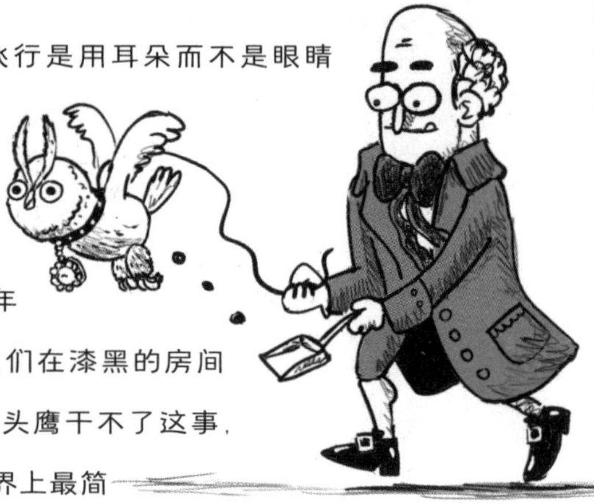

3. “小丑（zany）”这个词有一层意思是指“疯狂”，从词根上看，来自斯帕兰扎尼（SpallanZANI），因为人人都认为他的想法太古怪了。

4. 他写的第一篇科学论文是关于用石头打水漂的：你将一块石头朝水面扔去，开始时，石头弹了几下，然后落到水下。幸运的是，他后来厌倦了研究石头，转而研究人体了。

5. 在斯帕兰扎尼之前，人们认为小昆虫可以从灰尘中产生，并将其定义为自发产生。但斯帕兰扎尼却说，“这种说法更像是自发产生的大便”，并证明这是一堆不符合实际的陈词滥调。

6. 他把不同动物的两半粘在一起，放在办公室里，以此来欺骗另一位教授。这位教授认为他发现了一个令人难以置信的新物种，并发表了一篇关于这个物种的论文。最后，斯帕兰扎尼揭穿了这个笑话。（纯属那个时代的一个恶作剧。）

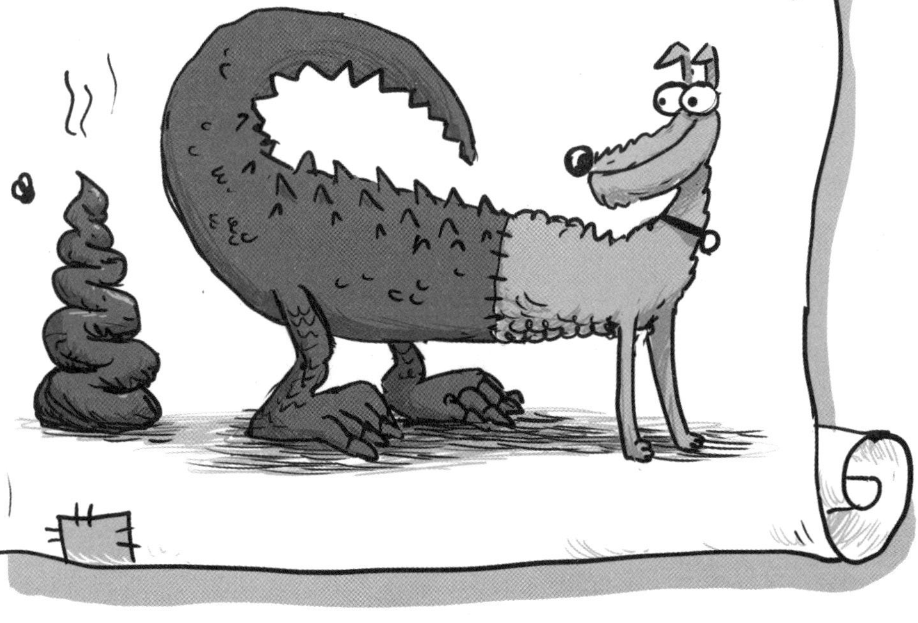

3. “小丑”这个词，其实与斯帕兰扎尼毫无关系，这个词来自一个意大利语单词，原意是戴着面具的小丑。对我来说，这个词更接近可怕，而不是疯狂。

为了避免人们产生对斯帕兰扎尼胃液理论的质疑，一位名叫勒内·列奥米尔的法国科学家用他的宠物秃鹰做了一个实验。说真的，为什么当时每个人都有这么奇怪的宠物？为什么不养条狗呢？（好吧，我的宠物狗会吐得到处都是，然后又舔回去。）

勒内没有告诉我们他那只秃鹰的名字，我想就叫它巴兹吧。勒内早中晚三餐都给巴兹喂了一团海绵。海绵在巴兹的胃里停留了一段时间后，勒内通过拉绳子，把海绵又从巴兹的嘴里拉了出来，海绵浸满了汁液。但他又如何证明这臭烘烘的胃液能消化食物呢？于是，他把这些液体挤在一块生肉上，观察到了肉的溶解。法国人对这个实验印象太深刻了，于是以勒内的名字命名了巴黎的一个车站。（遗憾的是，秃鹰巴兹尽管为科学事业付出了很多，却没有任何东西以它命名。除非……它的真名其实叫埃菲尔……）

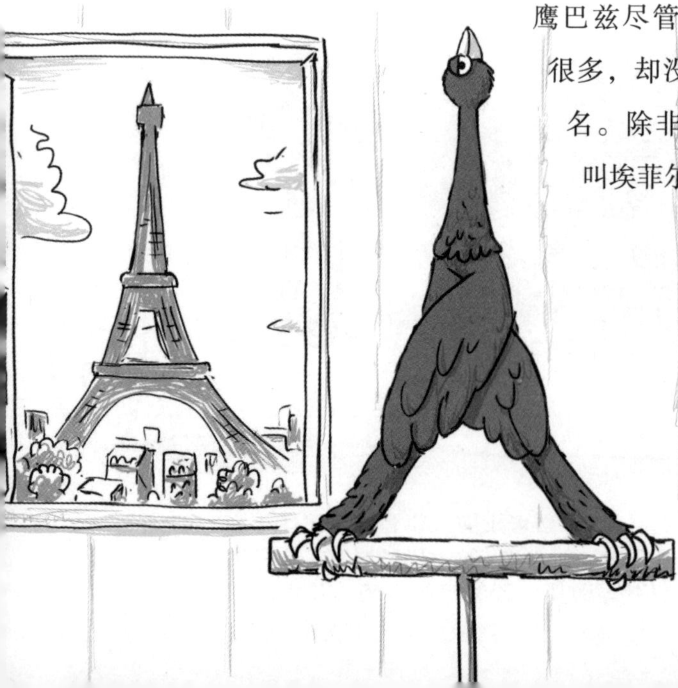

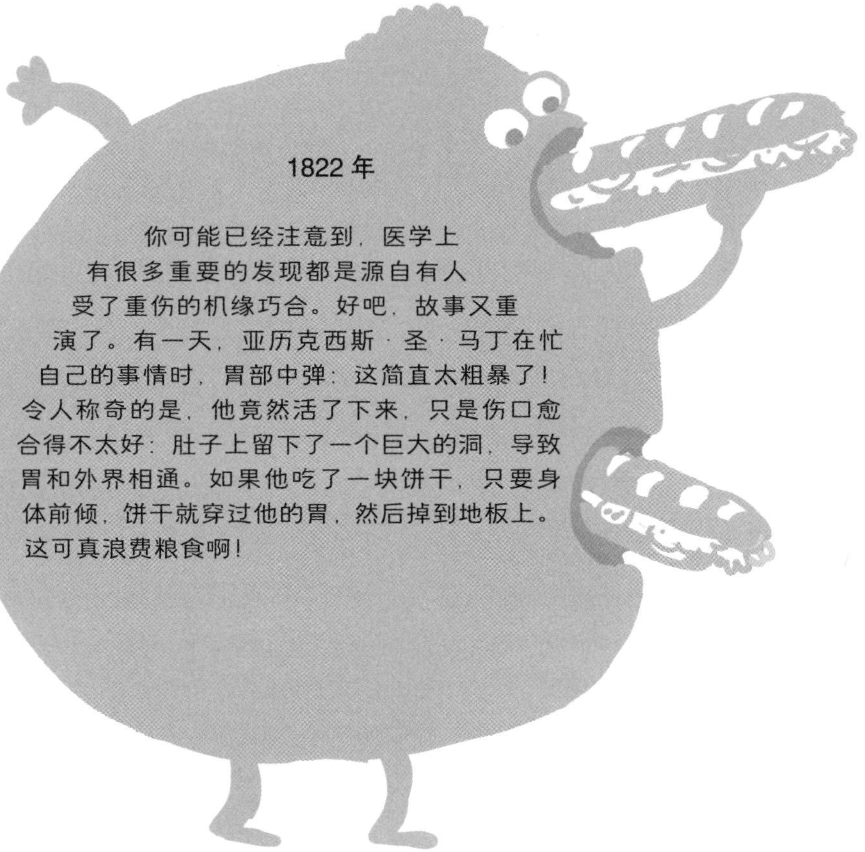
1822 年
你可能已经注意到，医学上有很多重要的发现都是源自有人受了重伤的机缘巧合。好吧，故事又重演了。有一天，亚历克西斯·圣·马丁在忙自己的事情时，胃部中弹：这简直太粗暴了！令人称奇的是，他竟然活了下来，只是伤口愈合得不太好：肚子上留下了一个巨大的洞，导致胃和外界相通。如果他吃了一块饼干，只要身体前倾，饼干就穿过他的胃，然后掉到地板上。这可真浪费粮食啊！

然而，一位名叫威廉·博蒙特的医生却被亚历克西斯肚子上的这个洞迷住了。他雇了亚历克西斯做他的仆人，负责砍柴、采买……也对他进行了可怕的试验。博蒙特对亚历克西斯进行了两百多个试验，其中一个试验里，博蒙特医生会舔亚历克西斯的胃。对不起，让我去吐会儿。好了……我回来了。无论如何，这些恶心的试验让博蒙特医生有了许多重要的发现。比如，当胃里有食物时，胃里会产生更多的酸。

**重要提醒：吃饭时别读这段。**1887年，一个艺名叫派托曼的男人走上了法国的舞台，这个名字的意思是“放屁师”。他可以用屁股做出很多令人难以置信的把戏。比如，随着法国国歌的曲调有节奏地放屁，用放出的屁吹蜡烛，唱出“老麦克唐纳有一个农场”（他竟可以用屁声模拟出各种动物的屁声）。

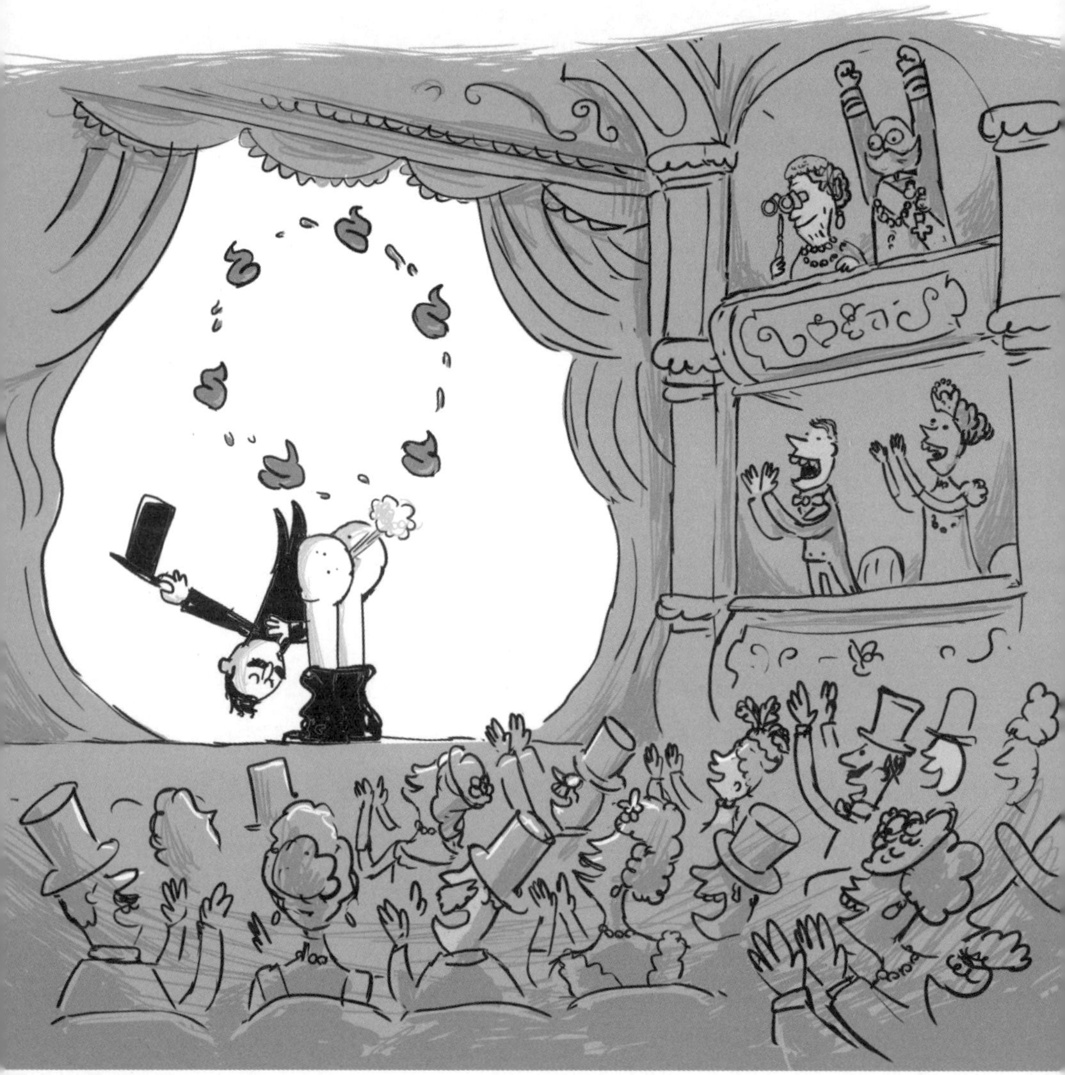

## 该内窥镜登场了

如今，如果医生担心病人的肠胃，他们可能会用一种叫作内窥镜的东西来检查里面。内窥镜是一个安装在细长弯曲管末端的微型相机，可以让医生们在屏幕上看到你的内脏，就像一个特别无聊的电视节目。但在摄像机和光纤电缆等技术出现之前，医生只能使用直管，因此看不到拐弯的地方。（除非你是外星人。你应该不是，对吧？）非常可惜，医生那时无法看到病人的胃，因为喉咙和食管实在太弯弯绕绕了。

1868年的一天晚上，一位名叫阿道夫·库斯穆尔的德国医生正在戏院里看戏。当他看到吞剑表演时，突然灵光乍

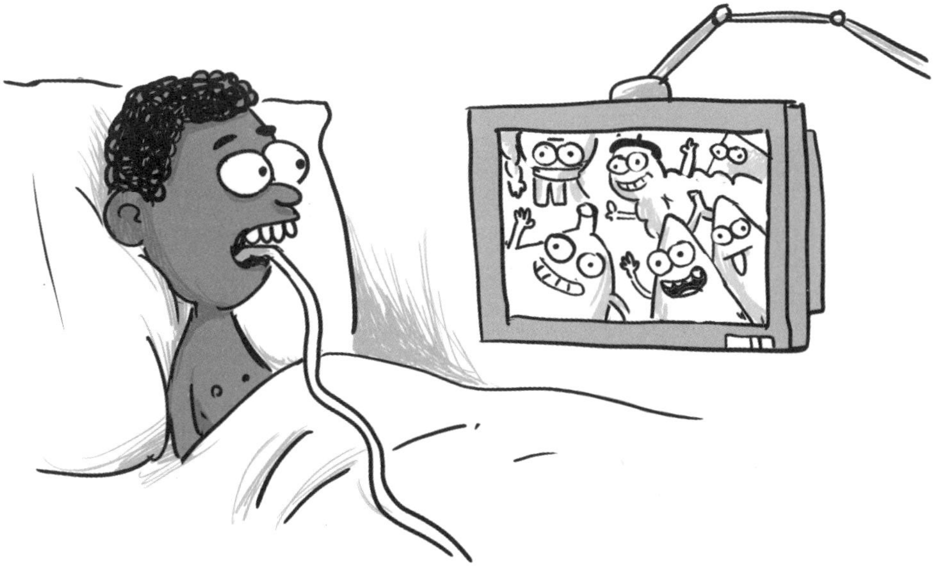

现：“哎呀，我想到了！我得问问他吞剑是怎么做到的，这样就可以制作一个可以看到胃的内窥镜啦！”估计当时剧院里的其他人可能都看着他说：“嘘！我们想在这里安安静静看演出！”

在那个时代，医生们已经基本上了解了我们的内脏是如何工作的，教科书也与今日没有什么区别。说实话，这些书挺无聊的。比如，我就看过一本足足227页关于痔疮的书，就是前面提到的那些“烂葡萄”的事。

听上去，总比你这本书要强吧。

——夏培拉大姨

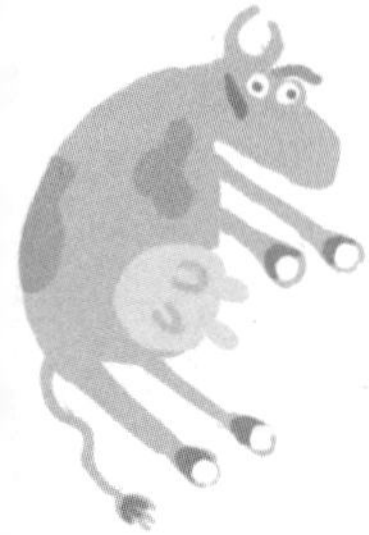

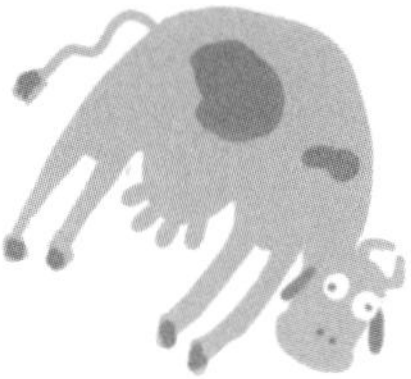

**2014 年**

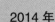

当时，在德国的一个牛棚里有九十头牛。它们正在开心地放着屁，空气里弥漫着的屁的浓度变得越来越高，突然，轰的一声，整个牛棚都炸了。虽然我们已经知道屁是易燃的，但这是第一次关于屁炸毁建筑物的描述。

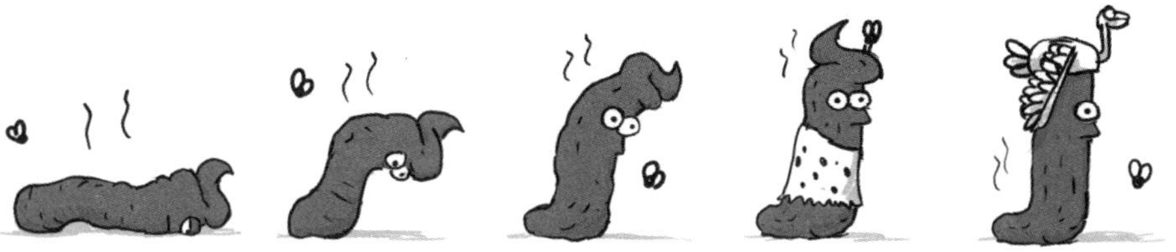

# 再聊聊大便吧

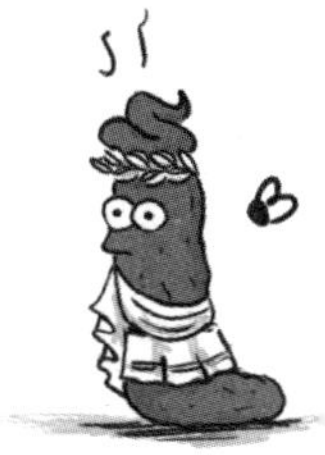

如果写胃肠的内容，怎么能不专门说说大便呢。如果我这样做了，你又要求退款，那就只能怪你自己了。大便一直以来还是那样，仍然是棕色的，仍然有臭味，尽管我们对它的处理方式已经改变了。如今，我们排便后会把粪便冲走，但在过去人们却用粪便当药。在古埃及，无论什么问题，医生几乎都会开点这种“药”。头痛吃点大便，在疹子上抹点大便。想怀孕吗？那就多吃点大便。我希望这些医生能顺带开点清新薄荷糖。

至少今天的医学不再使用大便了。不对，让我想想。有一种类型的肠道感染，抗生素治疗效果不好。于是，医生们想到，如果把健康人的一小块粪便放进病人的肠道里，就可以治愈感染。这种方法被称为“粪便移植”，如果把这种疗法直白地称为“开具便便”，估计医生可能会在病人面前大笑起来。

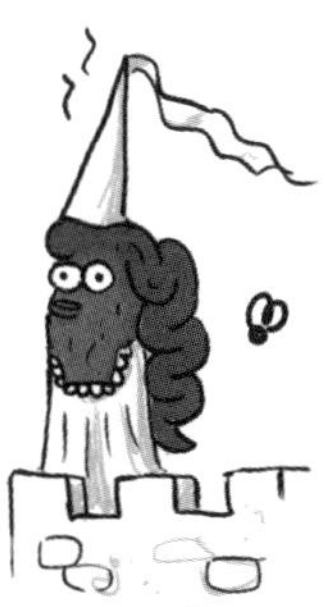

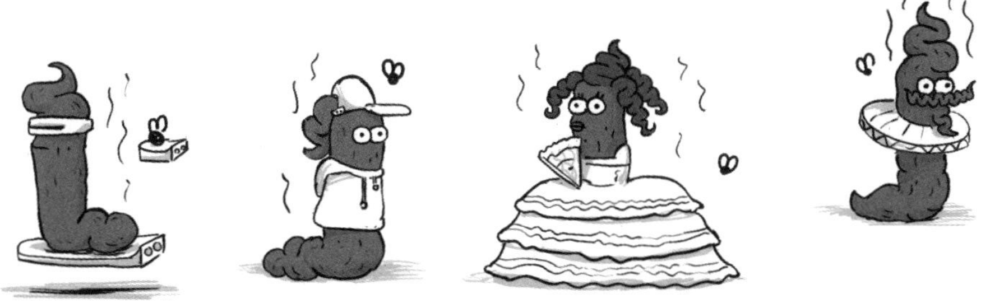

# 预测未来

现在，让我们听听我的机器人管家对未来有什么看法吧。他刚把我的床换了。不幸的是，他把我的床给换成了一辆独轮车。

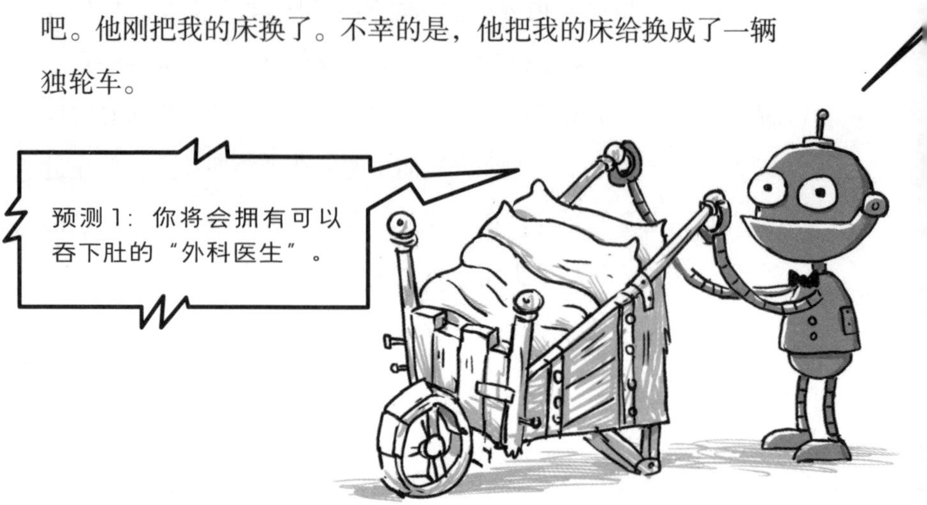
预测 1：你将会拥有可以吞下肚的“外科医生”。

直到最近，如果医生想检查你的肠道内部，他们需要往肠道里插一根管子，然后用内窥镜检查。显然，这种方法对病人来说，可不是什么有趣的事。所以，科学家们想设计出一种可以吞咽的胶囊，它在你的肚子里游动，就像在水上公园里一样，同时拍下数百张照片，直到你最终把它给拉出来。这种方法更容易，也更舒适，你只需要记住不要把它从马桶里冲走就行。一百年后，科学家们将发明出可以让医生在消化系统开展手术的微型胶囊，到时候，你所要做的就是吞下一个微型遥控机器人。

预测 2：我要憋不住了。

哦，天哪，希望没什么大事。

预测 3：你将
A8^YN@%Q%Q#DQFPFPQ%%

祝我早日康复吧。

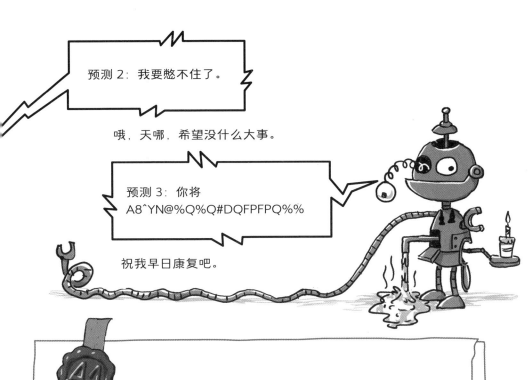

## 亚当的快问快答

问：医生过去是怎么缝合肠子的？

答：据我们所知，医生缝合人体内脏的最早记录出现在大约三千年前的古印度书中。他们用的是棉线吗？或许用的是铜线？还是抓来一些大蚂蚁，让它们先用嘴夹住伤口，接着拉拽它们的身体，直到在伤口上只留下一排排的蚂蚁头？没错，你猜对了！他们发明了一种由蚂蚁制成的订书钉。如今，外科医生仍然使用订书钉来缝合肠道（所幸现在不再需要蚂蚁在这个过程中被斩首了）。

问：一个屁是如何杀死了一万人？

答：你也许认为你的屁就已经极具破坏性，最糟的情况不过就是让每个人都捂住鼻子离开房间。（也许还会让人想吐。）然而，在几千年前的耶路撒冷，一名罗马士兵用一个屁就杀死了一万人。当然，并不是因为这个屁有毒，导致这一万人窒息，毕竟那个时代还没有烤豆子。当时实际情况是，他拉下裤子，向一群人放了一个大屁，人们觉得是遭受了奇耻大辱，于是引发了一场巨大的骚乱，伤亡惨重。我想，这个故事还有一层寓意：三思而后行。

问：大恶臭是怎么回事？

答：这不仅是医生对你屁股的称呼，而且还特别指代1858年中的几个月，这个词一直沿用至今。当时，有大量粪便被倾倒在泰晤士河上，导致伦敦变得臭气熏天，许多人因为供水污染而生病。这件事，催生建成了一个新的下水道系统，用以阻止粪便进入人们的饮用水中。

问：为什么古罗马人要躺着吃饭？

答：你可能看过一些图片，皇帝躺在巨大的沙发上，而仆人们把葡萄剥好，放进他们的嘴里。究其原因，是因为他们懒惰、专横，想炫耀自己的重要性，不能做把食物塞进自己的嘴里这样“掉价”的事情。从医学上讲，这样做并无益处，所以恐怕你不能拿医生当借口，要求每天在床上吃晚饭。事实上，躺着吃东西对你是有害的：这会使胃酸从你的胃中溢出进入食管，引发疼痛。（这种情况不应被称为烧心[I]，因为它与心脏无关。也许是因为食管灼伤太难拼写了？）

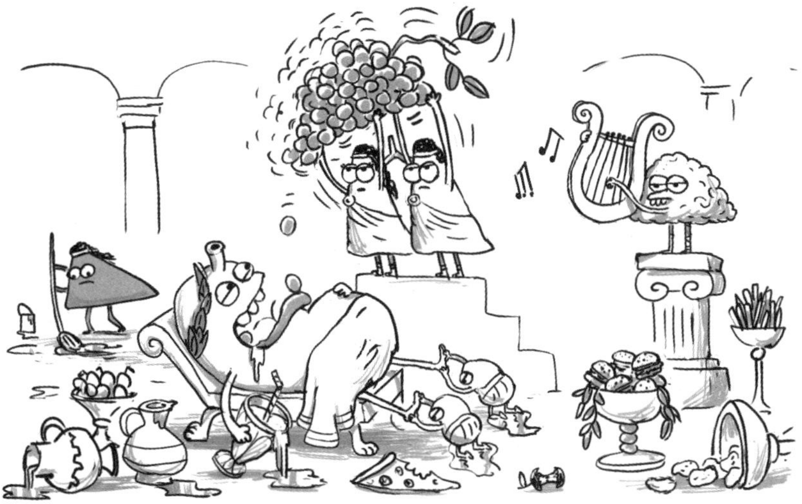

I 烧心：heartburn。食管灼伤：oesophagusburn。

## 千真万确 or 纯属扯淡

莎士比亚爱用放屁开玩笑。

【千真万确】莎翁是有史以来最好的作家，但他却热衷于放屁的笑话。他的剧本中至少有六部包含了关于放屁的台词。例如，在《错误的喜剧》中，一位名叫德罗米奥的仆人说："先生，有人说话如同放屁。"嗯，这句台词确实并不高雅。因此，当老师建议你读一些莎士比亚的作品时，你可以说这对你实在是冒犯，你应该读一本更明智、更合适的书。比如，我这本书。

我才不上当。——夏培拉大姨

古罗马人用腹泻出的便水来漱口。

【纯属扯淡】这纯属胡说八道。即使是古罗马人，也干不出那样奇怪和恶心的事来。不过，他们确实热衷于喝尿，甚至夸张到要从其他国家进口尿液。更神奇的是，尿居然发挥了功效。因为，尿中含有氨这种物质。这种物质至今仍能在清洁产品中被找到踪影。因此，即使古罗马人呼气很臭，就像……刚喝完尿的味道，但他们的牙齿看起来却又白又亮。（我的律师奈杰尔要求我明确指出，大家都不应该用尿液漱口。）

古希腊的医生会品尝你的呕吐物。

【千真万确】我庆幸自己没在古希腊当医生。首先，我不会说古希腊语。其次，一些历史学家认为，当时的医生们是通过调查病人的呕吐物来找出病人的症结所在的。因此，只关注呕吐物的颜色和质地（这已经够恶心了）显然不够，还得亲自尝一尝味道。一旦他们告诉我这属于医生的职责要求，那我百分之百从医学院退学。那他们又是如何让病人呕吐的呢？这里有各种各样的把戏：从喝一壶盐水，到吃剪下来的脚指甲。啧啧……我刚写完就觉得恶心了。先让我缓缓吧，哕（yuě）……吐完好多了。

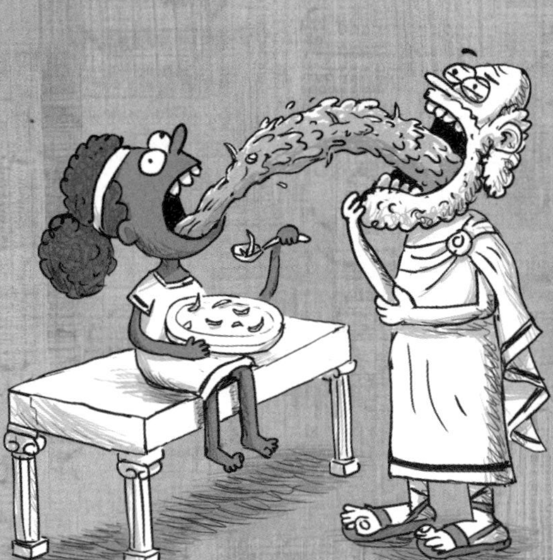

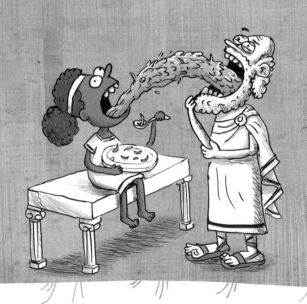

# 疯狂疗法

你晚上磨牙吗？现在的医生可能会建议你在被窝里戴上护齿器。但在几千年前，这种做法会让人难以接受。事实上，当年他们的做法更令人难以接受。古代的医生会建议你把一个骷髅头放在枕头上。然后，每天晚上你必须亲它几次，或者狠狠地舔几下。戴护齿器和舔骷髅头你自己选一个吧！他们认为磨牙是你在睡梦中与鬼魂说话的表现，也许舔骷髅头会有所帮助。这谁受得了！

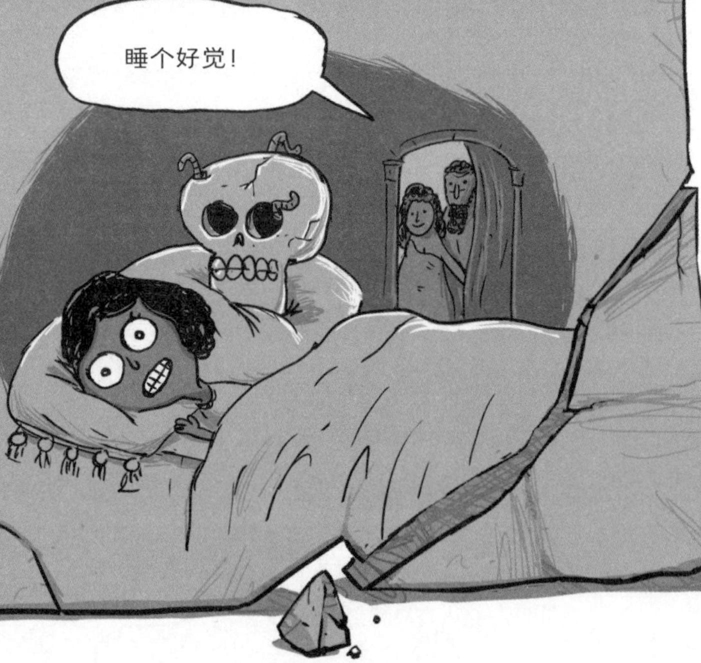
睡个好觉！

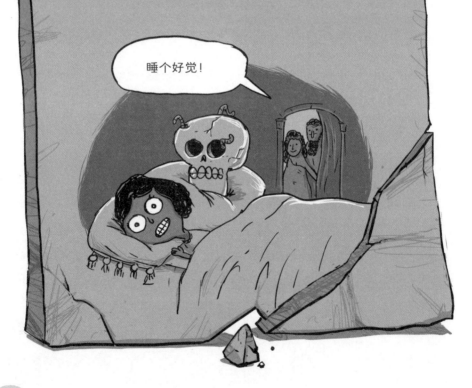

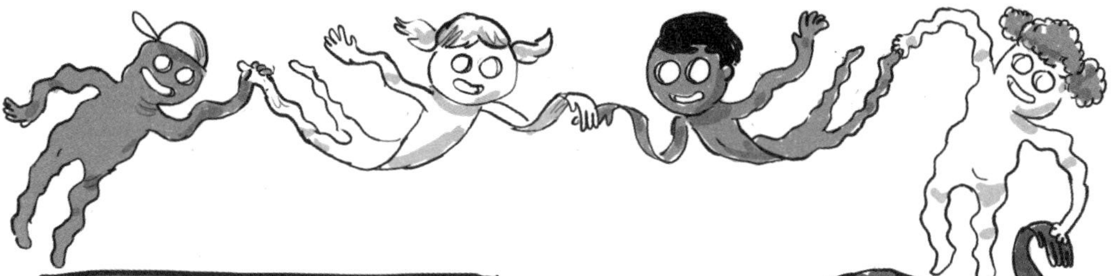

# Y 脚趾脱落，用磨碎的老鼠洗头

## （皮肤篇）

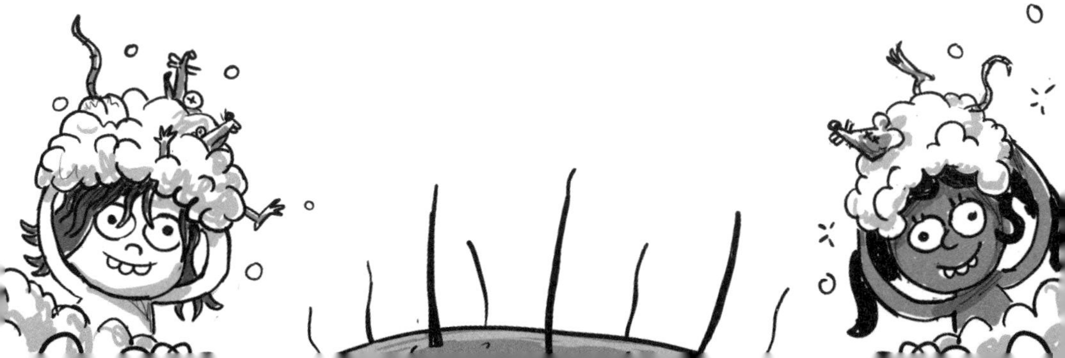

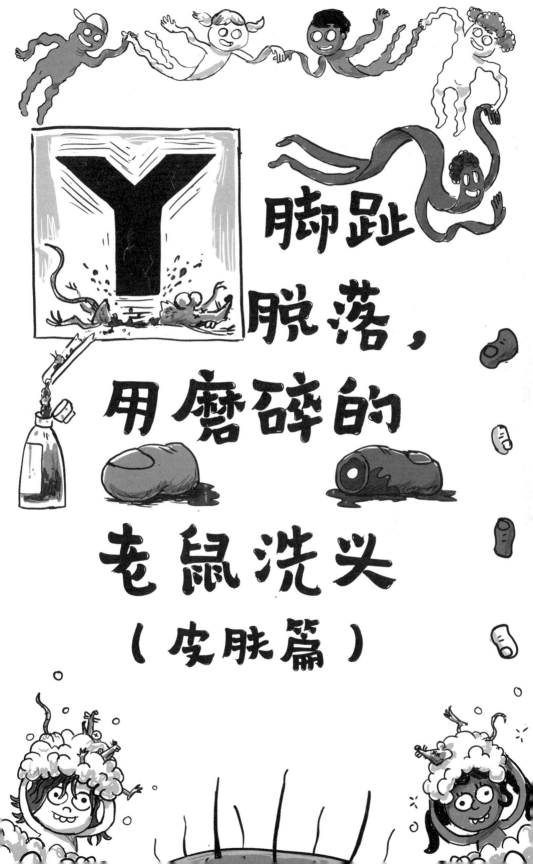

轮到聊聊咱的皮肤了，这可是你每天早上照镜子时就能看到的器官。（如果你照镜子时看到了你的心、肺或肠，那就请立即打电话给医生。）你没看错，皮肤确实是一个器官。它不仅是你身体外边包裹的一层特殊“橘子皮”，也是你身体的一个重要组成部分。事实上，它还是人体最大的器官。但它算在身体上呢，还是算在身体外呢？甭管怎么说，它就是人体最大的器官。接下来，就让我们一起来回顾下历史上那些美丽的青春痘。对不起，我想说的是那些最好的皮囊。

我们也顺带谈谈毛发，就是你自己身上那些内置的波波头帽子和毛毯。当天气冷的时候，看到皮皮，我就希望能有一身它那样的厚外衣。其实，我确实有一件很厚的外套，但那毕竟是我在商店里花钱买的啊。当我们还是原始人的时候（那可是很久远的事了），我们也曾经全身都是毛发。事实上，我们并没有真正褪去毛发，我们的毛发都能和黑猩猩媲美了。唯一的区别是，我们的毛发薄了很多，所以你几乎看不到我们身体上大部分的毛发。可能你的叔叔是个例外，他衬衫下面看上去好像掖了一个迎宾垫，而且耳朵眼里都像藏了一把刷子。目前还没搞懂为什么现代人的毛发变得不那么浓密了，但这也不见得是坏事。试想如果还是那么体毛浓密，我们就得不断地梳脸，去理发店时还得花上一大笔钱。

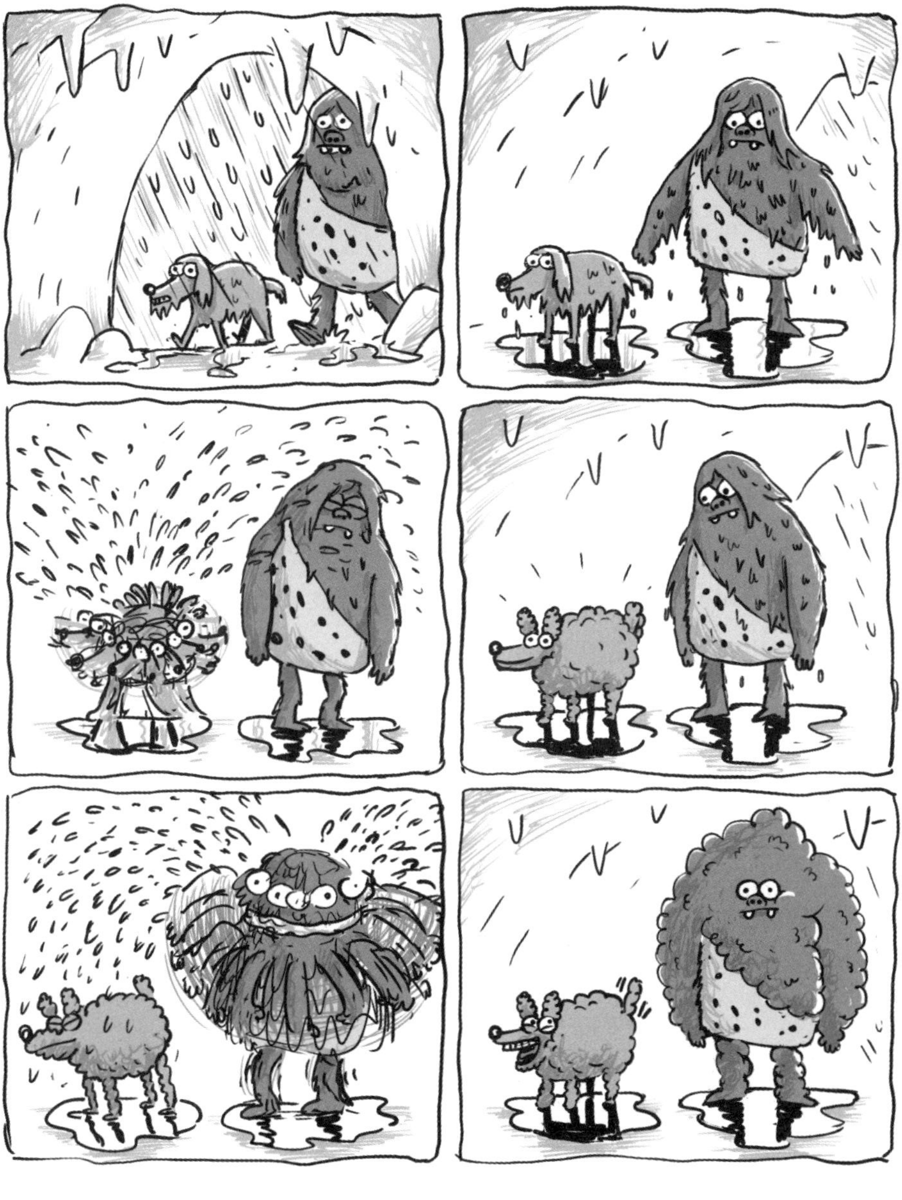

# 古埃及

虽然古埃及人把大脑看作一个无用且奇怪的豆袋，而且认为可以通过戴项链来治愈胃痛，但他们却对皮肤非常了解。他们非常重视个人清洁。（你估计能从他们那里有所借鉴。我无意冒犯，但你的袜子可能都已经蹿出味来了。）古埃及人会定期洗澡，遗憾的是他们没有玩具小黄鸭伴浴。他们确实发明了除臭剂。但出于某种原因，这种除臭剂是用面糊做成的。也许是因为，他们觉得面糊难以下咽，于是就藏在了腋下，让他们的父母觉得面糊都被吃光了。

得益于古埃及人喜欢用绷带把自己缠成一个卷（木乃伊），因此当时很多人的遗体都保存得不错，我们也得以对他们身体上各式各样的肿块、凸起、疖子和水疱等进行深入探究。他们面临的皮肤问题基本上和我们现代人的差不多，比如湿疹和头虱。但如果我告诉你他们治疗皮肤疾病的方法与我们现代的方法“略微不同”时，希望你不会被吓晕。（如果你确实晕倒了，我只能深表歉意。）

如果意外割伤了自己，他们会用生肉来搞定。（嗯，他们用米糊涂抹伤口，然后再用牛肉当作绷带。我估计那时还没有药师，所以他们只能在厨房里就地取材了。）

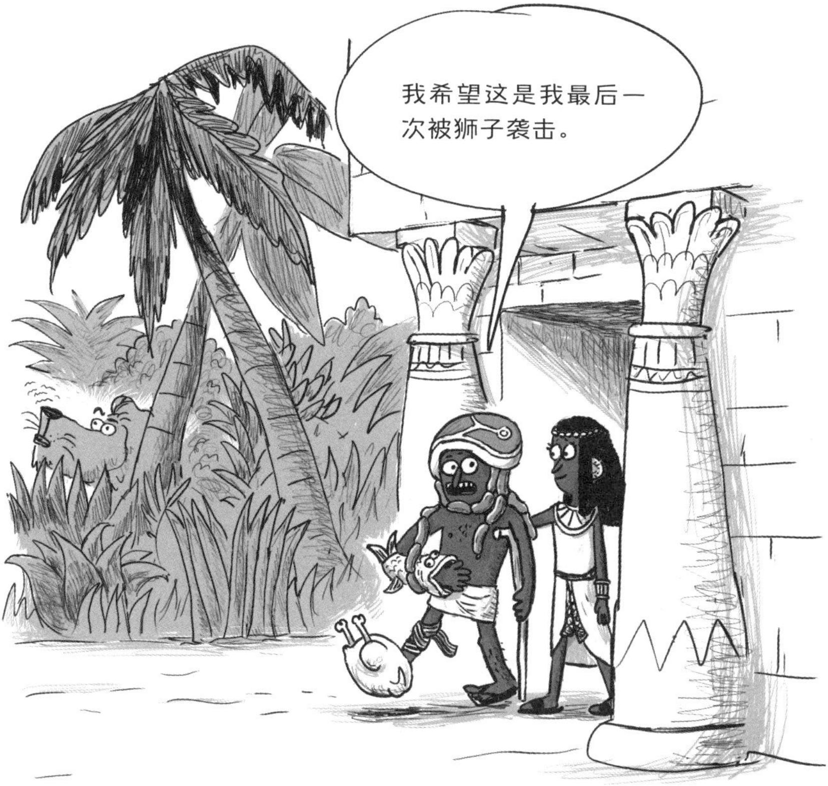
我希望这是我最后一次被狮子袭击。

此外，如果皮肤有斑块，他们就在上面涂一些蜂蜜。我不知道蜂蜜是否有助于祛斑。也许他们的目的是吸引一大群苍蝇围着他们的脸打转，如此，就没有人能看到满脸的青春痘了。

如果他们的伤口流出脓液，古埃及人则会把一片发霉的面包拍在上面。（他们的食物真是拿来吃的吗？还是只是单纯用于急救？）他们可能在打发霉面包的主意——还记得亚历山大·弗莱明用一种霉菌制造出青霉素的故事吧。你怎么看呢？反正我是服了。

这是开玩笑吗？太可怕了。我奉劝你改姓，这样就不会有人知道咱们是亲戚了。

——夏培拉大姨

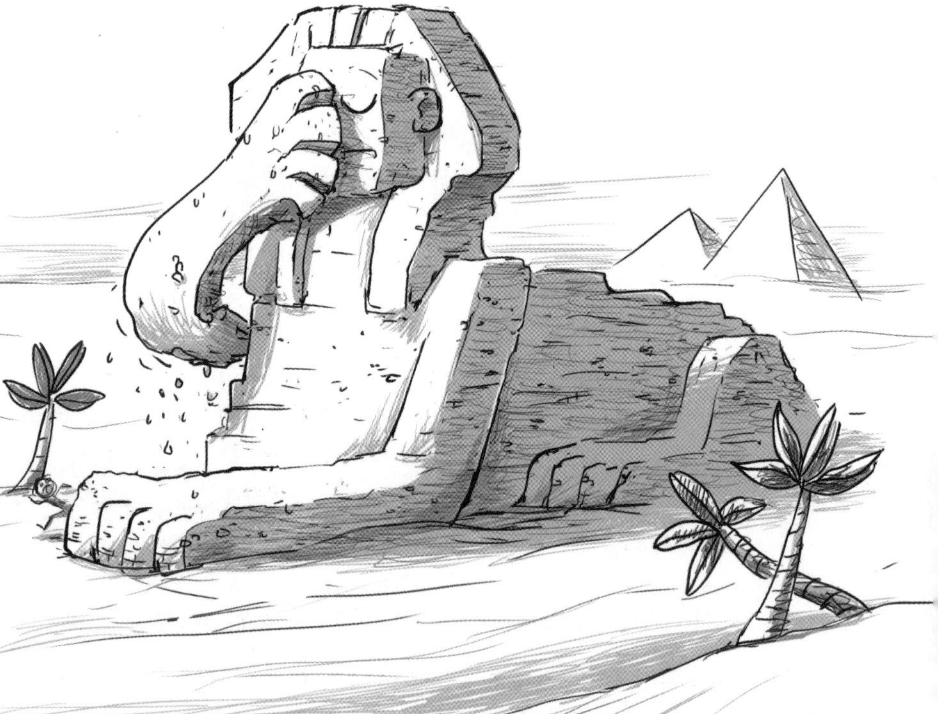

# 古希腊

古希腊人并不真正了解皮肤。亚里士多德认为，皮肤是下面的肉变得又干又硬的产物，就像蛋挞放久了一样。但他们确实认识到了一件非常重要的事情：皮肤需要防晒。他们试图用橄榄油摩擦全身来做到这一点。如果你想知道这是否有效，想想当你把土豆刷上橄榄油再扔进烤箱会发生什么……它们被烤得嗞嗞作响。

另外，古希腊人对秃头也有一些不同寻常的想法。他们认为男人比女人脱发严重，更多是因为他们更火热。不是说他们有多吸引人，就是单纯字面的意思，他们更“热”。那些希腊天才认为，男人的身体就像一个炉子，会把他们头上所有的头发都烧光。（但这一理论并不能很好地解释男

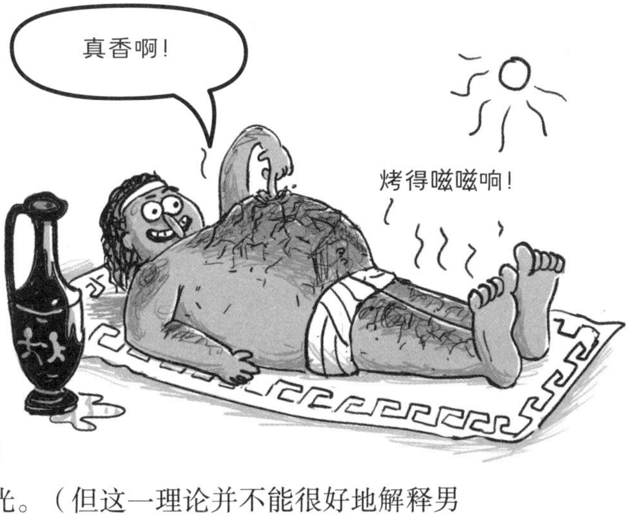
真香啊！
烤得嗞嗞响！

人浓密的胸毛。）

于是，我们的老朋友希波克拉底想出了一种治疗脱发的方法。他用孜然（好吃）、萝卜（好吃）、荨麻（不好吃）以及鸽子粪（什么玩意儿）混在一起做成了面糊。嗯，这种治疗方法的效果堪比我教皮皮学说西班牙语。

## 古罗马

古罗马人认为外表“美丽”意味着内在健康，这显然是彻头彻尾的胡说八道。首先，无论你长什么样，你都是美丽的。你的美丽与那些白痴说的你应该拥有的一系列特征毫无关系。其次，你的鼻子形状或头发颜色与你的健康根本无关！我可以证明这一点：我赶公交车时上气不接下气，坐上足足半个小时才能缓过劲来，但这丝毫不妨碍我是世界上最英俊的男人。

别扯了！你的颜值顶多媲美我的宠物狼蛛。

——夏培拉大姨

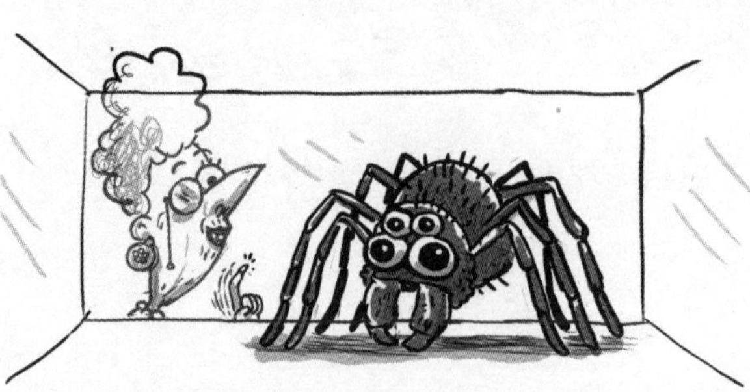

如果古罗马人发现身体表面有任何瑕疵，他们就会涂上大量的化妆品来掩盖。那时的化妆品是用羊汗、马尿、醋、鸡蛋和洋葱之类的东西混在一起做成的。说实话，我宁愿长青春痘，也不愿意抹这个。我不知道这种粗蛮的治疗方法是否有效，但它一定让抹的人闻起来像从垃圾车里钻出来的。如果你真的很有钱，当时可能有幸能用到一种很贵但也极其危险，同时也非常难闻的化妆品。没错，你将有机会用鳄鱼的大便来愉快地擦脸。

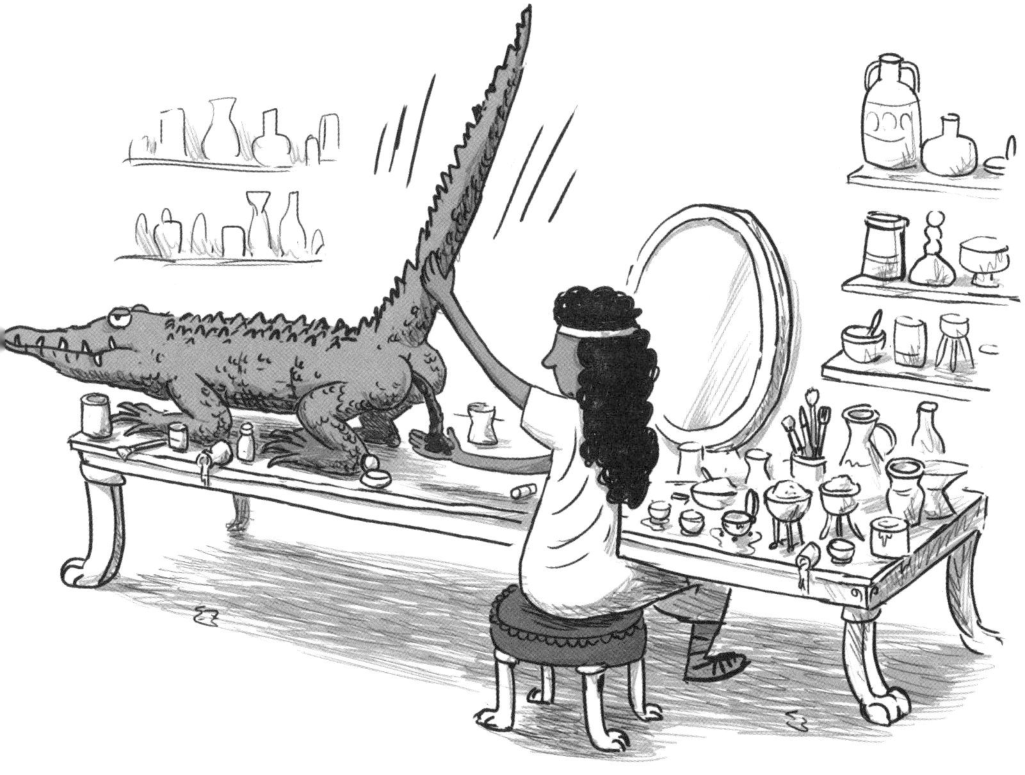

如果你想消除皱纹，可以泡上一个澡。但既不是泡泡浴，也不是玫瑰花瓣，而是驴奶。别害怕，不关屁股[1]的事。驴子的奶既没啥用，听起来也不是特别有趣。我宁愿在一大盆热巧克力里洗澡，再加上一些棉花糖就更棒了。

在古罗马，很多人都给自己上了色，就是染头发。如果你想要浅色的头发，那么你可以把头发浸在醋里，甚至还可以撒上些金粉。如果你想让头发看起来更深些，那么你可以用腐烂的蚂蟥和红酒的混合物来抹头发。用完后你的头发会变得又黑又好看，但代价是闻起来像僵尸的内裤。

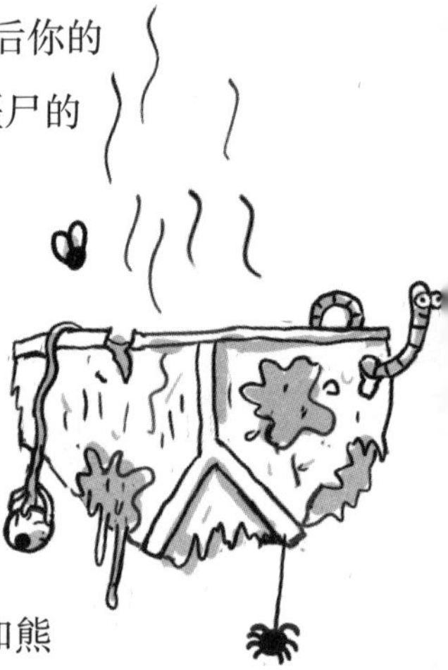

古罗马人如果发现自己掉头发了，他们会认为这是因为整天戴着沉重的头盔。这简直是无稽之谈。罗马皇帝尤利乌斯·恺撒特别担心掉头发。为了让头发长回来，他发明了一种洗发水，是用马的牙齿、磨碎的老鼠和熊

1 ass在英文里既有屁股之意，也可以指驴。

的皮下脂肪制成的。但这个药根本不起作用，这个配方也就被束之高阁了。（我估计，马、老鼠和熊听到这个消息，应该会很高兴吧。）

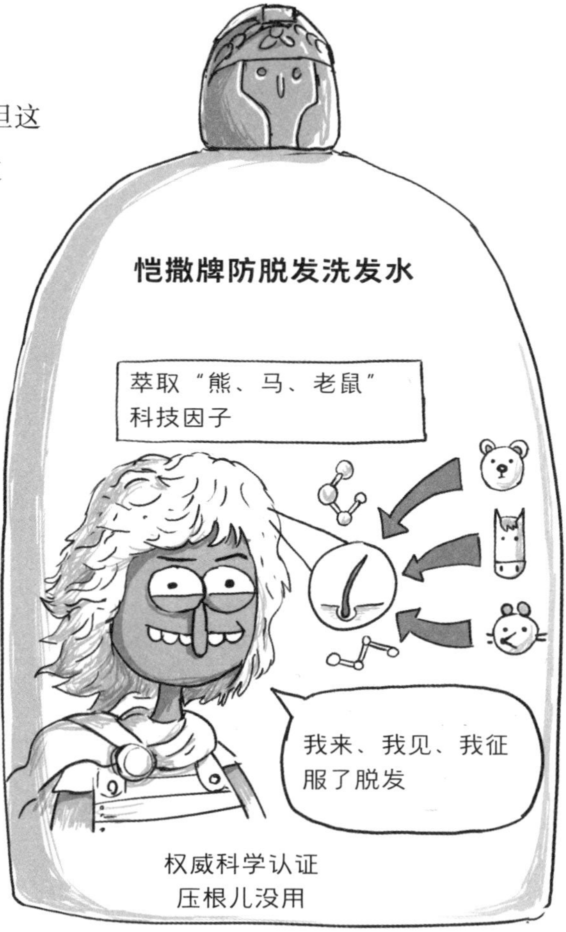

恺撒牌防脱发洗发水
萃取“熊、马、老鼠”科技因子
我来、我见、我征服了脱发
权威科学认证
压根儿没用


最终，恺撒想出了一个与众不同的方法：他用月桂叶做了一种头带，这样就不会有人看到他的秃头了。这也就解释了为什么后人看到他的画像有种他刚和树篱笆比赛摔跤比输了的感觉。

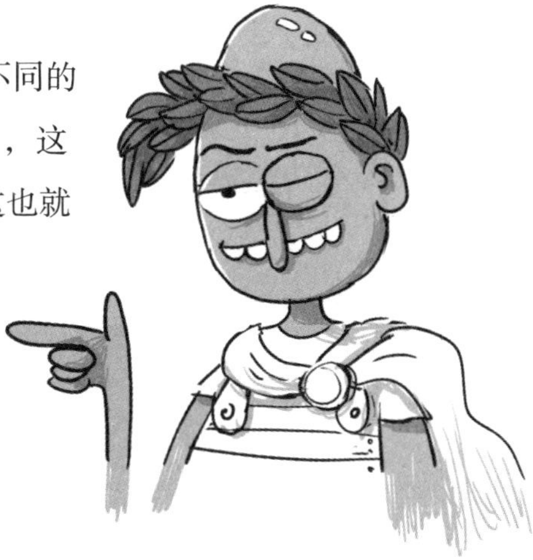

# 闪光年代（中世纪）

当谈到“闪光年代”（或者说中世纪，如果你出于某种愚蠢的原因，非要继续用这个老套的术语）时，你可能联想到了臭味扑鼻。我不怪你，毕竟他们那时常常把一桶桶的粪便从窗户直接扔到大街上。（我的律师奈杰尔让我提醒大家，你永远不应该把一桶桶的粪便扔到窗外，你应该倒进厕所。如果你爸爸恰巧就在窗户下面，那就有好戏看了。）

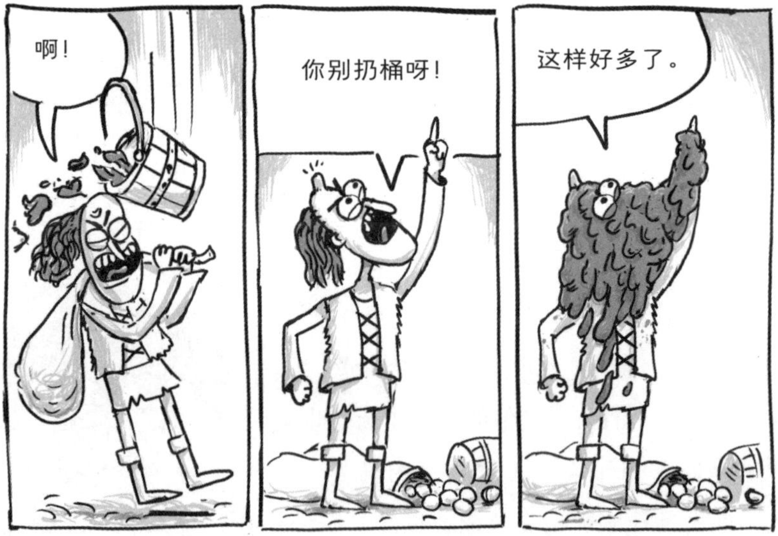
啊！
你别扔桶呀！
这样好多了。

如果说中世纪的人不洗澡，这绝对是误传。事实上，他们非常重视清洁，不仅定期洗澡，还认为洗澡可以治愈各种疾病，包括头痛和腹泻。（我希望他们的腹泻不太严重，否则洗澡水很快就会变成棕色啦。）

我这辈子都没有受过这等侮辱。你有大麻烦了，年轻人！

——夏培拉大姨

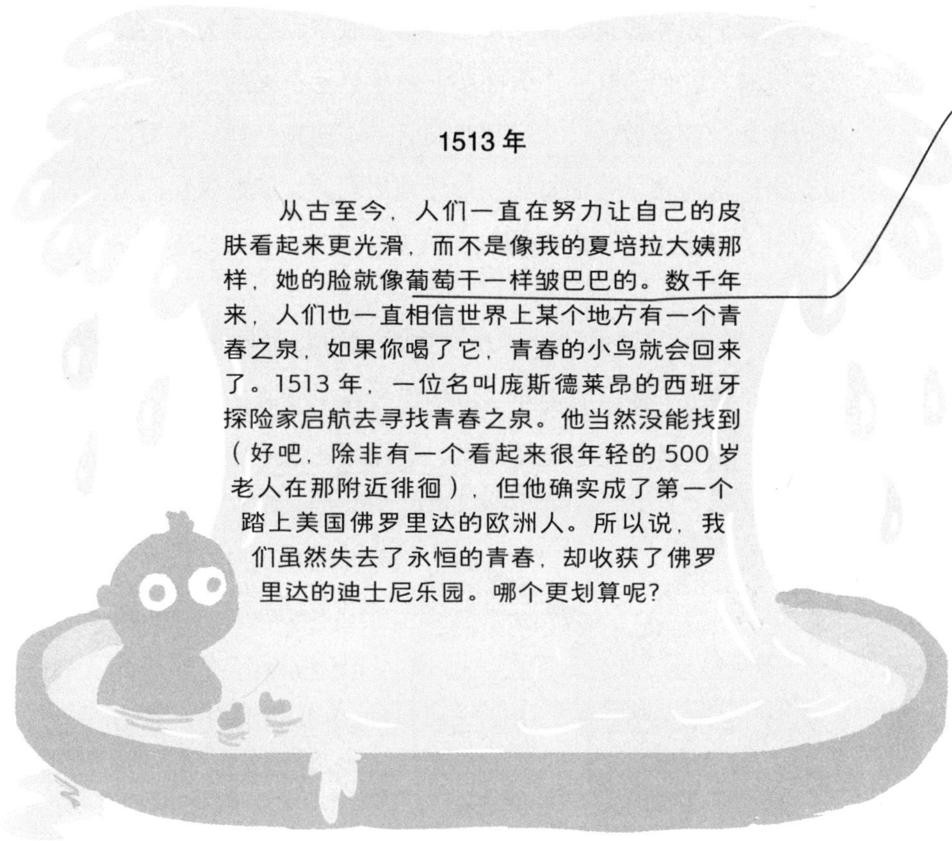

### 1513 年

从古至今，人们一直在努力让自己的皮肤看起来更光滑，而不是像我的夏培拉大姨那样，她的脸就像葡萄干一样皱巴巴的。数千年来，人们也一直相信世界上某个地方有一个青春之泉，如果你喝了它，青春的小鸟就会回来了。1513 年，一位名叫庞斯德莱昂的西班牙探险家启航去寻找青春之泉。他当然没能找到（好吧，除非有一个看起来很年轻的 500 岁老人在那附近徘徊），但他确实成了第一个踏上美国佛罗里达的欧洲人。所以说，我们虽然失去了永恒的青春，却收获了佛罗里达的迪士尼乐园。哪个更划算呢？

不过，在中世纪，不是所有人都那么爱干净。西班牙女王伊莎贝拉曾吹嘘自己一生只洗过两次澡！她估计闻起来就像下水道里的馊萝卜一样，但肯定没有人会说破，毕竟谁也不想身首异处。既然说到了头，那就再说说头虱吧，无论你住在宫殿里还是流浪在公园长椅上，你都有可能染上虱子。不过，当时的人们并没有称它们为虱子，而是称呼它们为“有脚的蠕虫”，这听起来更恶心（而且在生物学上非常不准确）。我们现在知道，你之所以会染上虱子，是因为人们靠得很近时，它们会从一个人的头上跳到另一个人的头上，就像动作片中的英雄从一个屋顶跳到另一个屋顶一样。在中世纪，人们认为虱子是如奇迹一般凭空出现的，就好像它们是被从“虱子星球”传送来的。

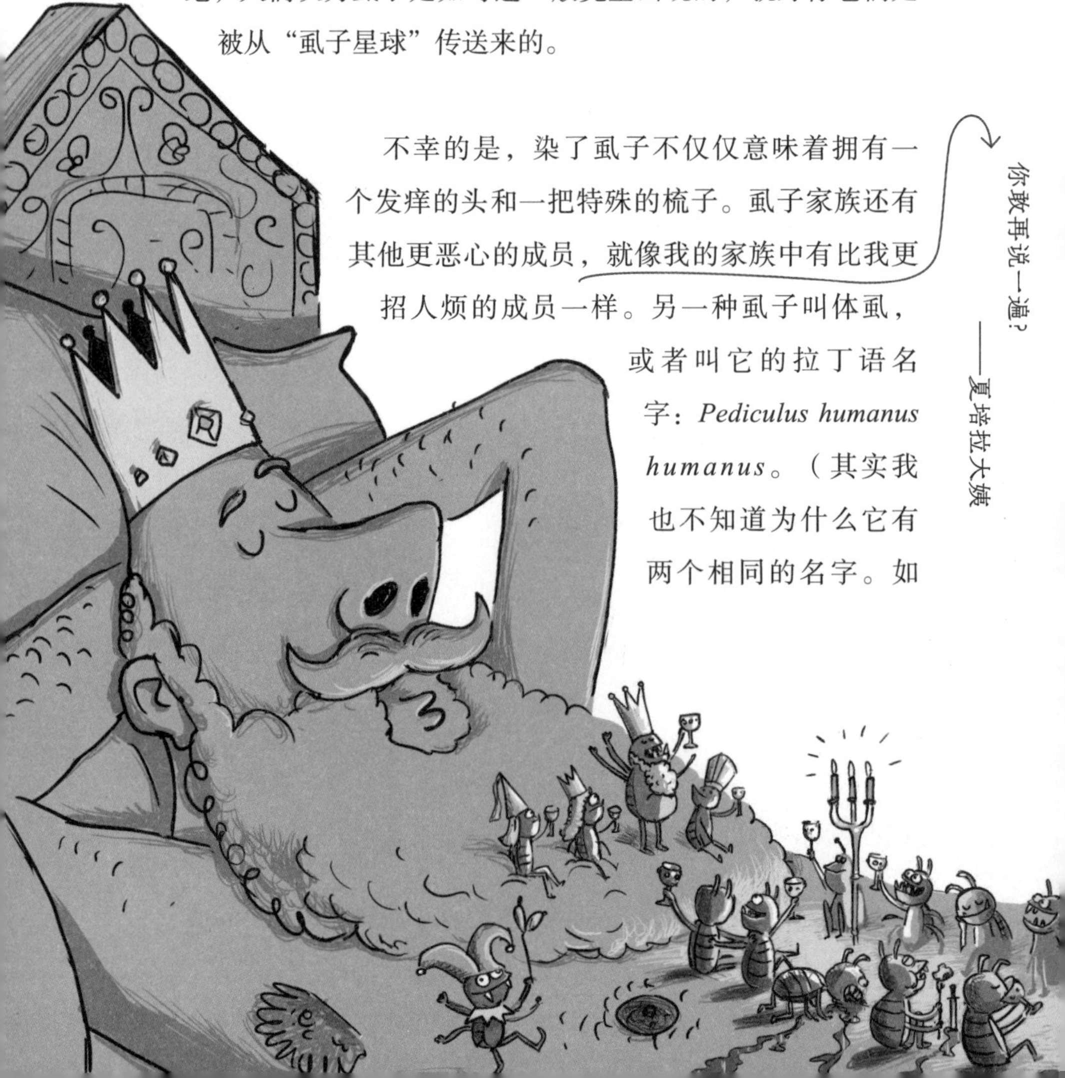

不幸的是，染了虱子不仅仅意味着拥有一个发痒的头和一把特殊的梳子。虱子家族还有其他更恶心的成员，就像我的家族中有比我更招人烦的成员一样。另一种虱子叫体虱，或者叫它的拉丁语名字：*Pediculus humanus humanus*。（其实我也不知道为什么它有两个相同的名字。如

你敢再说一遍？

——夏培拉大姨

我看应该叫“亚当·傻子·傻子”才对。——夏培拉大姨

果我被叫亚当·凯·凯的话也会一头蒙。）头虱不会传播疾病，但体虱会。如果染了体虱，就如同给它们办了一个人体大派对。

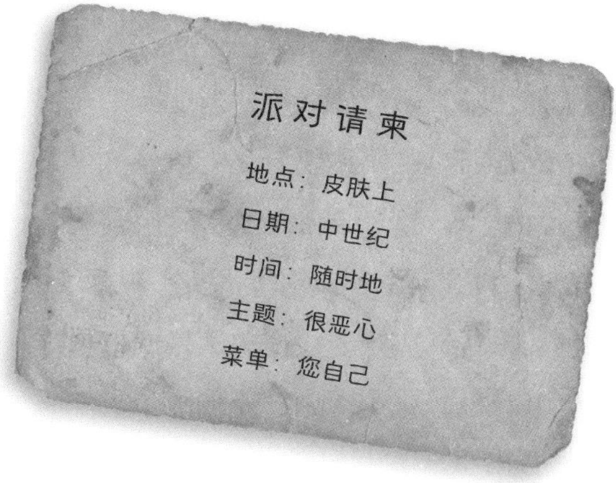
派对请柬
地点：皮肤上
日期：中世纪
时间：随时地
主题：很恶心
菜单：您自己

被体虱叮咬时，可能会感染一种名为斑疹伤寒的疾病。因为可以用抗生素治疗，斑疹伤寒现在已经非常罕见了，但在中世纪，它是一种特别严重的疾病。斑疹伤寒首先导致严重的头痛和高热，然后是覆盖全身的皮疹。而这仅仅是一个开始！接下来，病人的脸会肿起来，而且会出现奇怪的举止，比如裸体狂奔和尖叫。听起来就很糟糕。

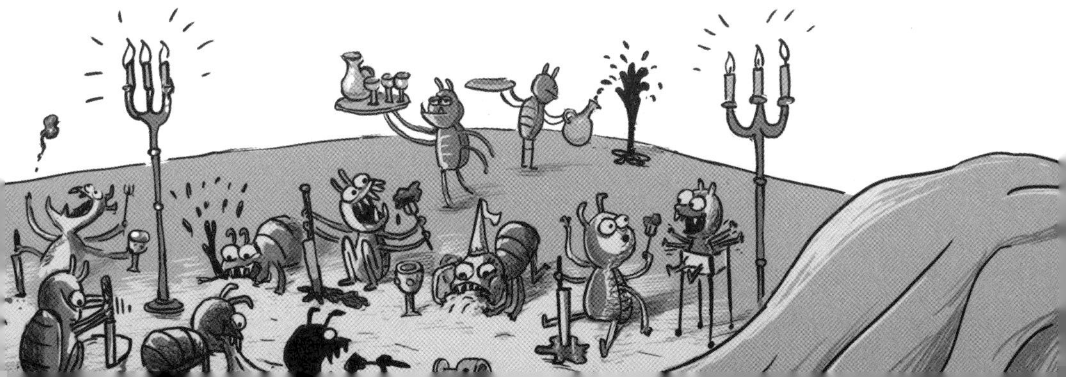

别分神，这才只到病程的半截。接着，病人就体力不支一病不起，直到手指和脚趾开始腐烂，闻起来就像我公寓拐角处外卖店的后街，那里差不多有一年没有人收垃圾了。我可不推荐。（无论是伤寒还是外卖。）那然后呢？唉，哪还有然后……病人一命呜呼了呗。

在中世纪，上流社会的人非常热衷于防晒。这并不是因为他们知道太阳会伤害他们的皮肤引起皱纹（脸看起来就像一张皱巴巴的纸），也不是因为他们了解晒伤会导致癌症。他们之所以不想晒黑，是为了给周围人营造自己地位高的印象，只有农夫才会晒黑，他们怎能同流为伍。（这些时髦的人真可怕。）那时，防晒霜还没有发明出来，他们用面罩来抵御阳光的照射，当然不像我们戴口罩是为了抵御冠状病毒。当时的面罩还没有设计出绑在耳朵上的绳子，因此只能通过咬住面罩将其固定。

老实说，我家狗皮皮来设计都比这强，你怎么能一边咬着口罩，一边点午餐呢？你可以试着“咬牙切齿”说：“请给我一杯巧克力奶昔和大份薯条。”服务员可能会听错你的话，给你一杯香蕉奶昔（太恶心了）。更糟糕的是，你咬着面罩怎么吃午饭呢？

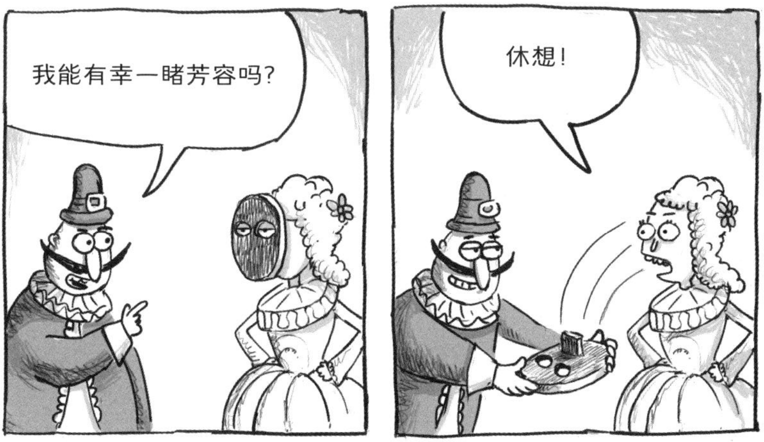
我能有幸一睹芳容吗？
休想！

## 这真是一个器官

直到15世纪，人类才意识到，皮肤并不只是阻止内脏掉到人行道上的包装纸，还有其他功能。这一切都要归功于一个名叫安德烈·维萨里的人。他对皮肤进行了细致观察，发现它是由各种不同的层次组成的，有可以出汗的毛孔，还有可以感知的神经。

## 关于安德烈·维萨里的五个事实和一个谎言

1. 他本来的姓是范·韦塞尔（Van Wesel），但他自己改了，为了让名字听起来更时髦，更像拉丁语。［而不像是一只黄鼠狼（weasel）］

2. 他在大学非常优秀，刚毕业就被大学任命为外科教授。是个了不起的学霸。

3. 他发现女人只有一个子宫，而不是三个。

4. 几千年来，人们都认为男人的牙齿比女人多，直到维萨里数了一遍，才证明这是错误的。

5. 他发现神经是实心的，而不是充满魔力的空心管。

6. 有一次，当他在解剖一具尸体时（说真的，这些家伙中就没有人把网球当成一种爱好吗？），他注意到心脏还在跳动。哎呀，这个人还活着哪！他是因为解剖而最终导致的死亡。因此，维萨里因谋杀罪被捕了，关了三天！

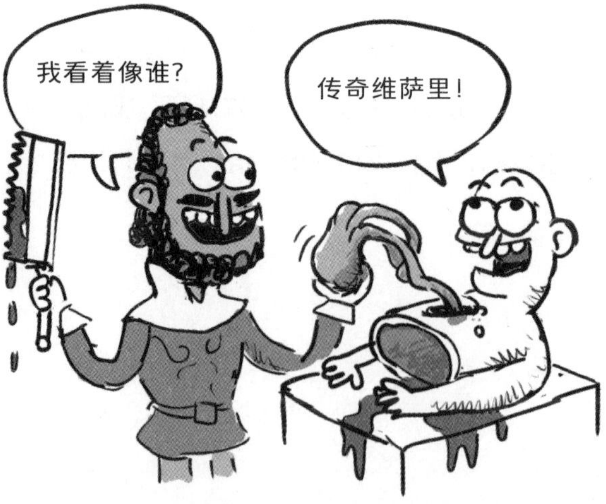
我看着像谁?
传奇维萨里!

3. 这不是真的，但医生过去确实认为子宫分为两个不同的部分（基于双胞胎的推测）。维萨里只是证明了子宫中间没有隔膜。

# 关于士兵袜子的可怕真相

打仗可不是什么好玩的事情。你要去离家很远的地方，到处都是炸弹，那些素不相识的人还试图杀死你。我可不推荐这项活动。而且，这还不算最糟糕的。在第一次世界大战中，士兵们的皮肤也试图谋杀他们。当时，士兵们在战壕里战斗。战壕基本上是在地上挖出的那种长沟：潮湿、泥泞、瘆人，甚至比你的卧室还臭。

士兵们在这种潮湿的条件下一待就是几个星期，从不换袜子或鞋子（战壕里可没浴室和洗衣机），这最终导致了一种叫“战壕脚”的疾病产生。士兵们的脚因为特别潮湿，导致肿胀进而溃烂。通常，得了战壕脚的士兵无法脱下靴子，因为他们的脚实在肿得太厉害了。如果他们真的脱了下来（对不起，这句话即将变得恶心），有时脚的一些碎片就会留在靴子里了。

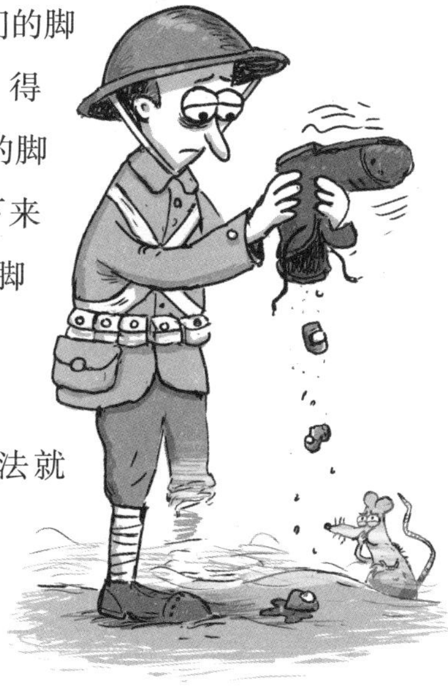

这种脚疾噩梦最终得到了解决，办法就

是强制每个士兵都有一个脚搭子，每天互相检查一次对方的脚，看看有无病变，并用鲸脂制成的油互相涂抹足部。（说真的，这些年来有没有不涉及动物参与的奇怪疗法？）

一些士兵还会被冻伤，这通常发生在极度寒冷的时候。你的手指和脚趾会变得苍白和麻木，如果不尽快升温，就会在皮肤下形成晶体——就像人型冰棍一样。在严重的情况下，手指和脚趾甚至不得不截肢。（我的律师奈杰尔让我提一嘴，这些被截掉的手指和脚趾实际上不是真正的冰棍，在任何情况下都不应该在阳光明媚的公园里大快朵颐。）

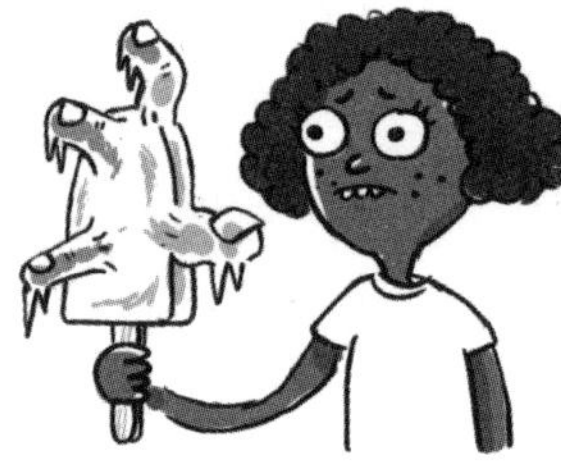

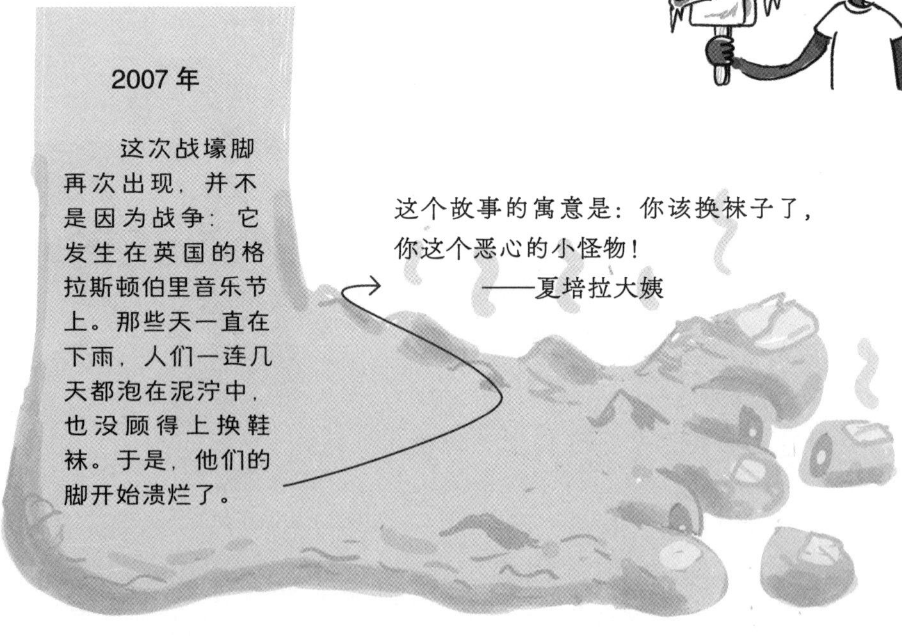
2007 年
这次战壕脚再次出现，并不是因为战争：它发生在英国的格拉斯顿伯里音乐节上。那些天一直在下雨，人们一连几天都泡在泥泞中，也没顾得上换鞋袜。于是，他们的脚开始溃烂了。
这个故事的寓意是：你该换袜子了，
你这个恶心的小怪物！
——夏培拉大姨

# 靠头发也能发财吗？

头发也可以让你变得非常富有。我的意思不是说把头发剃光，然后再织成恶心的套头衫去卖。要知道，每年全世界的人花在头发上的钱加在一起，大约要有1000亿美元了。1905年，一位名叫C. J. 沃克的女士成立了一家公司，生产专为黑人女性设计的洗发水、梳子和乳液。她一开始仅有1.05美元的积蓄，但很快就成为美国第一位白手起家的女性百万富翁。在她的一生中，沃克女士致力于为所有女性创造机会，她为成千上万的女性提供了工作，并制定了一条规则，即她成立的公司的负责人必须始终是女性。

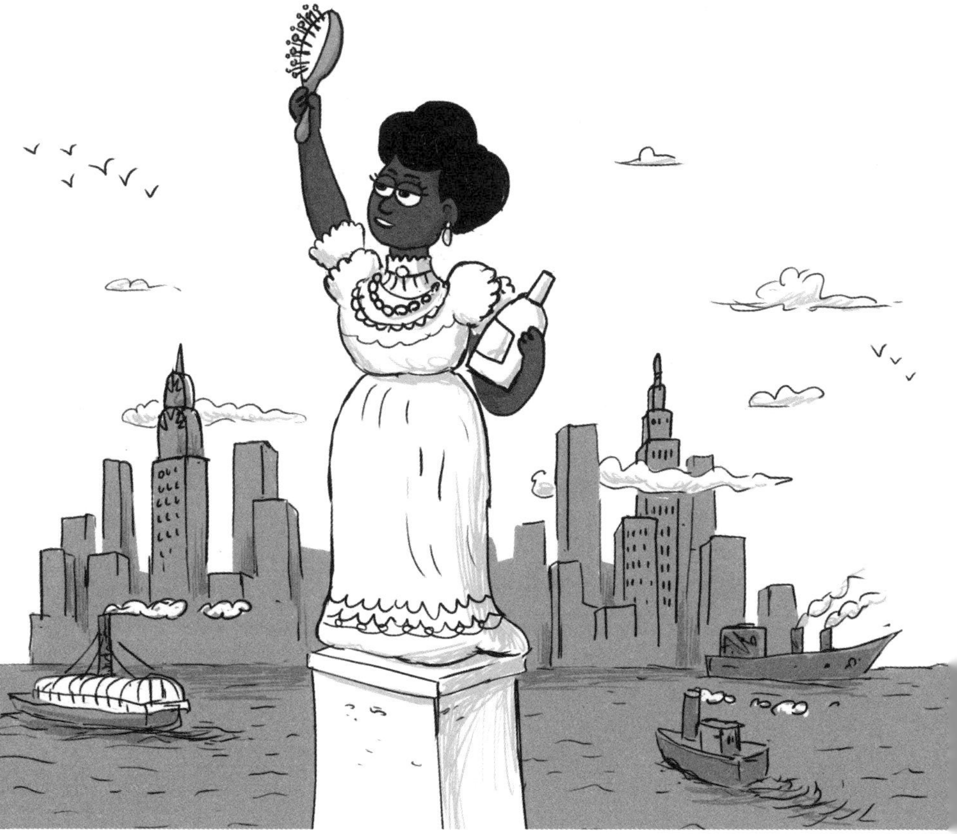

# 救救你的皮肤

尽管数千年来人们一直都在通过遮挡皮肤以避免晒伤，但直到大约一百年前，才有人意识到晒伤与皮肤癌之间的关联。1962年，一位名叫佛朗兹·格雷特的理科学生在山上滑雪时被严重晒伤。于是，他决定发明一些东西来阻止这种情况再次发生。

**1915 年**

人类自从在地球上出现，就一直受到一种名为麻风病的可怕疾病的骚扰。这种疾病是由一种名为麻风分枝杆菌的细菌引起的（如果你要给它写信请务必使用这个学名），它会攻击神经，所以人们患病后不会感到任何疼痛。然而，感受不到疼痛并不能使你成为超级英雄；相反，这意味着身体的某些部位更容易受到严重伤害，比如，如果不能感知疼痛，你就无法判断自己是否被烧伤。数千年来，人类对麻风病毫无办法。但在 1915 年，一位名叫爱丽丝·鲍尔的年轻非洲裔美国科学家发明了第一种有效的治疗方法。她采用了一种名为大风子油的传统药物，使其能够安全地被注射到体内来治愈这种可怕的疾病。非常不幸的是，还没等到发明公布，她就去世了。然后，她的那个阴险的老板把这个发现揽到自己身上，假装都是他的成果。所幸他最后被揭穿了，我们现在都知道爱丽丝是个天才。

他最初称之为冰川奶油（听起来像是一种美味的甜点），但后来他又以第一次让他晒成番茄色的山的名字命名，将其更名为布茵峰防晒霜。佛朗兹·格雷特后来成为滑雪冠军和著名科学家，他还保持着十分钟内吃奶酪最多的世界纪录。开个玩笑，那不是真的，其实是我创造了这个世界纪录（非官方认证）。

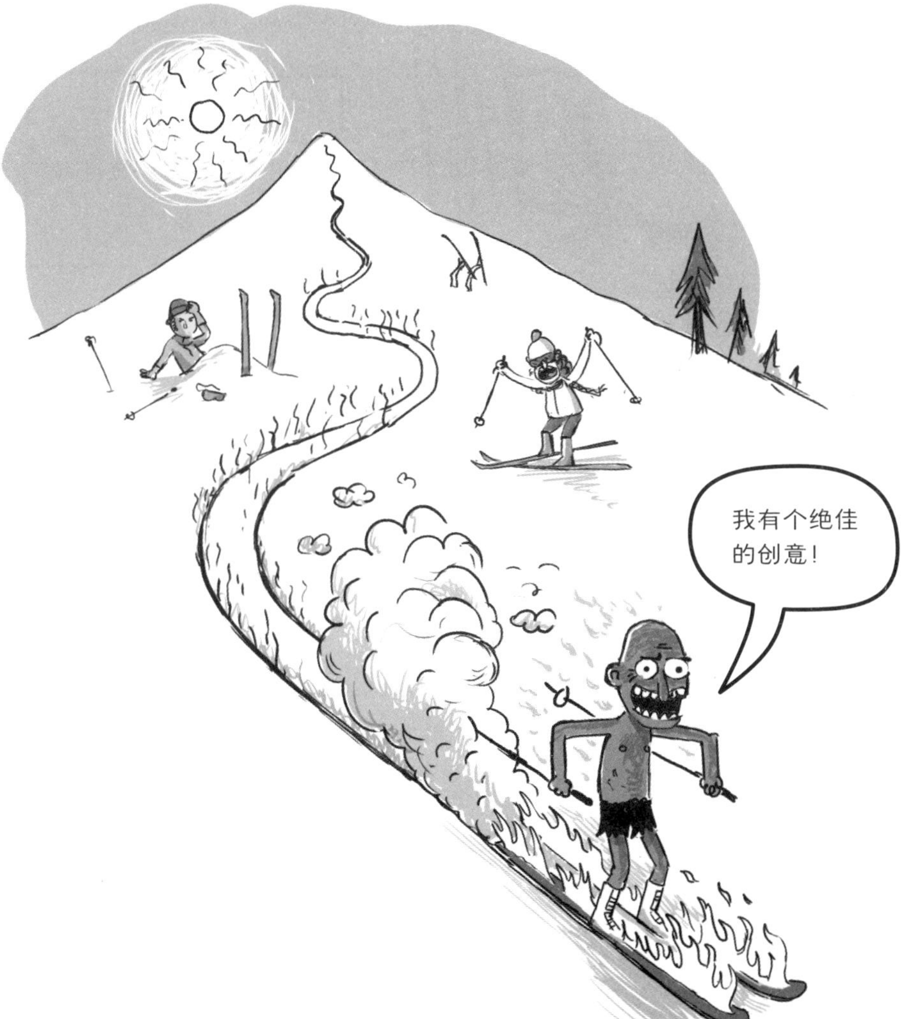
我有个绝佳的创意！

# 预测未来

我刚刚让我的机器人管家把窗帘拉上（但他却在上边画了一幅漂亮的油画），现在他要做一些预测了。

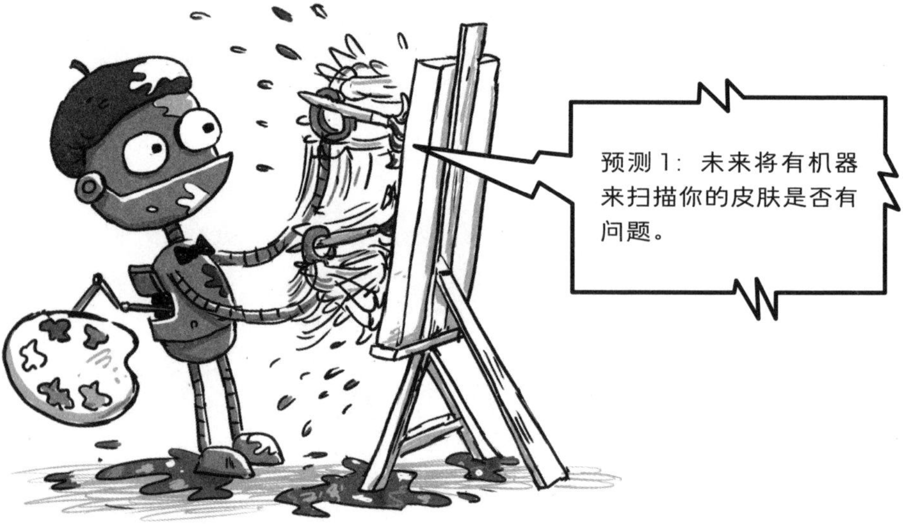
预测1：未来将有机器来扫描你的皮肤是否有问题。

事实上，科学家们已经发明了一种机器，当你走近它后，它就可以观察你的每一寸皮肤。这有点像你在机场遇到的那些安检仪。当使用这种皮肤扫描仪时，你必须裸体。（我的律师奈杰尔警告我，你不应该在不穿衣服的情况下穿过机场的安检仪，否则你可能会被捕，度假也就泡汤了。）这些扫描仪会检查你屁股上的每一个疖子和鼻子上的结节，然后立即给出诊断，并建议你使用合适的乳液或药水。通过观察病变区域的确切形状、大小和颜色，这种仪器甚至能够区分我们大多数人所拥有的无害小痦子和皮肤癌症早期症状之间的差异。而且，癌症早发现早治疗，更多的生命将能得到挽救。

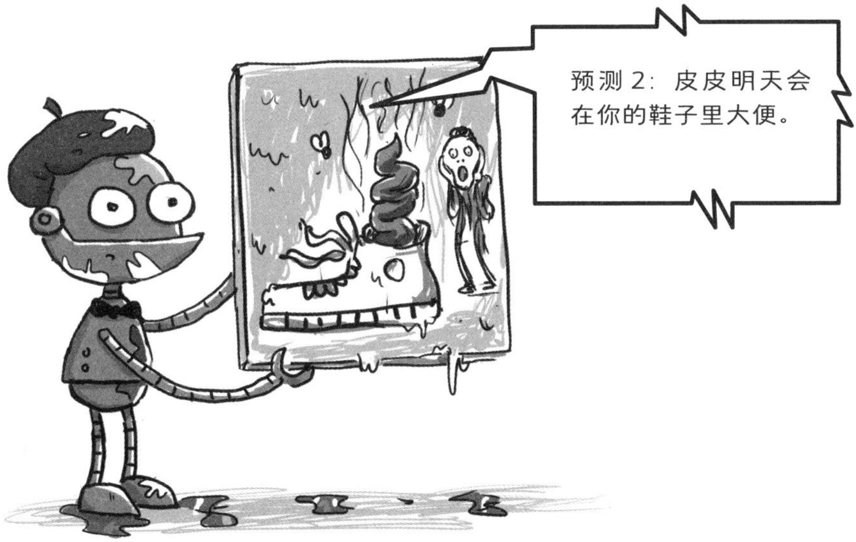
预测 2：皮皮明天会在你的鞋子里大便。

皮皮，你给我小心点！

44

# 亚当的快问快答

问：如果你生活在1900年，为什么要去煮梳子呢？

答：煮梳子当然不是为了做一道美味的梳子汤。当时的科学家们认为秃头是由一种细菌引起的疾病，如果你不把梳子煮透，你可能会“染上”秃头病，就像染上感冒一样。老实说，在那个年代，你如果宣扬“舔鹰得哮喘”这样的陈词滥调，还真的会有人信你的。

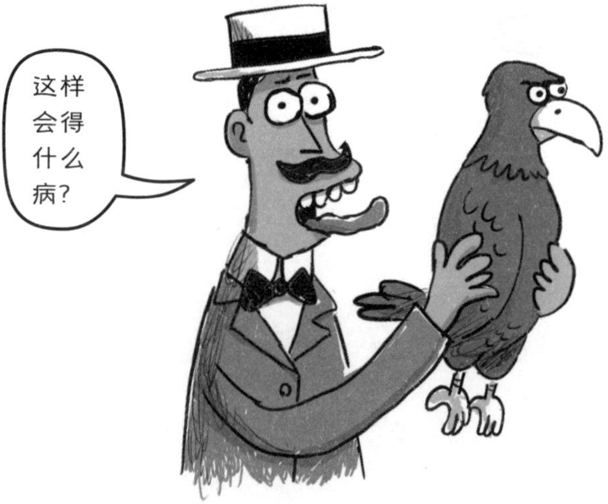
这样会得什么病？

问：哪个著名的王后被自己的妆容杀死了？

答：是《冰雪奇缘》里的艾莎？（不，当然不是真的，她安然无恙。）实际上是英国女王伊丽莎白一世。因为她的化妆品中含有铅，所以她的脸看上去白得像印刷纸一样。但问题在于，铅是有毒性的，而且会通过皮肤被人体吸收。据说她抹了太多的铅，看起来像是在脸上涂了一层厚厚的橡皮泥。她所有的肖像看上去都非常迷人，而且都没有皱纹。这可能是化妆的原因，抑或是因为如果她对自己的肖像不满意，那位画师就会锒铛入狱。（如果人们在社交网站上发布了我的丑照，我也希望能把他们送进监狱。）

问：你为什么要把一些头发装进瓶子，然后埋在花园里呢?

答：当然是为了防止女巫对你施法。好吧，如果你生活在17世纪，并且相信女巫的存在，那么原因就是这个啦。在中世纪，人们认为如果你有两个以上的乳头，你可能会练习黑暗巫术。实际上，有两个以上的乳头是很常见的，大约百分之五的人会有。比如，歌手哈里·斯泰尔斯就有四个！但他们没有一个人能骑着扫帚到处飞。

## 千真万确 or 纯属扯淡

医生过去常常给病人文身。

【千真万确】事实上，他们现在仍然这样做。数千年前，如果患者患有某种疾病，导致眼球上留下了一个瘢痕，那么医生一般不会去治疗，而是用文身来盖住它——想想都疼！如今，正在接受放射治疗的患者有时也会和文身打交道。放射治疗是一种治疗癌症的方法，向治疗部位发射隐形光束，杀死异常细胞。因此，为了确保每次病人来医院时光束排列在正确的位置，医生需要在患者的皮肤上文上小点点。

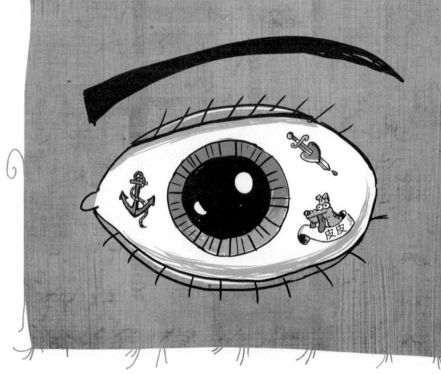

皮皮

皮肤上的痣可以预测未来。

【纯属扯淡】要知道，只有机器人管家才能预测未来。但在16世纪，人们认为自己就可以预测。他们认为你皮肤上的痣基本上是你未来生活的一份地图。比如，你脖子上的一个斑点，可能就是你在某个时候会窒息身亡的征兆。右手上有一颗痣意味着你将有好运，而肚脐附近的痣意味着你的一生都将在懒惰和贪婪中度过。

收集指甲可以让你发财。

【千真万确】我说的可不仅仅是那些旧指甲。在中世纪，人们会花很多钱买圣徒的指甲。没错，就是那些已经去世很久的圣徒。我不知道大家怎么去确定这些指甲是圣徒的，而不是那些商人的。如果你想一睹圣徒指甲的真容，那就去意大利的阿西西。在那里，圣克莱尔的指甲仍然陈放在一个美丽的花瓶中。

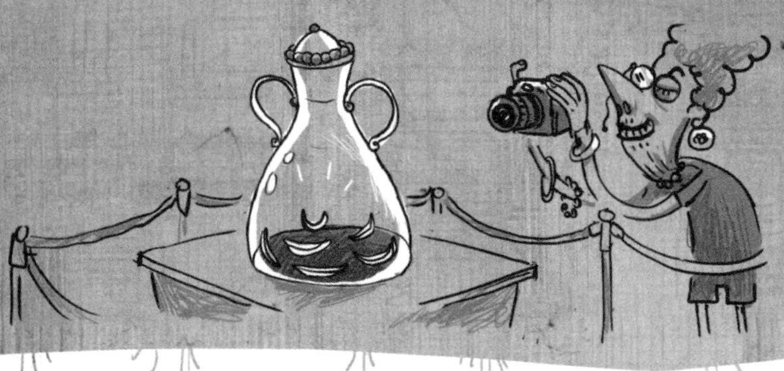

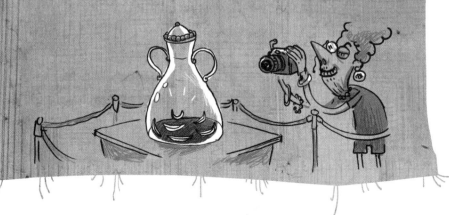

# 疯狂疗法

在英语中，水星和水银是一个词。前者是离太阳最近的行星的名字，后者则是一种有剧毒的金属。其实，在水星度过一个两周的假期比喝水银更安全些。但你猜怎么着？几个世纪以来，人们一直在服用水银来帮助消除皮肤疾病。中国的秦始皇就认为，水银不仅能治好他的粉刺，能让他长生不老，还能帮助他在水上行走。（省得再去坐渡船了！）不幸的是，秦始皇没有实现长生不老，反而早早离世了。估计你也猜到了，他死于水银中毒。

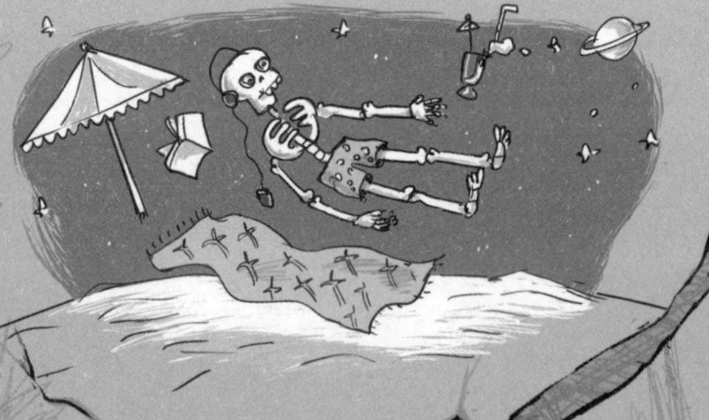

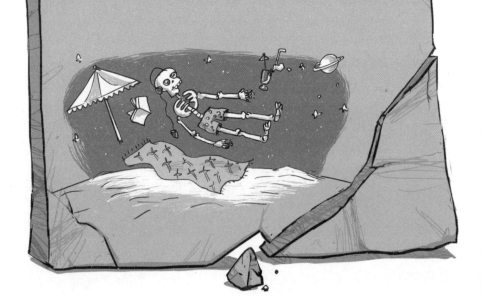

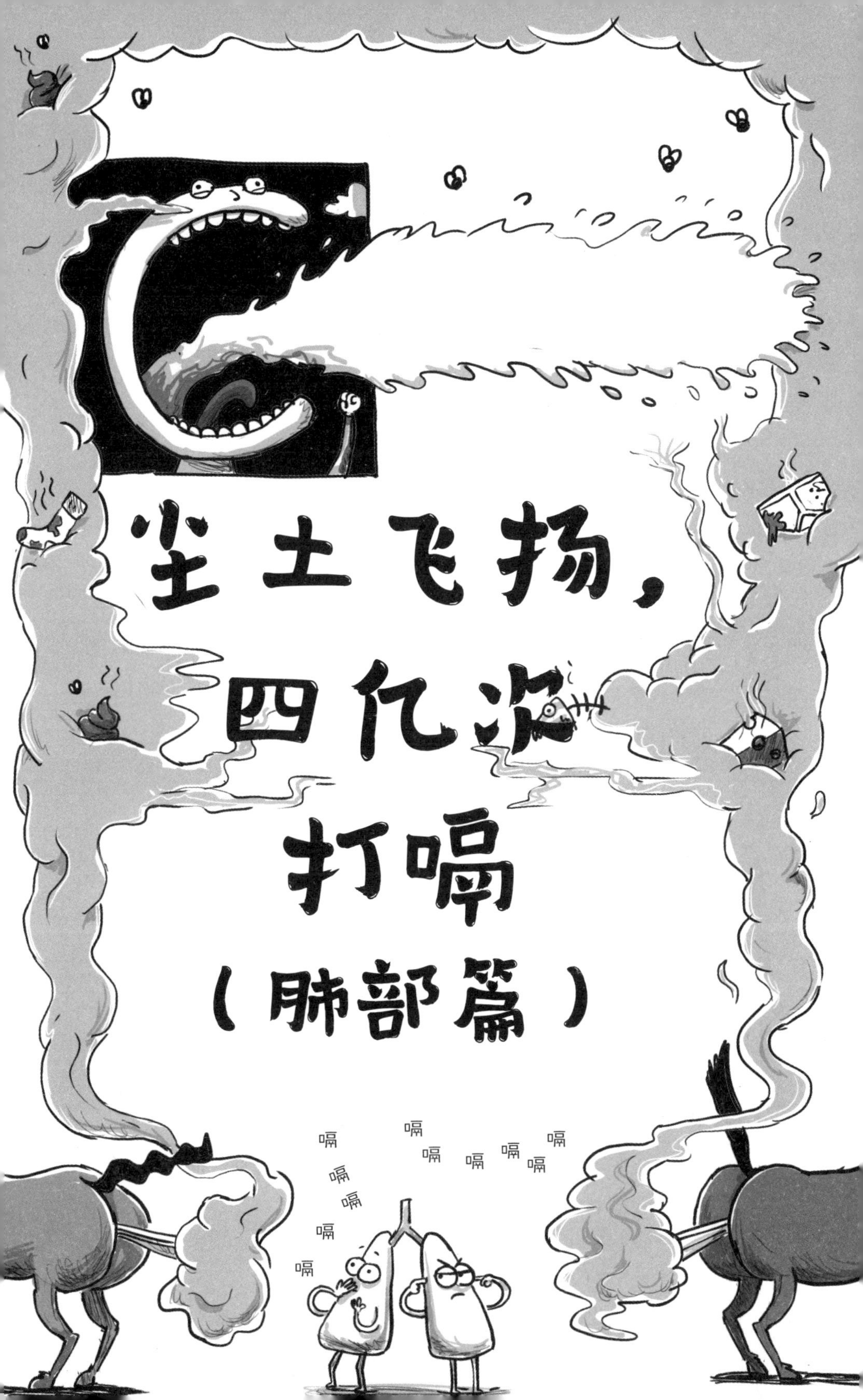
尘土飞扬，
四亿次
打嗝
（肺部篇）
嗝
嗝
嗝
嗝
嗝
嗝
嗝
嗝
嗝
嗝
嗝
嗝

我不知道大家有没有试过呼吸的感觉，真的值得一试。氧气从你的嘴巴或鼻子嗖嗖蹿进来，你的肺把它们悄悄地塞进血液里，这样你的心脏就可以把氧气从你的下巴、你的胫骨到你的皮肤整个输送一遍。最后，肺吐出废物，又名二氧化碳，也叫肺屁屁（考试时可别写“肺屁屁”）。

很显然你们都知道这个生理现象，因为大家生活在21世纪嘛。但是，在人们拥有宽带、自行车和屁股之前的日子里呢？（事实上无论哪个年代，屁股都是人们的标配。我必须记得回到过去改变下。）

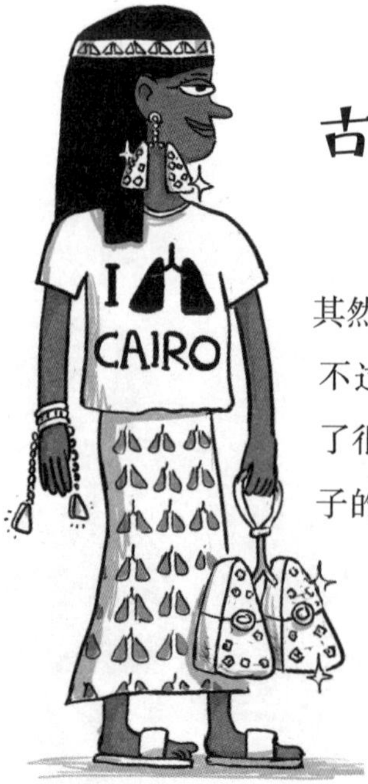
I
CAIRO

## 古埃及

我们的法老朋友知道肺很重要，但也只是知其然而不知其所以然，并不知道肺的具体功能。不过他们认为肺的形状很不错，所以他们制作了很多带着肺图案的服饰和珠宝。他们甚至在椅子的背面刻了个肺。本来觉得他们是群怪人，但想到如今人们穿戴的服饰和珠宝上的心形图案，五十步笑百步，本质上没啥不一样。当然啦，要是情人节贺卡上画着一对陈年老肺，估计不会太受欢迎。

当涉及木乃伊制作时，古埃及人认为肺不如心脏重要，所以摘除的肺是被塞进罐子而不是被塞回体内。我真的不知道为什么相比其他器官，古埃及人更钟爱心脏——这可能有点像我父母的最爱是我，当谈到我的其他兄弟姐妹时，他们总是说："哦，我想那些孩子应该没事的。"肺罐受一个专属的神灵庇护，那个神叫哈皮（Hapy）。（哈皮听起来应该长着一个巨大的笑脸，但我刚刚看了他的照片，他长了一个狒狒的头，吓死人了。）

你肯定不是我的最爱，相比之下我更喜欢你的狗，当然，我也没多喜欢它，只是和你比的话。

——夏培拉大姨

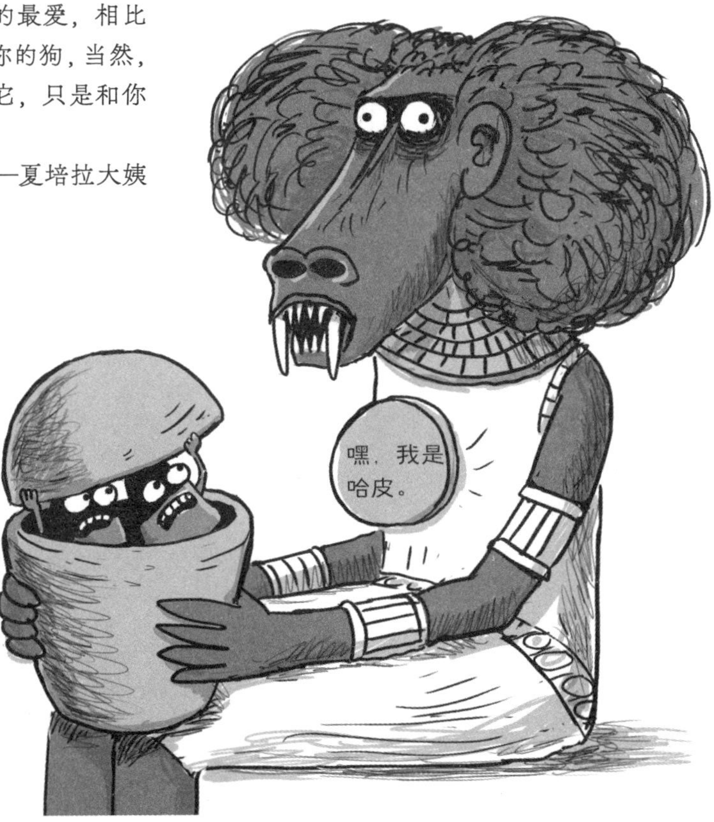
嘿，我是哈皮。

尽管古埃及人制备木乃伊时做了精心准备，但事实证明，这些器官终究没有去到来世：它们只是在罐子里待了数千年而已。这意味着，当考古学家打开金字塔时，映入眼帘的是大量保存完好的腌制内脏。当他们检查肺脏时，发生的事情让人大吃一惊：肺变成蝙蝠飞走了。好吧，这也没必要大惊小怪的。

考古学家们意识到环境污染毁掉了古埃及人的肺——和我们现代人的肺是难兄难弟同病相怜。据推测可能是当时采矿和金属加工产生的粉尘污染空气所致。肯定不是法拉利引起的，我十二万分地肯定他们那个年代没有法拉利。

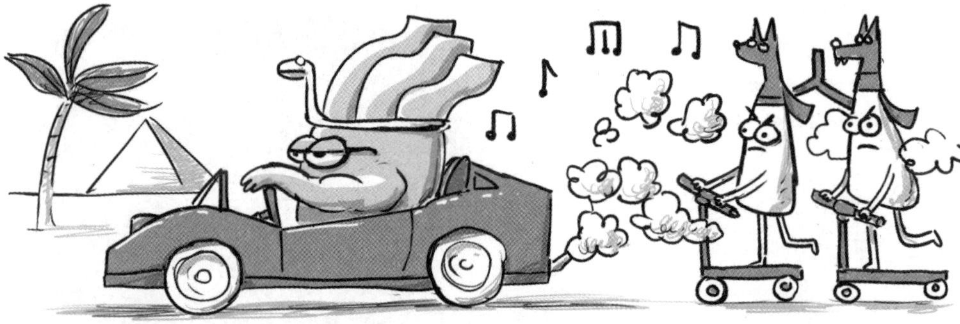

没错，我去查证了，古埃及确定一定以及肯定没有法拉利。

## 古希腊

如果你在古希腊读一本类似我写的这种科普读物，那么关于肺的那一章大概率是这样描述的：“肺兢兢业业只为冷却心脏。”然后你再翻到下一章，汲取到的知识点是“肺只是一对扎根在肋骨上的冰山”。几个世纪以来，我们一直认为老师传授的知识就是对的——这种想法就此打住。这些希腊人就搞错了肺的知识点。

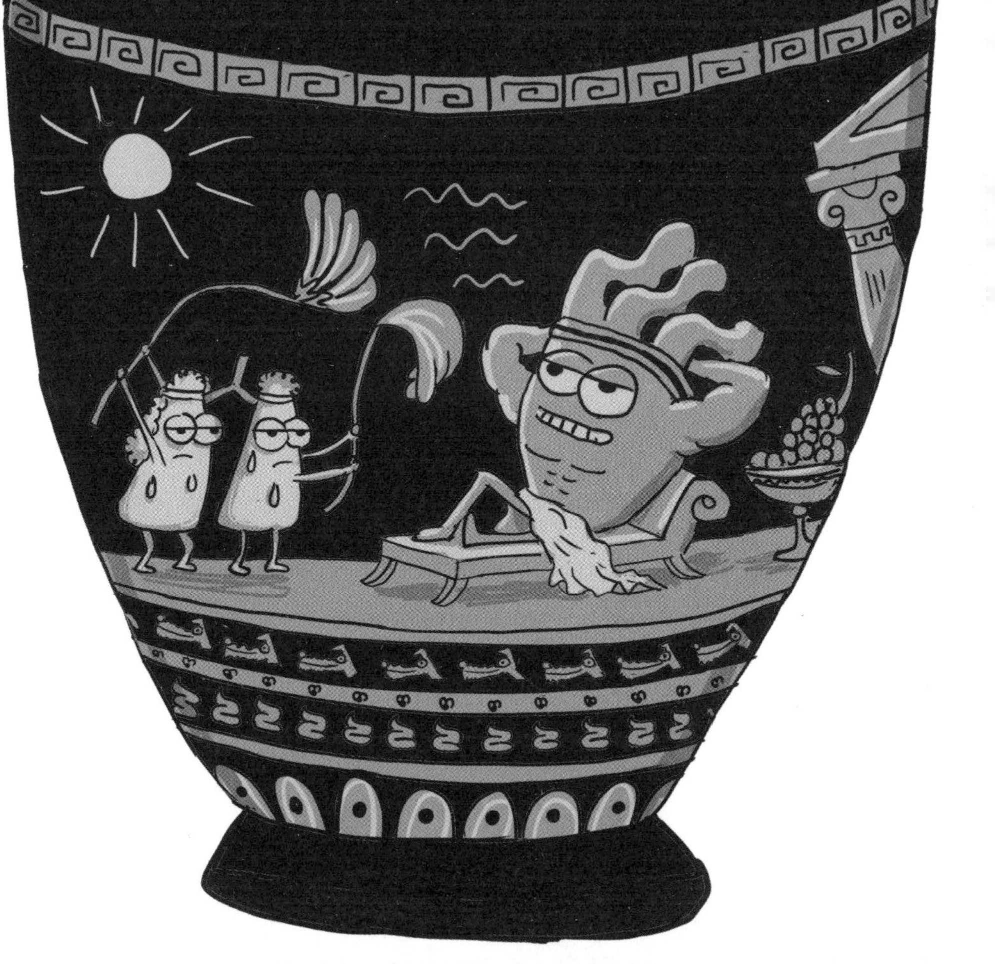

现在让我们探讨下“勒毙”。（我的律师奈杰尔让我重申一下：我并不是建议你勒死任何人。）古希腊人当然知道，如果你勒住一个人的脖子阻止空气进入他的身体，那么这个人最终会……翘辫子。所以这个现象多多少少应该给了他们一些肺的功能提示吧？但奇怪的是并没有。古希腊人认为，如果有人无法呼吸就会死，那是因为他们的心脏热爆了。

古希腊只有一个人认为这一切听起来有点不对劲。请他闪亮登场……

## 恩培多克勒

终于，有人指出那群古埃及人的理论有多荒谬，并揭示——呃，恩培多克勒认为人类实际上是通过皮肤呼吸的。恩培多克勒，你给我有多远走多远。

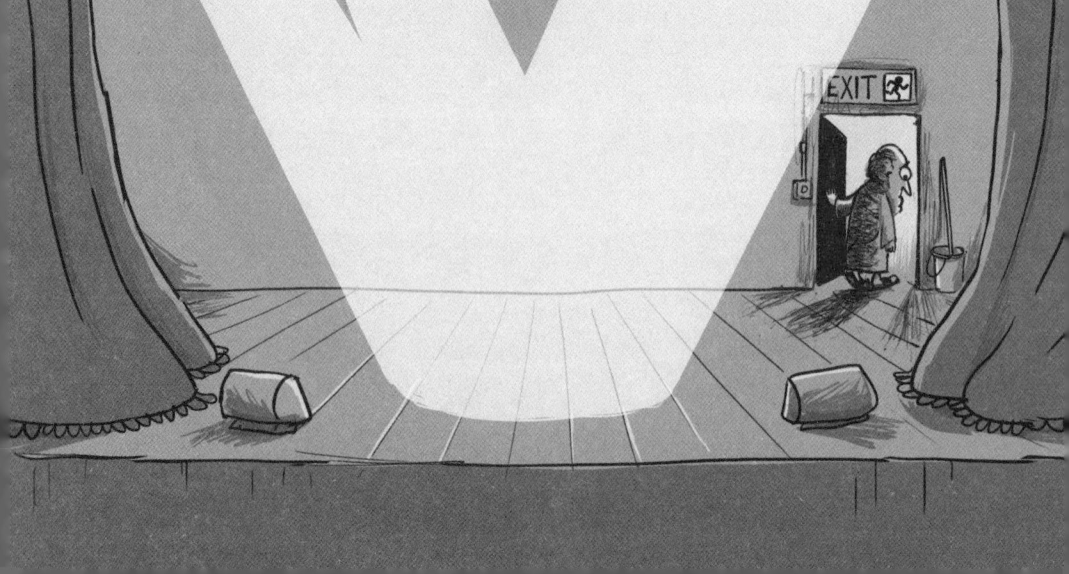
EXIT

# 古罗马

世界如此美妙，我却如此暴躁，不好不好。古罗马人发现横膈上下移动是肺部能舒张的原因。但他们关于肺的探究也就仅仅止步于此了。

他们仍然坚信古希腊人“呼吸系统是心脏的空调系统”那套谬论。有两大理由支撑他们这套谬论：第一个理由就是如果空气里有人体所需要的物质，那我们吸进去就不该再呼出来（幸亏不用屏气，不然我们就像打气的飞艇一样飘走了）；第二个更重要的原因就是，他们是群十足的傻瓜。

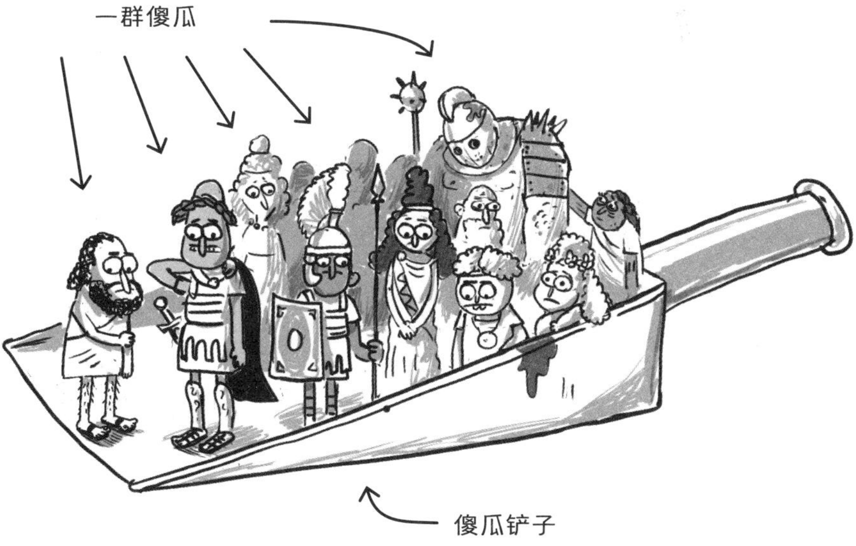
一群傻瓜
傻瓜铲子

# 闪光年代（中世纪）

在闪光年代（呃，就是中世纪啦），人们对肺的工作原理还是知之甚少，不过他们开始尝试去治疗呼吸困难的患者。他们的知识储备也不可能一步登天，所以治疗用的大部分药物来自药草和花卉。虽然但是，总强过用脏兮兮的旧面包制药吧。中世纪有一句谚语：“要想长生又不老，花园种上鼠尾草。”呵呵，事实证明要死很容易，因为活在那个年代的每个人都死了，无论他们的花园里长了多少棵鼠尾草。不过这也印证了我们现在使用的许多药物都来自植物——例如，世界上某种拥有超强镇痛作用的止痛药就是由罂粟制成的。

遗憾的是，中世纪的人们并不擅长研究哪些花适合造福人类。他们认为既然上帝发明了疾病，上帝也必然会为每一种疾病发明特定的治疗方法，而他们所要做的就是找到这些方法，就像上帝当家庭作业布置给他们的奇怪谜题。他们坚信上帝会为每一种治疗方法留下线索，好让他们能更轻松地完成这份家庭作业。抱着上述坚定信念的医生们踏上了寻宝之旅，他们寻找看起来有点像腐烂肾脏的树根，或者与皮疹颜色相同的花朵。如果有人肺部感染，他们会寻找到一种叶子看起来像患病肺部的植物，并让患者对这些植物“尽情嘲讽”“嗤之以鼻”。显然这样做屁用没有——植物和病情压根儿风马牛不相及。如果你接受真相的话，我得让你知道这种特殊的植物至今仍被称为肺草。如果你不喜欢事实，你大概率读不进我这本书，因为它是一本真相之书。

真希望我眼睛不用遭罪，但没办法，谁让我答应你要看完这本糟心的书呢。

——夏培拉大姨

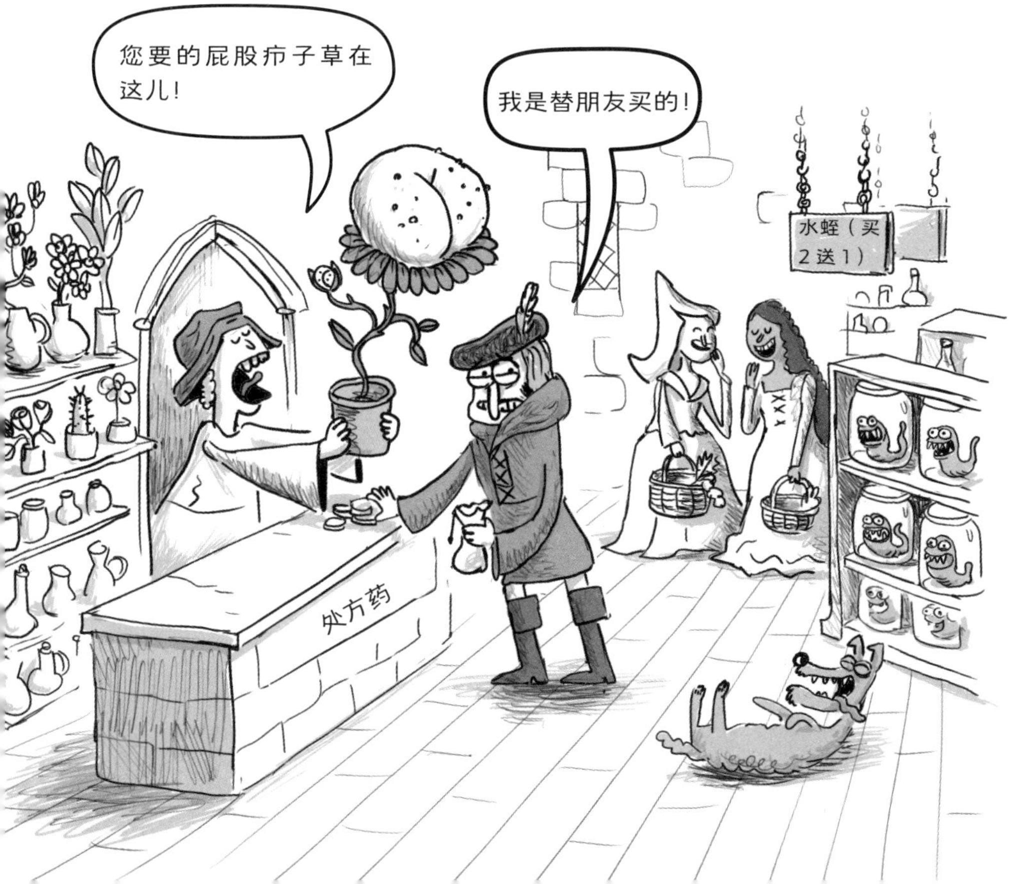
您要的屁股疖子草在这儿！
我是替朋友买的！
水蛭（买2送1）
处方药

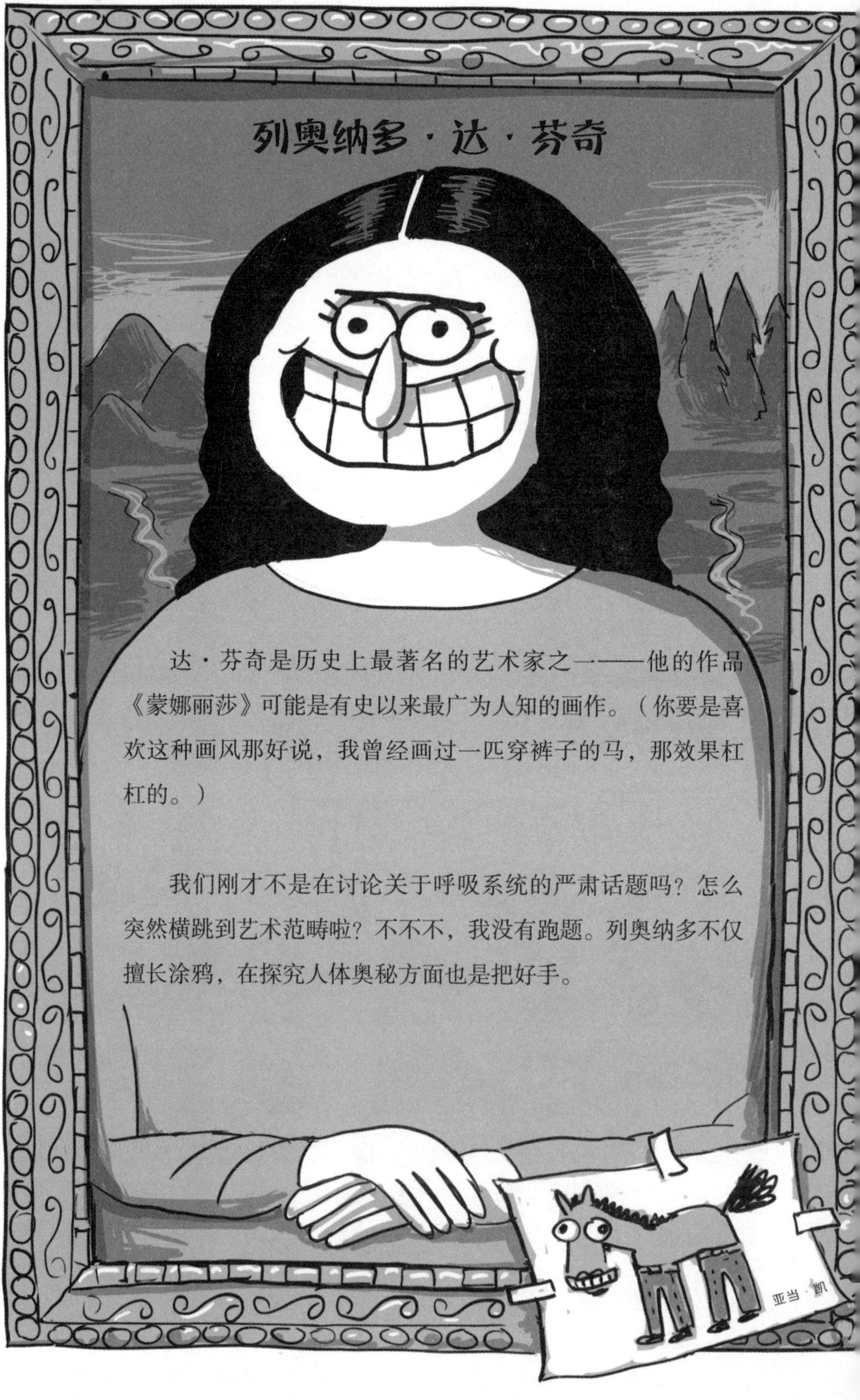
亚当·凯

# 列奥纳多·达·芬奇

达·芬奇是历史上最著名的艺术家之一——他的作品《蒙娜丽莎》可能是有史以来最广为人知的画作。（你要是喜欢这种画风那好说，我曾经画过一匹穿裤子的马，那效果杠杠的。）

我们刚才不是在讨论关于呼吸系统的严肃话题吗？怎么突然横跳到艺术范畴啦？不不不，我没有跑题。列奥纳多不仅擅长涂鸦，在探究人体奥秘方面也是把好手。

## 关于列奥纳多·达·芬奇的五个事实和一个谎言

1. 他从右往左写字，所以要看他的笔记你得举到镜子前才行。也许他压根儿就不想让别人看。他是左撇子，所以也许这样写字就不容易弄脏字迹？抑或他只是单纯在炫技。

2. 他完全是自学成才的。（你可别拿“达·芬奇也不需要上课”做借口逃课。）

3. 他发明了直升机。他不是乘坐直升机在意大利飞来飞去——他只是设计了直升机。但此后四百多年来也没人能潜下心来把直升机做出来。

4. 他发明了降落伞。（以防万一他从直升机上掉下来。）

5. 他发明了机枪。

6. 他花了十二年时间建造了世界上最大的雕像，在将要完工之际，雕像被一场战争完全摧毁了。那场战争让我恨得牙痒痒。

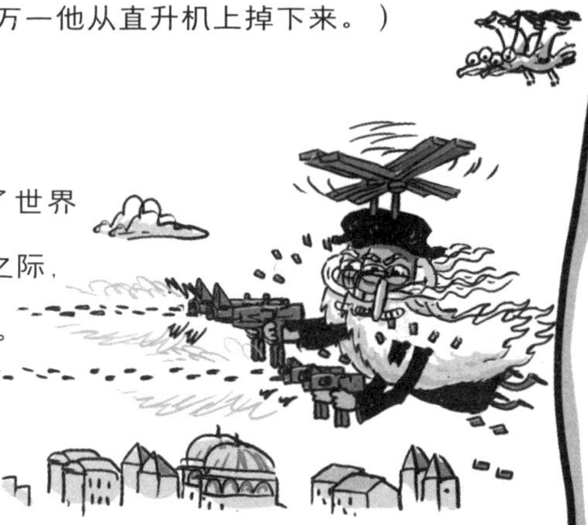

5. 纵然他发明了很多物件，但机枪在他死后几个世纪都没有被发明出来。他确实发明了一种弩，可以迅速发射大量箭支，所以如果你对他发明机枪信以为真，你真该好好做做笔记了。

达·芬奇用他出色的艺术才能（别忘了我的技艺仍然是更胜一筹哟）绘制了有史以来最精准的身体及其所有器官的图谱。为了做到这一点，他切割了大约三十具尸体（被切割时已经是尸体了——不用打电话给意大利警方）。他对解剖学不是特别感兴趣；他认为切割尸体将有助于他提高绘画功底。（我的律师奈杰尔强调这是一个糟糕的方法，你应该通过画植物或其他东西来练习技能。这样也就没那么骇人听闻了。）

解剖只是老达·芬奇的业余爱好（譬如你的业余爱好是挖鼻孔），他从未发表过这些超级详细的图谱，其中大多数淹没在数百年的历史长河中无人问津。真的有点可惜，因为如果他出版了这些图谱，我们就能提前三百年搞清楚肺是如何工作的。另外，同时代的人们如果能发现他的惊人发明，那亨利八世就有望乘坐直升机到处旅行喽……重要提醒：不要犯达·芬奇同样的错误——如果你发明了一些了不起的东西，那就立即

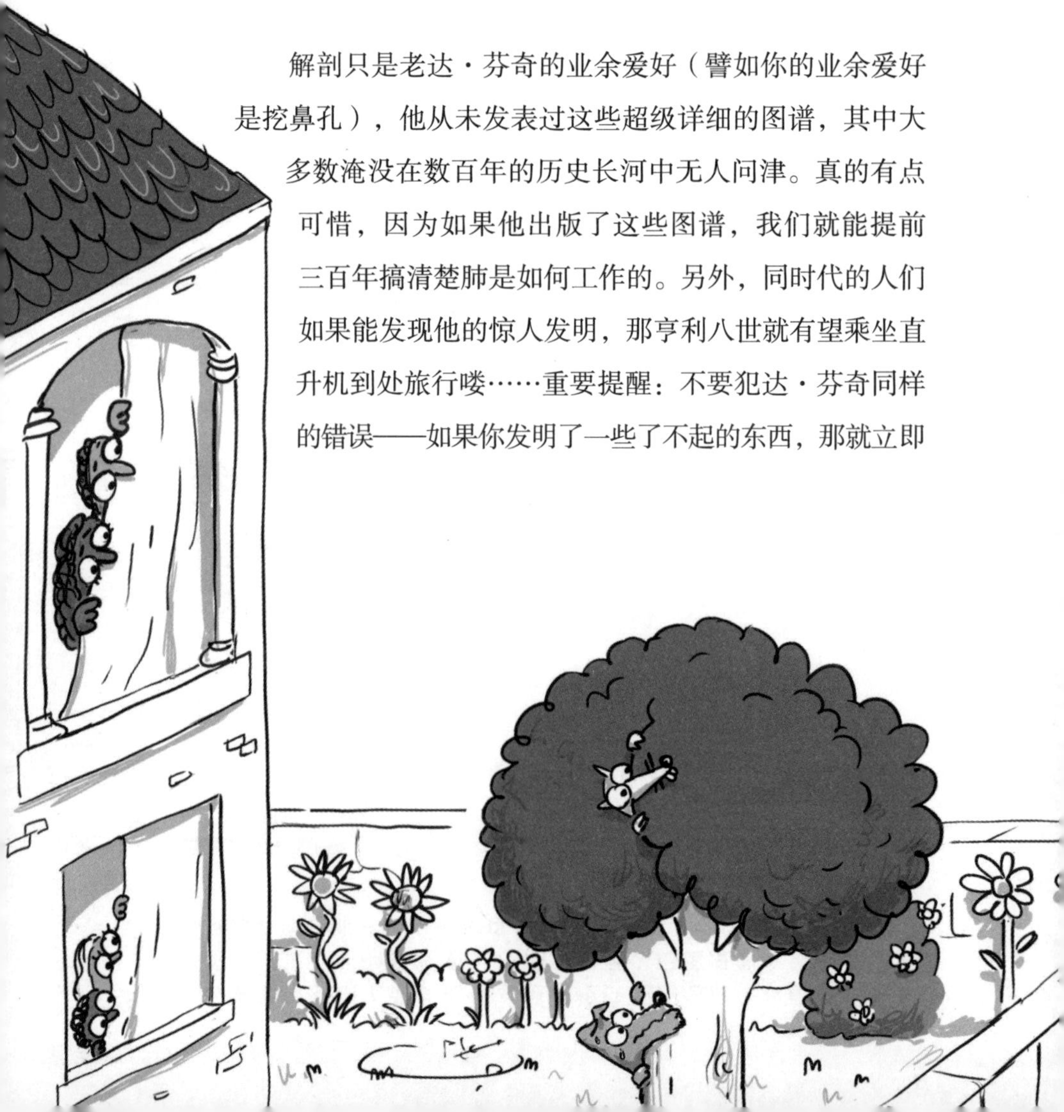

昭告天下。特别是能让我们家狗皮皮放的屁不那么难闻的机器，一定要大肆宣传。

达·芬奇研究肺部后的发现之一是：人不可能用鼻子和嘴巴同时呼吸。试试看？没错吧！我们认为他是尝试同时演奏两支长笛来证明这一点的——一支通过他的嘴，一支用他的鼻子——发现他自己做不到同时吹响。如果邻居透过窗户看到他在做这个实验，他们一定认为他是个彻头彻尾的疯子。（话又说回来，他们看到他切了那么多尸体，不也什么也没说嘛。）

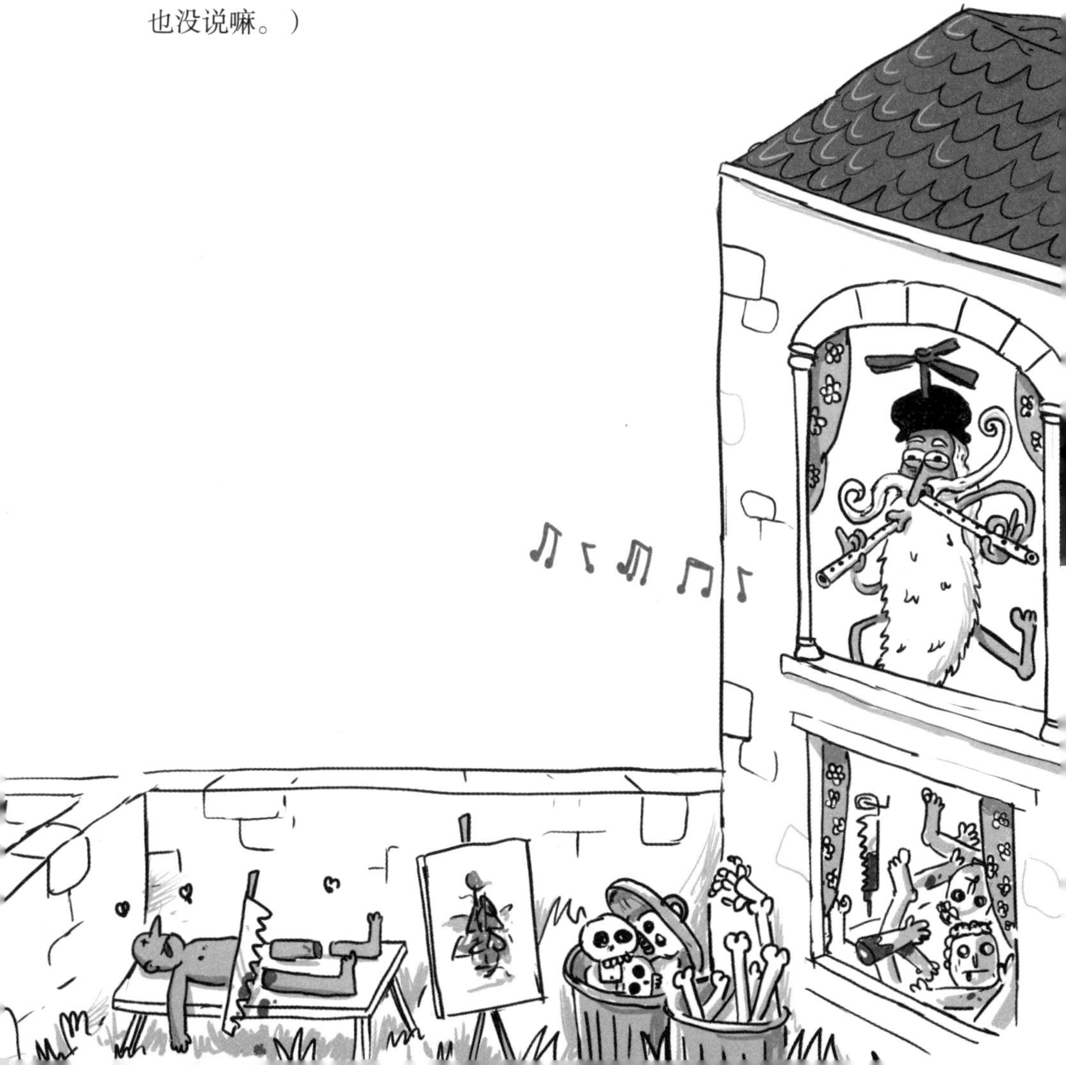

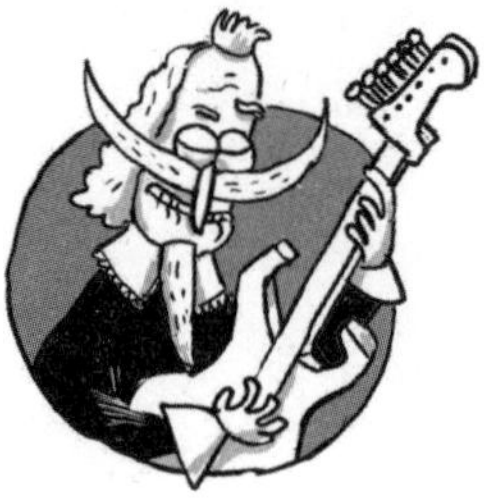

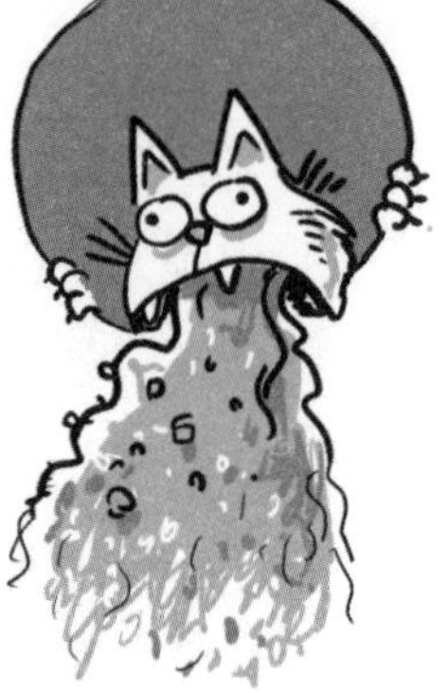

## 威廉·哈维

既然达·芬奇的笔记本都藏在抽屉里不见天日，也许在17世纪，威廉·哈维会是那个弄清楚肺脏奥秘的家伙。毕竟，他建立了血液循环学说，是个脑子灵光的人。遗憾的是，他就像一个流行歌手，只有一首金曲传唱，其他的歌听起来都像猫在呕吐。

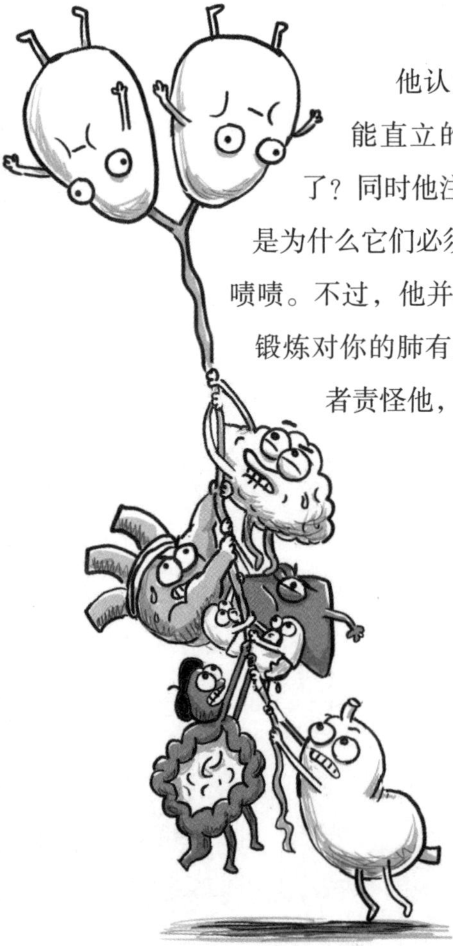

他认为肺能使身体向上飘浮，这就是我们能直立的原因——估计他把肺和氦气球混淆了？同时他注意到狗和猫的肺比人类小，断定这就是为什么它们必须用四条腿而不是两条腿四处游荡。啧啧啧。不过，他并不完全是一个肺（废）物。他证实了锻炼对你的肺有好处，所以我们也因此感谢他。（或者责怪他，如果你讨厌体育锻炼的话。）

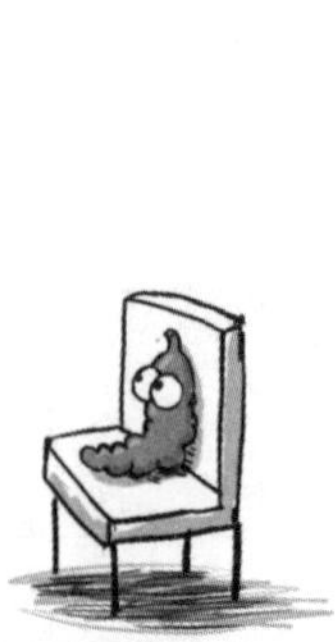

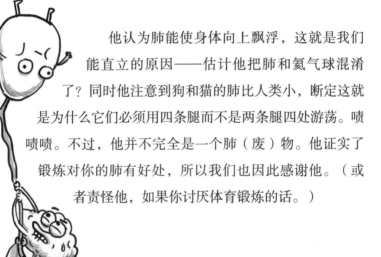

## “鼠”你最棒

直到一百年后的1774年，一个叫约瑟夫·普里斯特利的小子出现了，他帮助我们所有人搞清楚了那些像海绵一样的旧肺袋里到底发生了什么。他秉持的理论是我们呼吸的空气不仅仅是某种单一气体，而是由多种不同的气体混合在一起的，其中一种特别重要的气体叫作氧气。（不过他并没有称它为氧气。他给它起了一个稍微不太时髦的名字——“脱燃素空气”。）

普里斯特利通过老鼠实验，确定了氧气的重要性。如果你有一只宠物鼠，或者如果你真的超喜欢老鼠，或者如果你自己就是一只老鼠，千万别往下读。他发现，如果把一只老鼠放在一个密封的罐子里，它最终会因为氧气耗尽而死去。

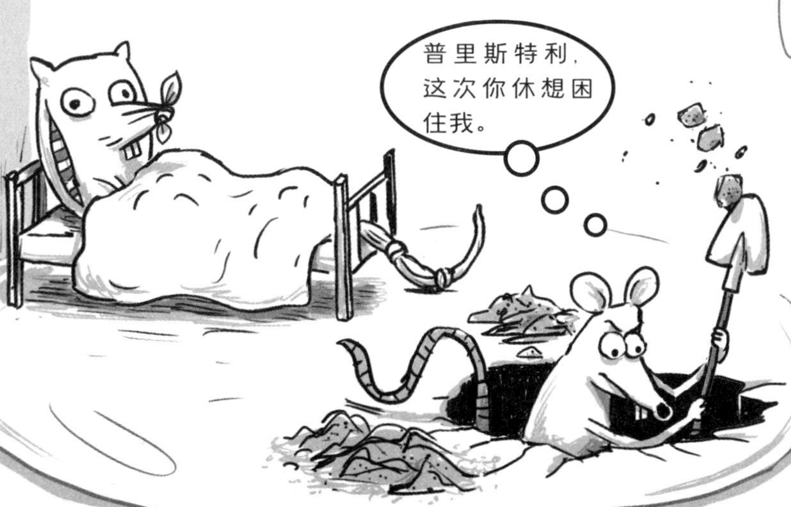
普里斯特利，
这次你休想困
住我。

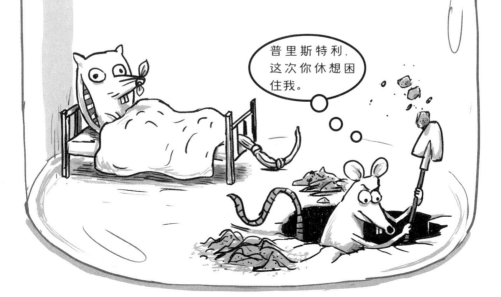

但是，如果他把一只老鼠放在罐子里，罐子里还有一株薄荷，老鼠就不会死，因为植物正在释放氧气，老鼠有充足的呼吸空间。完成这个实验后，他为老鼠举行了一场简短的葬礼，并向全世界介绍了这种神奇的新气体。

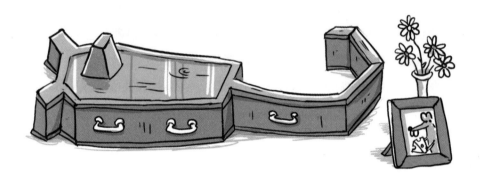

他曾试着吸入纯氧，发现他自己变得更警觉，更有活力，还更擅长跳舞了呢。（不谦虚地说，舞蹈的发明我也有份。）

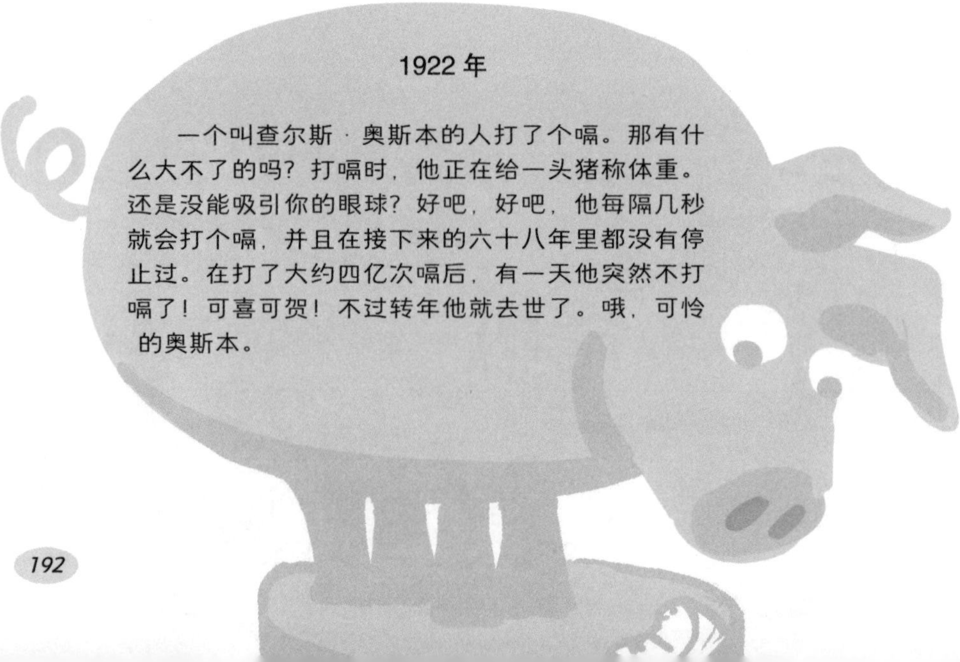

**1922 年**

一个叫查尔斯 · 奥斯本的人打了个嗝。那有什么大不了的吗？打嗝时，他正在给一头猪称体重。还是没能吸引你的眼球？好吧，好吧，他每隔几秒就会打个嗝，并且在接下来的六十八年里都没有停止过。在打了大约四亿次嗝后，有一天他突然不打嗝了！可喜可贺！不过转年他就去世了。哦，可怜的奥斯本。

## 吸烟让人窒息，忠告别当儿戏（我终于押上韵了）

我本人不抽烟，你们最好也别抽——抽烟让你闻起来像一个着火的垃圾箱，还赠送你满口大黄牙和一手黑指甲，而且它会毁掉你的肺和其他器官。你的一生将会这样度过：手里夹着香烟，倚在门外瑟瑟发抖，衣服上到处都散落着烟灰。每年有七百万人死于吸烟——这比丹麦和新西兰等国家的全国人口还要多！我有没有提到过抽烟那股味比你闻到的几乎任何屁都臭？比我的狗皮皮放的都臭。

你把自己放的屁嫁祸给你的狗这件事我再清楚不过了，我认为你应该向读者自首。
——夏培拉大姨

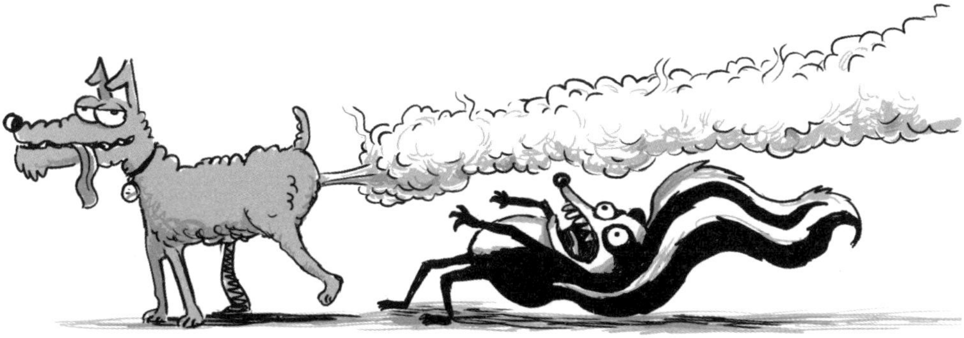

抽烟并不算什么新鲜事——大约五千年前，美洲人就开始吸烟了。我可以原谅发生在那时候的吸烟行为，因为还没

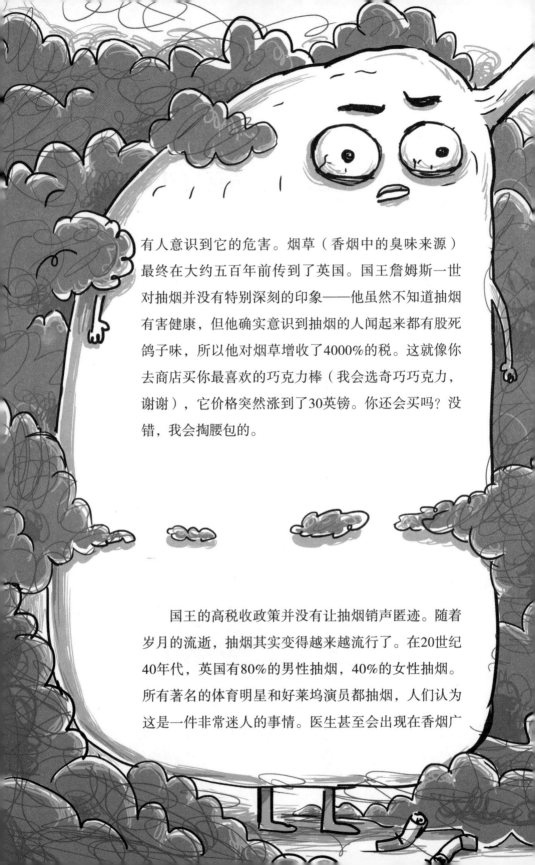

有人意识到它的危害。烟草（香烟中的臭味来源）最终在大约五百年前传到了英国。国王詹姆斯一世对抽烟并没有特别深刻的印象——他虽然不知道抽烟有害健康，但他确实意识到抽烟的人闻起来都有股死鸽子味，所以他对烟草增收了4000%的税。这就像你去商店买你最喜欢的巧克力棒（我会选奇巧巧克力，谢谢），它价格突然涨到了30英镑。你还会买吗？没错，我会掏腰包的。

国王的高税收政策并没有让抽烟销声匿迹。随着岁月的流逝，抽烟其实变得越来越流行了。在20世纪40年代，英国有80%的男性抽烟，40%的女性抽烟。所有著名的体育明星和好莱坞演员都抽烟，人们认为这是一件非常迷人的事情。医生甚至会出现在香烟广

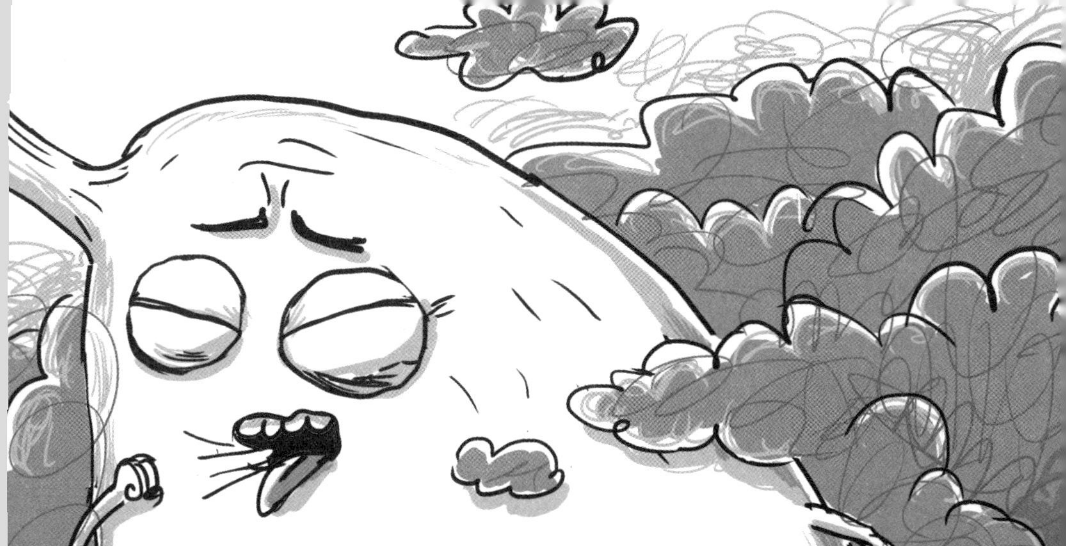

告上，广告语是：“这个牌子会呵护你的嗓子免受疼痛！”这有点像医生建议用生锈的刀割掉你的耳朵，而不是请鲨鱼咬掉一样——这两个主意都不咋的。

1929年，一位名叫弗里茨·利金特的德国医生做了一项研究，发现吸烟会导致肺癌，但那时候人们完全无视了他的发现。究其原因大抵是大多数医生自己都吸烟，他们都不愿去弄清楚背后的真假。也许还因为他们把时间都花在抽烟上，压根儿没空拜读弗里茨的文章。人们又花了近二十年的时间才认真审视吸烟带来的危害，此后又花了更长的时间来禁止烟草广告和室内吸烟行为。然而，世界上仍有近十亿吸烟者。把烟给我掐了！

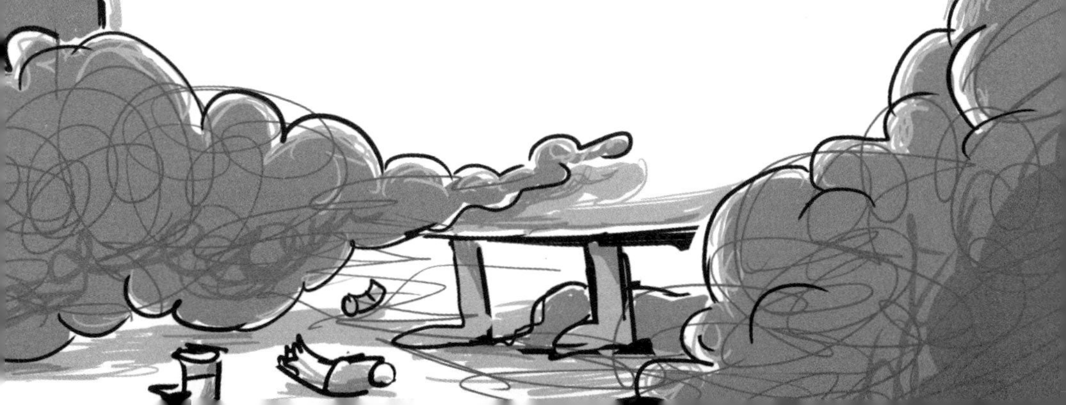

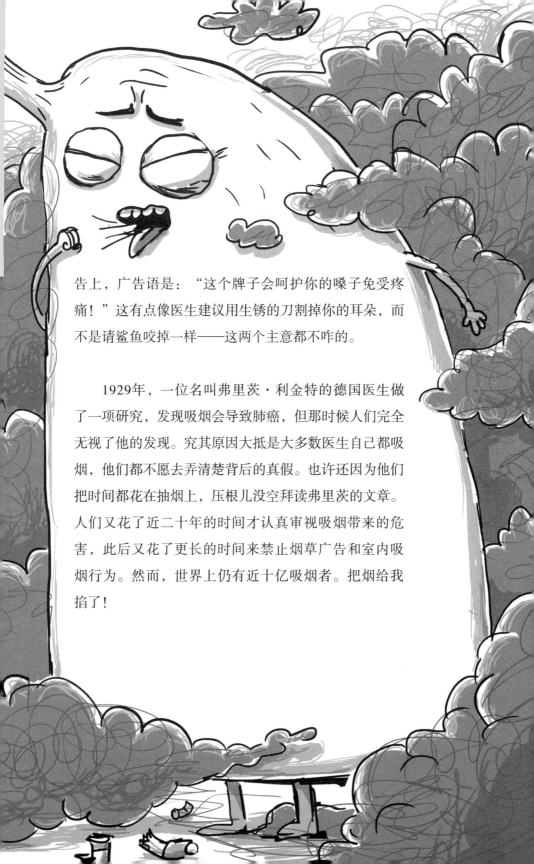

# 空气污染

从人类开始在洞穴外烤剑齿虎香肠以来，空气污染就没消失过。只要你烧东西，就会向空气中释放物质，其中一些——剧透警告——对你的肺部可并不友好。

当工厂开始一座座涌现，喷出各种可怕的化学物质时，空气状况变得更糟。汽车开始取代马匹——我们的四条腿朋友制造的唯一有毒排放物是需要从马路上铲走的褐色便便而已。

此外，在暖气出现之前，户内常常是通过燃烧煤炭来取暖，会造成大量烟尘飞扬。

20世纪50年代，伦敦在全世界可是出了名的。只是，驰名海外的不是王室警卫，也不是大本钟，更不是夏培拉大姨那实在让人无法恭维的厨艺，而是伦敦当时糟糕的空气质量。

你说的不会是我那道萝卜炖菜吧，那可是居家必备的美食，立刻删掉这句话，停止对我的诽谤。

——夏培拉大姨

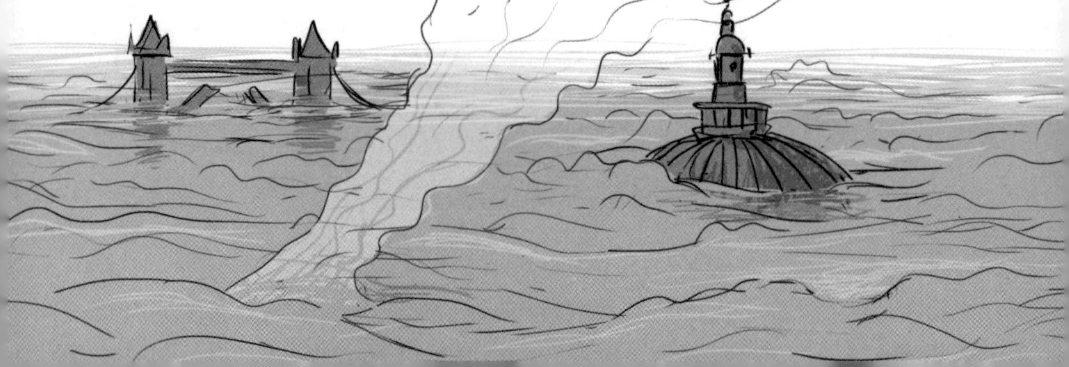

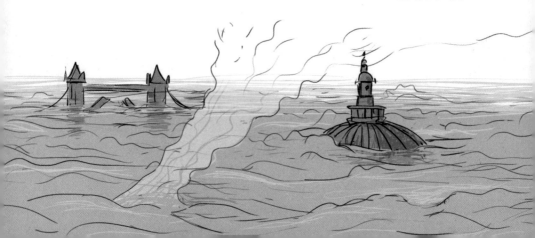

那时候空气污染严重到你凭肉眼就能看清的程度。我没夸张对吧？它被称为“豌豆汤”雾，因为空气看起来就像……浓稠的豌豆汤。不过闻起来可不像豌豆汤。空气里充斥着有毒气体，以至于整个伦敦都散发着一股子臭鸡蛋的味道——闻起来好像住在伦敦的每家每户十二年的时间里都是只吃烤豆子专业户。有毒气体无孔不入，散入房屋各个角落，游走在门缝和墙壁的缝隙中，所以即使你待在室内也会一样咳嗽不止。如果你在室外稍做徘徊，回来时必定灰头土脸，跟从烟囱里爬出来一个样。更有甚者，你回家路上小偷偷走了你的钱包，但你只能自认倒霉，因为你压根儿看不清他是往哪个方向逃跑的。

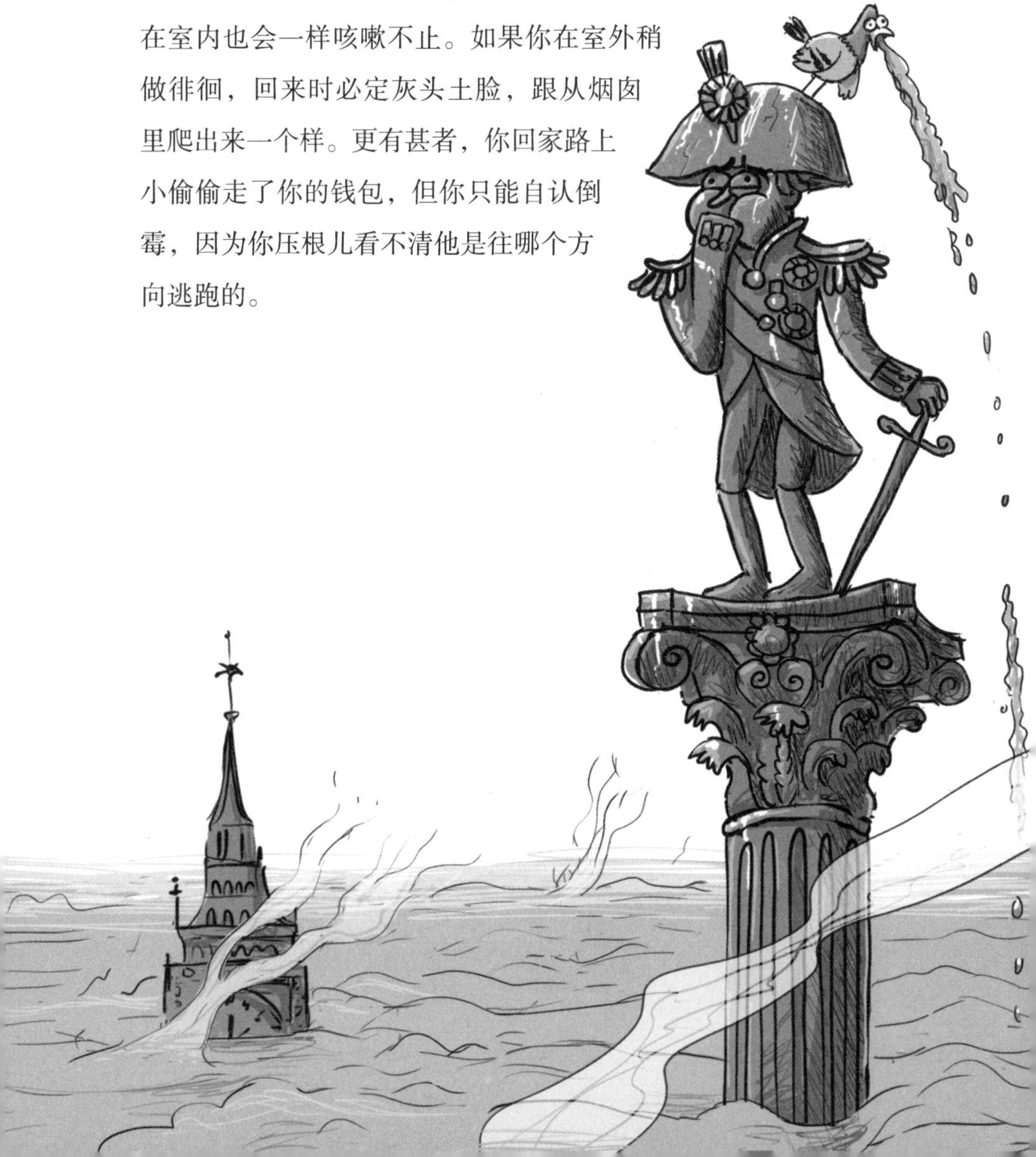

最揪心的是空气污染对人们健康造成的损害。短短几天内就有超四千人因空气污染而死亡，之后又有数千人陆续死去。死亡人数如此之多，多到殡仪馆用完了棺材，花店用完了葬礼的鲜花。幸运的是，我们已经从这样的悲剧中吸取了教训，现在世界各地的政府都在努力减少污染排放，不仅仅是为了保护地球，也是为了保护我们所有人的肺。

## 哮喘

你听说过哮喘吧——一种“气喘吁吁”的病——人们通过使用吸入器和其他药物来控制。平均每十二个人里面就有一个哮喘病患者，我很肯定你认识的人里面就有哮喘患者。如果你非说不认识哮喘病患者，那只能合理推测你这辈子只见过十个人。

不过哮喘并不像冠状病毒或屁痘（我刚发明的，非常现代吧）这样的现代疾病，它已经存在了很长时间。几千年前出自中国和埃及的古籍就记载过哮喘病。我们所知道的针对哮喘的第一手治疗方案来自古希腊，出自卡帕多西亚地区一位名叫阿雷泰乌斯的医生开具的处方。想象一下，知名如他，人们会只关注你的名字和你的籍贯！我会是那名来自牛津郡的亚当，我的狗会是那只来自带着病恹味的老破狗窝的皮皮。虽然来自卡帕多西亚的阿雷泰乌斯可能的确声名在外，但他并不擅长治疗哮喘。他的处方就是把猫头鹰的血和酒混合起来。味道不错，但不是很有效。

这是卡帕多西亚的阿雷泰乌斯。

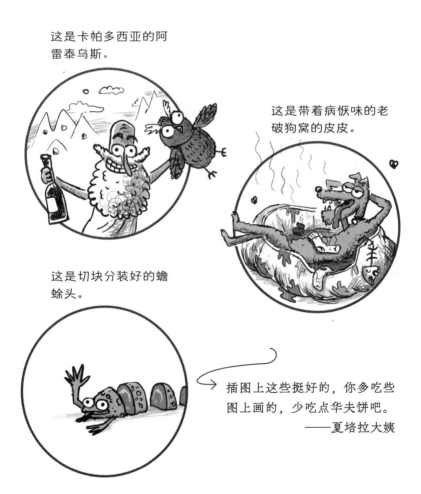

这是带着病恹味的老破狗窝的皮皮。

这是切块分装好的蟾蜍头。

插图上这些挺好的，你多吃些图上画的，少吃点华夫饼吧。

——夏培拉大姨

你可能会认为哮喘的治疗方法应该没有比这更离谱糟糕的了。不不不！多年以来，可怜的哮喘患者们就是妥妥大“冤种”，长期遭受冷水浇头，被迫吸烟（雪上加霜），外加吃蜂蜜（味道不错）和千足虫（妈呀）的混合物。19世纪一些医生甚至还开出了含有剧毒物砷的处方，这对哮喘病绝对有效——毕竟病人被毒死了哪还能喘息。看到这里是不是突然觉得偶尔吸一口哮喘药其实也没那么糟糕？

### 2015 年

澳大利亚一名妇女突然开始咯血并出现呼吸困难，她被紧急送往最近的医院（如果你咯血合并呼吸困难，去医院是明智之举）。医生对她的肺部进行了 X 射线检查，发现里面有一块金属制品。他们问她最近是否吸入过金属制品，她说：“呃……这不是显而易见的吗？”医生给她做了手术。他们取出了肺里面的异物，发现这是她的一个耳环。原来，有一天她从手提包里拿出治疗哮喘的吸入器，一只耳环掉进了吸入器底部。她吸了一口气，然后……嗖……她的耳环在肺里待的时间是有点超时了。这也解释了为什么吸入器都带个盖子来盖在底部。

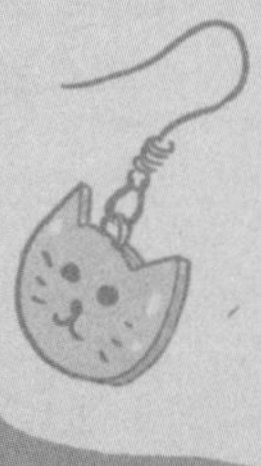

## 展望未来

现在，又到了我的机器人管家的预言时间。他整个上午都在花园里种球茎（我的灯坏了也没人管）。

预测 1：药物吸入器将变得非常智能化。

智能吗？它可没法替你做数学作业或帮助你在考试中作弊，但它上面会有传感器，可以检测你是否在靠近某种花粉或可能让你哮喘发作的污染源，这样你就可以绕开危险去别的地方。还有，它会告诉你卧室里是否有灰尘，提醒你清理。（这对懒人可不太友好。）这些巧妙的吸入器还可以让你的医生知道你使用了多少，好随时提醒你“补货”。

预测 2：捣蛋狗皮皮会在你另一只鞋子里拉便便。

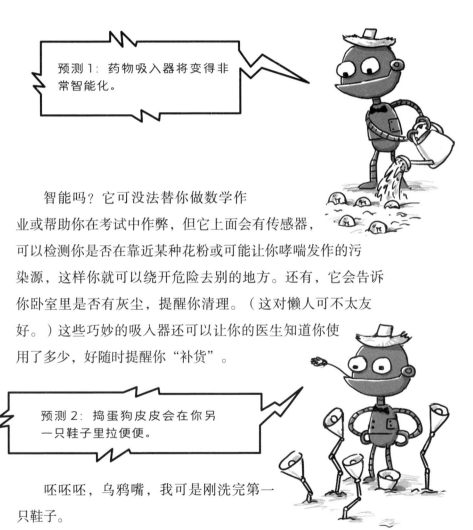

呸呸呸，乌鸦嘴，我可是刚洗完第一只鞋子。

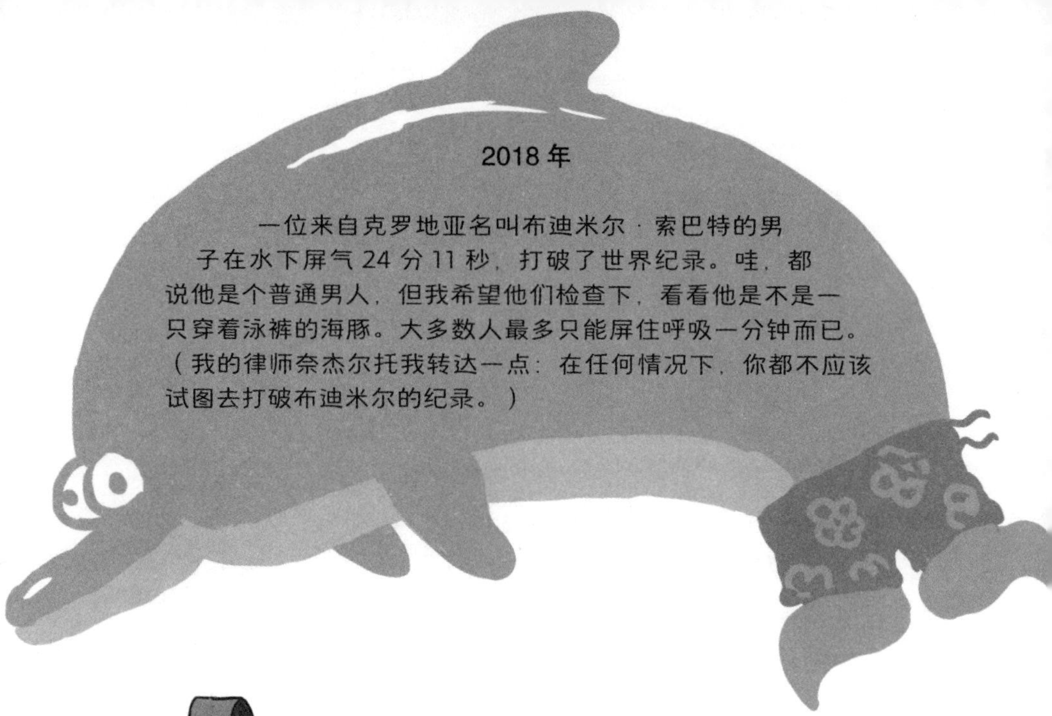

2018 年

一位来自克罗地亚名叫布迪米尔·索巴特的男子在水下屏气 24 分 11 秒，打破了世界纪录。哇，都说他是个普通男人，但我希望他们检查下，看看他是不是一只穿着泳裤的海豚。大多数人最多只能屏住呼吸一分钟而已。（我的律师奈杰尔托我转达一点：在任何情况下，你都不应该试图去打破布迪米尔的纪录。）

## 亚当的快问快答

问：肺移植可能实现吗？

答：这完全能实现，对每年超过三千名因肺功能衰竭急需换肺的患者来说是个好消息。第一例成功的肺移植手术完成于1981年，实际上当时是心肺联合移植，这意味着患者的肺和心脏是同时被替换的。直到几年后，才有医生完成了第一例单独肺移植手术。（我猜也许当年医生们搞不懂怎么从心脏上把肺拧下来。）

问：为什么在你打喷嚏时人们会对你说声“上帝保佑”？

答：在古代，人们认为打喷嚏时意味着可能发生邪灵入侵躯体，所以他们会祈求上帝保佑他们，让鬼魂对他们的邪恶行径三思而后行。在德国，他们说“祝你健康”；在法国，他们说“干杯”；在我这儿，我会说：“哎！你把鼻涕甩我一身啦！”我不明白为什么人们在你打喷嚏时说“上帝保佑”，而当你打嗝或放屁时却缄默不语——这样“双标”可就没意思了。

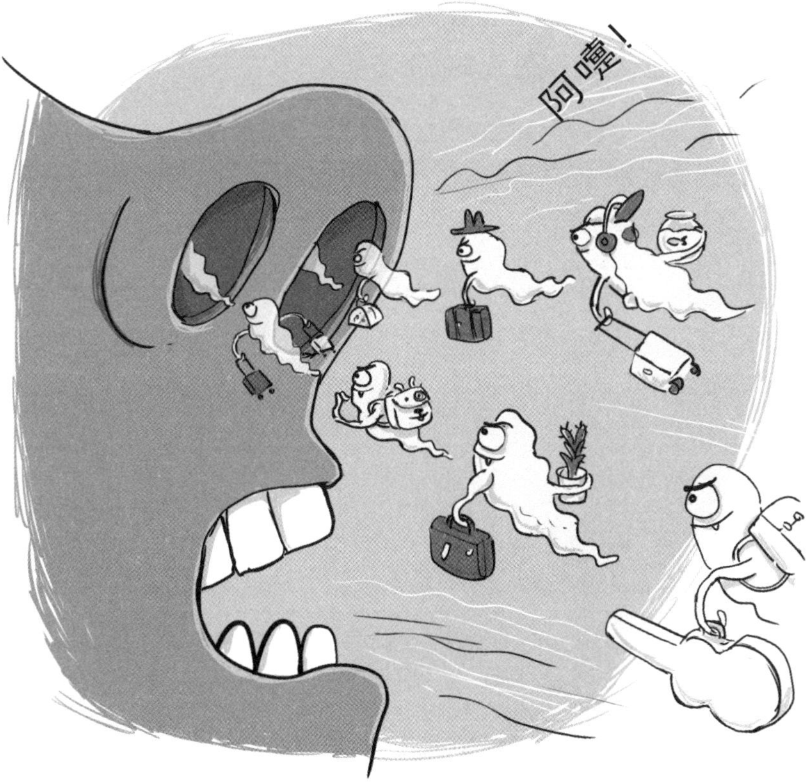
阿嚏！

问：铁肺是什么？

答：首先，这不是一种由熔化的散热器为原料进行的肺移植手术。有一种非常严重的疾病叫作脊髓灰质炎，它可以让我们呼吸所需的肌肉都停止工作。幸运的是，得益于疫苗接种，脊髓灰质炎几乎已经完全从世界上消失了，但它曾经侵袭过数十万人。如今，如果因种种原因人们无法自主呼吸时，医生可以将一根管子放进他们的嘴里，将另一头连接到呼吸机上。但在呼吸机发明之前，这样的患者必须进入铁肺才能生存。铁肺就像一个大号金属文件柜，你的头从一端露出来，脚则从另一端伸出来。铁肺内的压力变化使得里面患者的胸廓也跟着上下起伏，进而维持呼吸节律。铁肺里的人们基本也就告别游泳或是拉大提琴了。

# 千真万确 or 纯属扯淡

曾经有医生认为鹦鹉可以让你避免胸部感染。

【千真万确】在感染原理被发现之前，医生认为人们的肺部疾病是因为空气太“呆板”。（呆板？他们在胡言乱语些什么？）他们认为治愈“呆板”空气的最佳方法是发出巨大声响，例如敲鼓、开枪或是让鹦鹉哇哇乱叫。这不仅毫无用处，而且鹦鹉还可能让你罹患肺部感染。（这叫鹦鹉热，你老师都不见得知道，快记下来。）

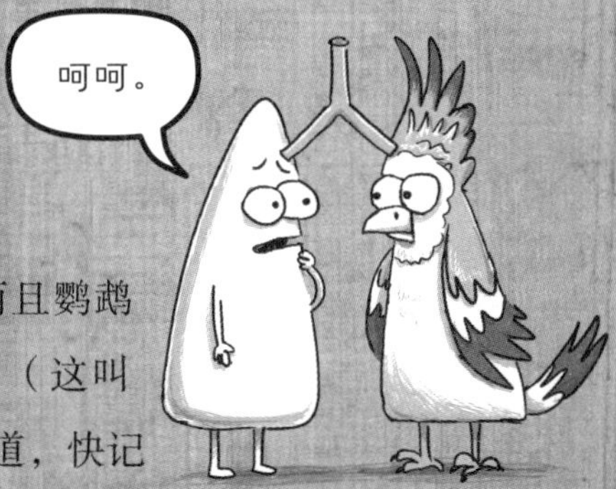
呵呵。

亚历山大大帝发明的一种手术术式沿用至今。

【千真万确】有一天，亚历山大大帝和他的士兵们共进晚餐。突然，其中一个人脸色发青，栽倒在地上——他的气管里卡着一根鸡骨头，无法呼吸。紧急时刻亚历山大大帝想到了一个聪明的办法：他拿出剑，在士兵的脖子上切开了一个洞，这样空气就可以流入他的肺部。这是一种有时由医生执行的操作，称为气管切开术。（我的律师奈杰尔托我转达一点：如果有人被食物噎住，那么正确的做法是使用海姆立克急救法对他的肋骨进行冲击，而不是把剑插在他的脖子上。）

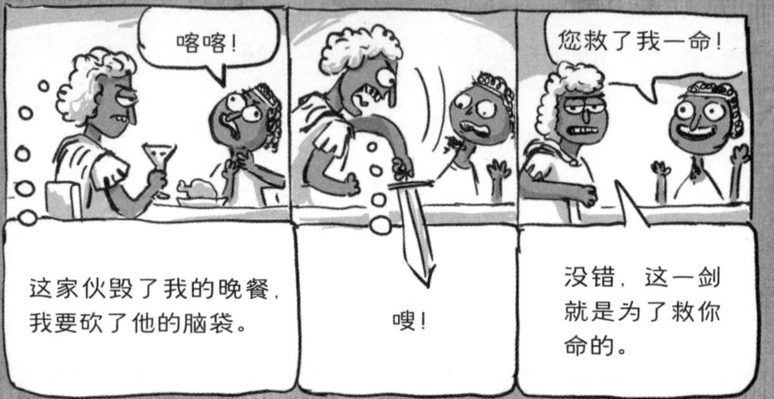
喀喀！
这家伙毁了我的晚餐，我要砍了他的脑袋。
嗖！
您救了我一命！
没错，这一剑就是为了救你命的。

曾经有学校允许抽烟。

【千真万确】在1665年的伦敦大瘟疫流行期间，一所名为伊顿公学的学校强制学生吸烟。（你可能对这所学校有所耳闻——学校出过不少首相。可能他们开设了一门“如何成为首相”的课吧。）当时的医生认为瘟疫是飘浮在空中的，所以烟雾会以某种方式击退瘟疫。在学校里拒绝吸烟的学生会被老师用手杖责罚。那些过往的岁月真是让人啼笑皆非。

# 疯狂疗法

有时候出发点明明是好的，但最后结果却事与愿违。就像我八岁的时候，有一个绝妙的主意：用自制的溜冰鞋从人行道上滑下来，然后突然发现自己已经在医院里了，手肘错位，牙齿原来所在的地方豁了一个大洞。一百年前，医生发明了一种全新的止咳药物，称为海洛因。对咳嗽真的有效！然后就是……每个用过的人都沉迷于它无法自拔，并且海洛因还诱发了一系列可怕的副作用，包括最严重的副作用。（我指的是死亡，不是放屁。）你可能也听说过海洛因，因为它现在已经彻底沦为一种毒品。

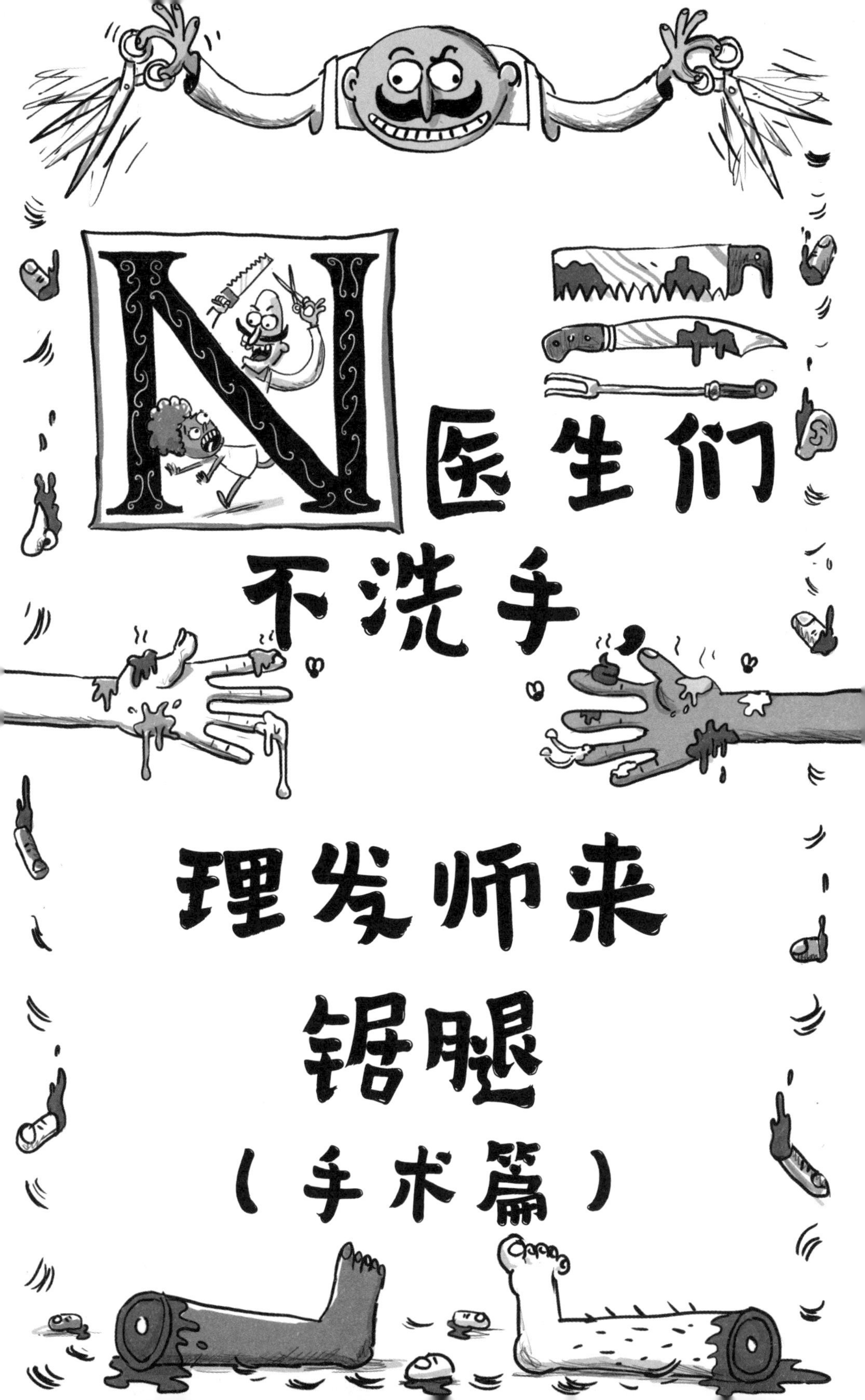
N医生们不洗手，
理发师来锯腿
（手术篇）

但凡你看过一次手术操作（你最好是在电视上看的那些血腥的手术纪录片，而不是闯入医院去坐在外科医生的肩膀上观摩），那么你就会知道手术操作是复杂、精确且超级洁净的。如果你发现并非所有手术都这样有板有眼，也别惊掉下巴。

首先，如果你对于需要修复的物件的工作原理都不清楚，想修复好它谈何容易——医生们也是在开始尝试手术治疗后很长一段时间才逐渐搞清楚身体是如何运转的。就好比如果我让狗皮皮去修我的电脑，它会去试一试，但这可能不会有任何实际作用。（它有很大概率会尿在键盘上。）

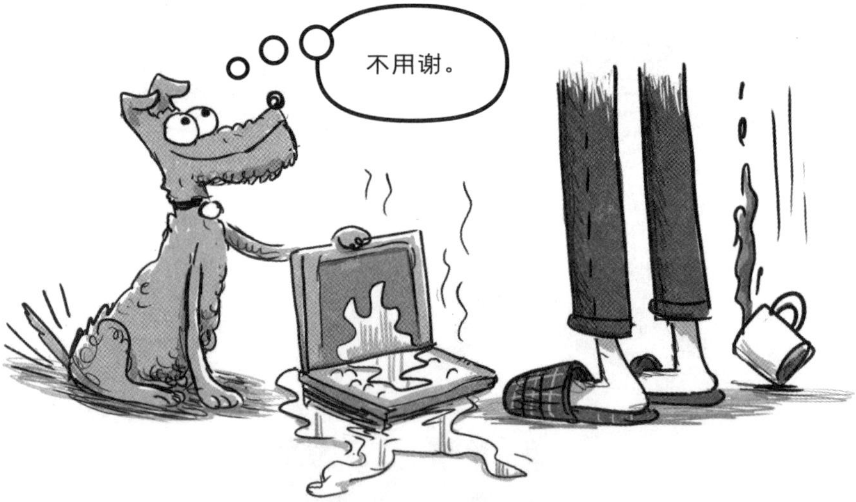
不用谢。

其次，那个时候的医生没有让病人美美睡一觉的麻醉剂，即使他们有点止痛药，那也是杯水车薪。

想象下没有充分麻醉的手术现场大概是这样的：

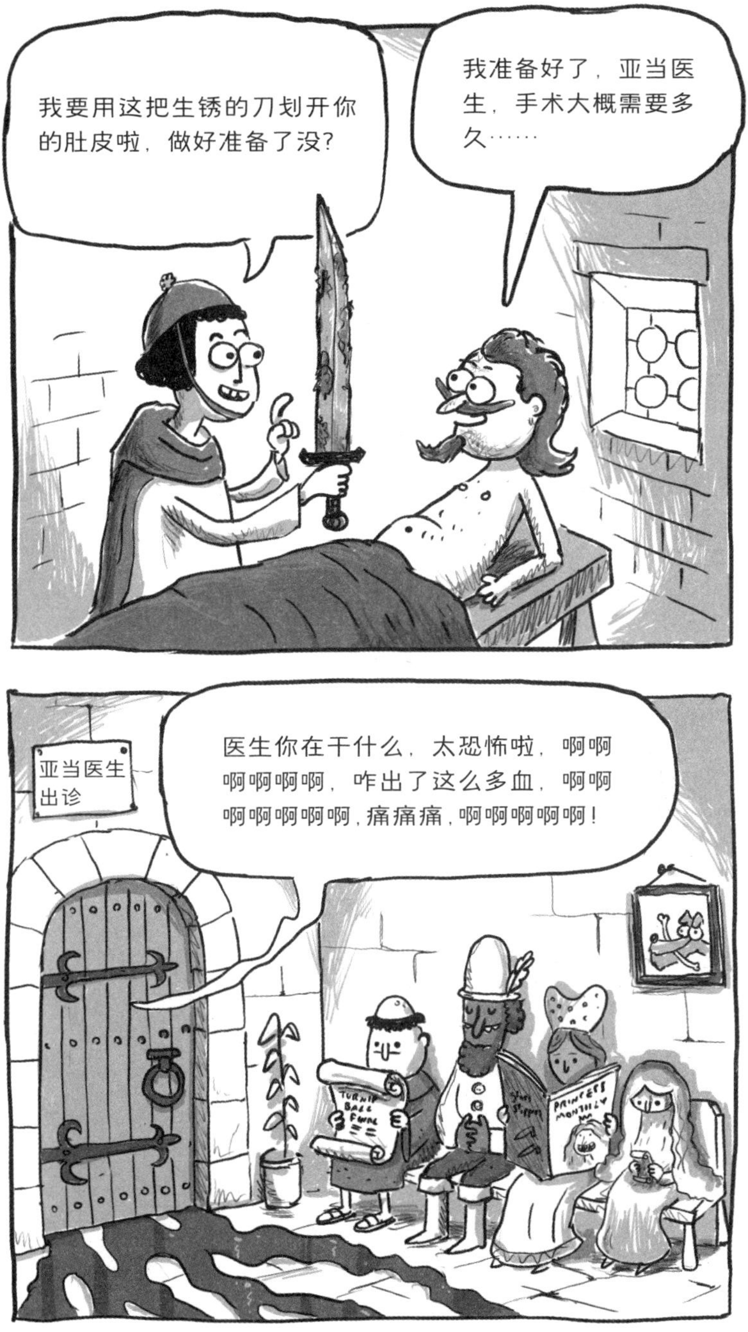
我要用这把生锈的刀划开你的肚皮啦，做好准备了没?
我准备好了，亚当医生，手术大概需要多久……
亚当医生
出诊
医生你在干什么，太恐怖啦，啊啊啊啊啊啊，咋出了这么多血，啊啊啊啊啊啊啊，痛痛痛，啊啊啊啊啊！

如果你的病人正和你在手术床上搏斗，并发出像被谋杀一样的哭嚎，这可能会让作为主刀医生的你分心。然后，尽管排除万难你克服了这一切困难成功完成了手术，患者还是可能会死于感染。我们可怜的外科医生呀——做的所有努力似乎只是为了引出病人死亡的结局，因为那时候抗生素还没有被发明出来。对病人来说也是个坏消息。值得庆幸的是，这些年来手术相关技术有了长足的进步。谢天谢地我是在麻醉下做的扁桃体摘除（不是用锋利的岩石切的）。

但愿你能长点教训！

——夏培拉大姨

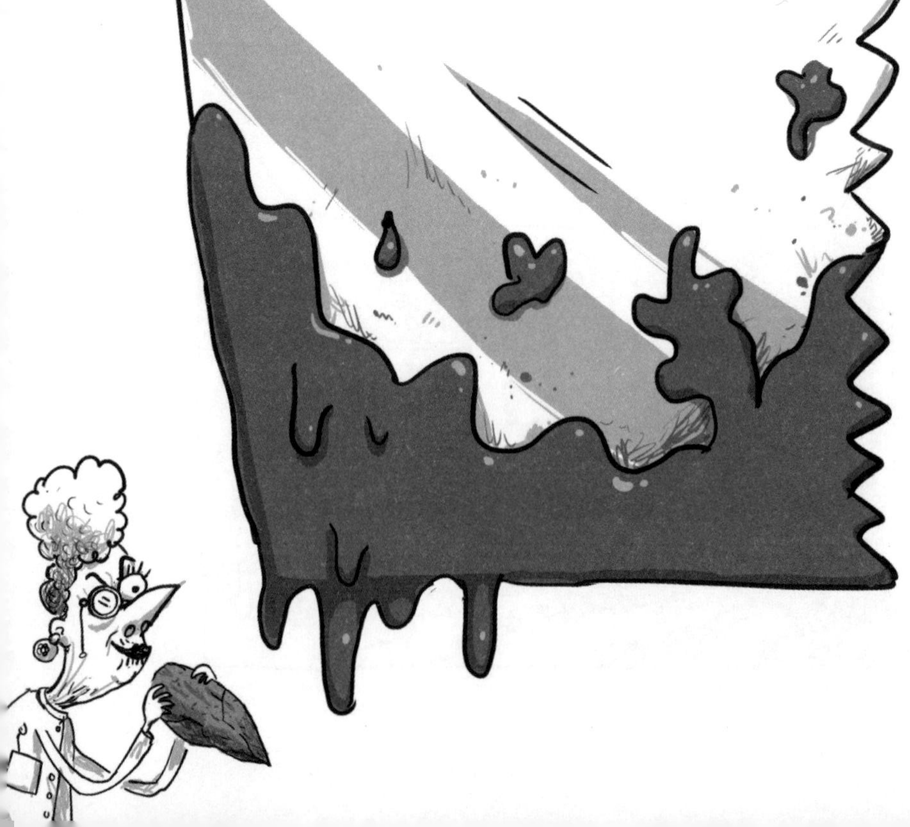

# 古埃及

古埃及人非常擅长皮肤缝合，从棉花（还算公平）到他们从动物身上抽出的肌肉（不够公平），各种不同的缝合材料都用得得心应手。他们把缝合技能用在了逝者身上：主要是为了让木乃伊的身体在来世看起来也能漂亮又整洁（制作木乃伊的时候需要在逝者死后尽快切开尸体并挖出其所有的器官）。

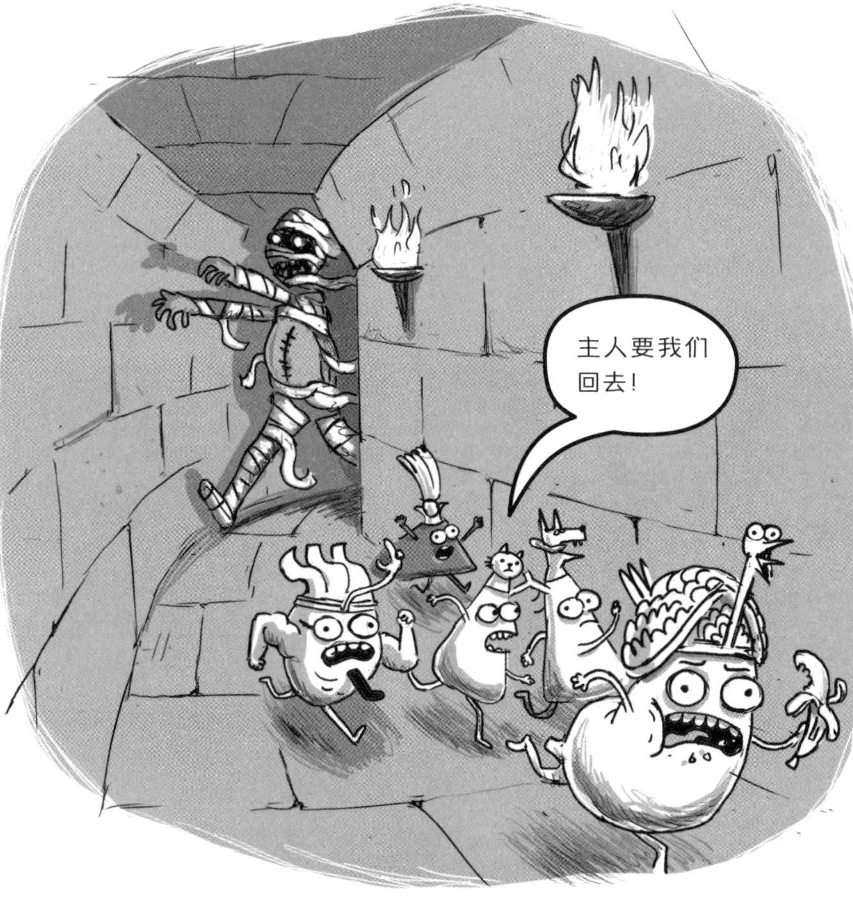
主人要我们回去！

我们从一份名为埃德温·史密斯的莎草纸文件中了解到古埃及人当年还尝试过一些更先进的手术（我猜埃德温·史密斯是发现文件的那个家伙的名字。我听说过的大多数古埃及人都被称为克利奥帕特拉或图坦卡蒙——埃德温·史密斯听起来更像是数学老师的名字）。文件中有很多关于脊柱损伤手术和去除肿物的描述，但关于患者术后结局的描述却很少。我的猜测是……结局不妙。埃德温的莎草纸里还提到，手术前应该在病人的皮肤上涂抹一些蜂蜜来清洁（这可能会起点作用吧），还可以通过在切口上放一块生肉来阻止伤口出血（这可能行不通吧），如果手术不成功，那么应该念一个魔法咒语（这绝对行不通吧）。

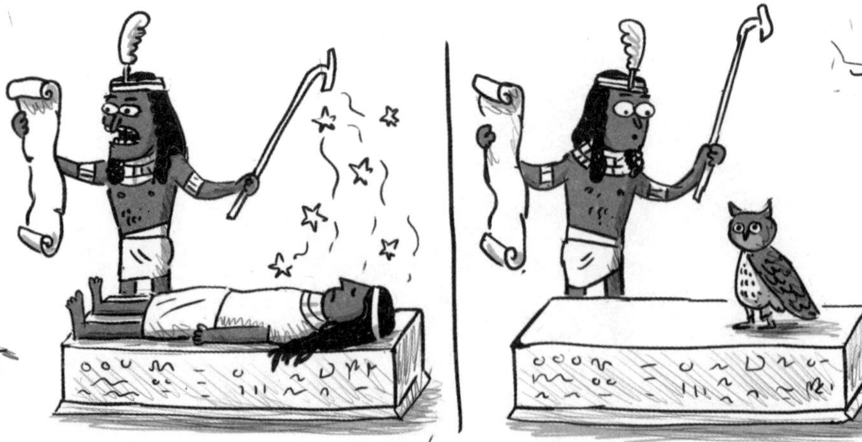

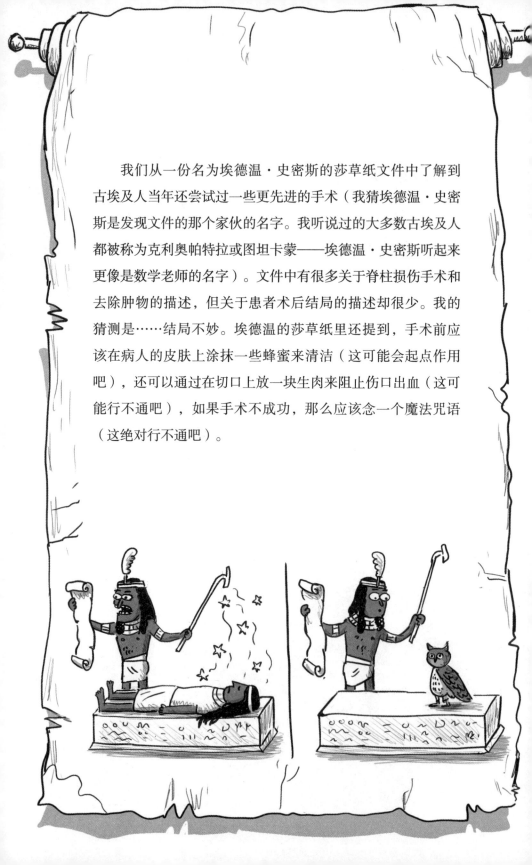

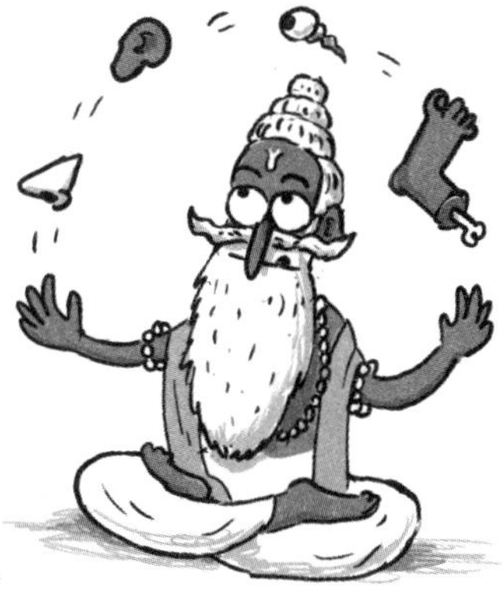

# 古印度

一千年后，大约在公元前600年，印度一个名叫妙闻的人发明了一整套手术操作。事实上，因为诸多手术发明，他被称为外科之父。（我希望妙闻没有读这篇文章，因为我不想让他心烦意乱或妄自菲薄。我刚刚在维基百科上查了一下“外科之父”，历史上还有十个人被冠以这样的称呼。实际上，我刚刚也在维基百科上查过妙闻，他在两千五百年前就去世了，所以他绝对不可能读到这里。）

妙闻写了一本有184个章节的书（184！咱们这本书也只有十二个！），描述了林林总总的手术操作，从截肢到鼻子再造。他的方法包括切下患者的脸颊并将其变成新鼻子。由此可见，他得砍掉身体别的部分来代替缺失的脸颊呗？可能是患者的屁股？

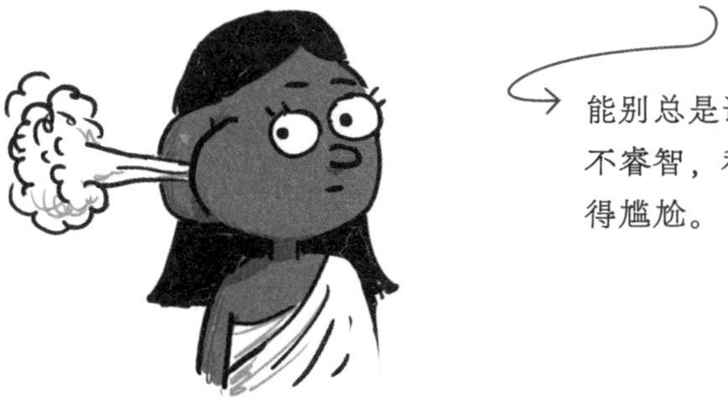

能别总是话里带屁吗？这既不风趣也不睿智，和你沾亲带故这事都让我觉得尴尬。

——夏培拉大姨

# 古罗马

在古罗马，他们发明了一种被称为剖宫产的手术，这是一种通过腹部（医生称之为肚子，有人总喜欢用奇怪的名字来命名）分娩婴儿的新方法。想玩“是真的吗？”快问快答游戏吗？如果你输了，你必须给我买一架直升机。题目来啦：剖宫产（Cesarean section）之所以被称为剖宫产，是因为尤利乌斯·恺撒（Julius Caesar）是由某人剖腹所生？

不！假的！你欠我一架直升机。（我可以拥有一架鲜绿色的，侧面用金色笔迹写着“亚当萌萌机”几个大字的直升机吗？太感谢了。）剖宫产手术以类似“恺撒（Caesar）”这个名字开头，但它与老尤利乌斯可没啥关联。毕竟在当年，母亲不可能在剖宫产手术中幸存下来，而恺撒大帝的妈妈（我不确定她的名字是什么——也许叫朱莉娅什么的？）在恺撒长大后还活得好着呢。

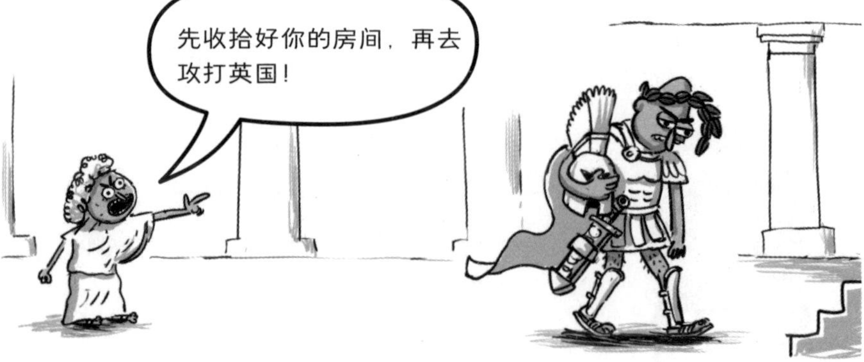
先收拾好你的房间，再去攻打英国！

## 宰赫拉维

现在是时候向艾布·卡西姆·卡拉夫·伊本·阿巴斯·宰赫拉维·安萨里打个招呼了，我希望你不介意我简称他为宰赫拉维。他生活在公元1000年（好奇他们有没有举办一个大型派对来庆祝千禧年），是一位非常了不起的外科医生。他发明了一种用猫的肠子制成的缝合线（时至今日这种缝合线仍在使用，有点恶心）。除此之外，他还制作了两百多种不同类型的器械供外科医生使用（我是指手术刀之类的，不是萨克斯管），并记录了许多全新的手术。哦，他还写了大约三十本书，发明了多种不同的香水。到此为止，宰赫拉维，咱也不是那种喜欢炫耀的人。

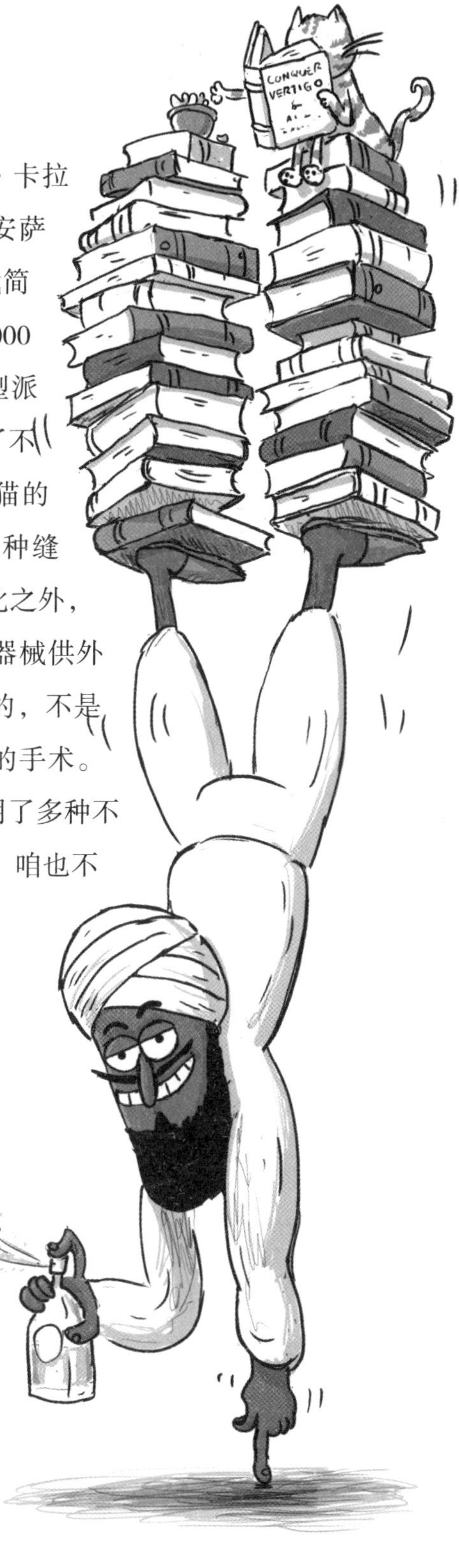
CONQUER VERTIGO

## 闪光年代（中世纪）

在闪光年代（你知道我指的哪个年代吧），医生们并没有那么喜欢做手术。也许他们担心一些血会四溅到鞋子或其他东西上。甭管啥原因吧，反正他们坚持使用水蛭、乳液和药水，但就是拒绝操起手术刀。那么——如果你真的，真的需要手术，怎么办？好吧，那你就得去理发店找“托尼老师”了。这在某种程度上也说得通——理发师们在日常工作中就得使用小刀和剪刀，所以他们也就不需要为手术添置任何新设备。

尽管同时“理发+截肢”一站式服务的确非常方便，但缺点也显而易见：那时候麻醉剂还没有被发明出来，医生又不太擅长止血，术后很可能还会死于感染。但乐观来看，至少你在自己葬礼上留了个可爱整洁的发型。

如今如果你在理发店里朝外看，你可能会看到一根红白相间的杆子，你知道这背后的含义吗？这是为了向他们最喜欢的酸奶致敬：草莓水果角。呃，也许不是。它看起来像一个沾满鲜血的白色绷带，向每个路过理发店的人传递一个讯息：我们这个理发店捎带也能做手术。我会选择一些不那么令人反感的东西来打广告，比如一把漂亮的剪刀。染血绷带的宣传效果不亚于餐馆外面放一幅呕吐物的海报。

太恶心了，拜托删掉这句话，其他部分也删掉最好。
——夏培拉大姨

安布鲁瓦兹·帕雷，众所周知，是最著名的理发师兼外科医生之一，不要与Framboise Pâté 混淆，后者在法语中是覆盆子果冻的意思。

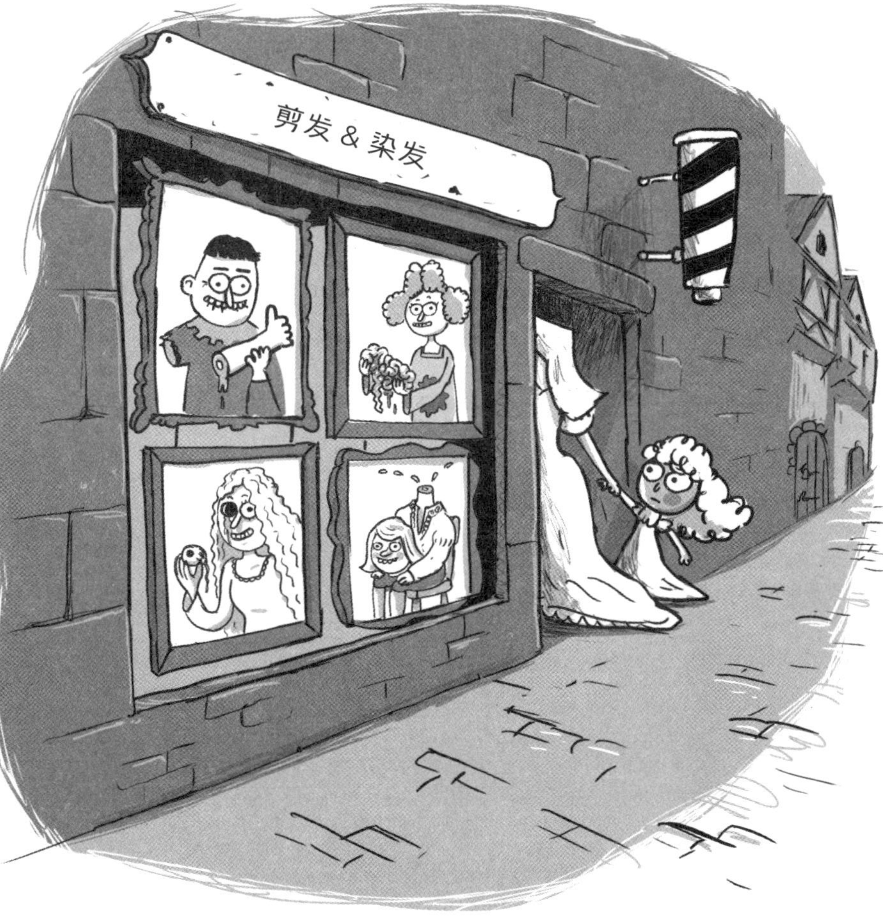
剪发 & 染发

## 关于安布鲁瓦兹·帕雷的五个事实和一个谎言

1. 他连续担任过四位法国国王的御医。只有当老国王去世后，新国王才会即位，基于这一点我觉得王室该另寻一位医术更好点的医生吧。

2. 他的哥哥教他如何做手术。我的哥哥教我如何将手放在腋下发出放屁的声音，声音足以以假乱真。（看到这里你是不是偷偷试了下自己能不能以假乱真？哈哈！）

3. 以前如果有人中毒了，医生会让他吃粪石来治疗。（粪石是肠道中形成的石头，恶心。）安布罗斯证明了这些粪石实际上并不能有效解毒。不幸的是，他是通过毒害他的厨师来证明这一点的，结果表明尽管给那个厨师吃了粪石，他仍然死了。安布罗斯真是个调皮鬼。

4. 他曾经因躲在衣柜里逃过一次谋杀未遂事件。

5. 他发明了法医病理学，帮助还原谋杀背后的真相。现在咱们能看到一些涉猎法医病理学的剧集，比如《犯罪现场调查：迈阿密》。（安布罗斯的电视节目应该被称为《犯罪现场调查：16 世纪的巴黎》。）

6. 巴黎是以他的名字命名的。

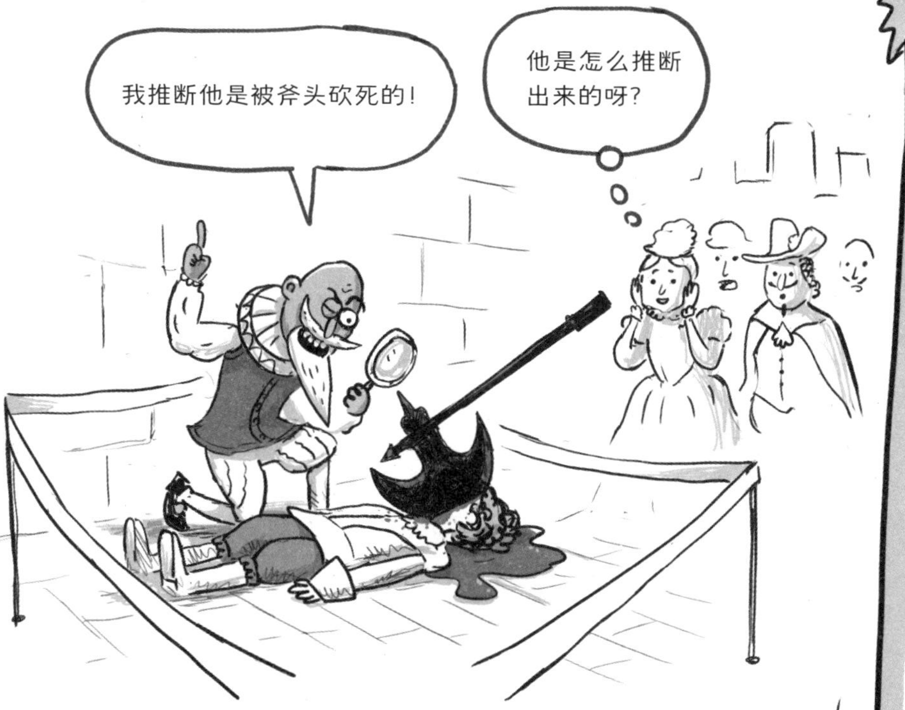
我推断他是被斧头砍死的！
他是怎么推断出来的呀？

6. 不不不，巴黎这座城市的命名与安布罗斯无关。但是基于某种原因，他确实拥有一颗以他的名字命名的小行星——小行星 259344 帕雷，手边有望远镜的话可以找找看。

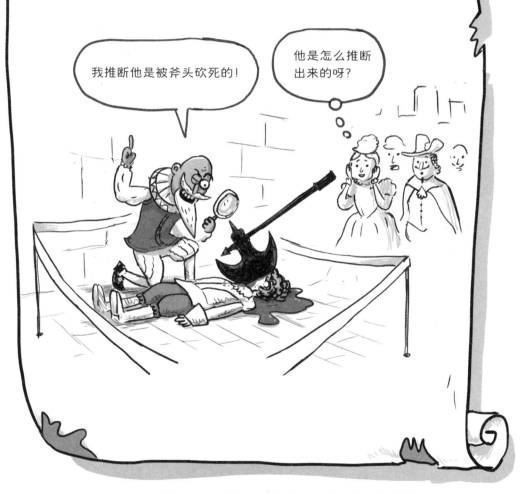

他的一项重大发明是使用缝合线在手术过程中结扎血管止血（尽管他可能是从宰赫拉维那里窃取了这个想法）。在此之前，医生会使用滚烫的金属把血管烫得嘶嘶作响来止血，可以脑补下他们煎牛排的场景。烫血管的方式让很多病人送了命，相比之下安布罗斯的缝合止血法要好得多，他让

也正是因为越来越多他的病人在截肢手术（有点瘆人）中逃过一劫活了下来，所以他开发了假肢供他们术后使用。他还为那些在战斗中失去眼睛的人制作了义眼。你无法再看透他们的眼神，不过这些义眼是用金或银制成的，所以一眼看过去一定很神奇。

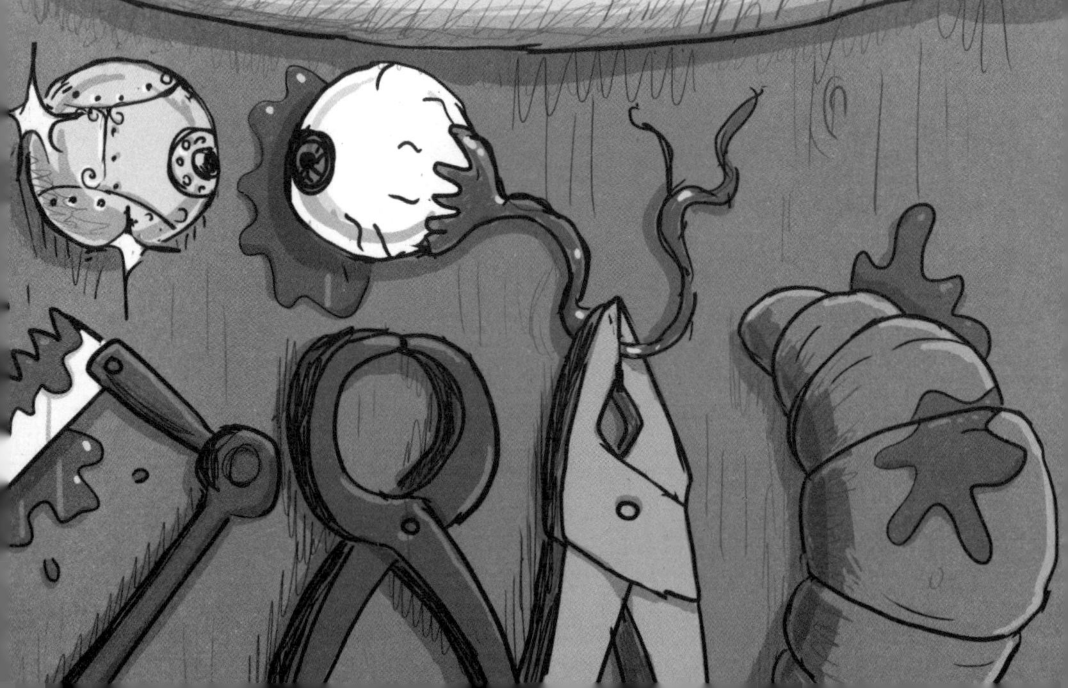

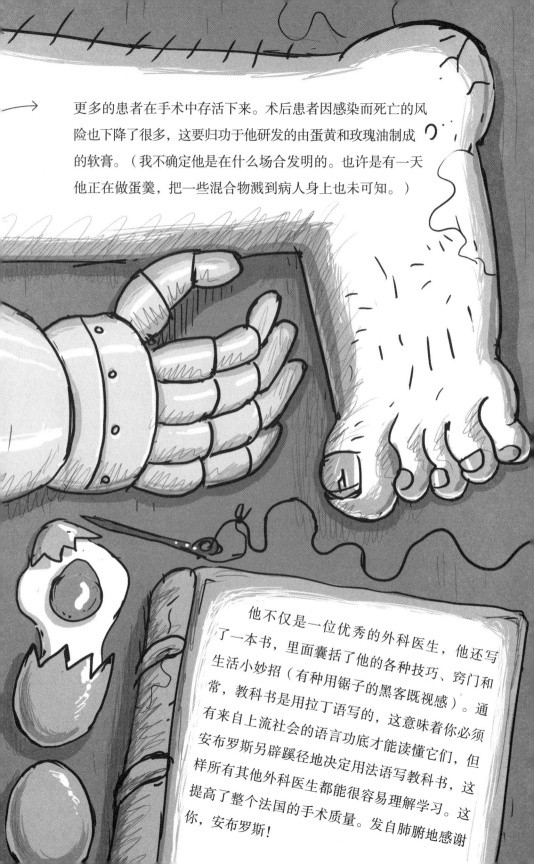

更多的患者在手术中存活下来。术后患者因感染而死亡的风险也下降了很多，这要归功于他研发的由蛋黄和玫瑰油制成的软膏。（我不确定他是在什么场合发明的。也许是有一天他正在做蛋羹，把一些混合物溅到病人身上也未可知。）

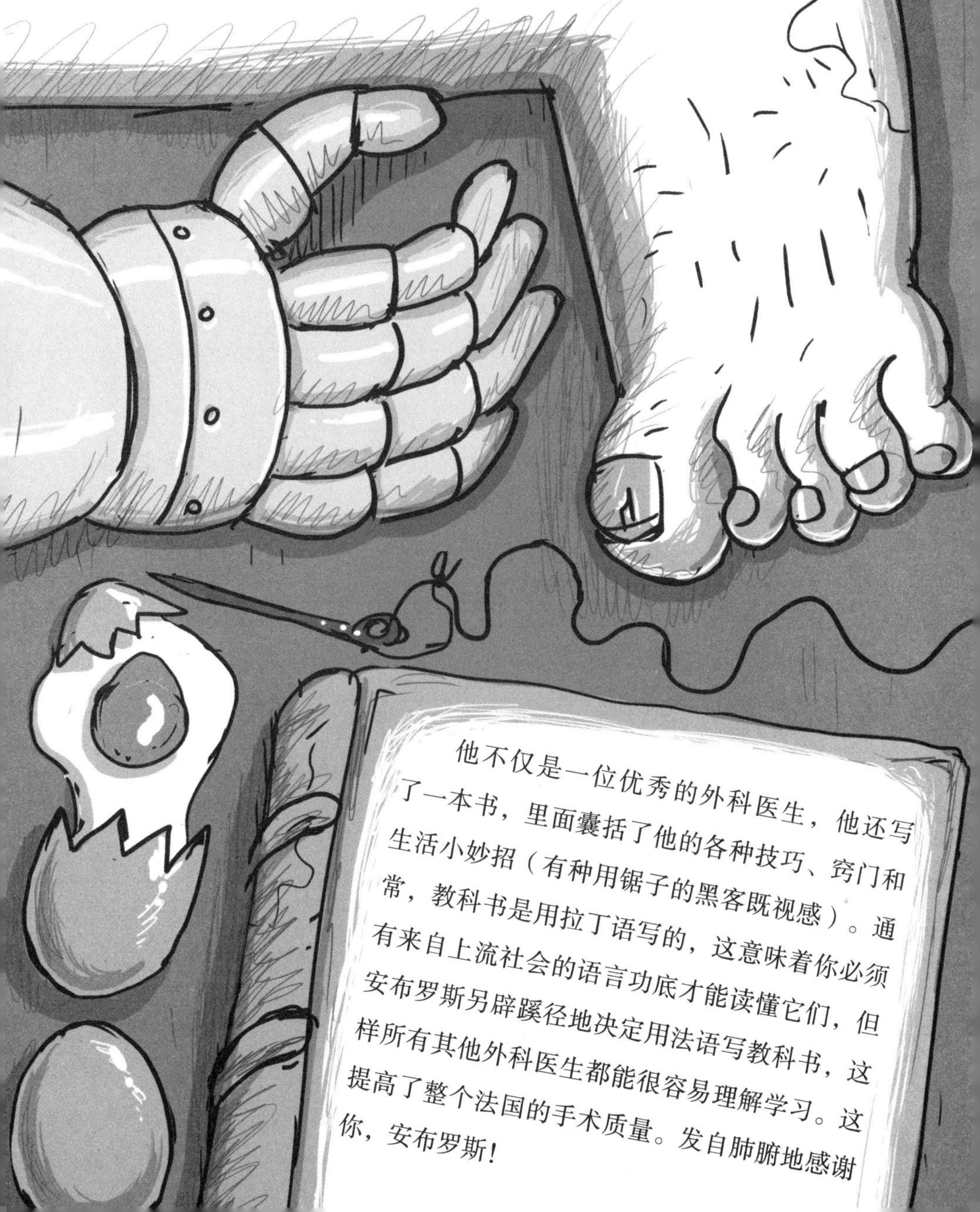

他不仅是一位优秀的外科医生，他还写了一本书，里面囊括了他的各种技巧、窍门和生活小妙招（有种用锯子的黑客既视感）。通常，教科书是用拉丁语写的，这意味着你必须有来自上流社会的语言功底才能读懂它们，但安布罗斯另辟蹊径地决定用法语写教科书，这样所有其他外科医生都能很容易理解学习。这提高了整个法国的手术质量。发自肺腑地感谢你，安布罗斯！

## 李斯特先生和一些脏水泡

如果您必须做手术，您愿意在哪里进行——在医院，还是在厨房的桌子上？假如你生活在大约两百年前，那么答案铁定会是：“必须在家里，拜托，拜托，拜托，拜托，拜托，拜托！”因为患者在医院死亡的可能性是医院外的五倍。为什么？好吧，让我描述一下外科医生在医院里是如何做手术的，看看你是否能发现症结所在。

· 相比现代外科医生每次手术时都会穿着特殊的手术衣（看起来像睡衣），每次手术后都要彻底清洗，那时的外科医生在手术之间可从来不会费心换衣服——他们穿着黑色西装，披着飘逸的斗篷，就像在致敬吸血鬼德古拉。（某种意义上他们的确挺像德古拉的，毕竟都杀了很多人。）

· 他们对手术台、手术刀或术中使用的任何东西都不做清洁。他们甚至都不擦拭器械——一台手术结束后，器械立刻就用在下一个病人身上。他们甚至重复使用染血的绷带。啧啧啧。

· 他们认为，如果一天工作结束时，你从头到脚都沾满了血、粪便、脓液、呕吐物、肠子、大脑碎片和骨头碎片，那么这意味着你是一位非常优秀的外科医生。就好比你是小熊队或童子军的成员，你会收集不同的徽章；这些医生会在衣服上收集不同类型的内脏。就像我家狗皮皮，如果没在十种不同的狐狸粪便中打过滚，那它就认为今天出门是白遛一趟。

· 曾经，外科医生既不戴手套，也从不洗手。

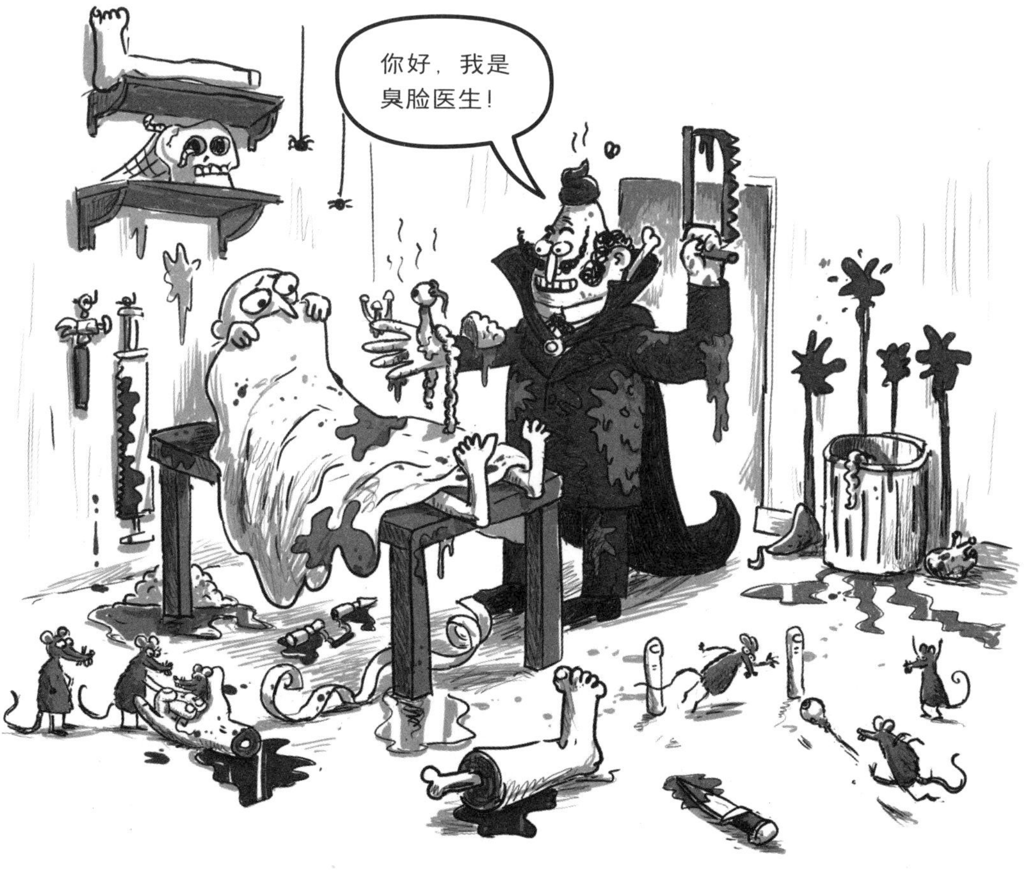
你好，我是
臭脸医生！

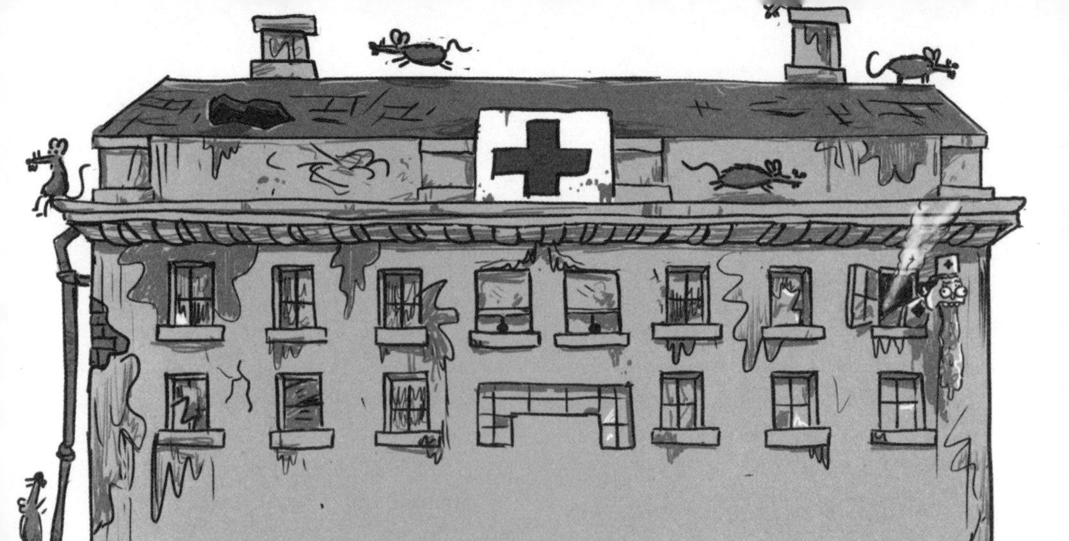

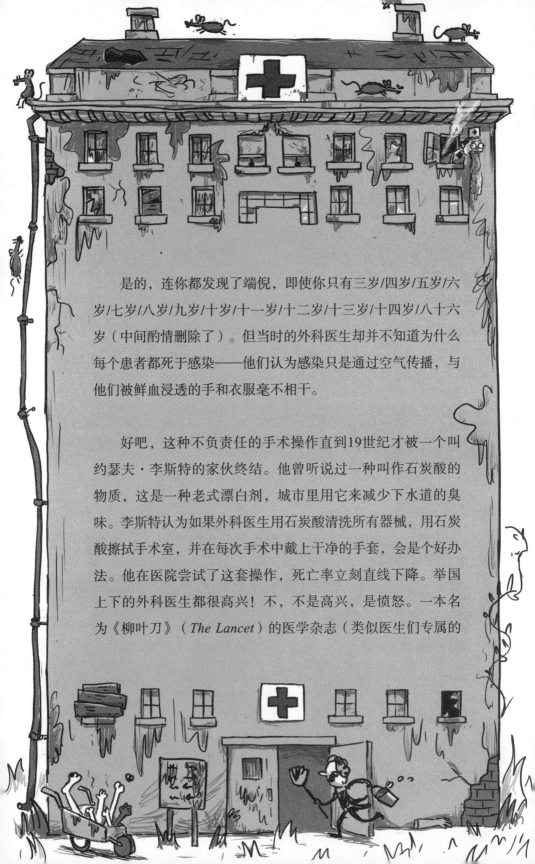

是的，连你都发现了端倪，即使你只有三岁/四岁/五岁/六岁/七岁/八岁/九岁/十岁/十一岁/十二岁/十三岁/十四岁/八十六岁（中间酌情删除了）。但当时的外科医生却并不知道为什么每个患者都死于感染——他们认为感染只是通过空气传播，与他们被鲜血浸透的手和衣服毫不相干。

好吧，这种不负责任的手术操作直到19世纪才被一个叫约瑟夫·李斯特的家伙终结。他曾听说过一种叫作石炭酸的物质，这是一种老式漂白剂，城市里用它来减少下水道的臭味。李斯特认为如果外科医生用石炭酸清洗所有器械，用石炭酸擦拭手术室，并在每次手术中戴上干净的手套，会是个好办法。他在医院尝试了这套操作，死亡率立刻直线下降。举国上下的外科医生都很高兴！不，不是高兴，是愤怒。一本名为《柳叶刀》（*The Lancet*）的医学杂志（类似医生们专属的

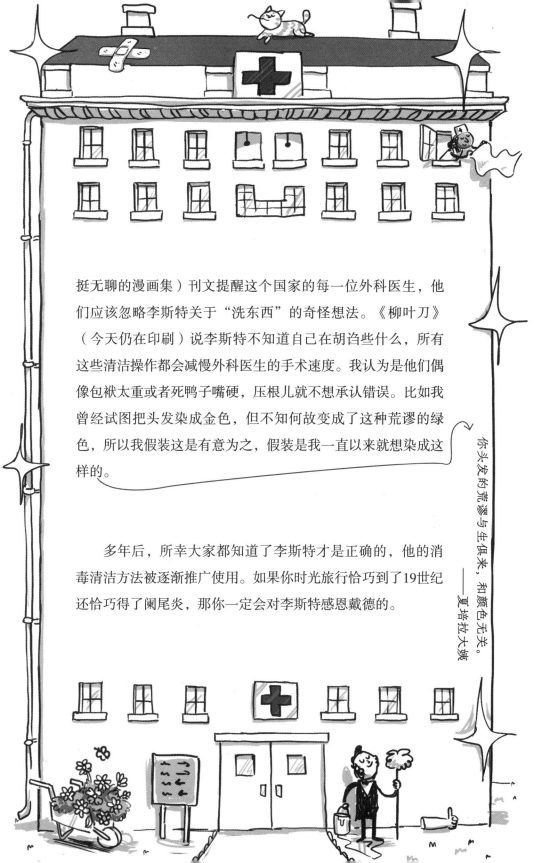

挺无聊的漫画集）刊文提醒这个国家的每一位外科医生，他们应该忽略李斯特关于“洗东西”的奇怪想法。《柳叶刀》（今天仍在印刷）说李斯特不知道自己在胡诌些什么，所有这些清洁操作都会减慢外科医生的手术速度。我认为是他们偶像包袱太重或者死鸭子嘴硬，压根儿就不想承认错误。比如我曾经试图把头发染成金色，但不知何故变成了这种荒谬的绿色，所以我假装这是有意为之，假装是我一直以来就想染成这样的。

你头发的荒谬与生俱来，和颜色无关。
——夏培拉大姨

多年后，所幸大家都知道了李斯特才是正确的，他的消毒清洁方法被逐渐推广使用。如果你时光旅行恰巧到了19世纪还恰巧得了阑尾炎，那你一定会对李斯特感恩戴德的。

# 麻醉学：让患者从鬼哭狼嚎到呼呼大睡

从古至今，外科医生都明白如果让患者在手术过程中保持清醒并放声尖叫可不太妙：患者摇来晃去，手术很难开展，而且对患者来说也谈不上是一次有趣的体验。医生们尝试了各种各样的办法，比如给病人大量灌酒让他们醉得不省人事，或者砸他们的头直到他们失去知觉，甚至催眠他们。不幸的是，这些尝试要么不起作用，要么就把病人整得驾鹤西去了。

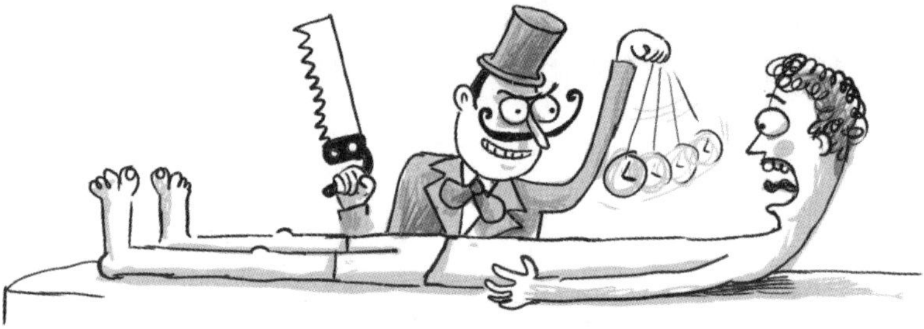

19世纪30年代，大学生们热衷于参加聚会并在参加聚会时吸一种当时新发现的被称为乙醚的气体。有一天，一位名叫克劳福德·朗的医生注意到，那些吸入乙醚后受伤的学生并没有感到任何疼痛……于是他想搞清楚这种气体在他做手术时是否有用。（他是对的——乙醚相当有用。）

有史以来第一次使用乙醚作为麻醉剂进行的手术是给一名男子的腿部做截肢。手术进行得很顺利，当病人还在问手术什么时候开始时，他的腿已经被切下来放进垃圾箱了，从始至终他没有任何感觉。

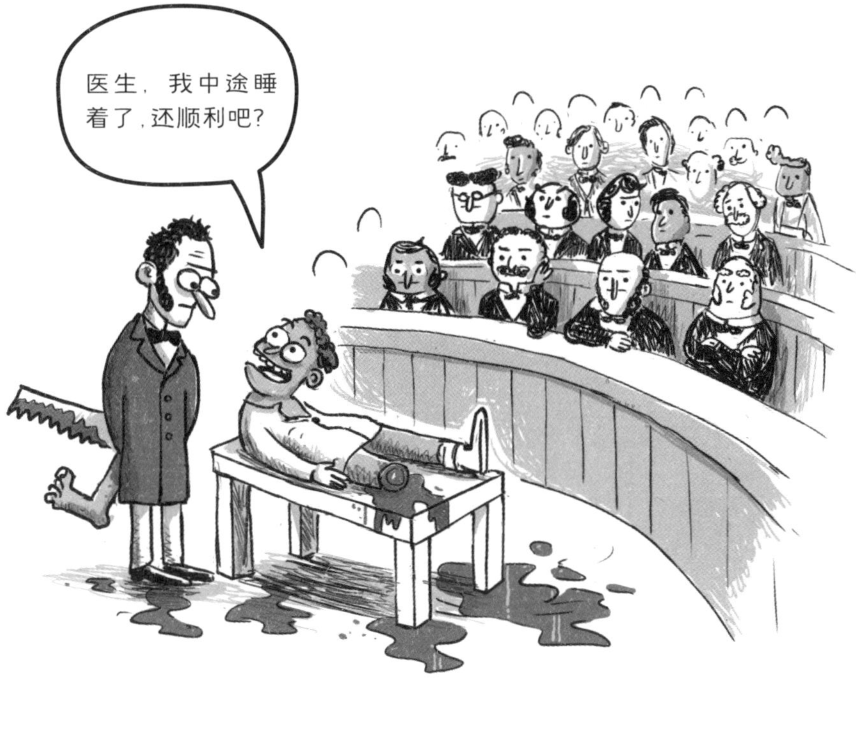
医生，我中途睡着了，还顺利吧？

当时其他外科医生对乙醚表示怀疑，他们认为如果病人在手术过程中没有感到任何疼痛，手术就无法正常进行……咦！但也是从那时起，数百万台的手术都在麻醉下进行，当然现在的医生会使用不同类型的麻醉气体，因为乙醚有时会爆炸。吓死宝宝了。

时至今日，医生们对于麻醉剂的起效原理还没有完全弄明白（傻瓜），但不管怎么说麻醉起效了，手术中就少了很多鬼哭狼嚎。

麻醉药发明前

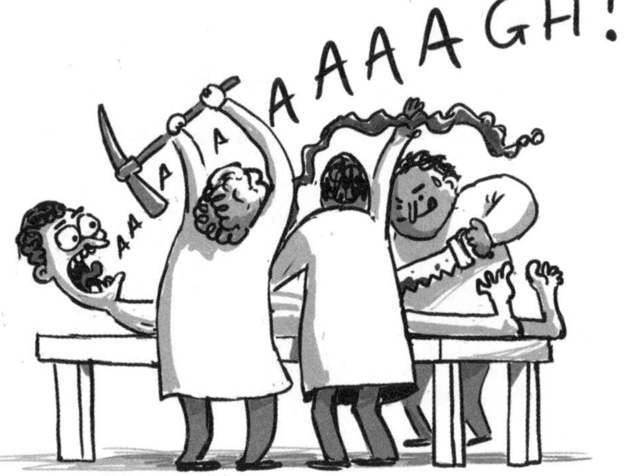
AAAAAAAAGH!

麻醉药发明后

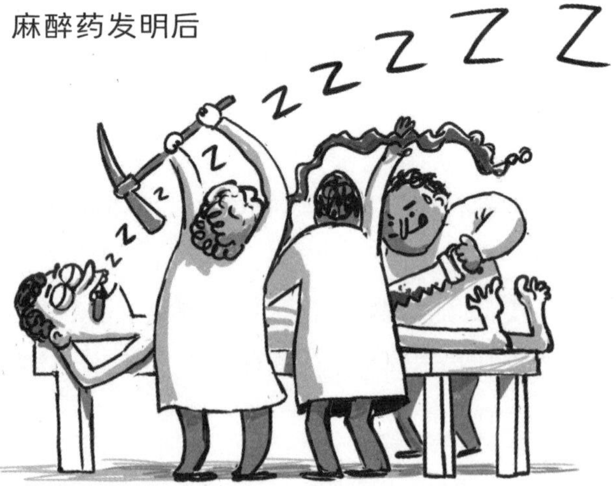
ZZZZZZZZ

### 1846 年

在麻醉剂发明之前，外科医生只有以超快的速度完成手术才可能让他们那些在手术台上尖叫连连的患者活命。英国做手术最快的外科医生是一个叫罗伯特 · 利斯顿的人，他吹嘘自己可以在不到一分钟的时间内截断一条腿。1846 年，这位外科医生做了一次手术，宛如神速，他笨拙挥舞着的手术刀杀死了病人（死于感染），然后以迅雷不及掩耳之势误切了他助手的手指（后死于感染），捎带还害死了一个正在观看手术的人（死于惊吓）。我的老天爷！

## 借一只手（或一个肺脏、一个肾脏）

我之前和大家聊过器官移植手术——就是能给你一个新的心脏或肺，甚至是一只新的手或一个新的屁股的惊人手术。好啦我承认，屁股移植是我编的啦。几千年来，医生们一直想做移植手术，但实际上移植手术只是近代才有。为什么花了这么长时间？他们真的都只是因为懒吗？还是说他们一直在拖延，就像你总是借口太忙而不去整理卧室一样？

其实，外科医生花了这么长时间才能完成器官移植手术的原因是，曾经只要一尝试给病人移植器官，移植完病人就死了。即使他们把器官放在正确的位置，把它完美地连接上所有

那你为什么要把瞎编的内容放进来？这本书完全不适合儿童。我希望读者家里都有垃圾箱。

——夏培拉大姨

复杂的静脉和动脉……病人最终还是无一例外地死了。这是因为器官排斥反应在作祟。你的身体是如此奇妙和神奇，一旦里面出现它不认识的东西，它就会直接展开攻击。如果你感染了疾病，这种攻击当然是好事，因为病毒、细菌或其他的邪恶入侵生物会被机体防御机制摧毁和破坏掉。但是，如果你尝试安装新器官，就不太方便啦。

这一窘境在科学家发明了一种药物来阻止体内免疫系统（身体抵抗感染的功臣）过度兴奋后被大大缓解，这意味着身体不会试图攻击那些可爱的新移植器官。这种药物是由一位名叫格特鲁德·埃利昂的卓越科学家发明的——她因此获得了诺贝尔奖，实至名归不是吗?!

因为服用免疫抑制剂，移植患者的免疫系统暂时被关闭了，所以器官移植的患者与生病的人适当隔离是非常重要的，毕竟此时他们的机体不再擅长抵抗各种病菌入侵了。

20世纪我们见证了许多第一次：

第一次肾移植（1954 年）……

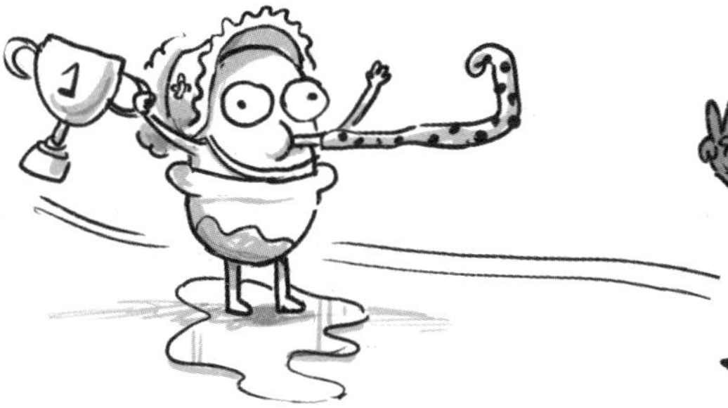

第一次肝移植（1967 年）……

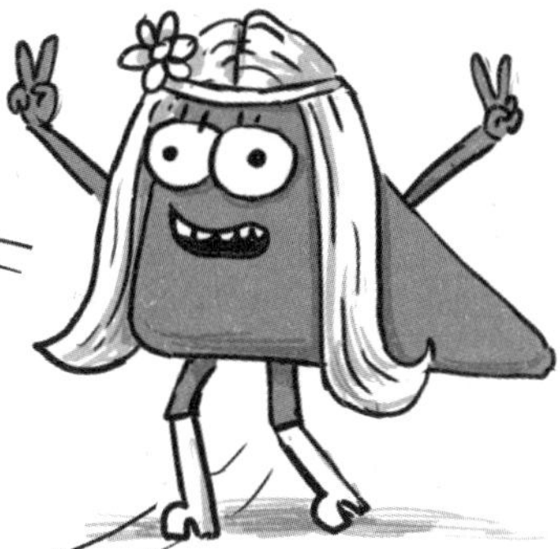

第一次心脏移植（1967 年）……

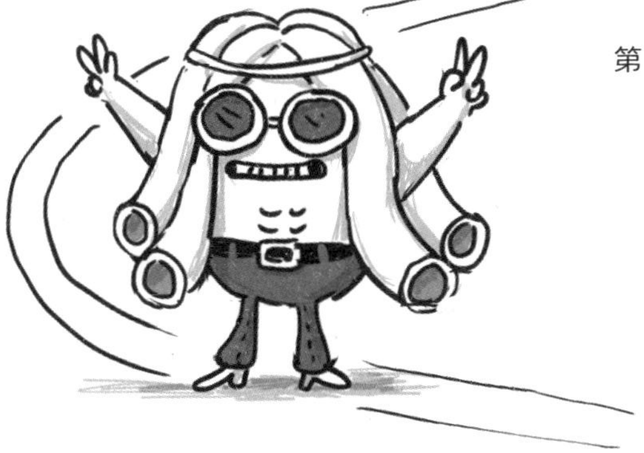

第一次心肺联合移植（1981 年）……

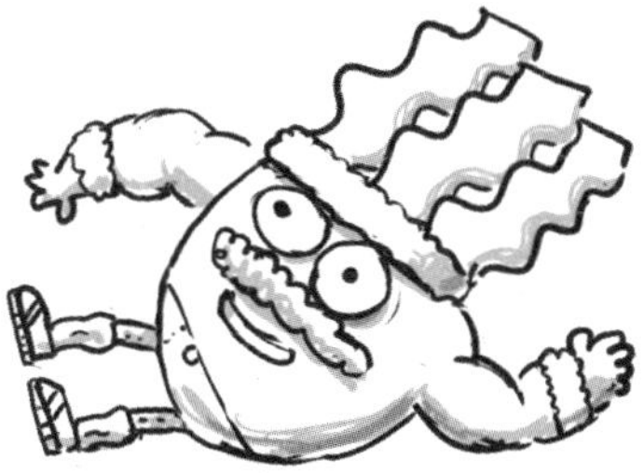

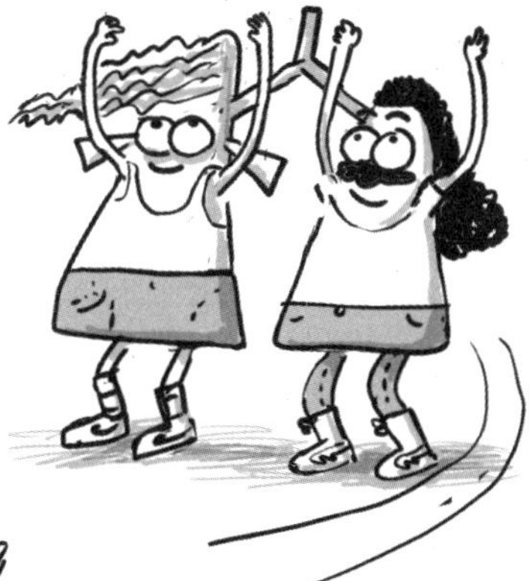

以及在勺子颠鸡蛋比赛中获得第一名（获奖者是我，时间是 1987 年的运动会）。我相信你会同意勺子颠鸡蛋比赛是这里面的亮点。

那场比赛你明明倒数第一，快别给自己脸上贴金了！

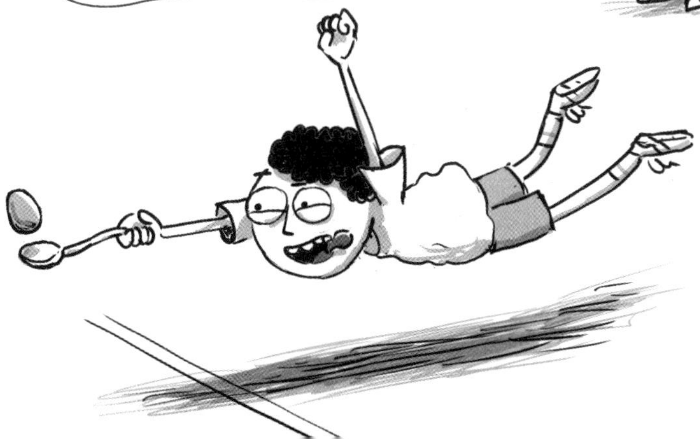

# 奇妙整形术

什么是整形手术，我给你三个选项：

1.将乐高缝在脸上。

2.一种改变事物形状（比如你的嘴唇或鼻子）的手术。

3.严重烧伤、外伤或手术后修复面部或身体外形的手术。

如果你选2或3，恭喜你答对了。如果你选了1，那就自罚找个装满鱼的垃圾箱，在里面坐一个小时呗。整形这个词有“重塑”之意，这个词的含义可比袋子、容器和插头之类的要古老得多。就像排便式呼吸这个词在我开始称呼我家狗狗为皮皮之前就已经存在很多年了一样。

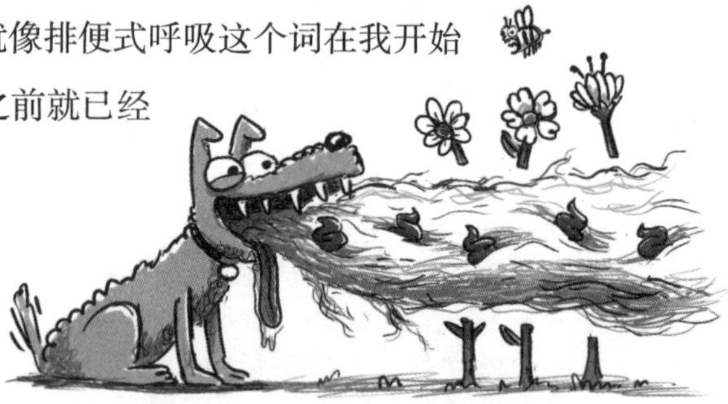

自从妙闻给人们造出新的鼻子以来，几千年来，医生们一直在尝试对人们的脸进行整形手术。除了在剑术格斗中失去的鼻子（啊），还有因感染被吞噬的脸部（啊啊），这些都是多年来医生在试图修复的缺憾。

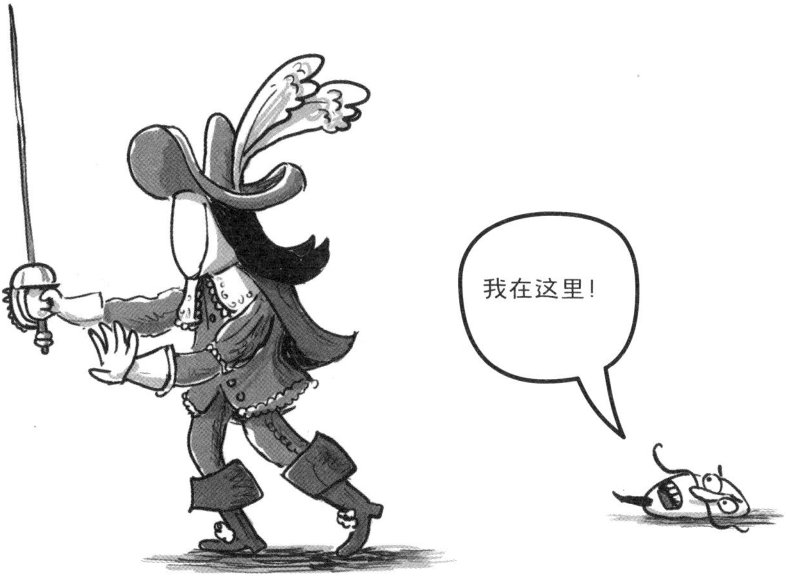
我在这里！

但是，像大多数手术一样，在麻醉技术出现之前，医生束手束脚无法施展。但是，即使患者可以在手术中打个盹，那时候的医生在整形手术方面的经验还是相当匮乏，所以几乎没怎么开展过正儿八经的整形手术。这一切都在大约一百年前的第一次世界大战期间悄然发生了变化。（我猜他们当时并不知道这场战争被称为第一次世界大战，除非一个友好的时间旅行者回去告诉他们关于第二次世界大战的事。）

**2010 年**

西班牙的医生对一名男子进行了首例面部移植手术，该男子的（原始）面部在一起枪击事件中受到严重损坏。如果你接受了面部移植，你看起来仍然更像原来的你，而不是你拥有新面孔的那个捐献者。这是因为你的容貌更多取决于皮肤下面的骨骼轮廓，而不是表面的皮肤软组织。某些早晨，我看着镜子里的自己，会怀疑是否有人在一夜之间偷偷地将我家狗狗皮皮的脸移植到我的头上了。不过我通常在淋浴和刮完胡子后就会打消这种怀疑。

你这长相的确值得怀疑。

——夏培拉大姨

让人扼腕的是，在战争期间，受伤是常事——许多士兵的脸和手因枪击或爆炸而损毁，1917年英国设立了一家整形医院来帮助这些伤员。在一位名叫哈罗德·吉利斯的天才的领导下，医生们为这些士兵完成了超过一万一千次手术，基本上发明了沿用至今的大部分整形手术技术。在第二次世界大战期间，他们有了惊人的发现：飞机坠毁在水中的飞行员比坠落在陆地上的飞行员愈合得更好。这个现象让他们意识到在伤口上使用盐水可以挽救更多的生命。

## 穿越锁孔

如果有人在家中晕倒，需要进行紧急手术，但外科医生又无法打开门去救治患者时，他们就会在前门台阶上进行一种称为锁孔手术的操作。

好吧，上面描述的场景可能并没有真正实现过。锁孔手术（如果你是一个爱炫耀的人且喜欢长篇大论的话，也可以称之为腹腔镜手术）术如其名，即医生不做大切口进行手术，而是开几个小孔：其中一个孔置入迷你相机，其余几个孔则置入小巧的抓取器、切割器和缝合器。

可以将其想象为从包装袋中取薯片的过程。老式的方法是直接撕开包装，取出一片美味的炸土豆。而锁孔手术的方法则是在包装上打几个小孔，然后用筷子将薯片分成若干小块，然后将其全部从其中一个孔中依次取出。没有人会知道你是否偷了他们的薯片！（但是，有得必有失，你的薯片会被挤碎。）

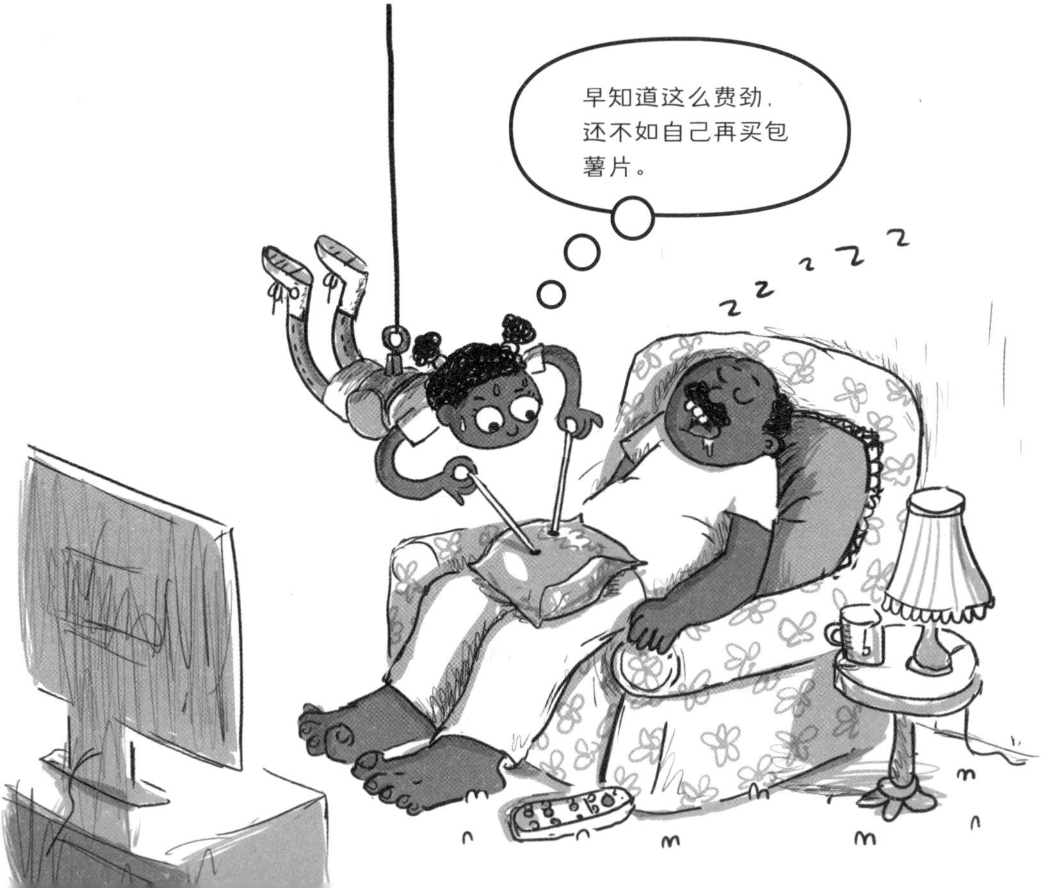
早知道这么费劲，
还不如自己再买包
薯片。
z z z z z z

腹腔镜检查意味着接受手术的人恢复得会更快，术后疼痛更轻微，而且愈合后不会留下大大的瘢痕。这种类型的手术的缺点是手术过程会相对较长，而且“腹腔镜检查”这个单词的拼写也非常复杂。不瞒你说——我非常依赖自动更正功能来撰写本章节。此外，如果你是那种想向朋友炫耀巨大瘢痕的怪人，那这个手术会让你失望的。

有史以来第一例腹腔镜检查是由一位名叫乔治·凯林的德国医生于1901年完成的，他在一只狗身上进行了腹腔镜检查。（别读这段，皮皮！）幸运的是，一切都很顺利，他在笔记中写到，这只狗“和以前一样开朗”。他是怎么知道的？也许狗给他讲了一个笑话？

狗写的笑话都比你写的强。

——夏培拉大姨

**2001 年**

一位法国病人的胆囊被来自地球另一边的纽约外科医生切除了。不，他们没有能长到跨越海洋的剪刀。一台有三个机械臂的手术机器人挥舞着其中一个握着手术刀的机械臂在病人的体内移动着，而他的医生则在四千英里外操纵着控制装置。幸运的是，Wi-Fi 没有断线，手术很成功。但愿大家不要做关于三臂机器人握着手术刀给你做手术的噩梦。

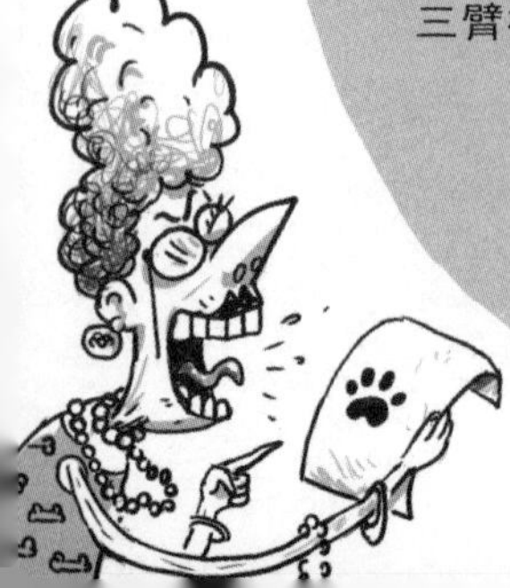

## 展望未来

现在我的机器人管家要透露更多关于未来的预测。他刚刚在洗车。（美中不足的是，他把它放在淋浴间里洗，毁了我的浴室。）

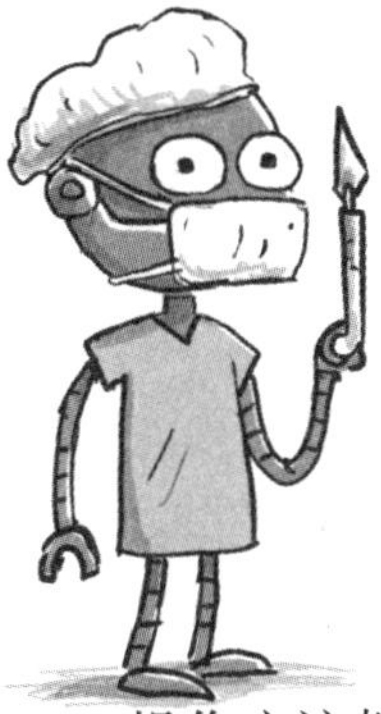

预测 1：所有外科医生终将被机器人取代。

但愿不是被我的机器人管家取代，因为他甚至无法做个不烤焦的吐司。但未来大部分的手术操作应该都会由机器人来完成，甚至都不需要医生去控制，它们自己就能继续做下去。好消息是，它们的手术速度将比人类快得多，而且更加精准，这将大大增加手术的安全性。

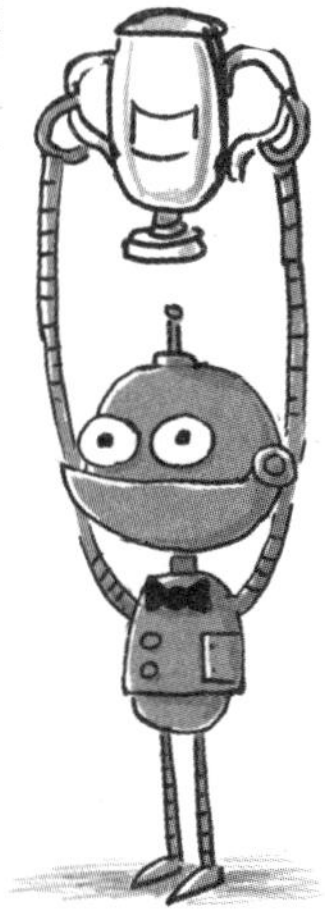

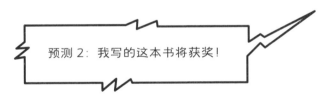

预测 2：我写的这本书将获奖！

这可是个好消息，谢谢！我要去干洗下西装，为颁奖典礼做准备。

预测 3：获得的奖项是年度最糟图书奖！

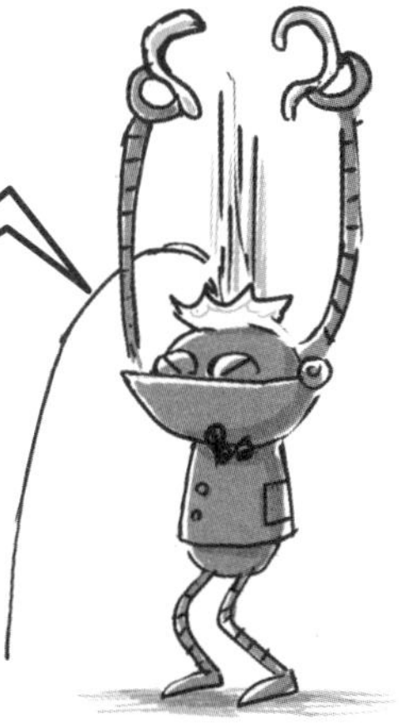

什么？信号不好，我听不清！

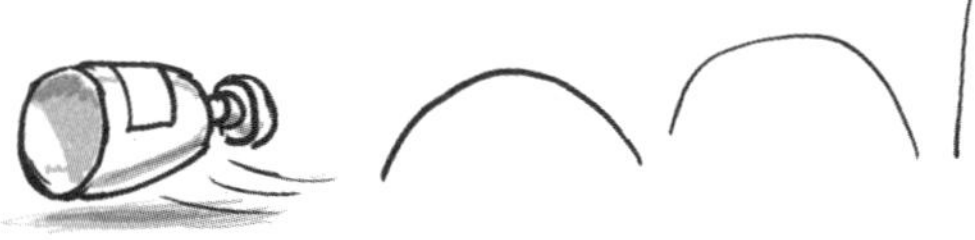

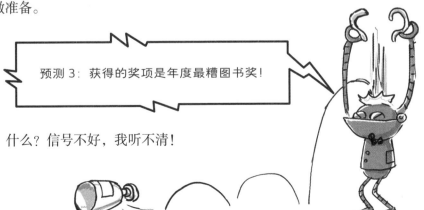

## 亚当的快问快答

问：身处南极的你如果需要手术治疗会怎么样？

答：南极可不是一个做紧急手术的理想场所，因为那儿没有医院，所以大多数探险队都会带上随队医生，以防不时之需。但是，如果医生需要手术怎么办？这不赶巧了吗，1961年，一位名叫列昂尼德·罗戈佐夫的俄罗斯医生在南极工作时发现自己患了阑尾炎。及时前往医院已然不可能实现，所以唯一能救命的办法就是自己做手术，即自己切除阑尾！他躺下，切开自己的腹部，而其他人则递给他手术器械并帮忙举起镜子，以便他可以看到自己在做什么。令人惊讶的是，手术很成功，他完全康复了。

问：手术中被切除的最大的组织是什么？

答：1991年，一名妇女的卵巢肿瘤被切除，该肿瘤重达一百三十千克。这与一只大熊猫或二十五个保龄球或八百个鳄梨的重量大致相同。就是我们通常说的，硕大无比。

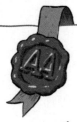

问：医生能做脑袋移植吗？

答：还不能。

哦，你想要一个比这更长点的答案是吗？好吧，科学家们已经设法将一只老鼠的头移植到另一只老鼠的身体上。（至少他们声称他们做到了——但所有的老鼠对我来说都没有区别，长得一模一样的，所以他们可能只是在老鼠的脖子上溅了一点血，然后假装做了头部移植手术罢了。）他们以前从未在人类身上尝试过这种方法——一部分原因是没有人确定头部移植能起作用，另一部分原因是（奇怪的是）并没有多少人自愿为实验砍掉自己的头。（我的律师奈杰尔托我转达一点：你绝不应该自愿接受头部移植。）

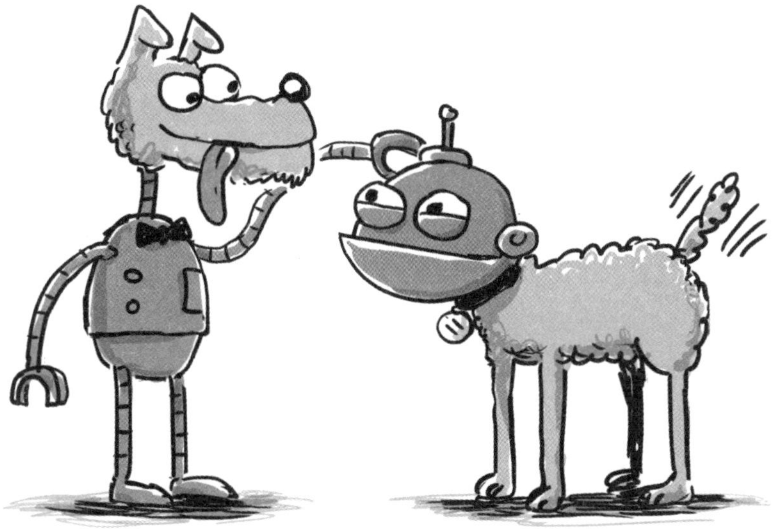

## 千真万确 or 纯属扯淡

在胎儿出生前给他们实施手术治疗是可行的。

【千真万确】有时孕妈妈们产检时B超提示胎儿的心脏、肺部或脊髓有问题需要手术。当胎儿仍在子宫内时，即出生前几周，医生可以进行这项宫内手术。令人惊讶的是，这些胎儿愈合得快极了，他们出生时看不到手术留下的瘢痕。人类是不是很神奇？（尤其是我。）

你就算了吧！——夏培拉大姨

一名接受了九十七次手术的男士保持做手术次数最多的世界纪录。

【纯属扯淡】真正的世界纪录可不止九十七次。美国一男子凭借接受了九百七十次手术摘得了世界纪录。他患有一种罕见的疾病，皮肤上会长出很多赘生物，需要手术去除。我希望他办了某种会员卡，每手术十次就可以得到一杯免费咖啡那种。

医生曾把青蛙皮肤移植到人身上。

【千真万确】早期皮肤移植手术曾尝试使用动物皮肤。医生用猴子、山羊和狗做了实验（对不起，皮皮！），但他们进展得不是很顺利——而且，这些接受移植的病人几乎都出现了毛茸茸的皮肤斑块。一位医生用青蛙皮治疗了一个严重烧伤的孩子，然后……这次成功啦！有点遗憾的是，这个男孩的身上并没有出现凉飕飕、黏糊糊的绿色斑块——这些青蛙皮肤很快就融入了他自己的皮肤中。这看起来并不好玩！

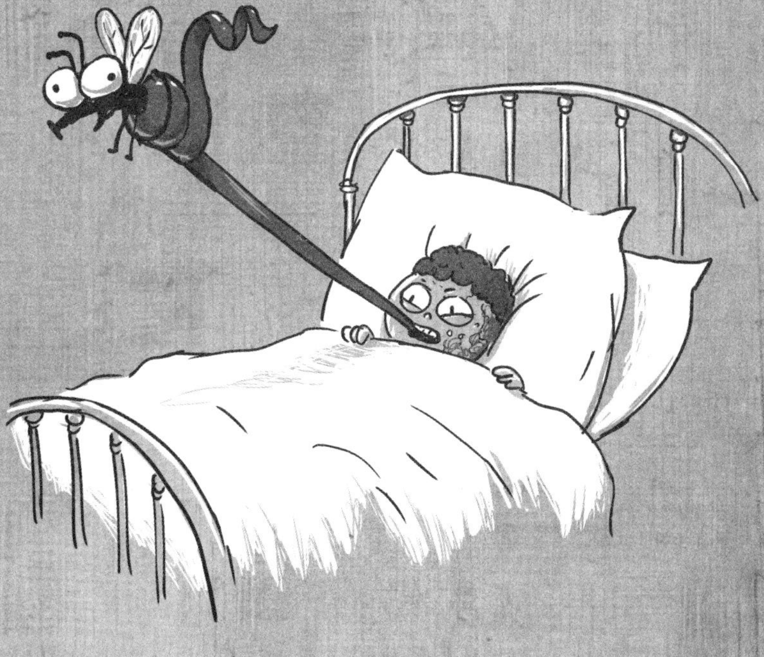

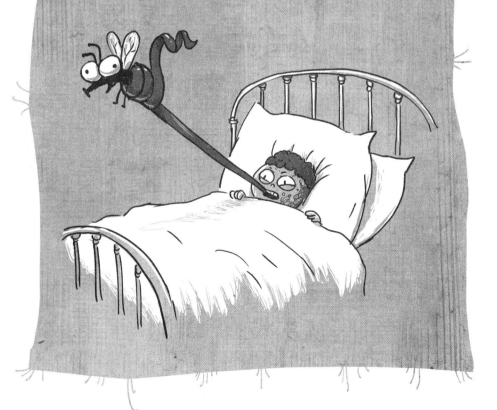

# 疯狂疗法

在战斗中受伤？这真是让人难过。如果这发生在17世纪，你的医生抛出的第一个问题可能是问你是否拿到了攻击你的那把剑。然后他们会用一些旧的铁锈和磨碎的蠕虫做成美味的糊状物，然后擦在那把剑上，因为他们认为这能治愈伤口。你不必成为天才史上最伟大的天才，就足以发现这是一堆废话中的废话。

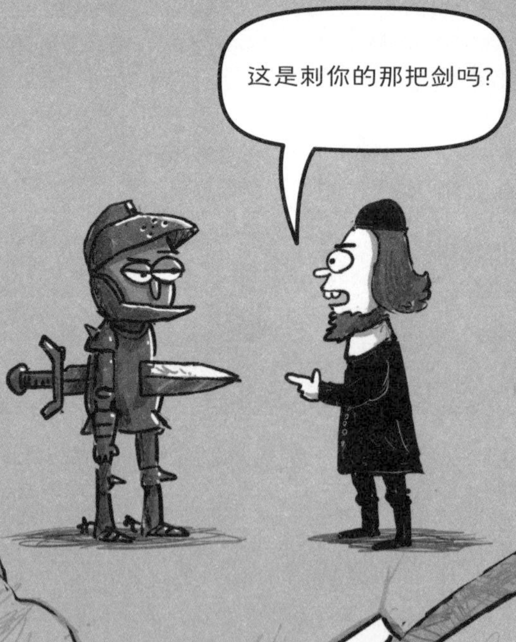
这是刺你的那把剑吗?

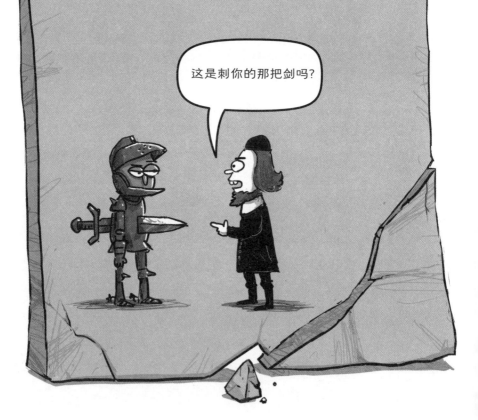

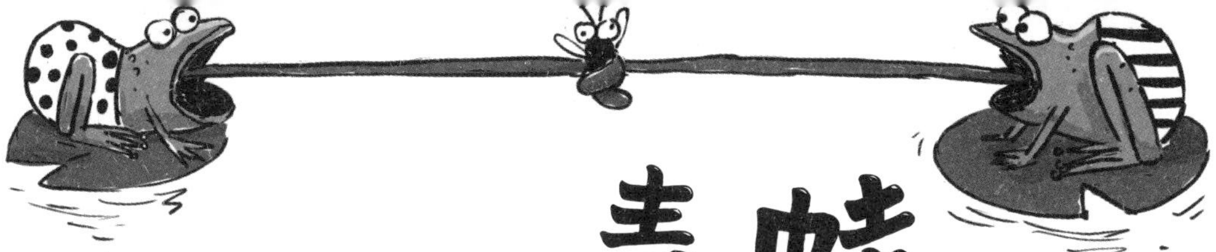

# 青蛙穿裤子，新生儿零花钱赚得比你多

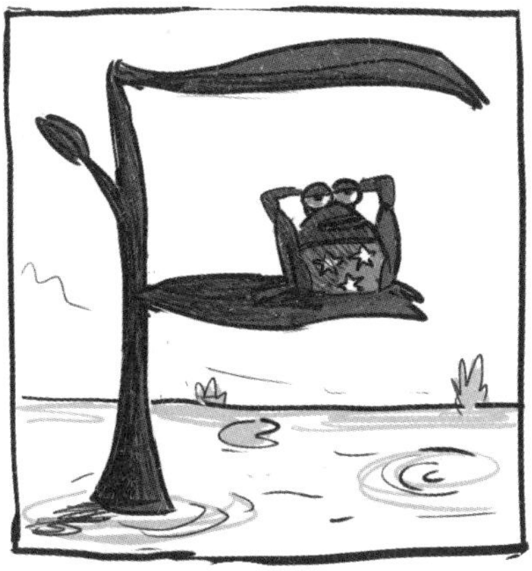

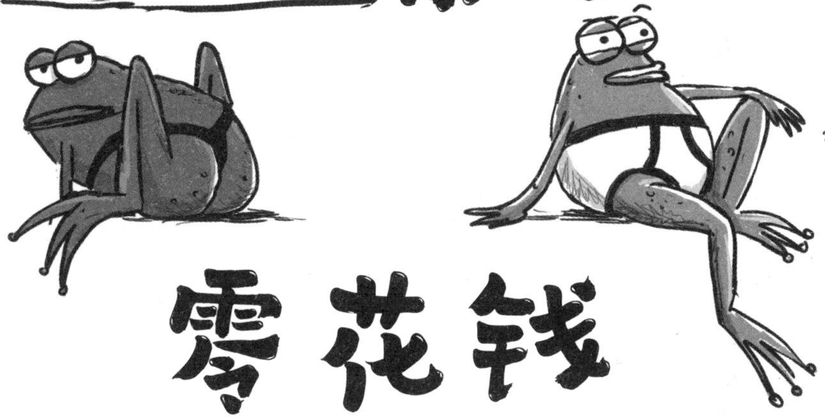

## （生殖篇）

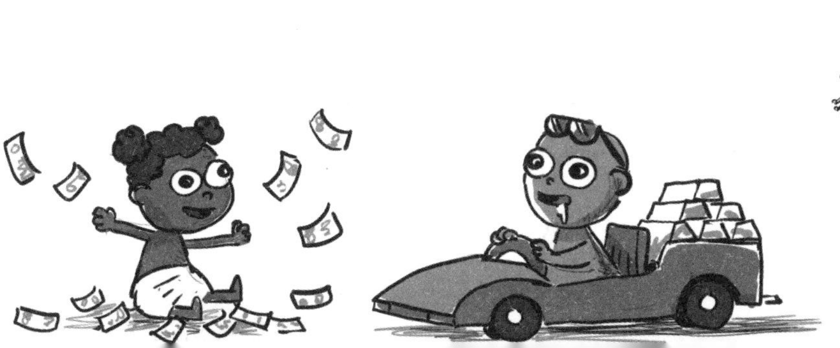

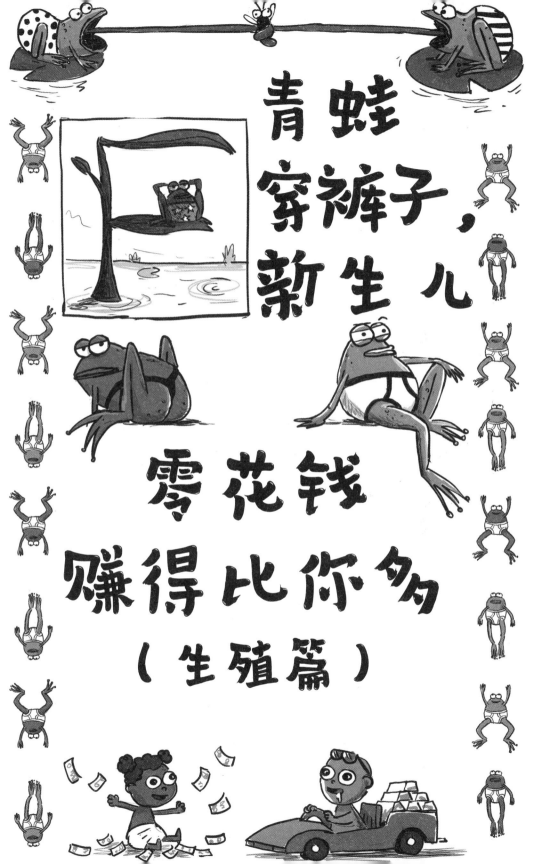

哦，这些应该是众所周知的知识吧。生殖意味着雄性精子与雌性卵子的结合，大约九个月后受精卵发育变成婴儿。

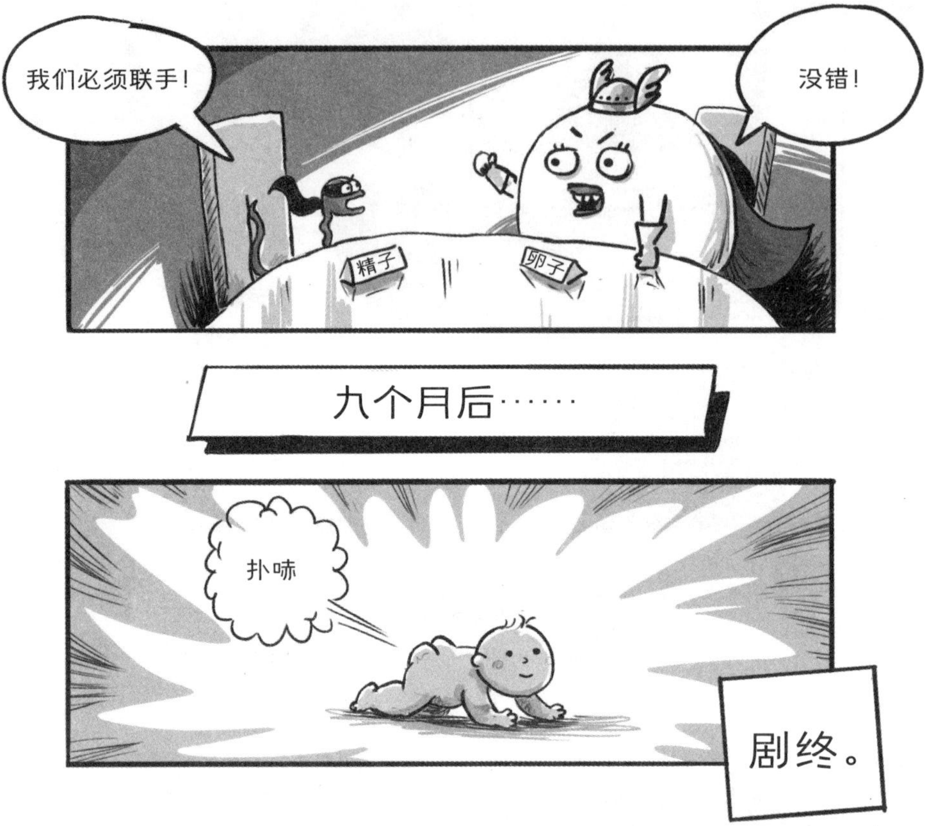
我们必须联手！
没错！
精子
卵子
九个月后……
扑哧
剧终。

如果你是第一次听说这个神奇的过程，显然会有点出乎意料。估计我第一次听到后的反应是——“好……吧，懂了”，估计你也和我有一样的反应。但这是我们需要知道的常识。这没什么好尴尬的——毕竟，我们都是成年人了。其实，你还没成年，对吗？好吧，换种说法：我们都是明智的人。

亚当，你显然不能算一个明智的人，所以这句话是谎言，删掉！

——夏培拉大姨

因为精子和卵子的体积真的非常小，小到你只能用显微镜观察它们，历史上有相当长一段时间我们没有显微镜，所以那时候没有人知道生育的奥秘。那么他们做了什么？

1.大言不惭直截了当说明“不知道具体什么原理——让我们忽略它几个世纪，等到后人去解开谜团”。

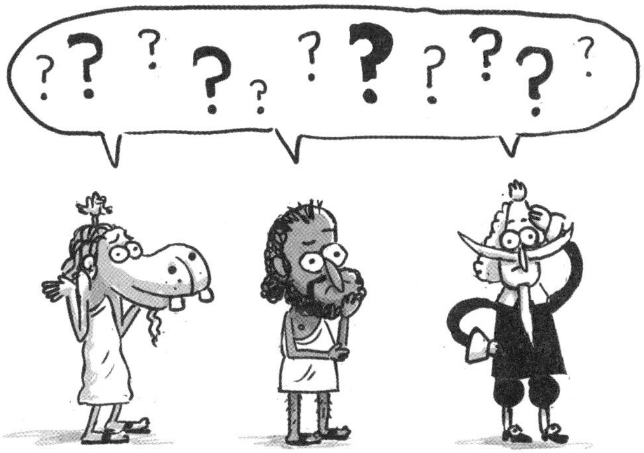
? ? ? ? ? ? ? ? ? ? ?

2.编造一堆荒谬至极的言语。

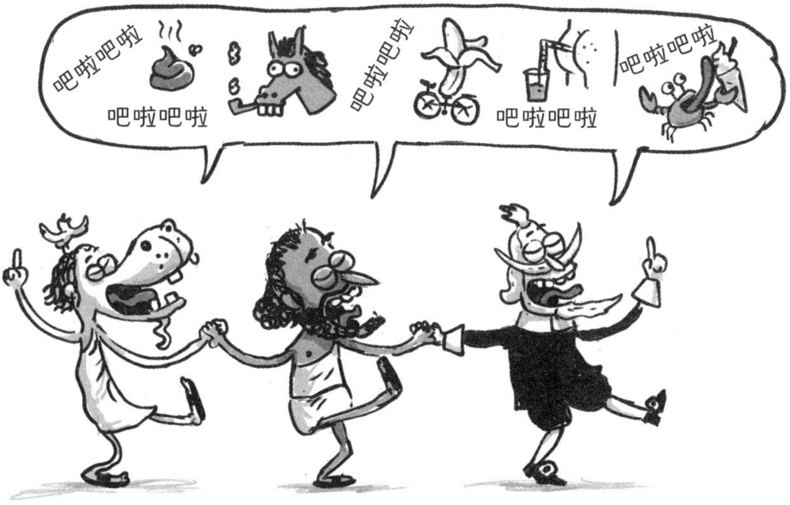
吧啦吧啦
吧啦吧啦
吧啦吧啦
吧啦吧啦
吧啦吧啦

正如你所愿，答案是2。

## 古埃及

古埃及人认为婴儿与他们的妈妈无关：女人所做的只是让婴儿长大，功能类似某种人形的花盆，孩子是爸爸的迷你版。

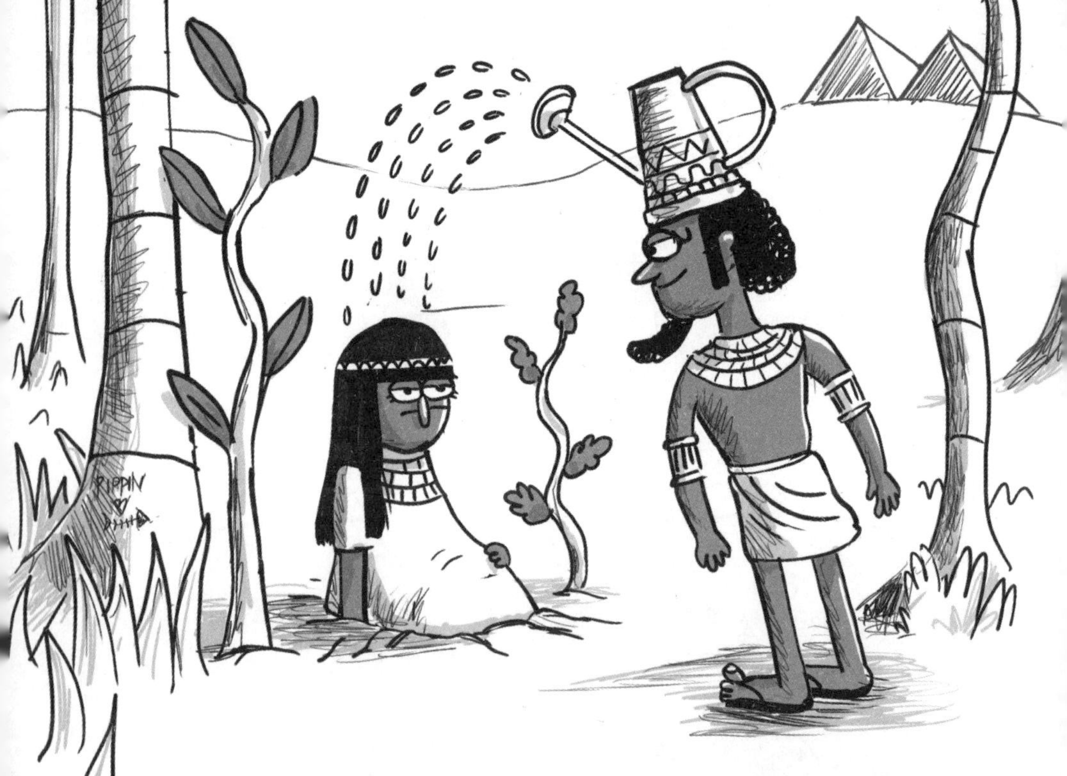

他们秉持的证据是：屎壳郎（蜣螂）都是雄性的，而且它们有很多孩子。（插句话，他们搞错了——屎壳郎不仅仅只有雄性。可能是当时的人们很难区分雄甲虫和雌甲虫？还有个有趣的事实：它们被称为屎壳郎，就是因为它们吃的食物是便

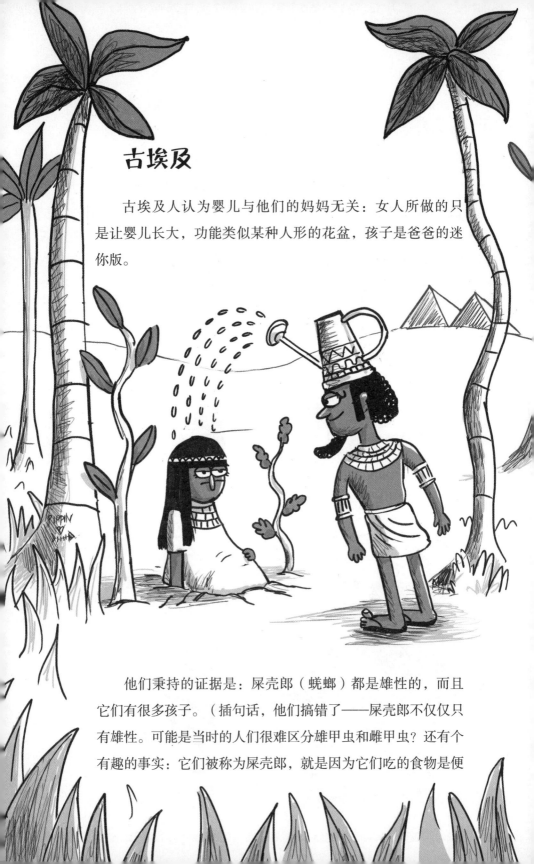

便！也许我的狗皮皮应该被称为水坑袜子狗。）

古埃及人也有自己的独门秘籍来验证女性是否要做妈

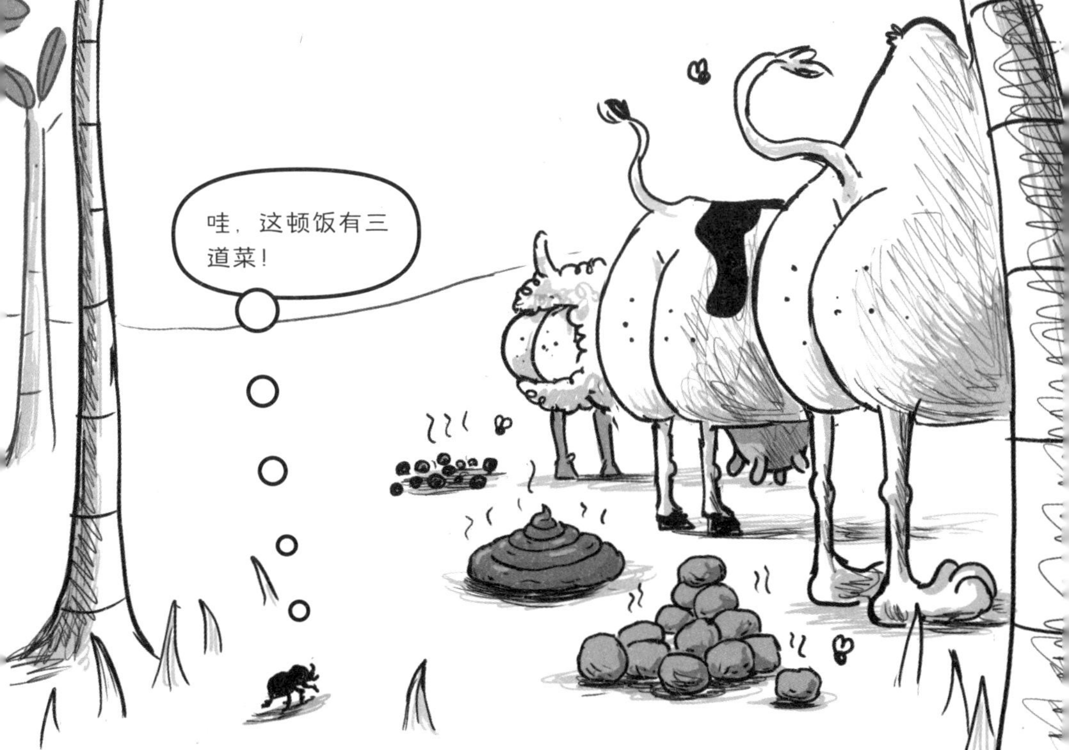
哇，这顿饭有三道菜！

妈。不，不是那种缠着绷带的木乃伊（mummy）[I]——是那群逼着你吃西兰花的人。让疑似怀孕的人在一袋小麦种子里撒尿，如果种子开始发芽，那就意味着她们怀孕了。奇怪的是，科学家们最近对此进行了测试，这种验孕方法竟然真的有效！

---

I　mummy在英文中既可以指妈妈，也可以指木乃伊。从文中可推知亚当的妈妈曾逼着他吃西兰花。

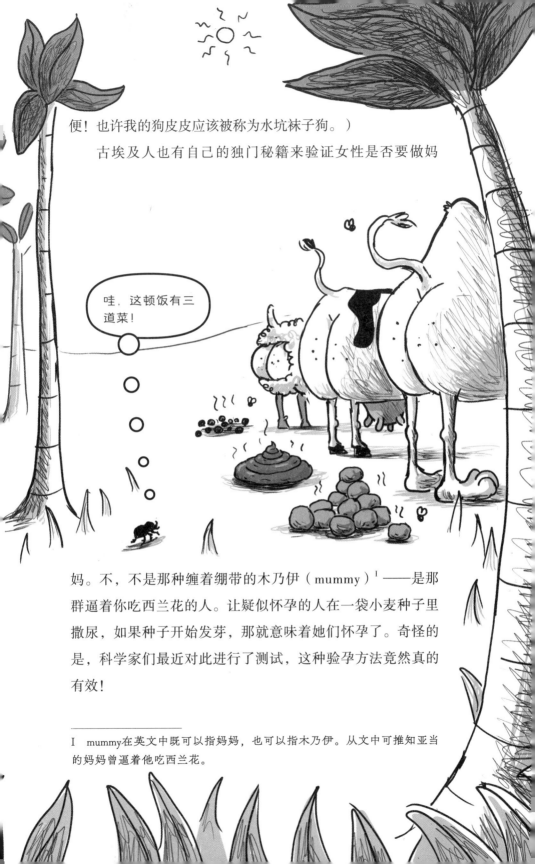

## 古希腊

如果我问你子宫的功能是什么，你会告诉我这是婴儿生长的地方。但如果你在古希腊逮个人问，他们会告诉你，子宫是一种拥有独立意识的生物体，它像失控的无人机一样不断地在女人的身体周围移动。嗯……如果一个女人有什么不对劲的地方，古希腊人就会认为这是因为她的“游荡的子宫”正在厚颜无耻地乱窜。感觉头晕？是因为子宫飘荡得太高了。说话费劲？子宫飘得太低了。治疗方法则是使用不同的气味诱导子宫飘回正常该在的位置。甜美的气味引诱它靠近，令人作呕的气味则驱使它飘走。请稍等片刻，容我长叹一口气。好的，我们继续在历史的长河中游荡吧。

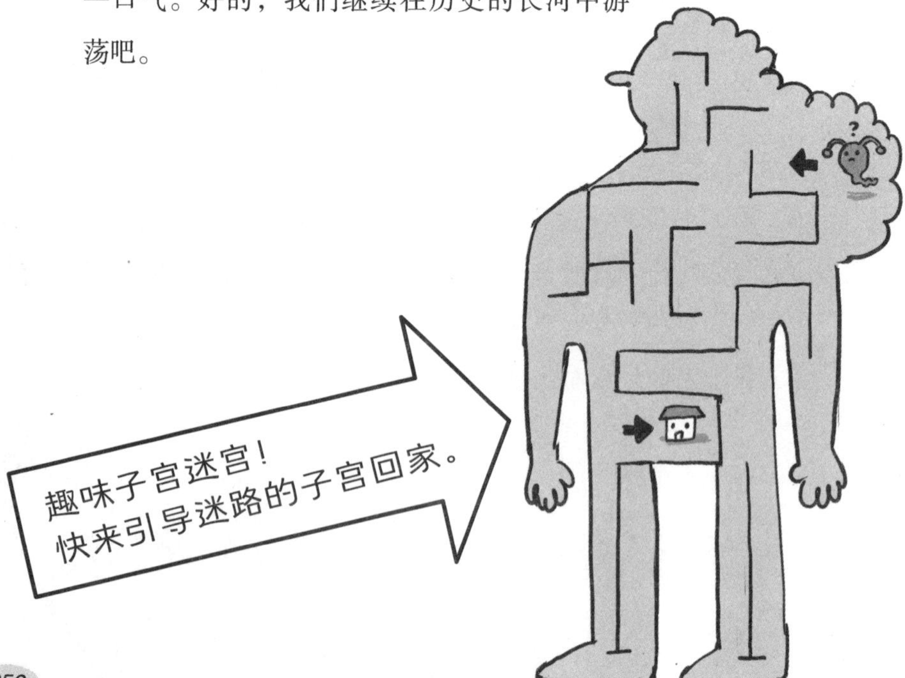
趣味子宫迷宫！
快来引导迷路的子宫回家。

早在超声波检查技术被发明之前，人们就对还未出生的孩子是男孩还是女孩非常感兴趣——可能是为了方便给孩子取名字吧。

河马脸（希波克拉底）认为，如果一名女性在怀孕期间皮肤上出现斑点，那么她就会生女孩，反之如果她的皮肤干净无瑕，那么她就会生男孩。真是像一坨大便一样的伪科学（和古埃及人那堆谬论一样荒谬）。

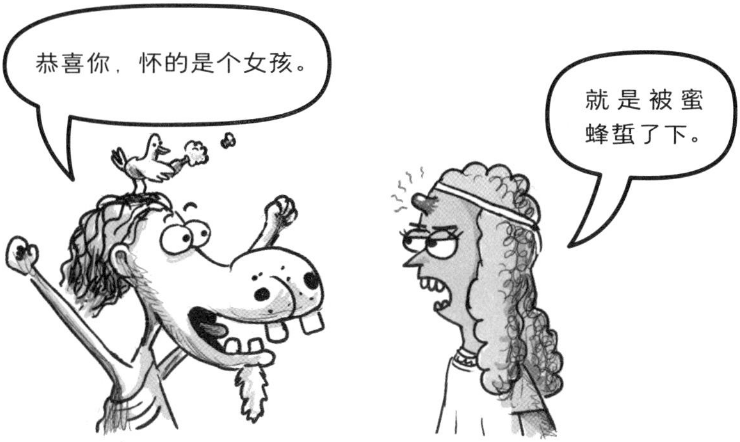
恭喜你，怀的是个女孩。
就是被蜜蜂蜇了下。

还记得我之前说过，由于性别歧视，女性过去是不被允许从事医生工作的吗？好吧，看看你是否能在本章中发现任何其他性别歧视的例子：线索——这样的例子不胜枚举。在公元前4世纪，一位名叫阿格诺迪斯的希腊妇女（我也不知道为什么那个时候每个人都只有一个名而没有姓）认为这是非常不公平的，因为她知道自己将会成为一名伟大的医生，她伪装成一名男性，潜入医学院学习。她专攻产科，也就是接生婴儿，也是我曾经的工作——这是一个非常有趣的医学专业，因为你从接诊一个病人开始，最后却以两个病人收尾！阿格诺迪斯在工作中表现出色，帮助了数百名女性。不幸的是，男医生发现了她的秘密，她被捕并受审。但幸运的是，她治疗过的女性集体出面为她辩护，她才被释放。万岁！然后他们修改了法律，规定整个希腊的女性都可以成为医生。万岁+1！

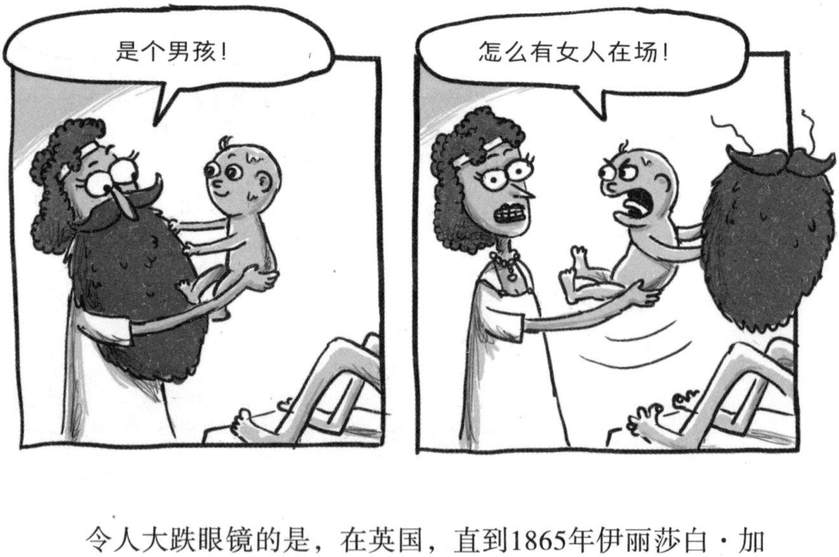
是个男孩！
怎么有女人在场！

令人大跌眼镜的是，在英国，直到1865年伊丽莎白·加勒特·安德森第一次拿起听诊器，女性才被允许当医生。

# 关于伊丽莎白·加勒特·安德森的五个事实和一个谎言

1. 由于没有大学让她接受医生培训，她报名参加了护理课程，但其间偷偷地旁听了医生的讲座。

2. 尽管她最终取得了医生资格，但没有一个医院愿意给她一份工作，所以她成立了自己的医院。能看出来，她是一个不轻言放弃的女性。

3. 为了让其他女性更容易成为医生，她所在的医院只雇用女性。

4. 她的妹妹米利森特·福塞特是修改法律以便妇女可以投票的主要人物之一——这是一个多么了不起的家庭。（我的家人也很棒：我是世界上最聪明的人，我姐姐可以边打嗝边说“生日快乐”。）

5. 伊丽莎白后来成为该国第一位女市长。

6. 甚至后来，她成为第一个登上月球的女性。

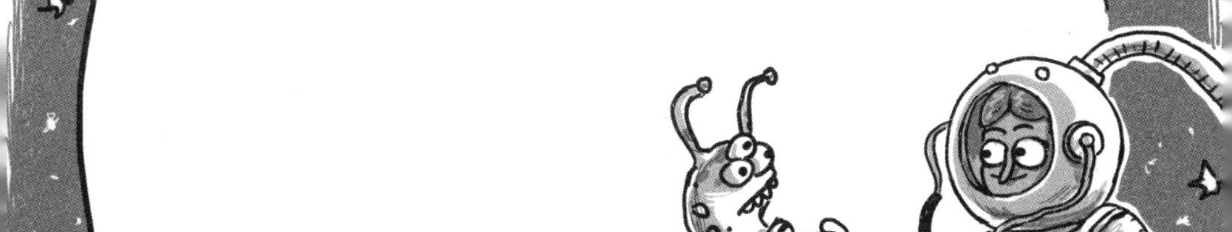

6. 在 19 世纪，没有人在太空中踩过脚。而且，尽管到目前为止有十二名宇航员在月球上行走，但没有一个是女性。也许你或你认识的人会成为第一个？到时候一定要通知我哟！

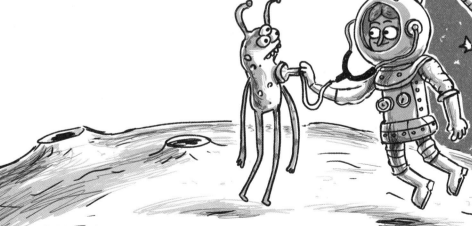

# 古罗马

背景知识：男性生殖系统涉及阴茎和睾丸等外置器官；女性生殖系统内置有阴道、子宫和卵巢等。显而易见这是两种截然不同的设置，对吧？但如果你生活在古罗马，你可能会不同意上述观点——古罗马人认为这些是完全相同的器官。是的，你没看错：他们认为阴道只是一个翻过来的阴茎，而卵巢和睾丸并无二致。他们甚至没有给卵巢单独命名：它们只是被称为“女性睾丸”。古罗马医学大家盖仑就曾说：

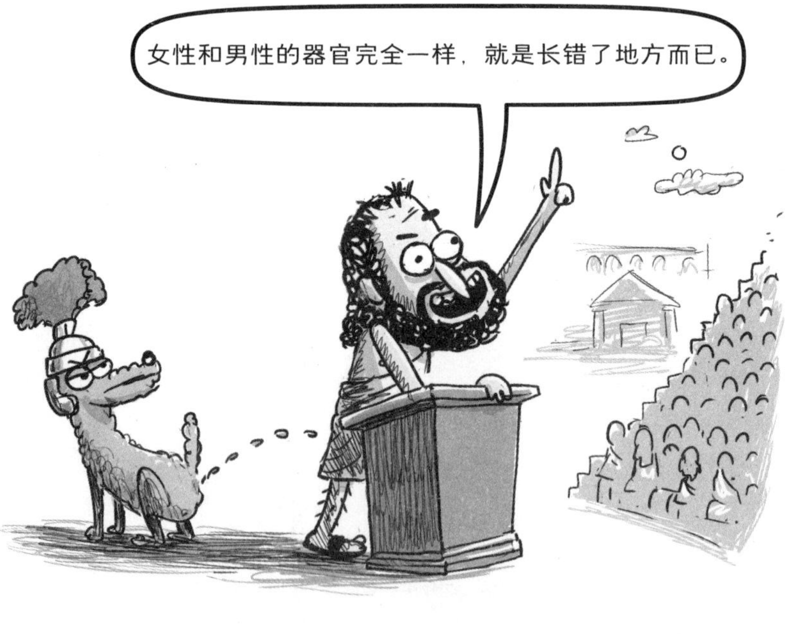
女性和男性的器官完全一样，就是长错了地方而已。

（好样的，皮皮，这绝对是一种性别歧视。）

他们错误认知清单中的下一个就是“月经”。他们认为月经（指女孩青春期后每月一次子宫内膜从阴道中流出的周期性现象）是邪恶的。我当然知道它们是完全完全完全正常的，世界上大约有一半的人会来月经。但在古罗马，他们认为经血会使植物和动物死亡。真是贻笑大方——抱歉，那响亮的嘟嘟声是什么？哦，是我的性别歧视警报又拉响了。

当然古罗马时期也不全都是糟心的人和事。一个叫索兰纳斯的男人（但愿名字发音不是sore-anus“肛门-疼痛”）写了一本书，里面就有很多关于如何帮助女人分娩的经验提示。这成为助产士的第一本教科书（助产士可是照顾孕妇和帮助她们安全分娩的行家里手）。老实说，我会想对他的教科书做一丢丢的修改。例如，书中他提到孕妇洗澡很危险。对于孕妇或与她们一同出游的人来说，不洗澡的话这得少了多大乐趣呀！

# 闪光年代（中世纪）

当女性每个月来月经时，会遭受疼痛的侵扰——这种情况从古至今亘古不变。时至今日，如果痛经无法忍受，她们可以服用止痛药，但中世纪的女性可没这么幸运。你可能会认为这是因为那时候止痛药还没有被发明出来吧？但实际上……已经有了！男人会咀嚼柳树的树皮来止痛，这听起来有点奇怪，但它真的有效。如今大家熟知的解热镇痛药阿司匹林就是在柳树中发现的。尽管中世纪男性可以通过咀嚼柳树皮来缓解疼痛，但女性却没有这个权利。对不起，我没办法集中精力了——我的性别歧视警报比以往任何时候都要拉得响亮。

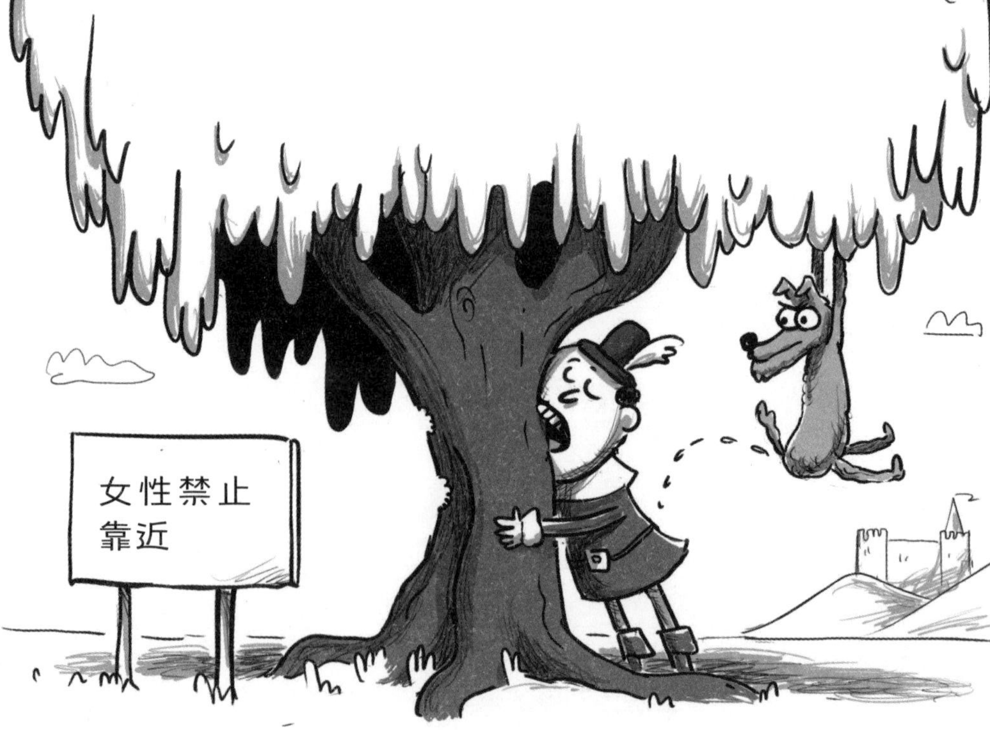
女性禁止
靠近

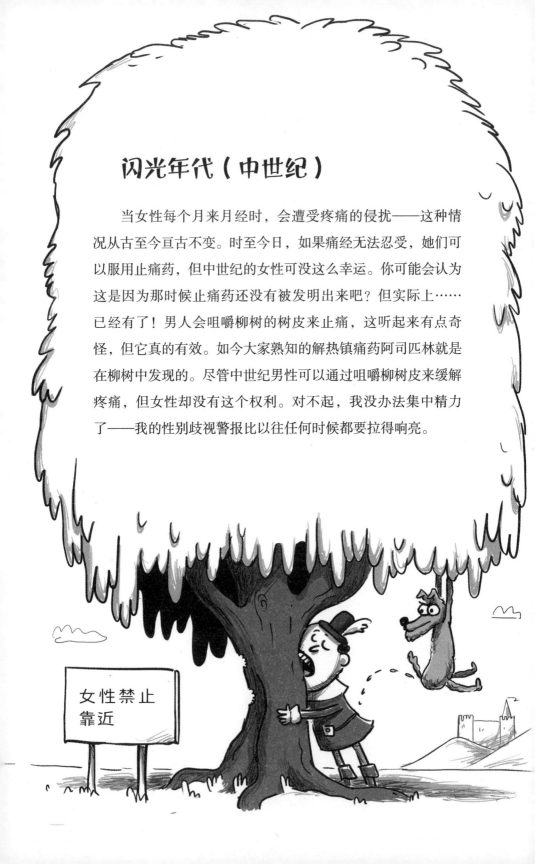

在15世纪，有一本畅销书叫《迪斯塔夫福音书》，里面写满了对孕妇“有用”的建议。或许他们对有用的定义和让我家狗皮皮去粉刷天花板一样“有用”。

建议包括：

· 孕妇吃水果很危险——呃，这建议糟透了。

· 孕妇不要挑鱼头吃，否则宝宝的嘴巴会和鱼一样尖尖的——拜托，谁会去挑鱼头吃？！

我会！鱼头简直不要太美味。——夏培拉大姨

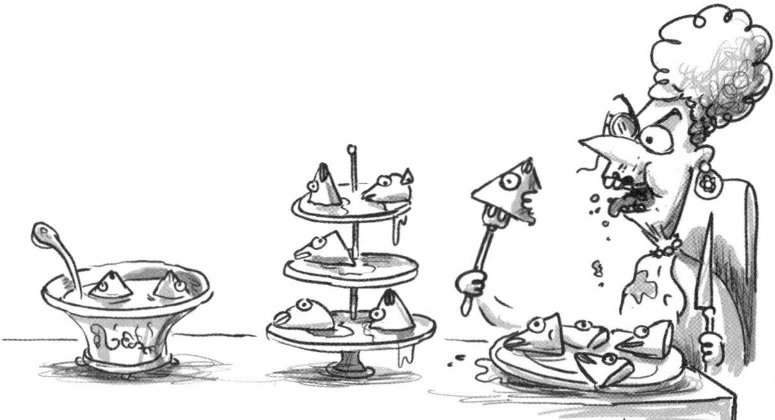

## 穿裤子的青蛙

我知道此刻你在想什么——你几乎快读完一整本书了，我咋一次也没有谈到科学家给青蛙穿裤子的逸事。好吧，不卖关子啦，多亏了拉扎罗·斯帕兰扎尼，你可能还记得他是那个

发现胃酸的家伙吧。（或者你可能对那个章节匆匆一瞥。或者你怪癖到从后往前读这本书。还或者是你的宠物狮子吃掉了书的前半部分，因为你没有给它准备足够的生牛排。万事皆有可能。）

斯帕兰扎尼想知道要孩子这件事是否一定需要同一物种的“亲生”妈妈和“亲生”爸爸来完成，所以他想出了一个小实验。他去18世纪版的玛莎百货，买了一些XXXXXS尺寸的裤子，分发给一群青蛙（当然还得给它们穿上啦）。他发现，如果青蛙妈妈或青蛙爸爸穿上裤子，就不会有青蛙宝宝。

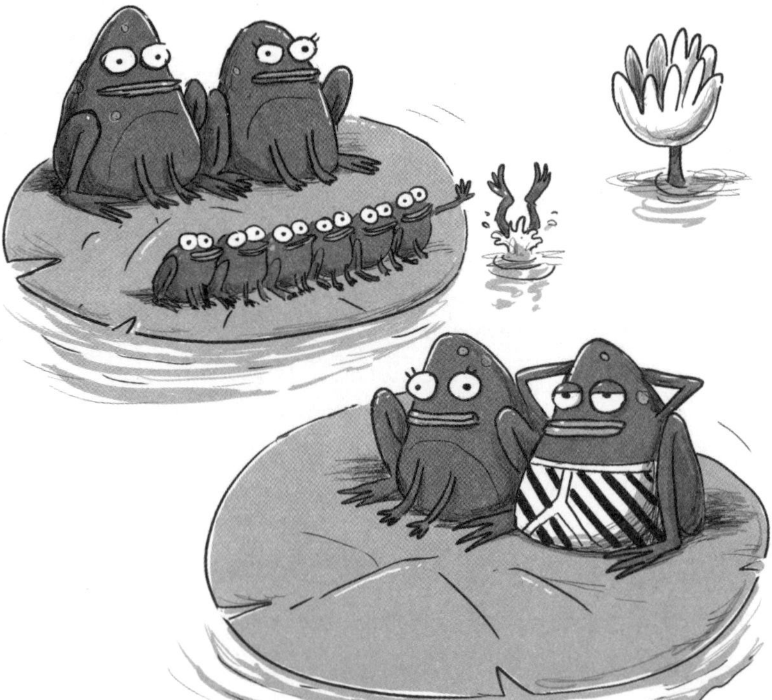

这是一个意义非凡的发现，在他的家乡斯坎迪亚诺，现在塑有一尊拉扎罗·斯帕兰扎尼的雕像，他通过放大镜看着一只青蛙。尴尬的是，他俩之中只有一个穿着裤子。

（当然是斯帕兰扎尼啦。）

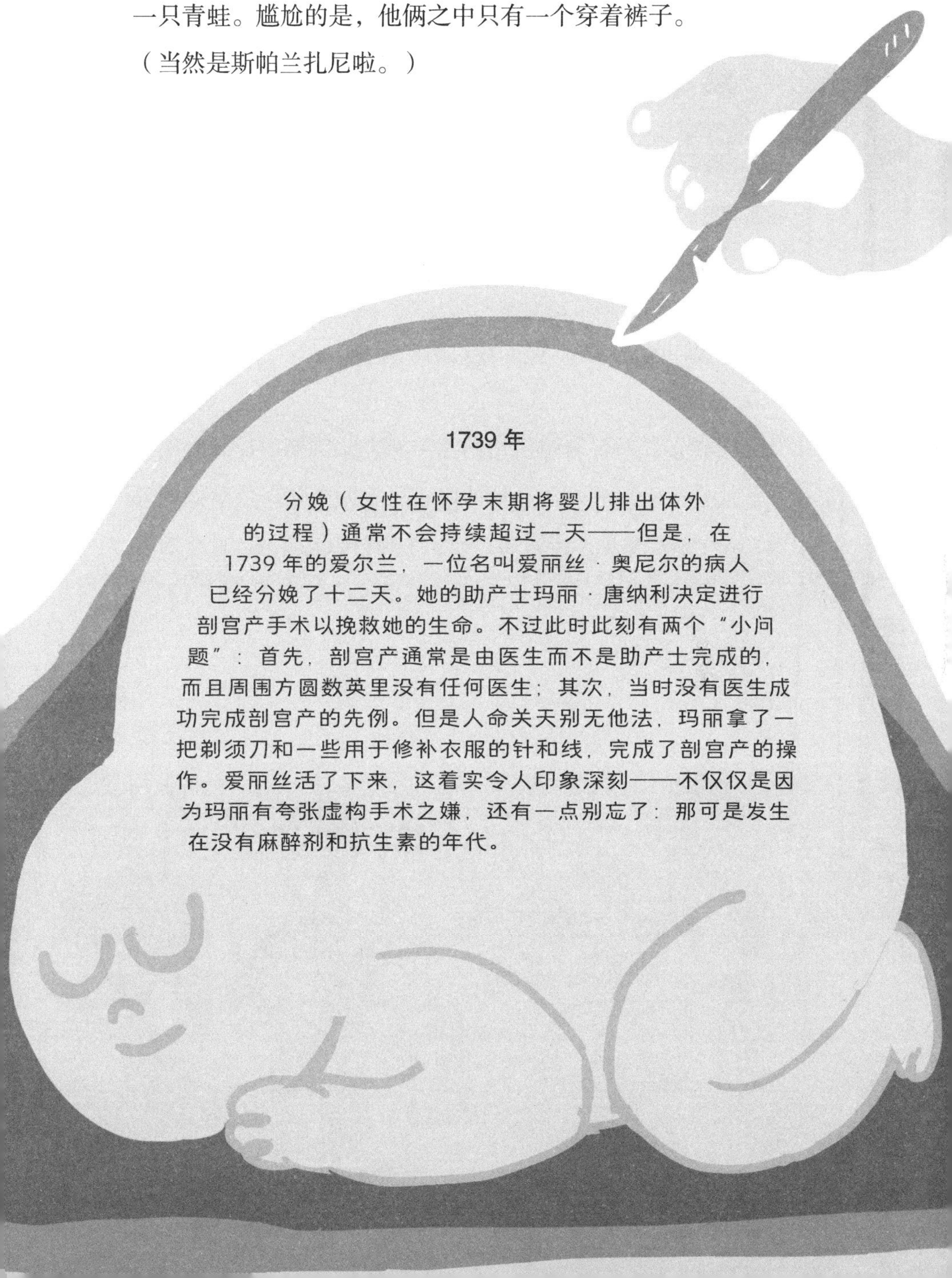

### 1739 年

分娩（女性在怀孕末期将婴儿排出体外的过程）通常不会持续超过一天——但是，在1739 年的爱尔兰，一位名叫爱丽丝·奥尼尔的病人已经分娩了十二天。她的助产士玛丽·唐纳利决定进行剖宫产手术以挽救她的生命。不过此时此刻有两个“小问题”：首先，剖宫产通常是由医生而不是助产士完成的，而且周围方圆数英里没有任何医生；其次，当时没有医生成功完成剖宫产的先例。但是人命关天别无他法，玛丽拿了一把剃须刀和一些用于修补衣服的针和线，完成了剖宫产的操作。爱丽丝活了下来，这着实令人印象深刻——不仅仅是因为玛丽有夸张虚构手术之嫌，还有一点别忘了：那可是发生在没有麻醉剂和抗生素的年代。

## 臭不可闻的外科医生们

在19世纪，生孩子危险系数很高。许多妇女因为分娩时失血过多而死亡（幸运的是，我们现在有了对症的药物，这种悲剧不太可能发生了），还有不少妇女死于一种叫作产褥热的疾病：产褥期意味着她们刚完成分娩。这些女性会出现不明原因的发热，可悲的是，她们最终因此殒命。

1847年，一位名叫伊格纳兹·塞麦尔维斯的匈牙利医生坚信他会揪出幕后真凶。他的医院里有两个病房供孕妇们分娩：一个病房由助产士管理，另一个则由医生管理。几乎所有

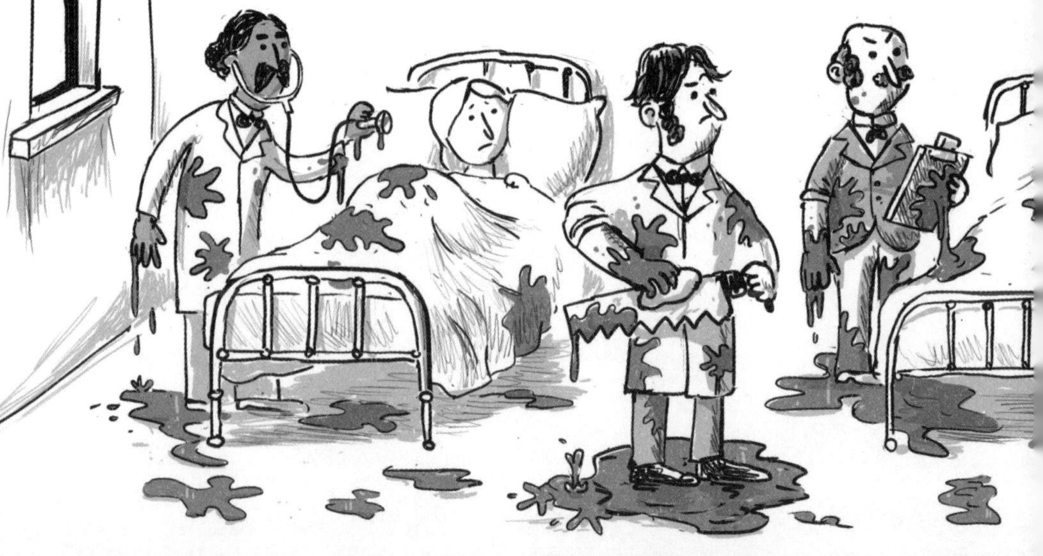

产褥热病例都出自医生管理的病房。嚯，你这就差把侦探帽戴在头上，然后嘴里叼一根侦探烟斗了。咱们拭目以待吧！（我的律师奈杰尔托我转达一点：别抽烟斗。）

塞麦尔维斯的第一个想法是，牧师经常穿过医生的病房，敲响铃铛，去看望死去的人，所以他想知道铃铛是否引起了产褥热。他禁止了牧师的铃声，你认为会发生什么变化？没错——什么变化都没有。然后他又注意到助产士病房的病人以不同的姿势分娩，所以他坚持每个人都以相同的姿势分娩。这项举措又挽救了多少生命？没错——压根儿没有用。最后，他意识到，在去产房之前，医生们已经解剖了很长时间的尸体，解剖尸体后甚至没有先洗手就开始给孕妇分娩了。

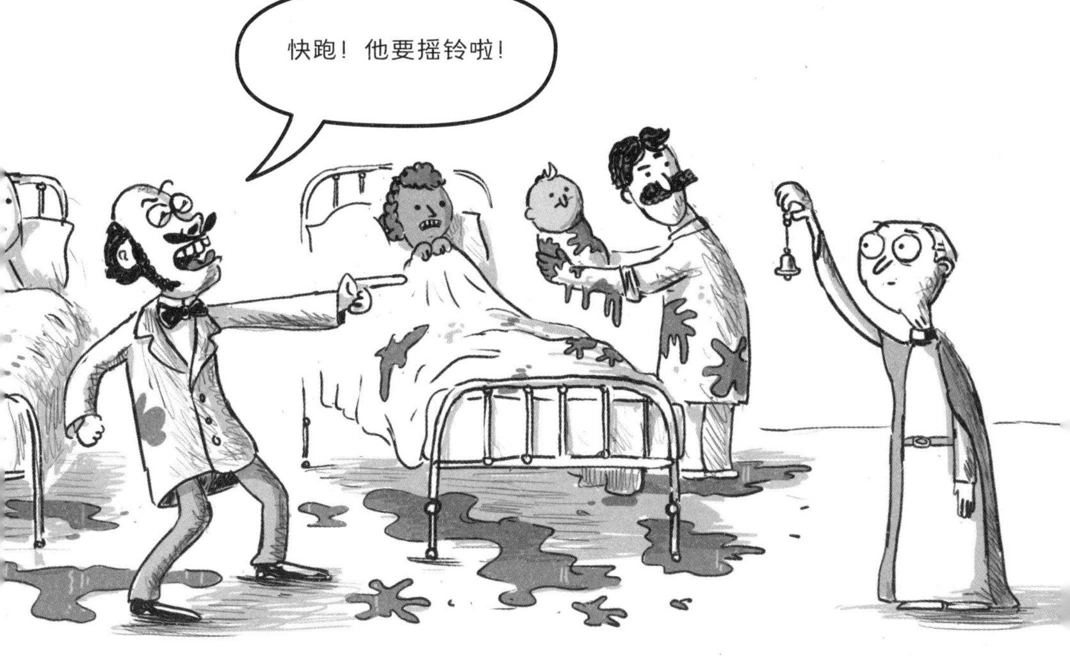
快跑！他要摇铃啦！

这个思路就对了！但是由于当时约瑟夫·李斯特还没有提出术前洗手的“疯狂”想法，所以没有人意识到医生手术前不洗手是相当危险的（我就意识到了呀）。伊格纳兹认为尸体在医生手上留下的危险气味导致了产褥热的出现，虽然原理不太正确，但他想出了正确的答案——洗手！医生照做后，孕妇不再因产褥热而死亡。医院里的所有病人从此过上了幸福快乐的生活。

醒醒，那些都不是真的。事实是其他医生因被指责是导致患者罹病的元凶而惴惴不安，谁也不喜欢被揪出错误，尤其是脾气暴躁的老医生们。

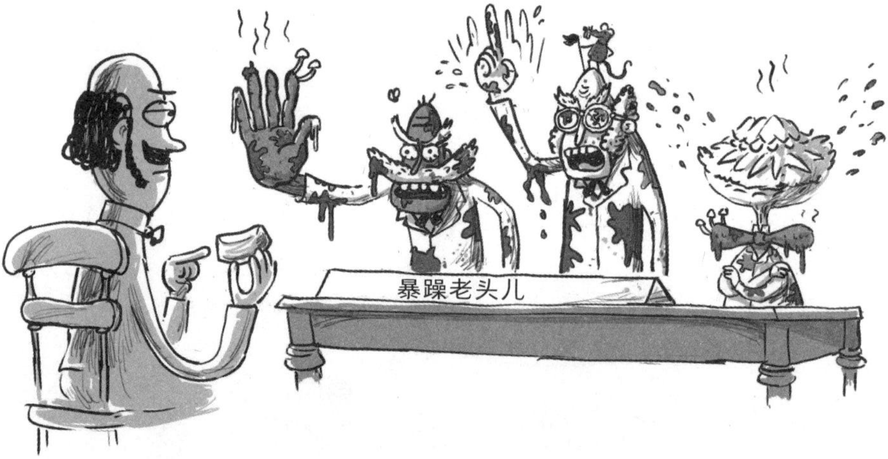
暴躁老头儿

伊格纳兹被医院辞退，往后的日子过得很悲惨，最终住进精神病院，于1865年去世。（然而，几年后，约瑟夫·李斯特证明了伊格纳兹的洗手建议一直都是正确的——啊，气死人了！）

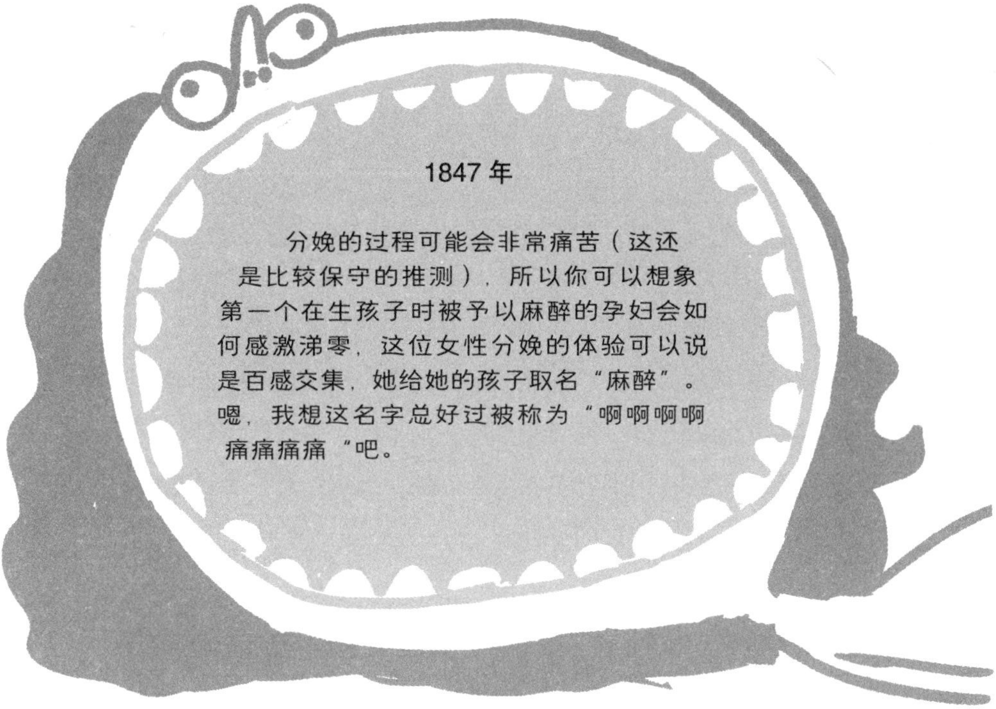

**1847 年**

分娩的过程可能会非常痛苦（这还是比较保守的推测），所以你可以想象第一个在生孩子时被予以麻醉的孕妇会如何感激涕零，这位女性分娩的体验可以说是百感交集，她给她的孩子取名“麻醉”。嗯，我想这名字总好过被称为“啊啊啊啊痛痛痛痛”吧。

## 明星婴儿

大多数婴儿是在子宫里住满九个月后才出生的——如果他们出生得比这早得多，那就被称为早产儿。如今，婴儿在六个月甚至更小月份早产都能存活下来，这要归功于了不起的医生和护士、神奇的药物和一项名为保温箱的惊人发明。保温箱可是一个魔盒——不是那种魔术师把他们的助手劈成两半的盒子，是一种截然不同的盒子——这个盒子可以帮助早产儿进食和呼吸，呵护并监测他们的生命体征，让早产儿得以存活。

1880年在法国发明了保温箱，这是一种给小鸡保温的机器。一位名叫马丁·库尼的美国医生正在法国交流访问，看到法国同行的卓越成绩，回国后就向医院汇报了他的所见所闻，尤其是如何大大提高早产儿存活率的方法。遗憾的是，他所在的医院对此并不感兴趣——他的老板只是用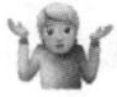的表情符号给出了他的态度：他觉得早产儿是不应该存活的弱者，所以他们不会购买任何保温箱。多么卑鄙！幸运的是，马丁想出了一个绝妙（但疯狂）的计划。

当早产儿出生时，他会在保温箱里照顾他们，但不是在医院里照顾，而是在主题公园里。他的想法是，在人们坐过山车之后，在他们去买棉花糖之前，他们可能会想花二十五美分去他的“婴儿馆”参观下小婴儿，入场费可以帮助他偿还买保温箱借来的钱。

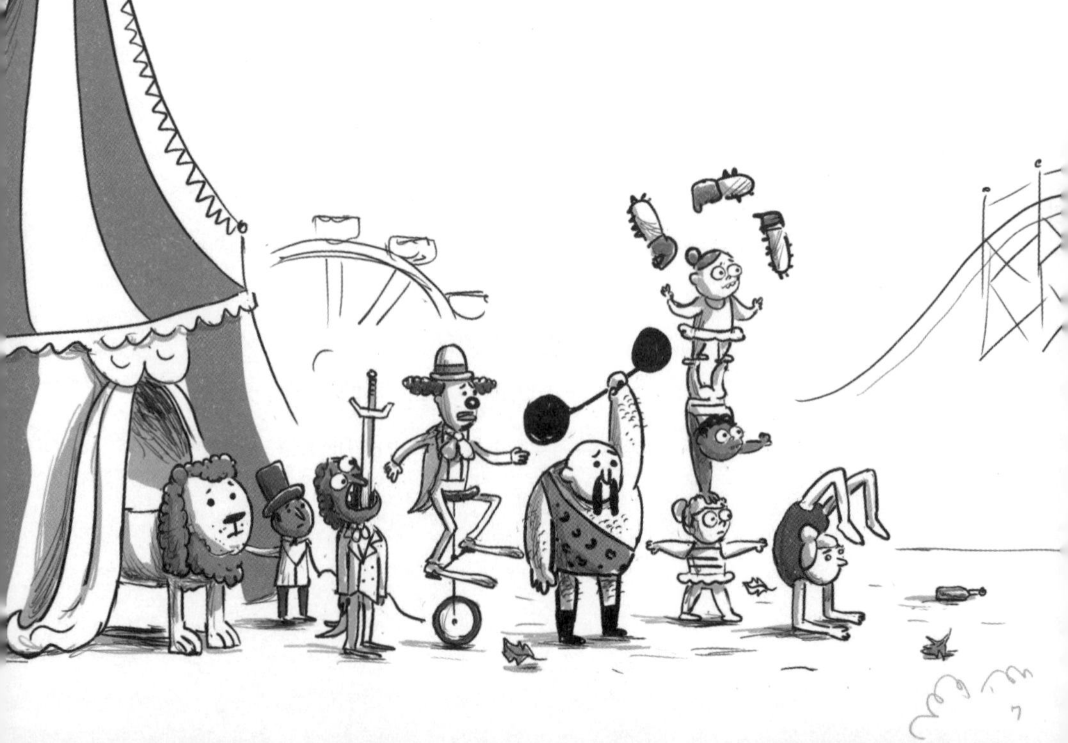

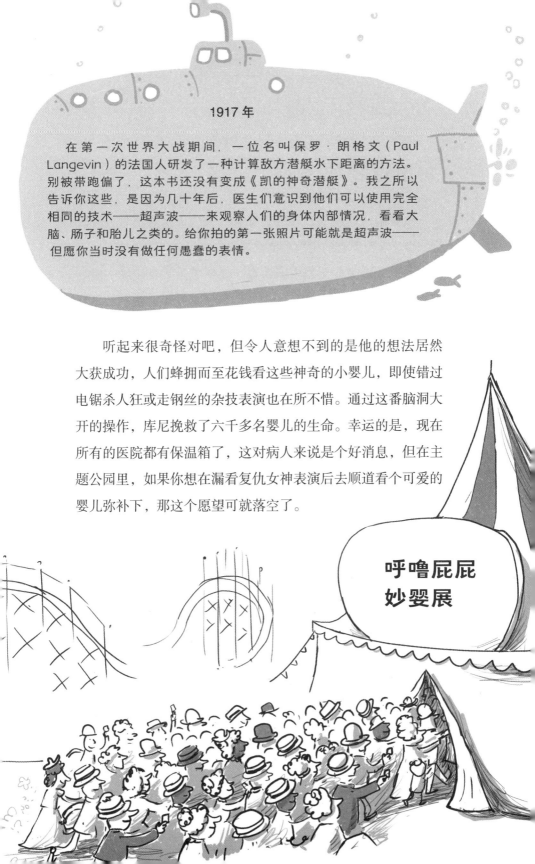

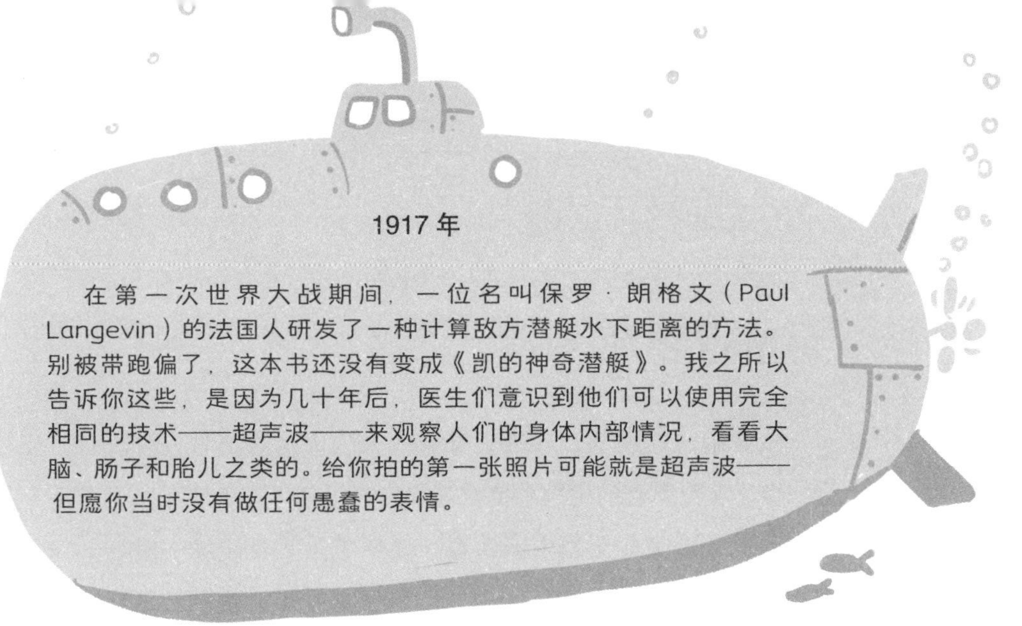
1917 年
在第一次世界大战期间，一位名叫保罗·朗格文（Paul Langevin）的法国人研发了一种计算敌方潜艇水下距离的方法。别被带跑偏了，这本书还没有变成《凯的神奇潜艇》。我之所以告诉你这些，是因为几十年后，医生们意识到他们可以使用完全相同的技术——超声波——来观察人们的身体内部情况，看看大脑、肠子和胎儿之类的。给你拍的第一张照片可能就是超声波——但愿你当时没有做任何愚蠢的表情。

听起来很奇怪对吧，但令人意想不到的是他的想法居然大获成功，人们蜂拥而至花钱看这些神奇的小婴儿，即使错过电锯杀人狂或走钢丝的杂技表演也在所不惜。通过这番脑洞大开的操作，库尼挽救了六千多名婴儿的生命。幸运的是，现在所有的医院都有保温箱了，这对病人来说是个好消息，但在主题公园里，如果你想在漏看复仇女神表演后去顺道看个可爱的婴儿弥补下，那这个愿望可就落空了。

呼噜屁屁
妙婴展

# 试管婴儿

就像咱们的肺部、肝脏、骨骼或大脑出现问题时去看医生一样，有时男女的生殖系统也需要治疗干预。如果放在四十多年前，一对夫妇要是不能生育，医生也是爱莫能助。但是现在有了一种助孕的方法叫作IVF，即体外受精，俗称“试管婴儿”。这个描述其实也不算太夸张，因为在体外受精过程中，在胚胎植入母亲的子宫前，精子和卵子的确会一起被放在玻璃培养皿中培养几天。首例成功的动物试管婴儿是1959年在一只名叫“胡萝卜脸巨型兔”的兔子身上进行的，而第一例成功的人类试管婴儿是1978年出生的一名叫路易丝·布朗的女孩。（是的，我确实捏造了兔子的名字——当时的科学家没有给它起名字，我认为它没有名字是不公平的。）

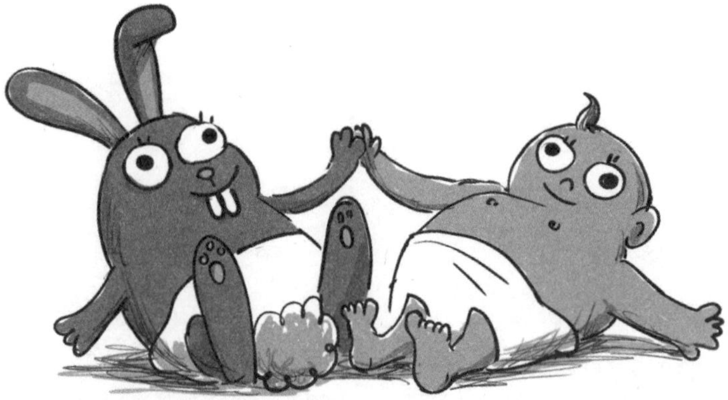

## 展望未来

让我们再次启动那台机器人管家的预测模块。他刚刚修剪了树木（美中不足之处就是，他用李子汁给树来了个全身SPA）。

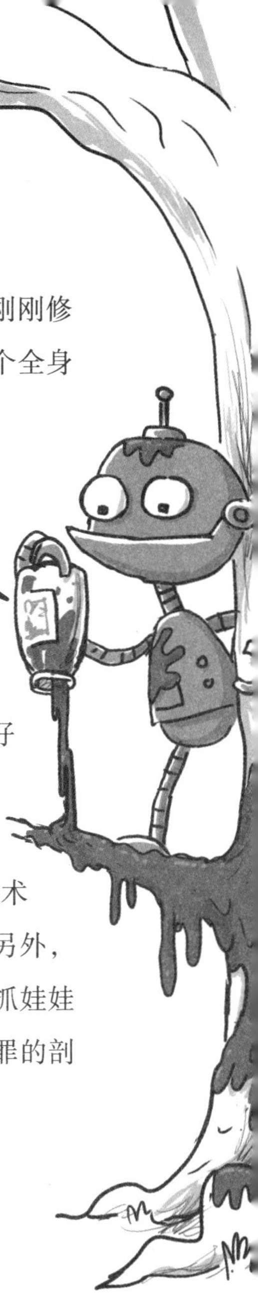
预测 1：婴儿将在人造子宫中被孕育。

人造子宫对于那些想在胎儿孕育的九个月里继续开启度假模式，然后坐等胎儿出生的父母来说是个绝好的消息。这些人造子宫的设计有点像鱼缸，方便你观察胎儿的成长过程：不用扫描，透过观察窗就能看得一清二楚。在极少数情况下，譬如婴儿在出生前需要手术治疗，这种人造子宫模式也就更容易实现宫内手术。另外，胎儿分娩的过程简单到只需要用渔网或用你在服务区抓娃娃时给的玩具爪子把胎儿抓出来——和痛苦的分娩和遭罪的剖宫产说拜拜吧。

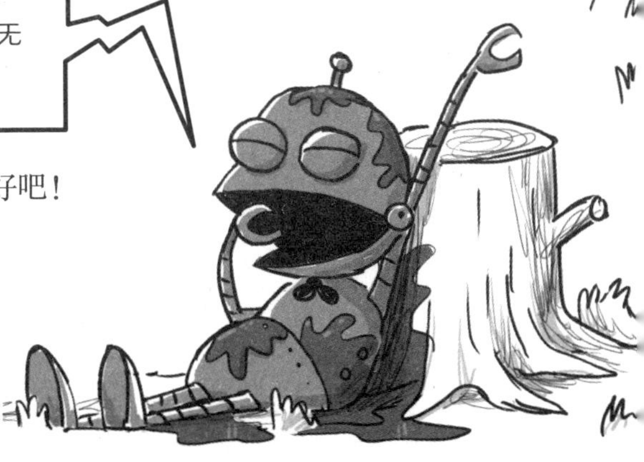
预测 2：本书的下一章节会无聊透顶。

喂，我也是有自尊心的好吧！

难道现在读的这章还不够无聊吗？

——夏培拉大姨

44

# 亚当的快问快答

问：什么是wet（湿）nurse（护士）？

答：这个词不是指一个护士在去医院的路上雨伞坏了被淋湿了。WET NURSE是富有的父母雇用的用母乳喂养他们婴儿的妇女（乳妈），因为他们认为自己太忙了，太重要了，无法亲自喂奶。如今，妈妈们通常会母乳喂养自己的宝宝，但那些不能或选择不想母乳喂养的人会用奶瓶喂（当然是喂牛奶啦，不是樱桃味可乐）。

问：卵子（eggs[I]）能冷冻吗？

答：能是能，但它们炒菜味道更好。哦，你是说另一种蛋（eggs）对吧。答案仍然是肯定的——卵子可以安全地冷冻起来留待日后用于试管婴儿。女性选择冻卵有很多原因：例如，在接受化疗之前冻卵，因为化疗可能会导致卵巢功能衰竭。此外，由于卵子会随着年龄的增长而减少甚至消失，一些女性决定在年轻时冷冻它们，以防以后想要生育的时候无卵可用。哦对了，它们必须存放在零下200摄氏度的环境，所以你没法把它们放在家里，藏在棒棒糖旁边。

---

I　eggs在英文中既可以指卵子，也有鸡蛋之意。

问：孕期养宠物安全吗？

答：是的，当然安全，虽然宠物便便中可能有病菌，但只要不接触宠物粪便就没事。但在中世纪，孕期养宠物是绝对禁止的。那时的医生认为，即使瞅一眼动物也会导致婴儿出生时完全被毛发覆盖。无论孕妇看的是马还是仓鼠，愚蠢的医生们认为这一瞥的记忆会留在孕妇的大脑中，然后婴儿会穿着永久的羊毛连体衣弹射出来。

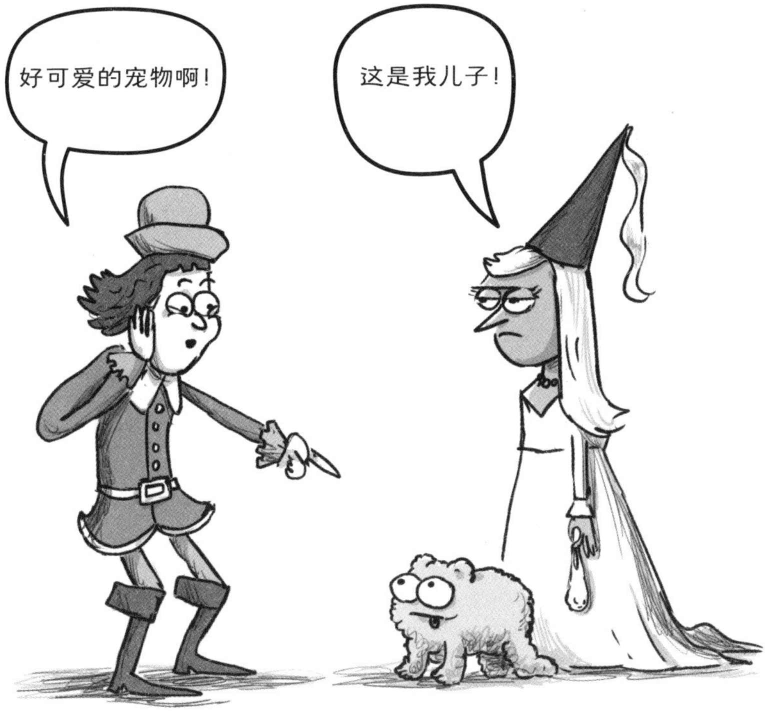
好可爱的宠物啊！
这是我儿子！

## 千真万确 or 纯属扯淡

洗澡的时候才能做B超?

【纯属扯淡】拜托——真有人当真?洗澡时做B超?胡说八道。但是当超声波第一次被发明时,这种扯淡的场景的确发生过——当时如果医生想看看你的身体内部情况,他们的确会把你扔进浴缸里。这是因为超声波只有在皮肤潮湿的情况下才能正常工作。现在B超医生只需要在他们需要扫描的部位涂一些黏糊糊的凝胶(耦合剂)即可。这比洗澡方便得多,还给医院节约了水费。

双胞胎越来越常见了。

【千真万确】大约每六十五名怀孕的准妈妈中就有一名怀的是双胞胎,这比以往任何时候的比例都高。究其原因——首先,试管婴儿和其他助孕治疗方法增加了怀双胞胎的机会。其次,女性生孩子的年龄比以前大,这使得卵巢随机一次排出两个卵子的可能性增加。你有认识的双胞胎吗?我的朋友克里斯和他的兄弟是双胞胎,但我还没发现谁是邪恶的那个(双胞胎里总有一个是邪恶的)。要么是克里斯,要么是他的兄弟，吸血鬼大卫。我猜可能就是克里斯。

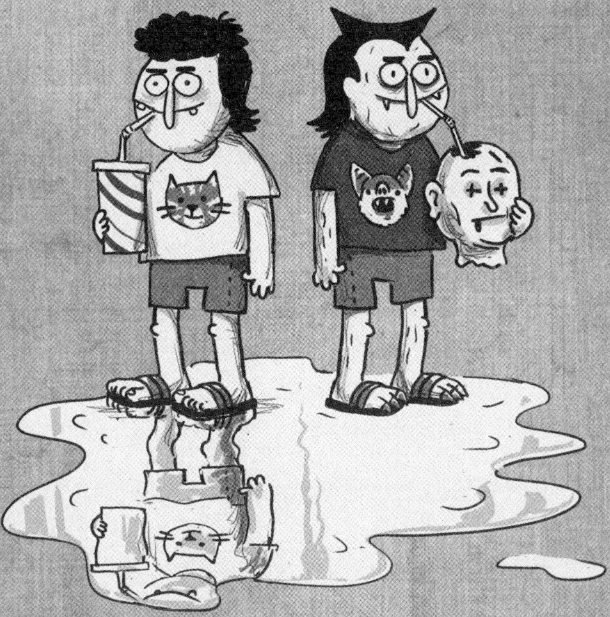

女性曾用黄鼠狼的睾丸来避孕。

【千真万确】好吧，用这种方式尝试避孕，怎么说呢——我认为不能真正将其描述为一种成功的避孕方法。一些历史学家认为，在中世纪，女性会戴一条挂着黄鼠狼睾丸的项链，因为当时的医生认为这样可以防止怀孕。他们还有其他的推荐方法，譬如饮用含铅的水。这可能确实有效，但美中不足的是，它也会导致一些小小的并发症，例如死亡。

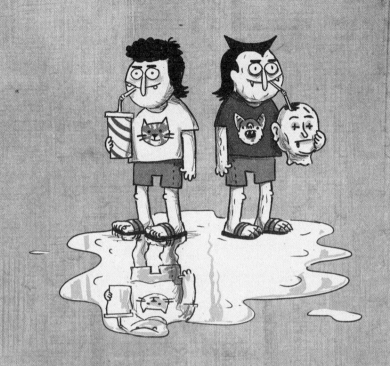

# 疯狂疗法

如果女性怀胎九个月后还没有分娩，对胎儿来说就危险了。如今，我们有有效的药物促分娩方法，但在18世纪，他们的方法有点奇怪（主打一个无用功）：排在首位的是用鸽子粪便涂抹孕妈妈。

你能别再高谈阔论那些屎尿屁了吗？这应该是一本教科书。没有人会想读这种粗鲁的废话。你应该回去当你的医生。我猜你可能医生当得也很糟糕。

——夏培拉大姨

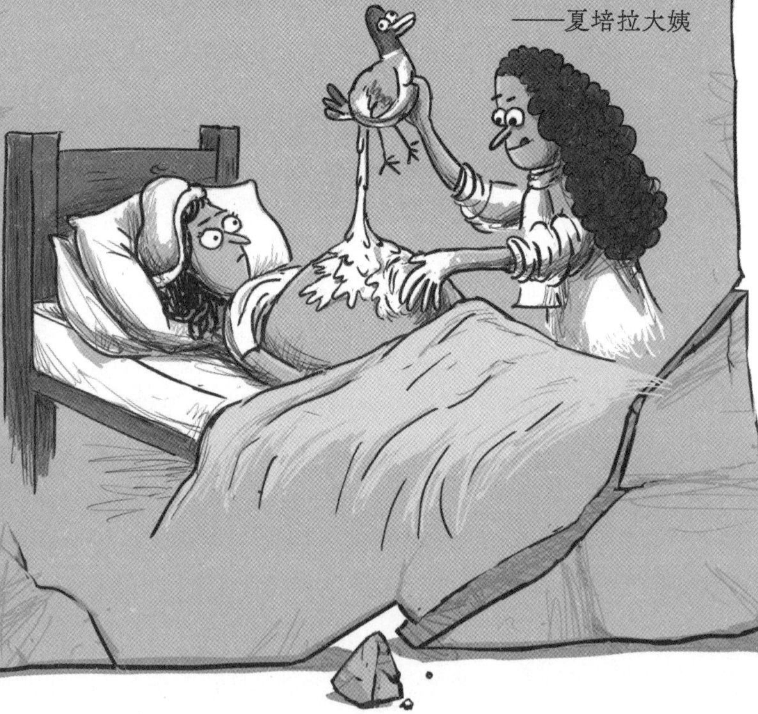

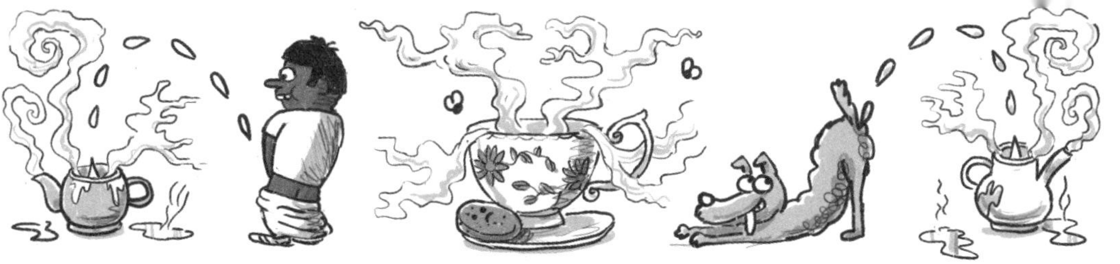

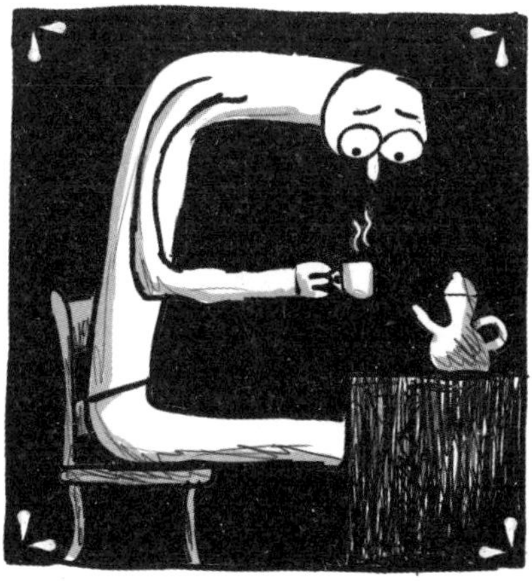

# 人人都来一杯温暖的尿饮（肝脏与肾脏篇）

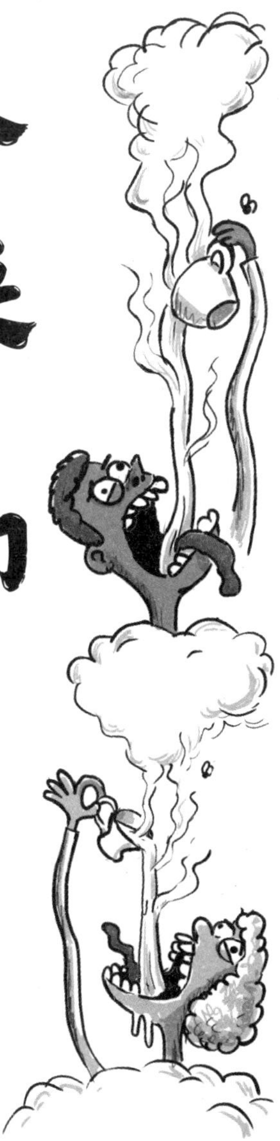

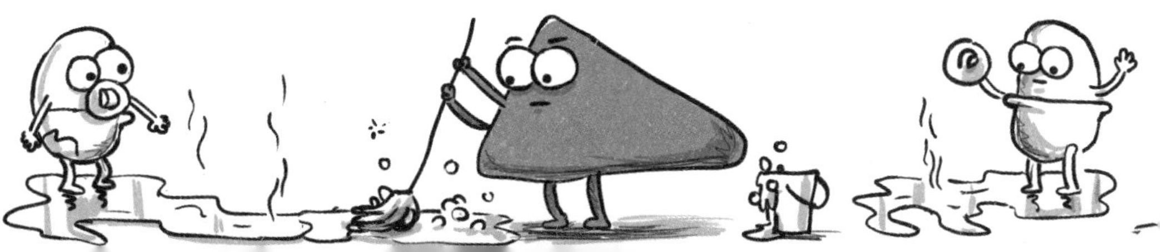

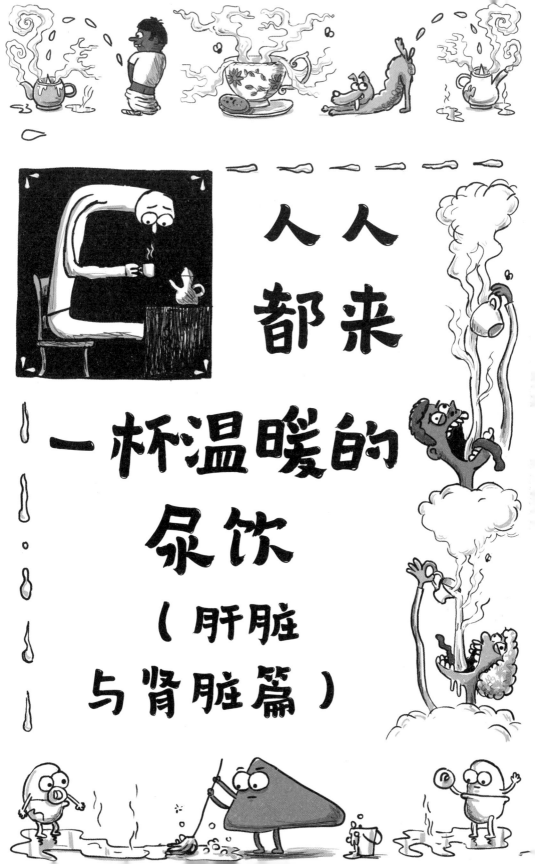

让我们先快速回顾下尿液的生成机制，然后再去吐槽祖先们曾经的谬论（包括我们的祖父母们）。咱们的肾脏会过滤掉血液中的废物以及多余的水分，并将它们通过输尿管运送到膀胱，最终从尿道流出，进入厕所或洒向邮递员（那是皮皮干的坏事，它现在还不知悔改）。

此处你应该提一句你的大姨我，否则就太失礼了。
——夏培拉大姨

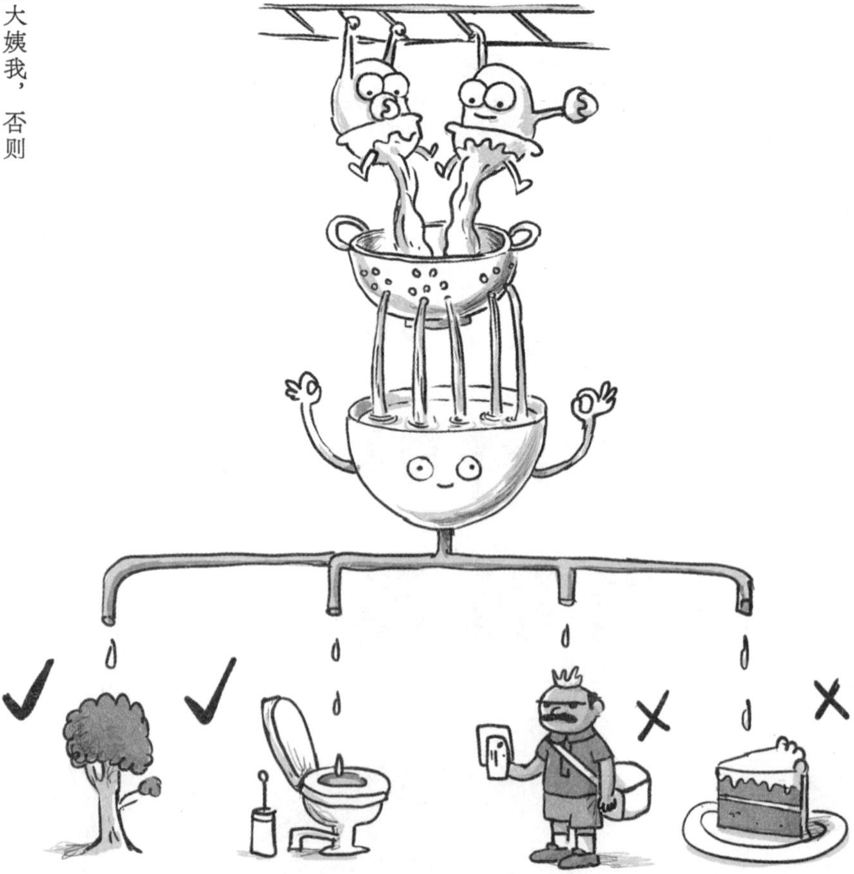

咱们再聊聊肝脏（我不想过度打扰它）。和我一样，它身兼数职。（我是一名作家，曾是一名医生和兼职消防杂耍演员。）它是人体的另一个废物处理器官——它能把你吃过或喝过的可能对你有害的任何东西转化成胆汁，再把它们喷回肠道，使粪便呈现美味的棕色。对不起，我本意是令人作呕的棕色。请无视便便被我夸成美食的部分。

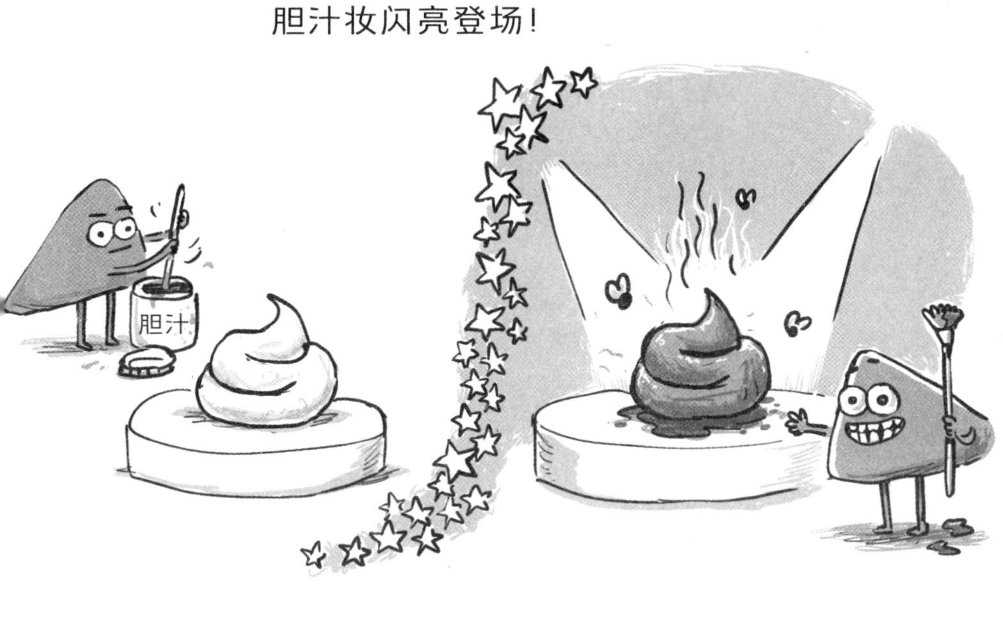
胆汁妆闪亮登场!
胆汁

如果我说我们的祖先自始至终都对肝脏的作用和工作原理了如指掌，你信吗？当然别信！

## 古埃及

有些事你虽对它未知全貌，但会凭感觉行事，比如因为那块“警告：湖里有致命食人鱼”的警示牌，你会打消大半夜去湖里游泳的冲动。古埃及人就有一种模糊的感觉，认为肾脏非常重要——他们又说不清到底为什么重要，最接近的解释是他们认为肾脏是心脏的顾问。顾问？！哪方面的顾问？！帮助定夺是买一件蓝色T恤还是一件艳绿色T恤那种？我们永远不会知道啦。

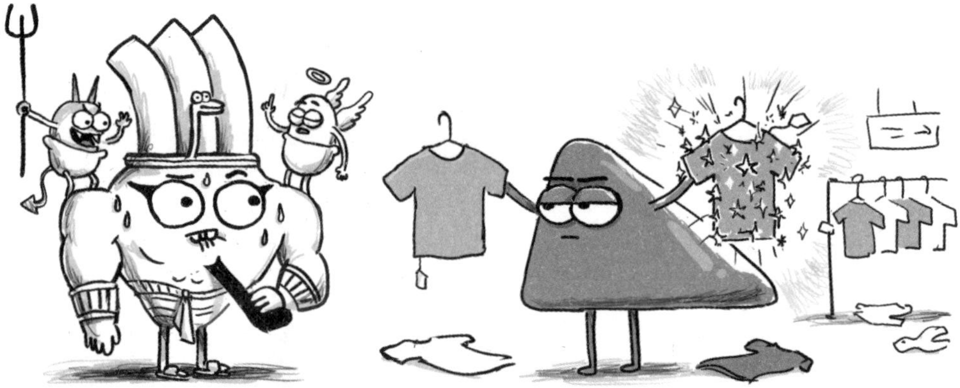

但不管怎样，肾脏在古埃及人心中就是分量十足，它都被允许重新塞回木乃伊的身体以期进入来世，而不是和某些器官一样被密封在罐子里或被扔进垃圾桶（大脑同学，抱歉，不是故意揭你伤疤）。他们显然不认为肝脏有多重要，它最终的待遇就是被塞进罐子里。

## 古希腊

在古希腊，人们在尿尿医学方面有了一个小发现——他们发现尿液来自膀胱。遗憾的是，他们觉得尿液是通过魔法进入膀胱的，而不是来自肾脏，所以这场考试他们只得到了一半的分数。有一天，亚里士多德在料理一条鱼作为晚餐时发现它没有肾脏。然后他推理这肯定意味着我们的肾脏完全没有存在的意义，否则鱼也应该长肾脏才对呀。亚里士多德显然没有考虑清楚一点：鱼也没有胳膊或大腿——难道他认为这些对人类来说也是不必要的吗?

肝脏在古希腊享受的待遇要好得多。如果当时有教科书，至少有一半是关于肝脏的。他们认为肝脏是人体“最重要的器官”，它几乎全权负责你的生命支持。（我承认，肝脏是一个非常重要的器官，你绝对不希望你的肝脏去度假两周，但我认为心脏或大脑可能对“最重要的器官”的认定事宜持有不一样的看法。）

不过，从他们讲述的一个神话故事里，我们推测古希腊人在医学上确实有一些正确的发现（神话就像睡前故事，就是所有角色的名字都忒长罢了），这个神话的主角叫普罗米修斯。

普罗米修斯是火神，有一天他决定送给凡人一份礼物……你猜对了——是火。我觉得这份礼物恰如其分——毕竟他是“火”神嘛。但是宙斯，众神之王——有点像校长，他投掷闪电的技能让人不寒而栗——他因为一些原因而迁怒普罗米修斯（也许他就是不想让人类烤上棉花糖），决定惩罚他。但是，宙斯没有关他禁闭或禁止他玩Xbox，而是把普罗米修斯拴在一块石头上，每天都有一只鹰飞过来啄他的肝脏。有点卑鄙了啊，宙斯。然后第二天普罗米修斯的肝脏会重新长出来。但不幸的是，鹰会再次出现。

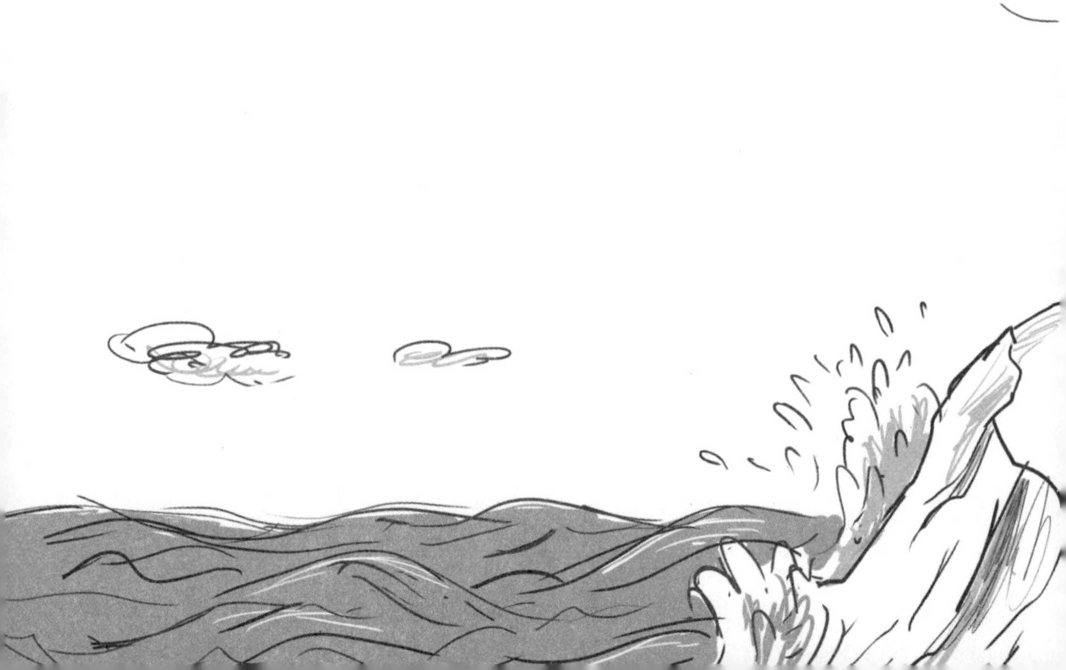

古希腊人的重要医学发现到底是什么？别被带偏了，咱不是说老鹰喜欢吃肝脏作为早餐。古希腊人发现肝脏有强大的再生功能——对于我们这些凡人来说，虽然不可能像神话里那样一夜再生，但咱们的肝脏在受到较严重损害时通常也可以自行修复。古希腊朋友们，为你们的发现点赞！

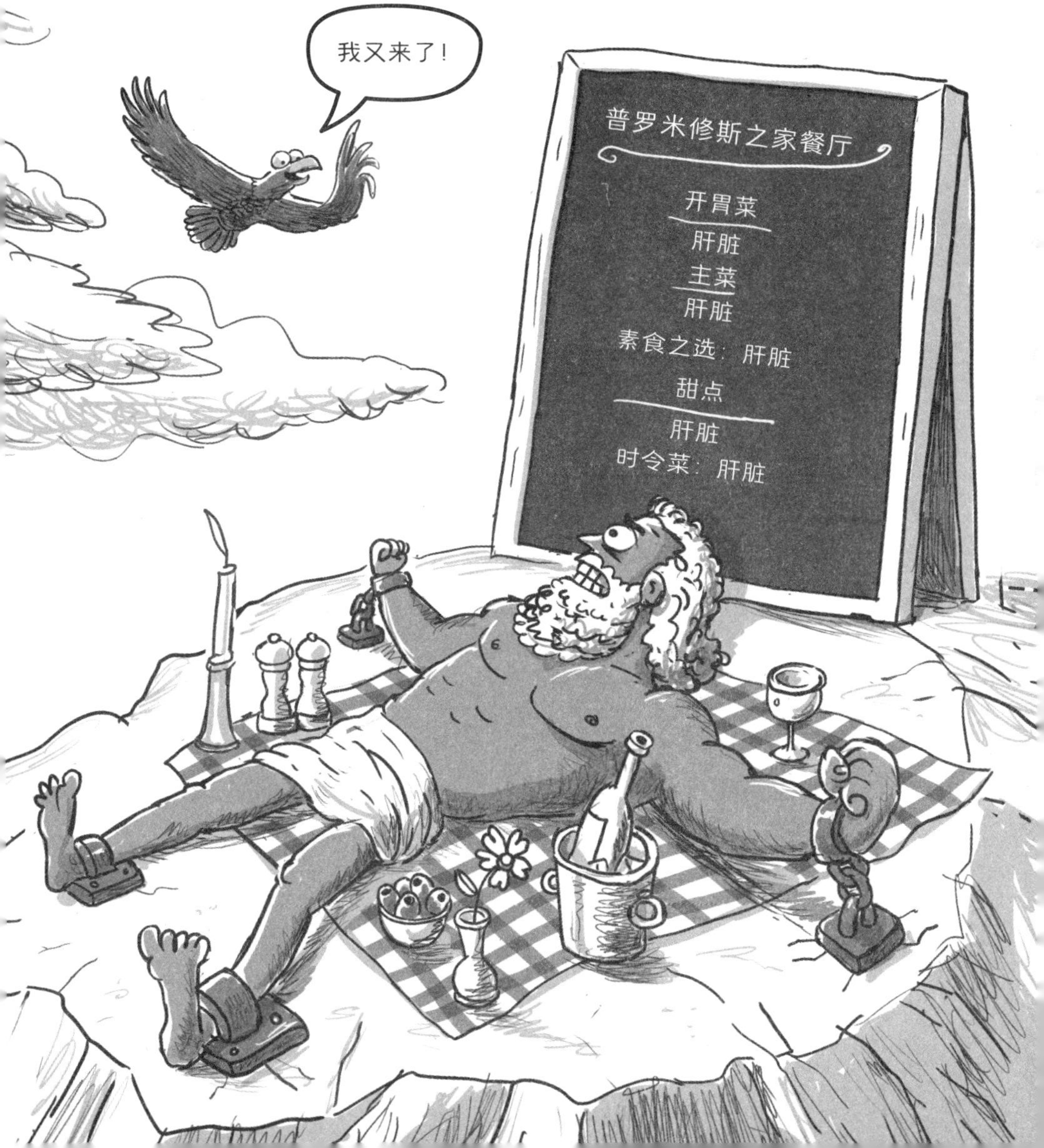

我又来了！
普罗米修斯之家餐厅
开胃菜
肝脏
主菜
肝脏
素食之选：肝脏
甜点
肝脏
时令菜：肝脏

## 古罗马

古罗马人终于发现，尿液来自肾脏。我多么希望这个来之不易的发现不是通过给猴子的阴茎钉上钉子来实现的。但我此前答应过大家要知无不言言无不尽，所以，这个发现恐怕和一枚钉子与一只猴子的阴茎都脱不了干系。当古罗马人将钉子钉上猴子的阴茎后，可怜的猴子几天都尿不出来，然后肾肿了起来，因此他们意识到这就是小便产生的地方。

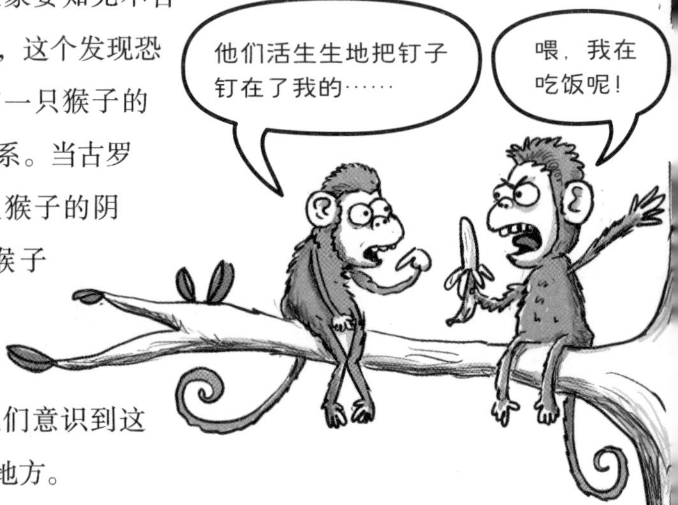
他们活生生地把钉子钉在了我的……
喂，我在吃饭呢！

就像古希腊人一样，古罗马人也是肝脏的忠实粉丝（我猜他们只会称自己为罗马人，毕竟活着的时候谁也想不到会被冠以“古”这个形容词）。他们认为肝脏的功能是产生体液。这是希波克拉底在古希腊时期就提出的一个奇怪的学说，盖仑在古罗马时期传承并进一步发展了这个学说（好吧，变得更奇怪了）。

体液学说认为每个人体内都有四种不同的体液，如果你每种体液都保持适量，那么你就是个健健康康的全乎人。反之，如果你的体液太多或太少，不再稳定，你就会呈现病态。几千年来，人们一直相信体液学说——事实上，至今世界上仍有以体液学说为基础进行的医疗活动。

**血液**

不可否认，你的身体里有血液。这也是盖仑的学说里为数不多的正确知识点。如果有人发热或出汗，盖仑觉得那是因为他们的血液太多了，所以解决方案是放一点血，或者多放点。你可能还记得前几章提到的放血疗法，那绝不是一个好主意。（这个方法害死了成千上万的人，却连区区头痛都解决不了。）

**黑胆汁**

过多的黑胆汁显然会导致抑郁症之类的病。对此的治疗方法是迫使患者呕吐。但这无济于事，呕吐后他们仍然会感到沮丧，而且一身的呕吐物更是雪上加霜。

**黄胆汁**

下一个介绍的体液叫黄胆汁——在体内过多的话会令人生气暴躁。与之对应的治疗方法被称为拔罐，他们会在你的皮肤上放一堆罐子，把里面的空气排出使罐子贴在皮肤上，直到你皮肤上出现大红圈。当然，拔罐还曾被用于治疗无节制放屁的人。时至今日，有些人因为背痛等疾病还是会去拔罐，但医生认为这和黄胆汁过多引起的不适没啥本质区别。

**黏液**

第四个体液是黏液，这是我们都有的真实体液，所以我猜想这回他们总算说对了。正如我的大姨夏培拉所言，“即使一个坏掉的时钟一天内也有两次是正确的”——这意味着即使某人完全是个白痴也有做对事的时候。但是，他们认为黏液是在大脑中制造的（呵呵），如果身体周围有太多的黏液，那么鼻涕就会像坏掉的水龙头一样从你的鼻子喷涌出来（呵呵——我猜他们肯定没有听说过感冒）。黏液过多怎么治疗呢？他们建议多喝酒。（我又呵呵了。）

你这倒是提醒我了，我得给钟换电池去。

——夏培拉大姨

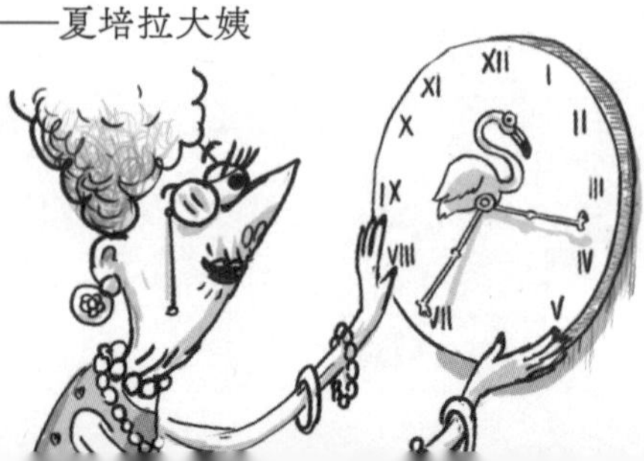

## 四种体液

按数字依次填色

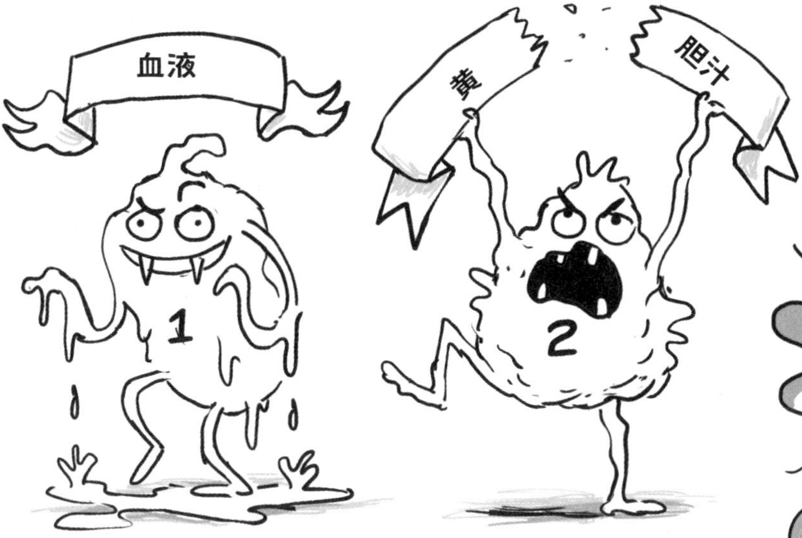

血液
1
黄
胆汁
2

黑胆汁
3

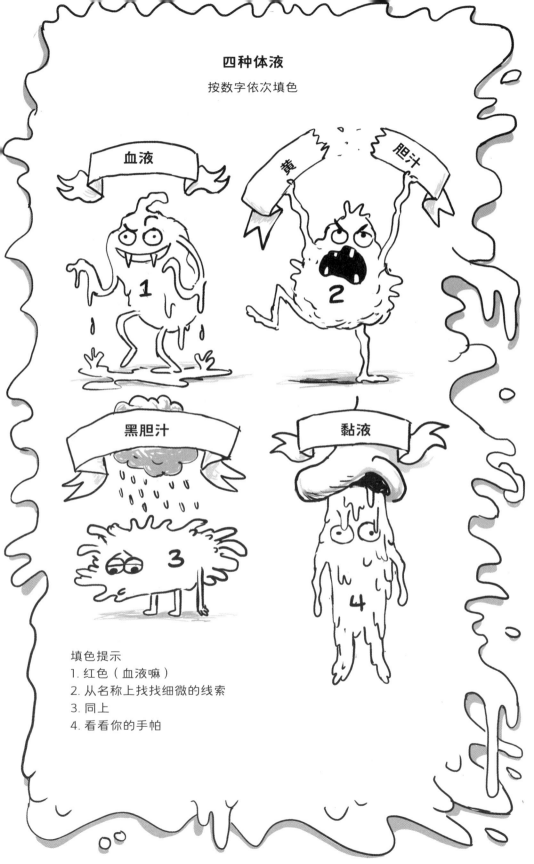

黏液
4


填色提示

1. 红色（血液嘛）
2. 从名称上找找细微的线索
3. 同上
4. 看看你的手帕

# 闪光年代（中世纪）

我们不妨跳到中世纪，人们仍然相信体液学说，他们疯狂地把尿液运用到各个场景。不夸张地说，他们认为尿治百病，尿解百忧。在做手术之前，一些外科医生会用小便冲洗病人的皮肤。（但愿他们使用的是灌装好的尿，而不是现场直接向患者尿尿。）更糟糕的是，医生会建议他们的病人每天早上喝一杯温暖的尿酒。也许他们听到有人说“来杯温暖的茶”时反而会很困惑。如果一名士兵中枪，那么军队的医生会建议其他士兵向他撒尿。老实说，人生还有比这更糟的时刻吗？

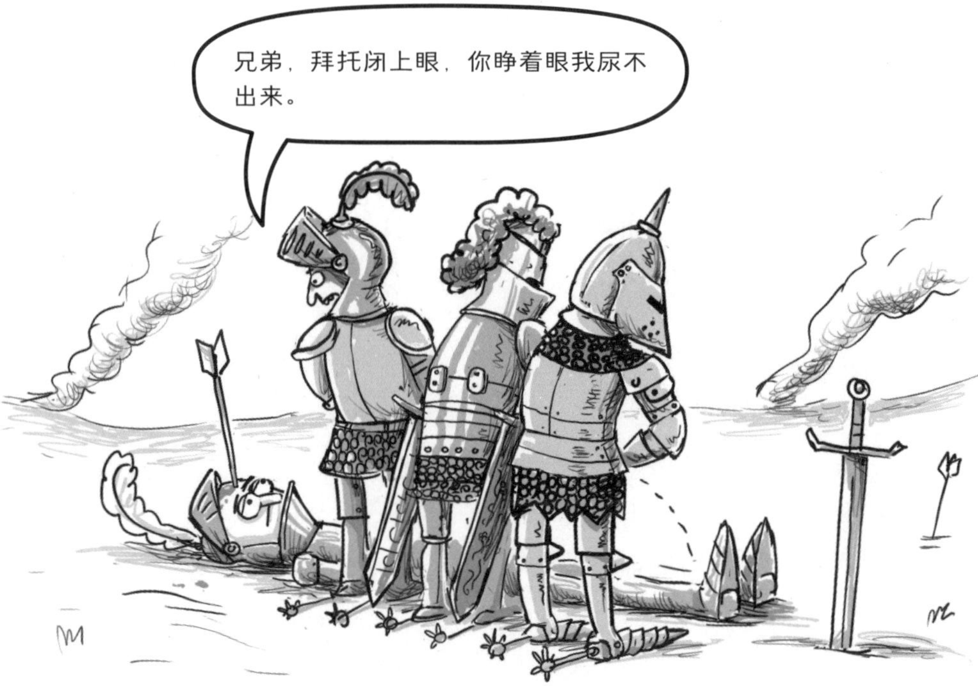
兄弟，拜托闭上眼，你睁着眼我尿不出来。

如果不是我了解这段历史，我真的会以为当时的医生都是由尿液学会赞助的。

尽管在当时的欧洲，人们随地小便，但在11世纪的伊朗，一位名叫阿维森纳的医生却有了不一样的重要发现。他不认为尿液是一种美味的早餐饮料或某种抗菌喷雾剂——他意识到这种黄色的体液还有更重要的功能。

有时候医生要求你提供尿液样本时，你明明已经非常非常努力地想把尿接在杯子里，但还是尿了不少在地板上。啊？只有我是这样的吗？让你去接尿有两个原因：第一个可能的原因是医生不知道你到底是什么病，只是想找个借口让你离开房间五分钟，这样他就可以谷歌一下“奇怪的臀部皮疹是什么”；第二个可能的原因是医生可以利用你的小便做化验，从而得出你的身体健康相关信息。这也正是老阿维森纳为我们解决的问题。

# 关于阿维森纳的五个事实和一个谎言

1. 年仅十岁时，阿维森纳就能全文背诵《古兰经》（伊斯兰教的主要宗教书籍）。那可是七万多字啊！我十岁的时候，还在努力学习系鞋带呢。

2. 十八岁时，他已经是一名合格的医生，并且开始从事医学研究。平心而论，我十八岁的时候也已经完全掌握了系鞋带的方法。

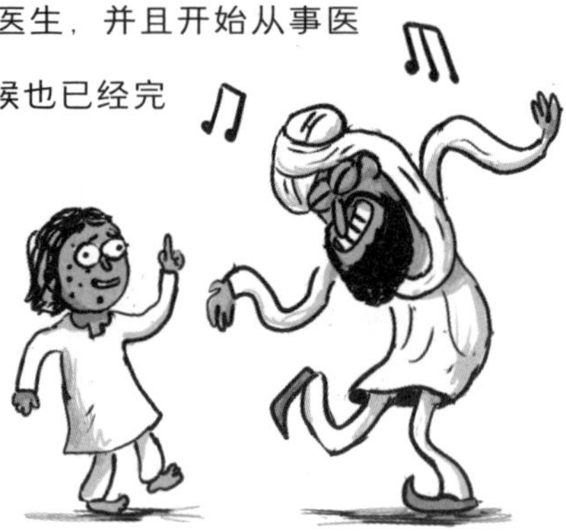

3. 他主张跳舞可以治疗多种疾病。

4. 他写的书就像一首诗。别问为什么，因为我和他也不熟。

5. 他的经典著作《医典》的手抄本，最近被以近二十万英镑的价格售出。所以也许存好这本书能值一大笔钱（在一千年后啦）。

6. 他被关进监狱是因为一些达官显贵不喜欢他写的书。

你也该为写的这本书进监狱，我每两年会来看你一次。

——夏培拉大姨

3. 他没有鼓吹过跳舞，但他确实说过倾听悦耳的音乐有助于保持健康。

例如，他发现如果你的尿液是浓缩的（我的意思是颜色发深），那么你需要多喝水啦。如果它看起来浑浊并且闻起来很臭，那么这可能提示你尿路感染了。他甚至发现，如果尿液像泡泡浴一样呈泡沫状，你的肾脏可能出问题了——阿维森纳的这些发现现在被证实都是绝对正确的。满分给到阿维森纳！最后，他还发现，如果你的尿液是紫色的，那就意味着你是外星人。（这么看来，我是外星人的可能性很小。）

## 尿液标本

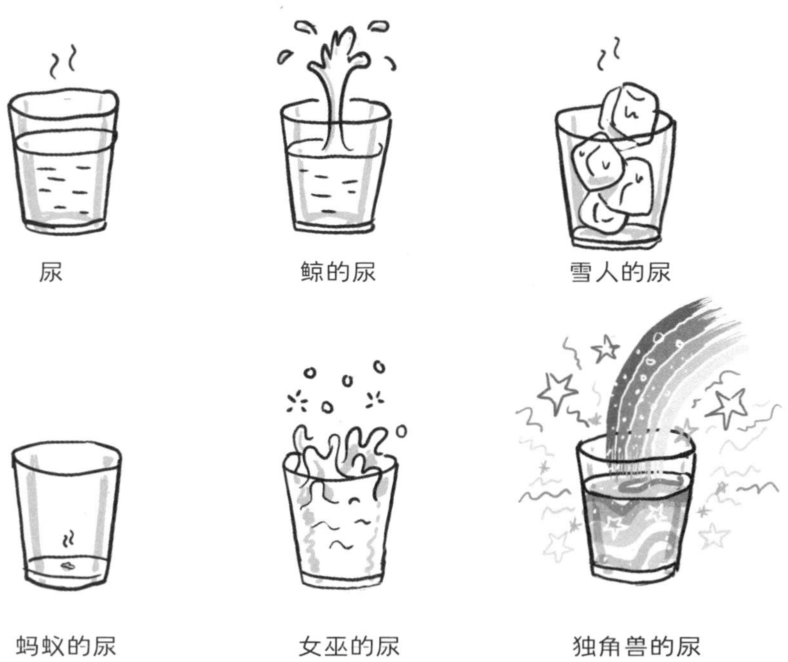
尿
鲸的尿
雪人的尿
蚂蚁的尿
女巫的尿
独角兽的尿

不过，人无完人嘛。阿维森纳并不是很擅长治疗他设法诊断出的一些疾病。例如，如果你的肾脏有问题，他会在你的裤子里放一堆昆虫，这样它们就可以爬到你体内，然后以某种方式解决问题。等你惊声尖叫完后，我们就继续阅读下一部分吧。

## 体液学说毫无意义

有时某些人说了些事，可能在相当长一段时间里大家都选择相信，并不会去质疑他们，比如上学时我们班上的朱利安·普林格尔说他的父亲是奥运短跑运动员时，我们都相信他，直到下一届奥运会才发现压根儿没有叫科林·普林格尔的运动员参加100米短跑比赛。医生们相信盖仑关于四种体液学说的时间甚至比我们相信朱利安·普林格尔的时间还要长。事实上，大约一千五百年来都没有人质疑这个学说，直到17世纪威廉·哈维出现。他是弄明白血液循环理论的聪明人，还立志要解开肝脏之谜。

威廉稍微动了动脑子，发现体液学说只是一堆编造的陈年废话。（得亏盖仑已经离世很长时间了，不像我那可怜的同学朱利安·普林格尔被人把头按进马桶。）威廉还弄清楚了肝脏是如何工作的，以及它如何与周围的其他器官（胆囊和脾脏）相互连接。

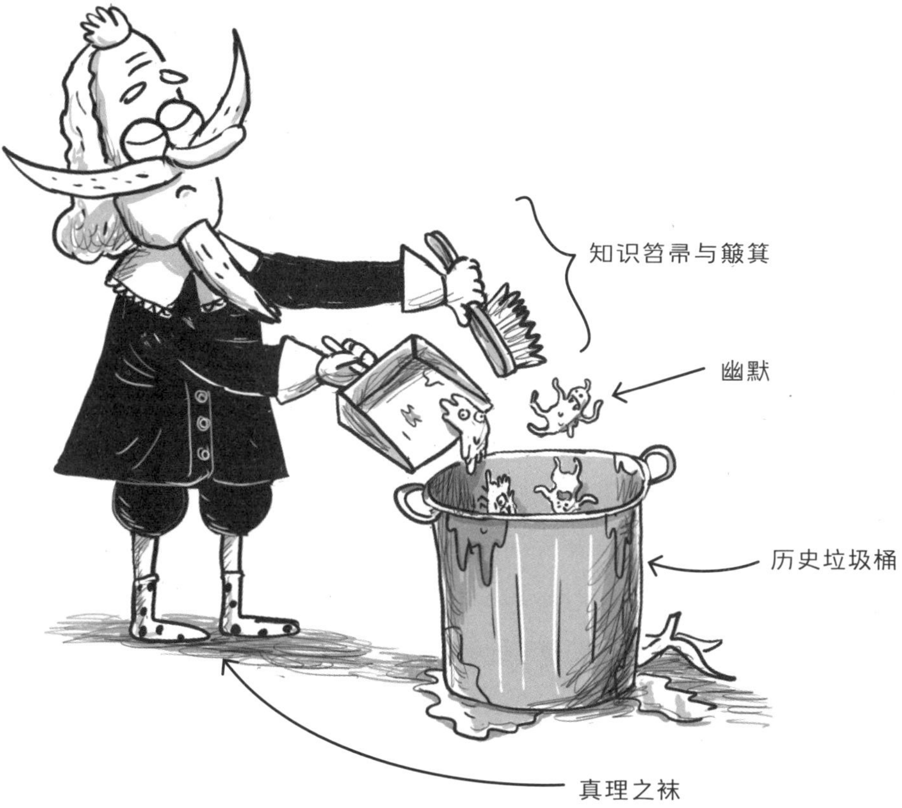
知识笤帚与簸箕
幽默
历史垃圾桶
真理之袜

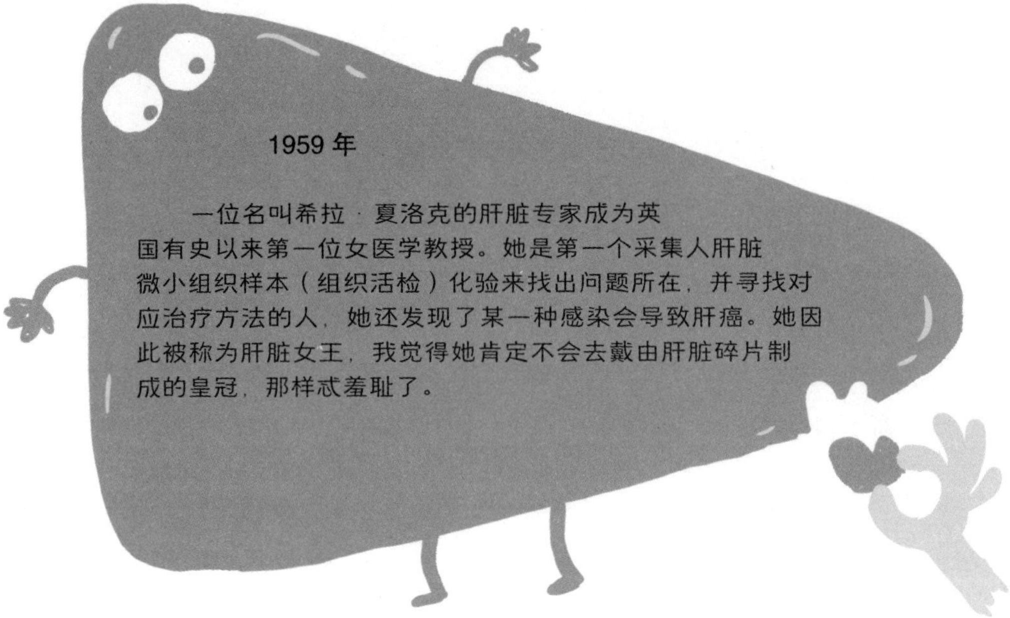
1959 年
一位名叫希拉·夏洛克的肝脏专家成为英国有史以来第一位女医学教授。她是第一个采集人肝脏微小组织样本（组织活检）化验来找出问题所在，并寻找对应治疗方法的人，她还发现了某一种感染会导致肝癌。她因此被称为肝脏女王，我觉得她肯定不会去戴由肝脏碎片制成的皇冠，那样忒羞耻了。

## 糖尿病

你可能认识一些患有糖尿病的人，甚至你可能自己就患有糖尿病。这与挂在肝脏旁边的一个叫作胰腺的器官有关，胰腺有一项非常重要的工作就是制造胰岛素，它可以调节血液中的糖分含量。如果你的胰腺行为不端，那么你周围就会有过多的糖在翻涌，这被称为糖尿病。糖尿病并不是什么新鲜事了——从成年人展现那拙劣的舞技开始它就存在了。

古埃及人在满是灰尘的莎草纸上记录了一种让人频繁上厕所且体重减轻的疾病，不出意外那就是关于糖尿病的记载。盖仑又翻车了（又是那个盖仑），认为这是肾脏的问题。他为此起了一个令人作呕的名字：尿腹泻。当这个病名被改成糖尿病时，尿液学会一定会很恼火。

历史上不少人都尝试过治疗糖尿病——但他们不知道疾病的成因，所以他们的尝试均以失败告终。一千多年前，一位名叫“埃伊纳岛的保罗”的医生认为他有点糖尿病专家的范儿。（保罗对于古代的人来说似乎是一个非常普通的名字，对吧？我想知道他是否有一个叫史蒂夫的兄弟。）

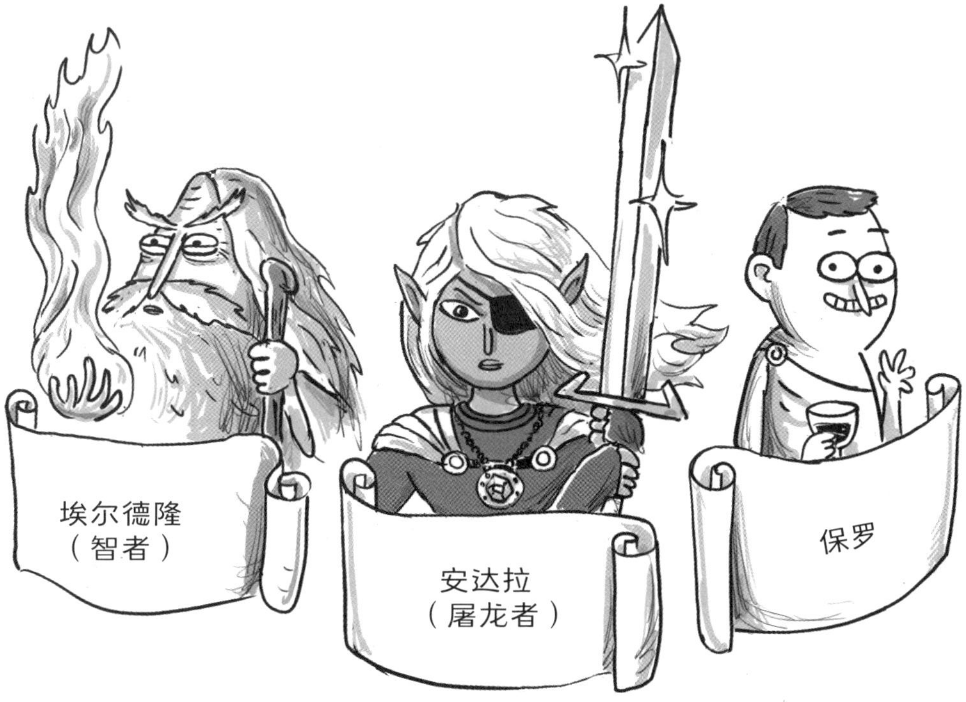
埃尔德隆
（智者）
安达拉
（屠龙者）
保罗

你问他的高见是什么？还是放血和喝酒。他们是不是认为这些方法能治百病呀？事实证明啥用没有。

直到1675年，糖尿病终于被正式命名。我们通常只称它为糖尿病，但它的全名实际上是“Diabetes Mellitus ”（尿多且甜）——有点像我们称呼女王“伊丽莎白”，但大多数人不知道她的姓氏实际上是Bummo。（这个可能是我发明的。）mellitus的意思是“蜂蜜”，因为（快放下你手里的奶昔）糖尿病患者尿液中的糖分使其尝起来像蜂蜜。他们最初是如何发现这一点的（谁是第一个吃螃蟹的），千万别细想。也许是某一天医院的自动贩卖机坏了，一位口渴难耐的医生决定啜饮一些尿液样本解渴？直到1910年，人们才弄清楚糖尿病的发病机制，当时一位名叫爱德华·夏普-谢弗爵士（Sir Edward Sharpey-Schafer）的医生出现了。他发现糖尿病患者体内缺乏某种物质，他将其命名为胰岛素。（如果我是他，我会把它命名为夏普-谢弗素。）

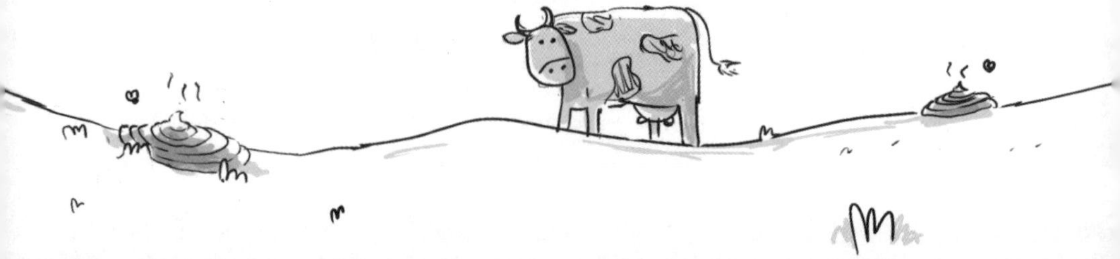

不过，他们并没有解决糖尿病的治疗难题。1919年，一位名叫弗雷德里克·艾伦的医生让糖尿病患者节食挨饿。（嗯，这听起来不会有好结果。它的确对一些病人有效，但他们中的大多数都饿死了。我就说没有好结果吧。）谢天谢地，有两位叫班廷和贝斯特的医生，他们听起来像是一对演双簧的，但实际上是科学界的“大牛”，他们提取出了胰岛素。如果你是一头牛，请立即停止阅读。第一批注射用胰岛素是从牛胰腺中提取的，这意味着糖尿病终于可以治疗了。如今，胰岛素可以在实验室中合成了，不再需要糟蹋牛的胰腺。奶牛们，你们现在可以睁开眼继续阅读啦。

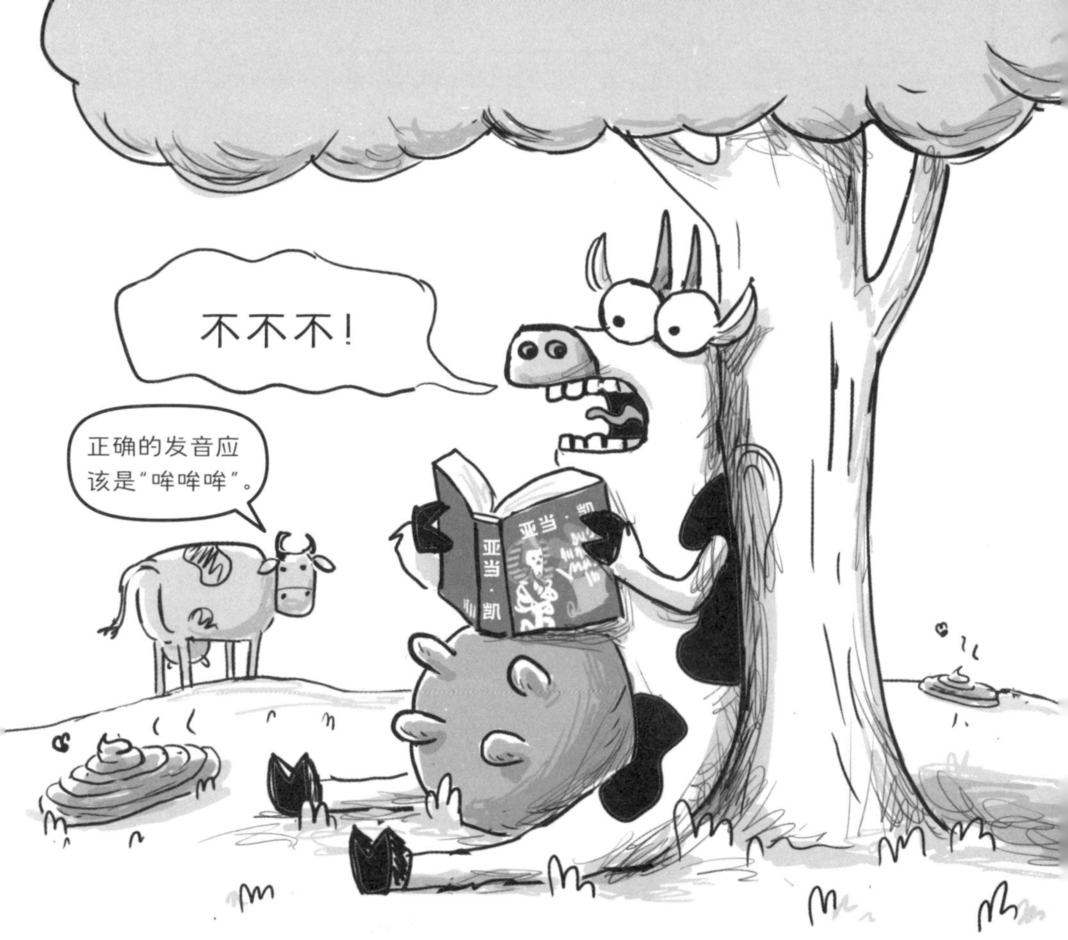

不不不！
正确的发音应该是“哞哞哞”。
亚当·凯

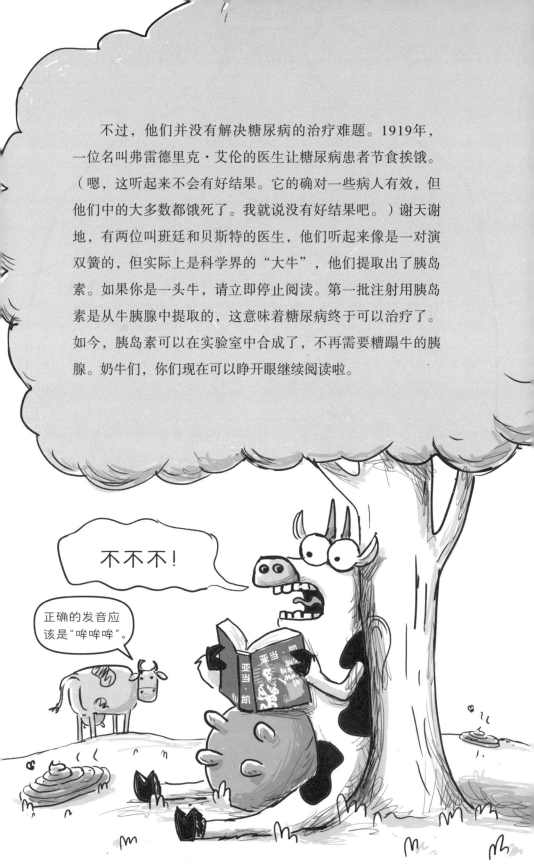

## 此时无酒胜有酒

我们都知道喝太多酒对肝脏不好。如果你以前不知道，没关系，现在知道也不迟。但曾经，医生们不仅支持无限畅饮，而且他们认为这样真的对身体有益。我也想不明白他们怎么会这样胡诌——也许他们说的是醉话？

在古希腊，酒精被用来治疗从口臭到被剑刺伤心脏等一切不良事件。（事实证明，饮酒不仅加重口臭，也无法真正解决心被刺伤的情况。）在中世纪，人们认为酒精是一剂良药，它更是被冠以“生命之水”的称号。无论你是被狗咬伤还

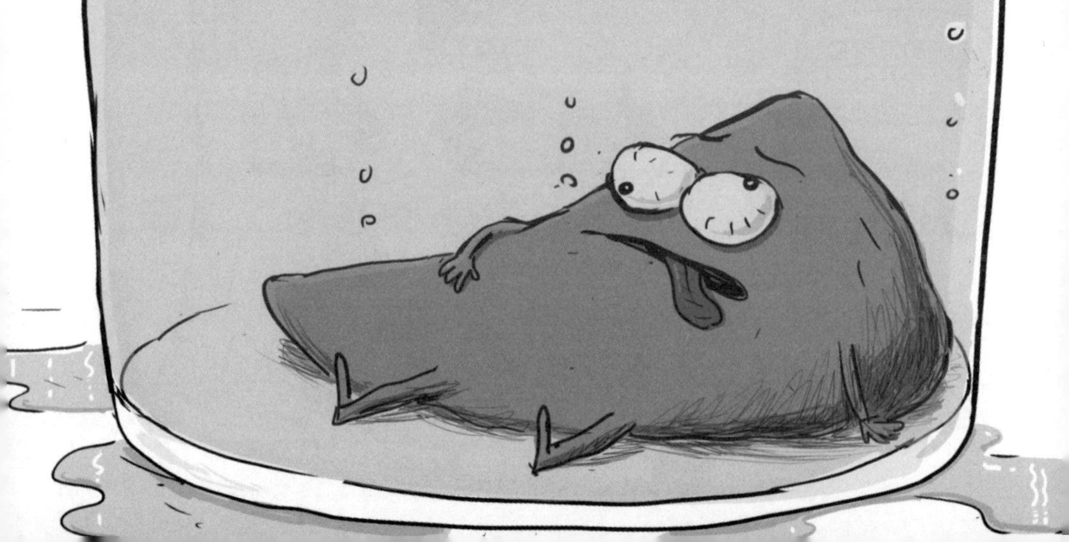

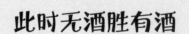

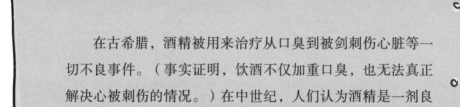

是瘟疫发作，他们都会用酒精把你打发回家。在那个年代，成年人平均每天得喝四升半的啤酒——相当于十三罐可乐的量。那可是啤酒啊，我的老天爷!

直到1793年，一位名叫马修·贝利（Matthew Baillie）的医生才终于发现酒精会损害肝脏。他在一本名为《倾向于说明人体重要部位病理解剖的系列版画》的书中发表了这一观点。我推测这一定是本大部头的书，否则书名很难码进封面里。

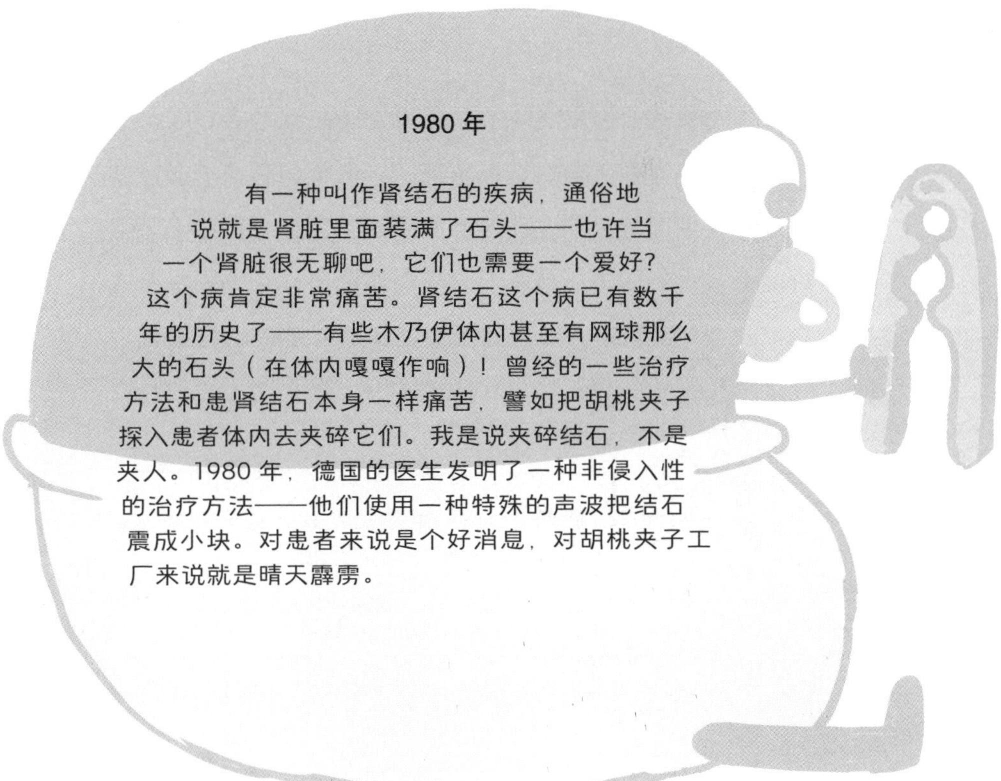

**1980 年**

有一种叫作肾结石的疾病，通俗地说就是肾脏里面装满了石头——也许当一个肾脏很无聊吧，它们也需要一个爱好？这个病肯定非常痛苦。肾结石这个病已有数千年的历史了——有些木乃伊体内甚至有网球那么大的石头（在体内嘎嘎作响）！曾经的一些治疗方法和患肾结石本身一样痛苦，譬如把胡桃夹子探入患者体内去夹碎它们。我是说夹碎结石，不是夹人。1980 年，德国的医生发明了一种非侵入性的治疗方法——他们使用一种特殊的声波把结石震成小块。对患者来说是个好消息，对胡桃夹子工厂来说就是晴天霹雳。

## 展望未来

我的机器人管家刚摆好了餐具（美中不足的是，他把餐具摆在了床上的羽绒被下面），准备为大家展望下未来。

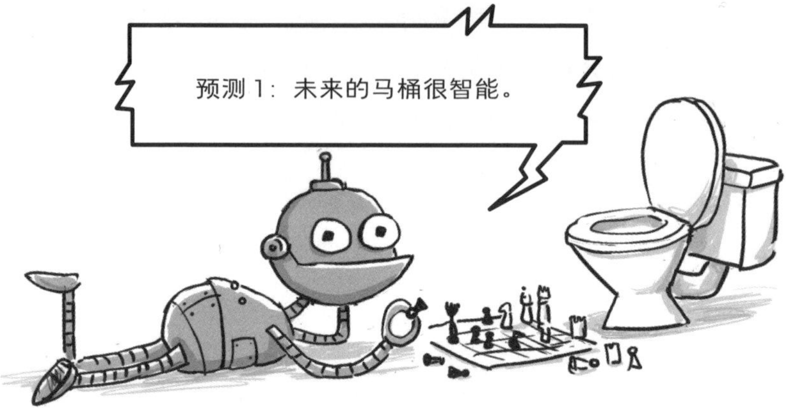
预测 1：未来的马桶很智能。

虽然不会在你大便时读狄更斯——但你的马桶会通过监测你的小便情况来密切关注肾脏健康状况。如果你脱水了，它可能会告诉你多喝一点水，它还能监测出你有感染状况或患糖尿病等其他需要就医的异常。也许某天它来一句：“别再对我撒尿了！我也是有血有肉的好吗？！”

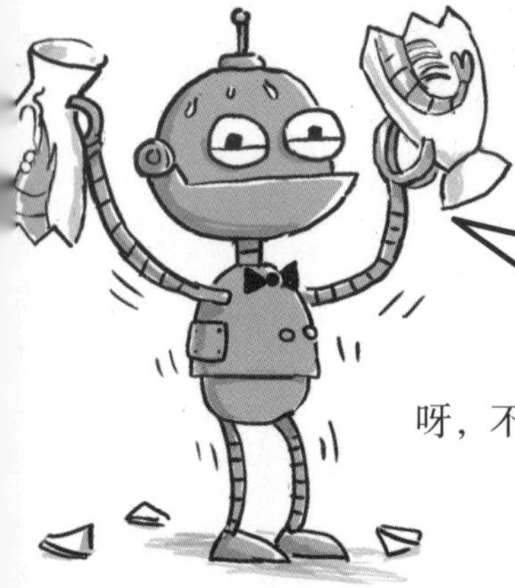

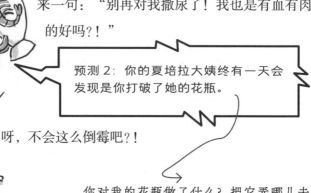

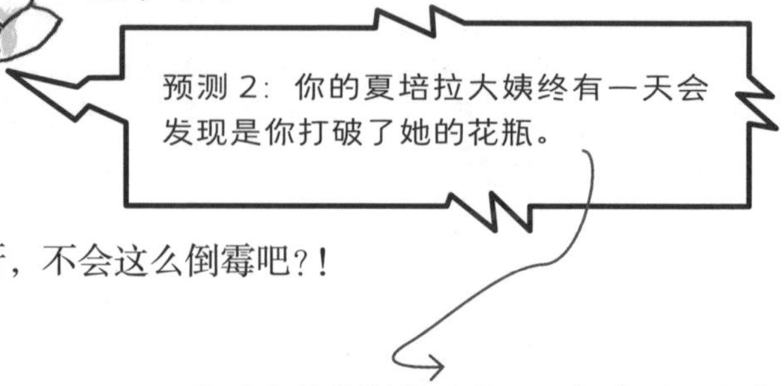
预测 2：你的夏培拉大姨终有一天会发现是你打破了她的花瓶。
呀，不会这么倒霉吧？！

你对我的花瓶做了什么？把它弄哪儿去了！赶紧给我买个新的，你这个烦人精。

——夏培拉大姨

## 亚当的快问快答

问：哪首民谣和肾科医生有关？

答：不是那首《我是把小尿壶》，尽管不太好考证（毕竟过去几百年了），但历史学家认为，《雅克神父》这首民谣是以雅克·博利厄神父的名字命名的，他在法国各地游荡，切掉了一些人的肾结石，但这些人中的大部分也在手术中丢了性命。历史书中没有记载他在切开病人身体时是否吹着口哨。

问：试问用洗衣机、几罐豆子加几根香肠如何救命？

答：把它们组合成透析机就行。透析机相当于一种人工肾脏，当患者肾功能不全时它会帮助过滤血液。如今，透析机迭代进化得很先进，但是第一台透析机是在第二次世界大战期间建造的，当时很难获得相关的生产设备，因为几乎所有的工厂都在制作战备物资。一位名叫威廉·科尔夫的医生用一台洗衣机、空罐头盒加一些香肠皮（用作过滤器）制作出了透析机的雏形，瞬间挽救了大量的生命！希望他们得救之后身上没有太多香肠味。

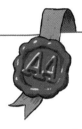

问：尿巫术是什么？

答：除非你有一个带有未来模块的机器人管家，否则不可能预测出未来。但这并没有阻止贪婪的人假装他们有预知未来的能力来敛财。这些年来，有些人通过观察茶叶渣来占卜，有些人则研究手掌纹路，还有些人通过研究尿未卜先知，说直白点就是……观察你的小便。他们会检查一盆尿中的气泡图案，然后预测出你是否会坠入爱河或在工作中取得成功。如果你是那种会为一个“通灵”的陌生人尿进罐子的人，那么我可以做出一个非常准确的预测：你非常容易上当受骗。

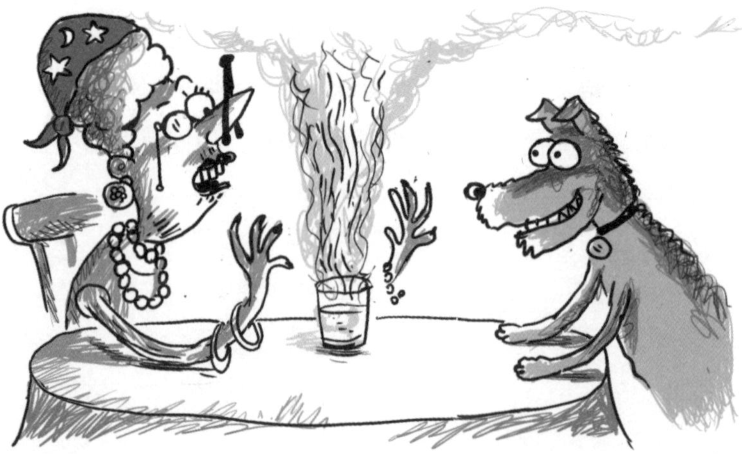

## 千真万确 or 纯属扯淡

三百年前，曾有医生尝试用尿液提取物来修复大脑。

【纯属扯淡】这不是三百年前的事——现在就有。有一种特殊类型的细胞叫作干细胞，科学家可以将其变成体内任何类型的细胞，例如大脑受损时可以诱导干细胞转化成脑细胞。你可以在血液和尿液中找到这些干细胞，但获取尿液样本要容易得多（而且无痛）。几周前，皮皮在我的枕头上撒了泡尿——也许它只是想让我更聪明？对不起，我得强调一点，是变得“更”聪明。

历史上曾征收过尿税。

【千真万确】尿液不仅被用作不卫生的漱口水和令人作呕的伤口清洁剂，还有不少行业把它肆意挥洒。罗马人用它软化皮革，用它来制作羊毛，甚至在里面洗他们的长袍（我的妈呀）。尿液被诸多行业大量使用，皇帝终于决定要从中赚点钱了——所以他对使用尿液征税。（成年人总是抱怨征税，但实际上税收是一件利国利民的好事，毕竟政府用我们缴的税兴办了学校和医院。）

脾脏负责幽默感。

【纯属扯淡】你的大脑才负责你的幽默感，你的脾脏是为了处理受损的红细胞。好吧，我们现在知道真相了。尽管威廉·哈维做出了许多伟大的发现，但他认为咯咯笑完全取决于你的脾脏。好可惜这不是真的，否则如果这本书中的笑话没有让你开怀大笑，我完全可以归咎于你的脾脏坏掉了。

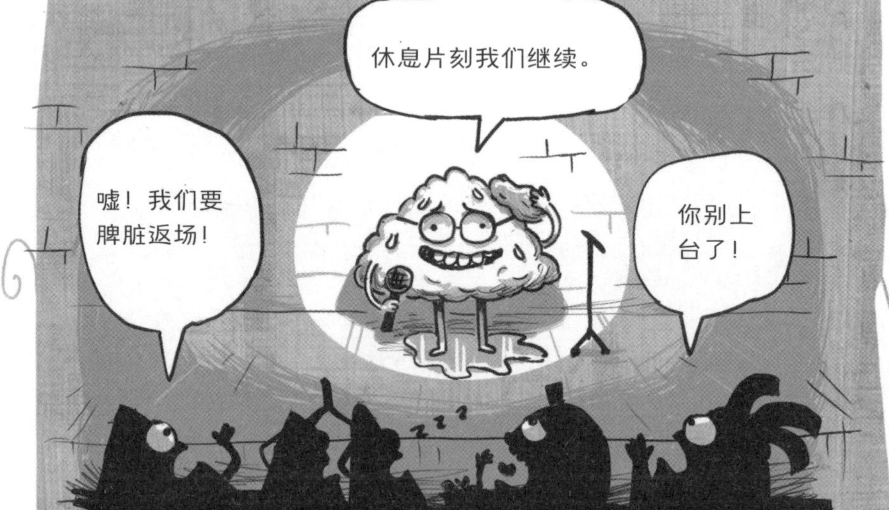
休息片刻我们继续。
嘘！我们要脾脏返场！
你别上台了！

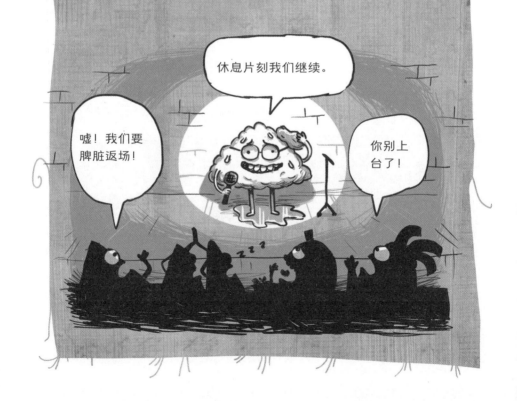

## 疯狂疗法

国王一直痴迷于永葆青春的秘诀，想永世为王。被称为太阳王的法国国王路易十四的永葆青春秘诀是把液体喷到他的屁股上。他最喜欢的屁股喷液是混合蜂蜜的杏仁奶，他已经这样喷了千百次，包括在会议期间也没落下。他或许应该被称为屁股王而不是太阳王。

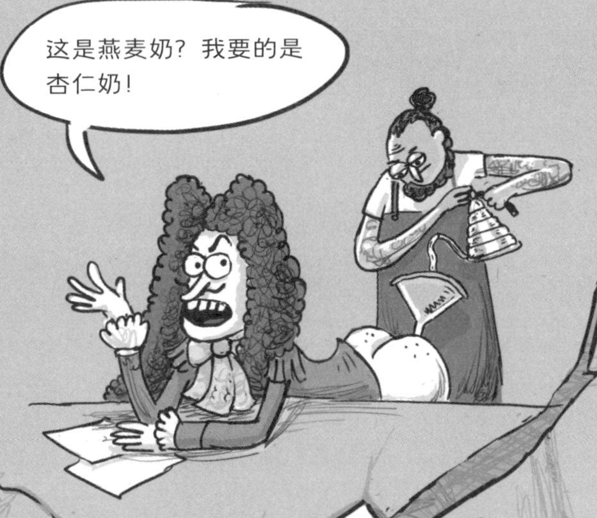
这是燕麦奶？我要的是杏仁奶！

本章节由尿液学会赞助。

我要感谢他们为我提供了一辆形状像肾脏的汽车和余生无限供应马桶的礼遇。

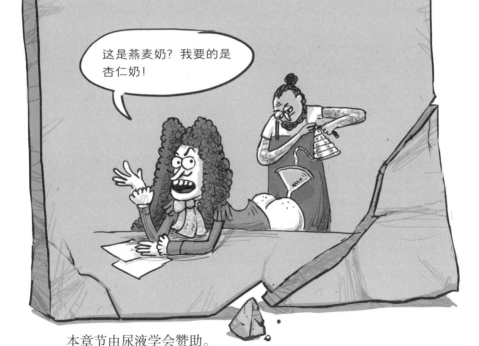

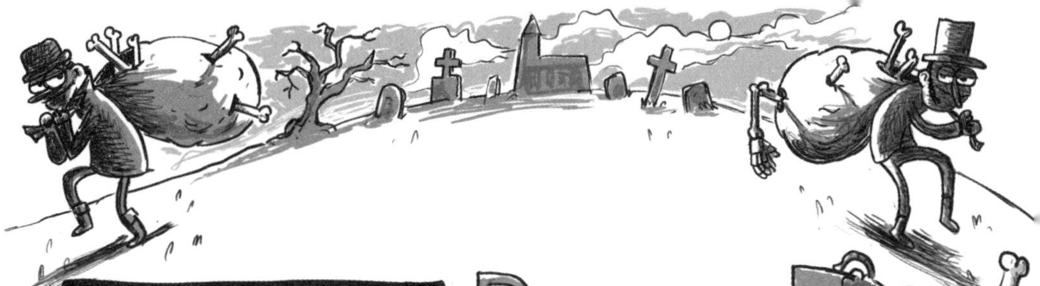

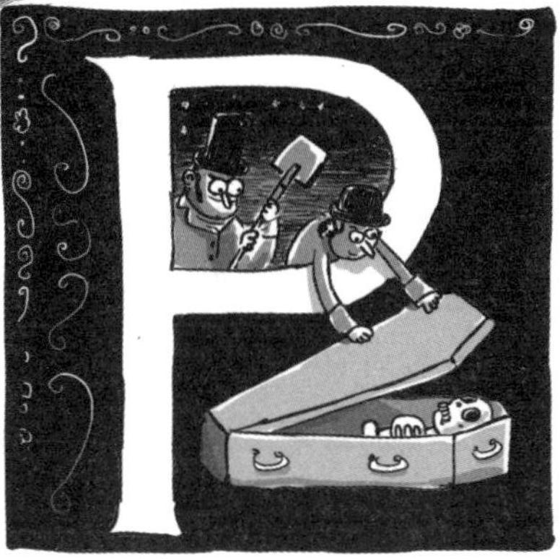

# P 掘墓人把头骨当早餐

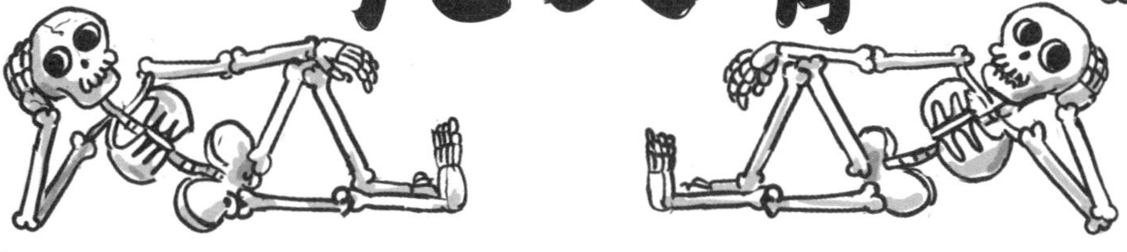

## （骨骼篇）

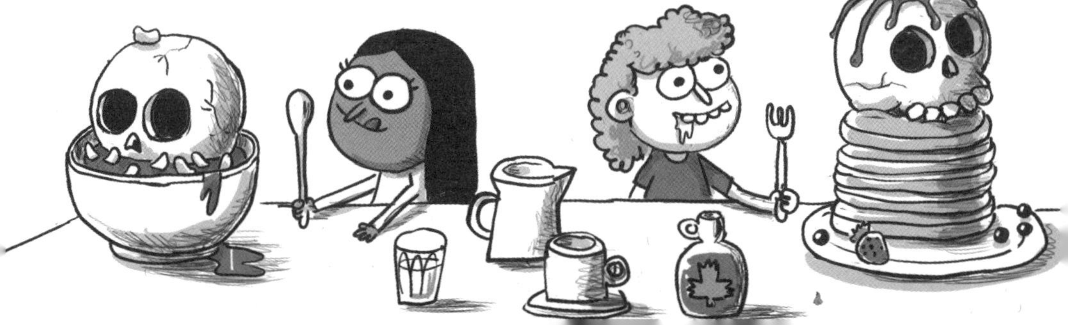

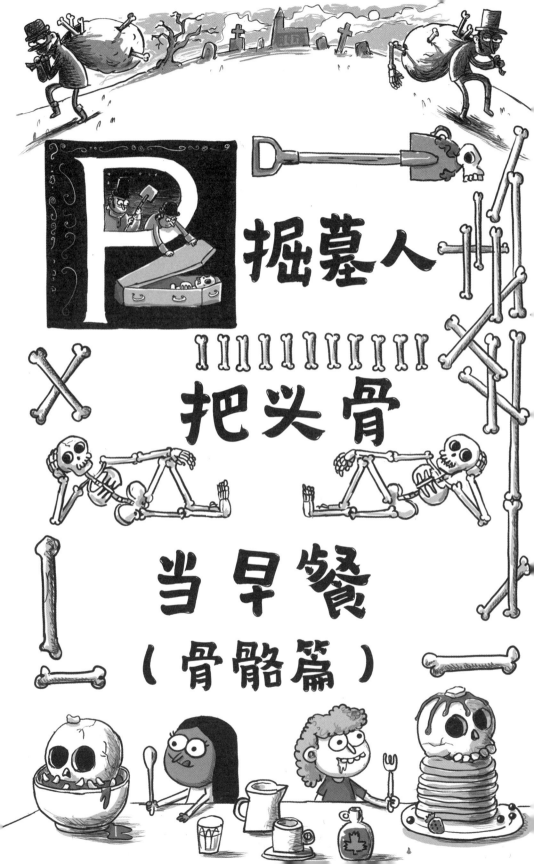

我们家狗狗皮皮肯定最喜欢这个章节——骨头嘛！（当然，它的最爱应该是我写一章关于如何在污水中翻来滚去。）如果要说一件关于我们的祖先百分百肯定的事，那就是他们肯定有骨头。事实上，这通常也是他们留存于世的唯一身体结构。而且，似乎从我们有骨头开始，就一直反反复复从猛犸象的背上掉下来摔到骨折。五千年前如果你的手臂摔折了，那时候的医生会用黏土包裹骨折部位。黏土在阳光下逐渐硬化，保持骨头的良好制动，直到几周后它自然修复。从那时到现在，除了现在医生会用比黏土更轻便的材料来打石膏外，这项医疗技术本质上没有什么大变化。而且，现在打的石膏反而方便你的朋友们在上面写脏话。

可别诱导你的读者们说粗话。你这个捣蛋鬼，你自己嘴巴不老实就算了，别想把无辜的孩子们拖下水。

——夏培拉大姨

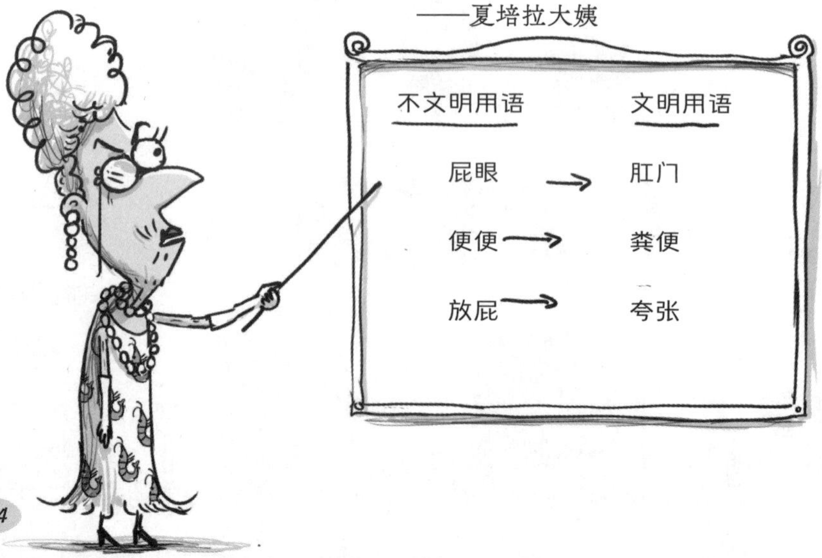
不文明用语
文明用语
屁眼
肛门
便便
粪便
放屁
夸张

## 古埃及

说起古埃及的医生，我一般会用“瞎扯淡”来描述，证据诸如“他们认为鼻子是意大利面做的”或者“他们通过踢踏舞治疗耳痛”。但是要谈到骨骼方面，他们真的老牛了。他们记载了如何使用吊带治疗锁骨骨折，与我们今天的做法如出一辙。他们还通过一些画作展示了一名医生如何将脱臼的肩膀（脱臼意味着骨头从关节腔中脱离）安回原位——这是另一种四千年来也没有啥改变的技术。他们甚至用木头和皮革为失去大脚趾的人制作了义趾。（失去的脚趾是被切断的，不是在超市里被踩断的。）这就很让人困惑，古埃及人是怎么做到在某些知识上掌握得毫无差池，其余的部分却错得一塌糊涂的？——也许是一个古埃及人通过时间旅行穿梭到了未来医学院，但只上了一节课，剩下的时间就在大英博物馆里“探望”她的家人啦。

# 蕾拉

会时空穿梭的古希腊女孩（她爸是个设计师）

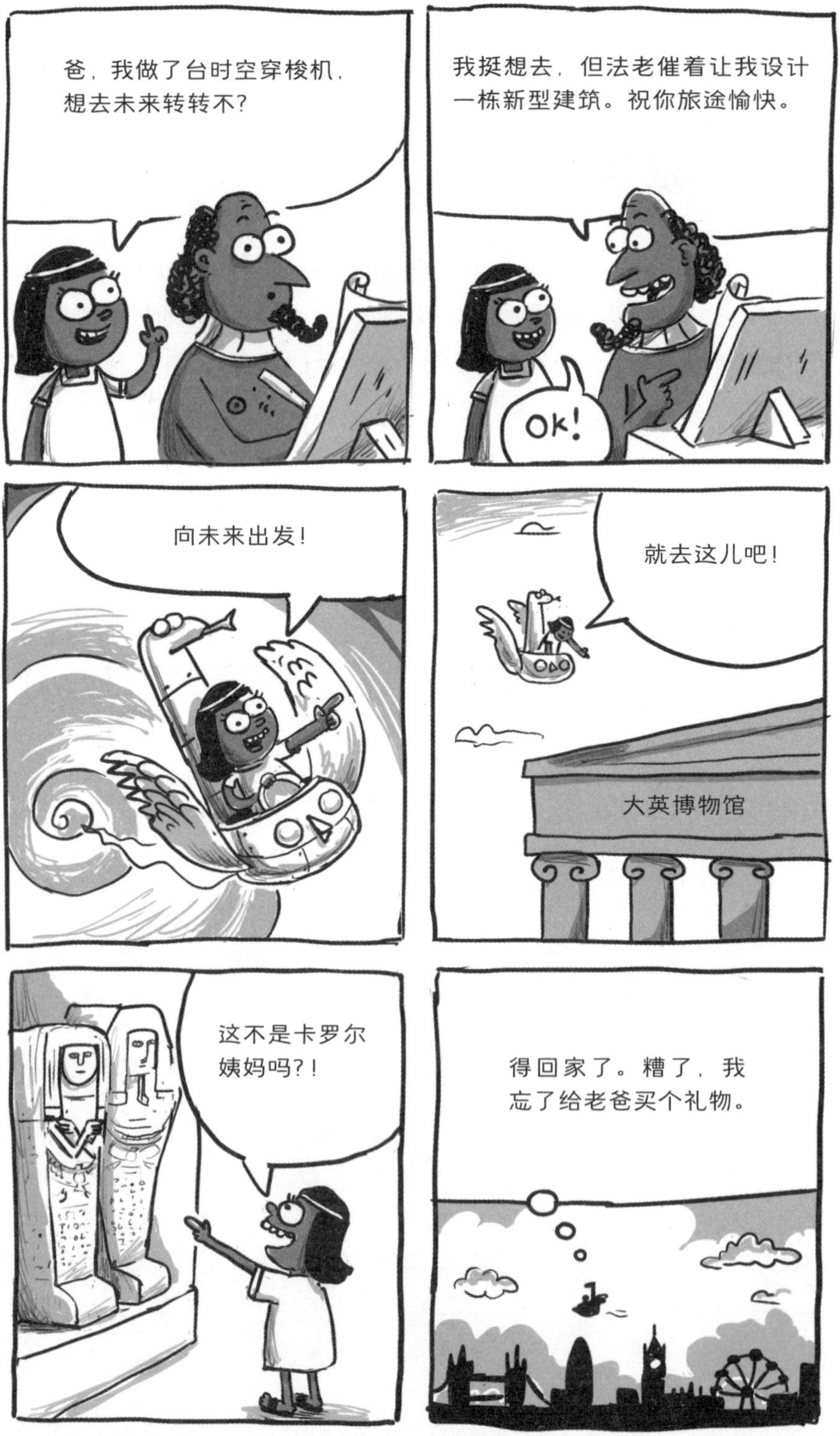
爸，我做了台时空穿梭机，想去未来转转不？
我挺想去，但法老催着让我设计一栋新型建筑。祝你旅途愉快。
Ok!
向未来出发！
就去这儿吧！
大英博物馆
这不是卡罗尔姨妈吗？！
得回家了。糟了，我忘了给老爸买个礼物。

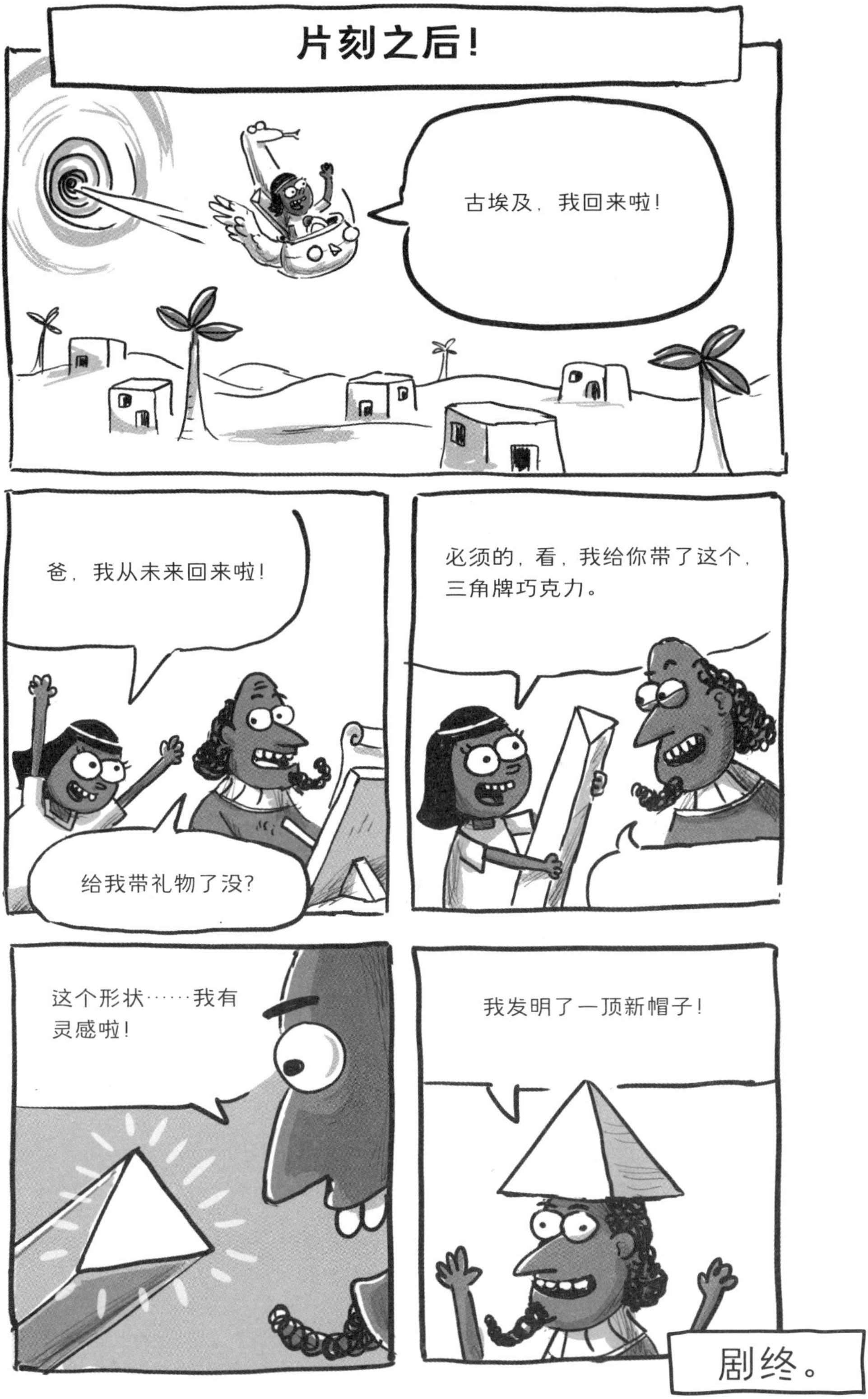
片刻之后！
古埃及，我回来啦！
爸，我从未来回来啦！
给我带礼物了没？
必须的，看，我给你带了这个，三角牌巧克力。
这个形状……我有灵感啦！
我发明了一顶新帽子！
剧终。

不过古埃及人也有他们的局限性——如果骨折的骨头穿透皮肤或需要螺钉来固定的话，这基本就判了死刑，因为如你所知，他们那时没有抗生素和麻醉剂。很庆幸我们活在当下，因为我们有诸多了不起的医学进步，当然，巧克力冰激凌的发明也很重要。图坦卡蒙国王的X光片显示，他可能死于当时技术条件无法处理的腿部骨折。（如果不是这个原因，那就是有人在他成了木乃伊后不小心让他从楼梯上摔下去了。）他的陪葬品中有一百三十根手杖供他在来世使用——当你在来世出现时只有一百二十九根手杖，会不会心里不爽？

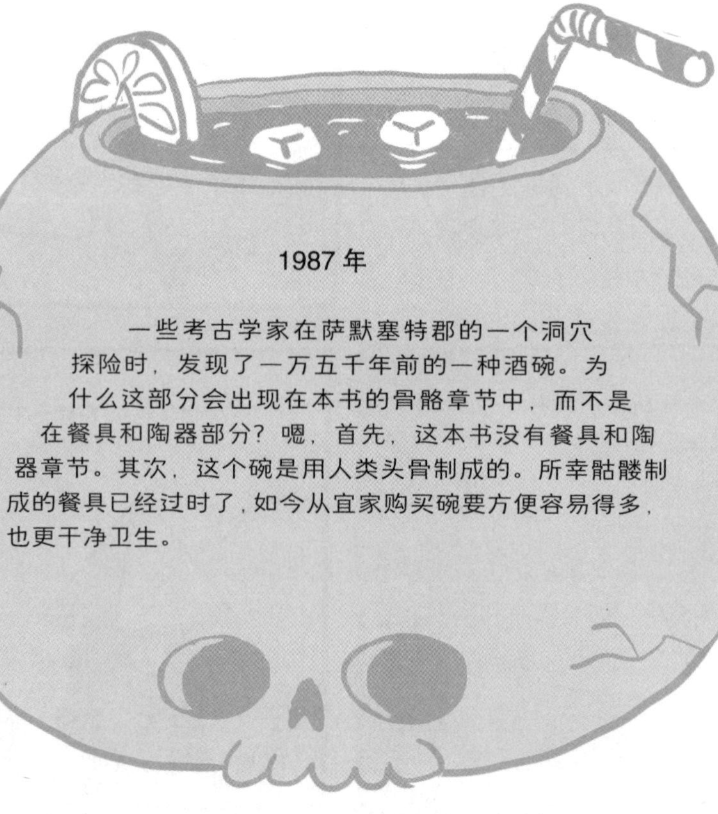
1987 年
一些考古学家在萨默塞特郡的一个洞穴探险时，发现了一万五千年前的一种酒碗。为什么这部分会出现在本书的骨骼章节中，而不是在餐具和陶器部分？嗯，首先，这本书没有餐具和陶器章节。其次，这个碗是用人类头骨制成的。所幸骷髅制成的餐具已经过时了，如今从宜家购买碗要方便容易得多，也更干净卫生。

## 古希腊

在古希腊，人们意识到运动对于保持身体健康、骨骼和肌肉强壮的重要性。希马法斯是有史以来第一位给病人开运动处方的医生。（那个病人得了结核病，所以这个运动处方不是特别有帮助，病人最后还是死于结核病，但我觉得这个想法才是最重要的。）如果你看过希腊雕塑的照片，你就能从他们的腹肌中窥探出他们在锻炼上下的苦功夫——他们甚至发明了相关比赛，你可能听说过一个叫作奥运会的“小活动”吧， 这样就可以名正言顺炫耀自己的实力。他们还提出了健身房的概念，即“裸体锻炼的地方”。（我的律师奈杰尔要求我用最强烈的措辞指出，锻炼时应该始终穿着健身装备，不要裸体。）

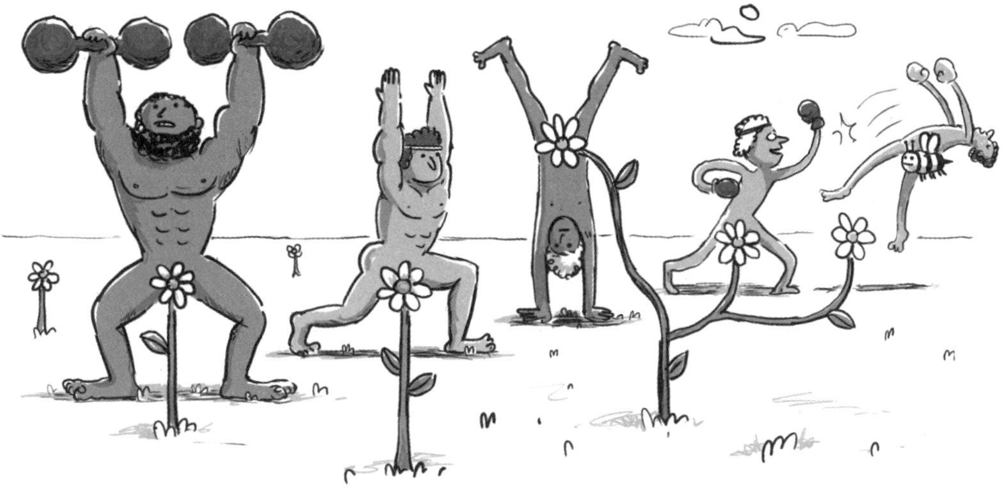

## 古罗马

古罗马人也认为运动对健康非常有益，他们推荐的三种主要运动是步行、跑步和……大声朗读。前两项运动我觉得还不错。我是阅读的忠实粉丝，但我不确定它如何成为一种锻炼形式——除非这本书是用巨大的大理石板制成的。

盖仑在肌肉的工作原理方面研究得相当不错（我猜是因为肌肉就在皮肤下面，所以没有理由搞砸吧），他还研究出了肌肉是如何成对排列的。不过，在你即将钦佩他的才能之时——他那个“骨头是由凝固的精子形成的”的理论又会把你雷得外焦里嫩。

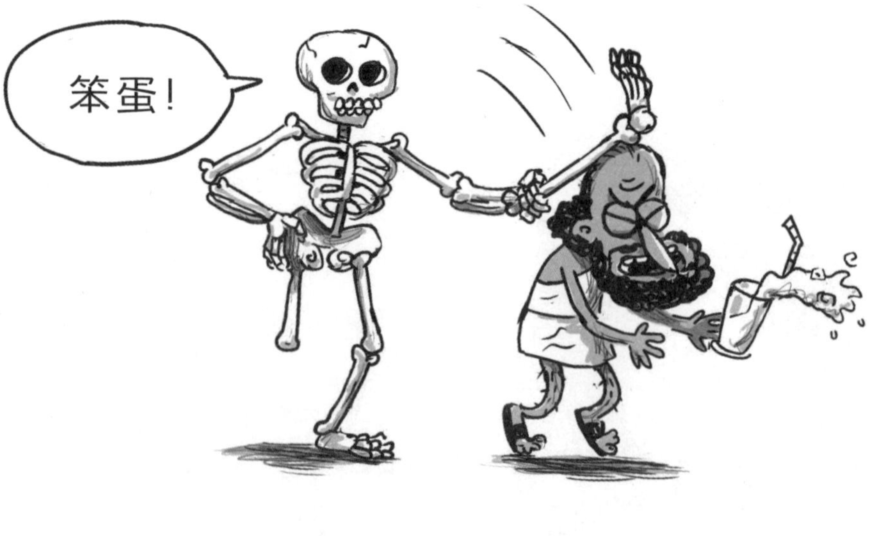
笨蛋！

# 闪光年代（中世纪）

如果你在中世纪摔断了一根骨头，他们有一种比用厚厚的黏土覆盖更好的制动方法，也就是不用再在腿上挎一个巨大的花盆走来走去了。他们会用马血提前浸泡绷带，然后把它们缠在骨折处。当血液全部干涸并凝结时，绷带会变得结实无比，腿也就无法动弹了。很聪明对吧？（但的确也挺恶心。）

你知道在万圣节人们会吃骷髅头形状的糖果和吸血鬼獠牙形状的薯片对吧？好吧，时间回到中世纪，那时的人们也喜欢令人毛骨悚然的零食——有一种特别受欢迎的零食叫作“蜜渍人”。听起来很不错，对吧——有点像果冻宝宝？允许我告诉你这个零食的配方吗？

- 以一个将在未来几周内死去的老人为例。

- 禁止他进食任何东西，除了大量的蜂蜜。

- 让他每天洗个蜂蜜澡。

- 当他死去时（可能是因为吃了太多蜂蜜吧），把他放在一个装了超多蜂蜜的棺材里。

等一百年。

把他切成小块，作为美味的小甜食。

你想要尝一些吗？吃几块后你会后悔的。当时的医生声称，吃蜜渍人可以治愈骨折。我个人认为它唯一的功效就是在接下来的三十年里让你吃不下饭。

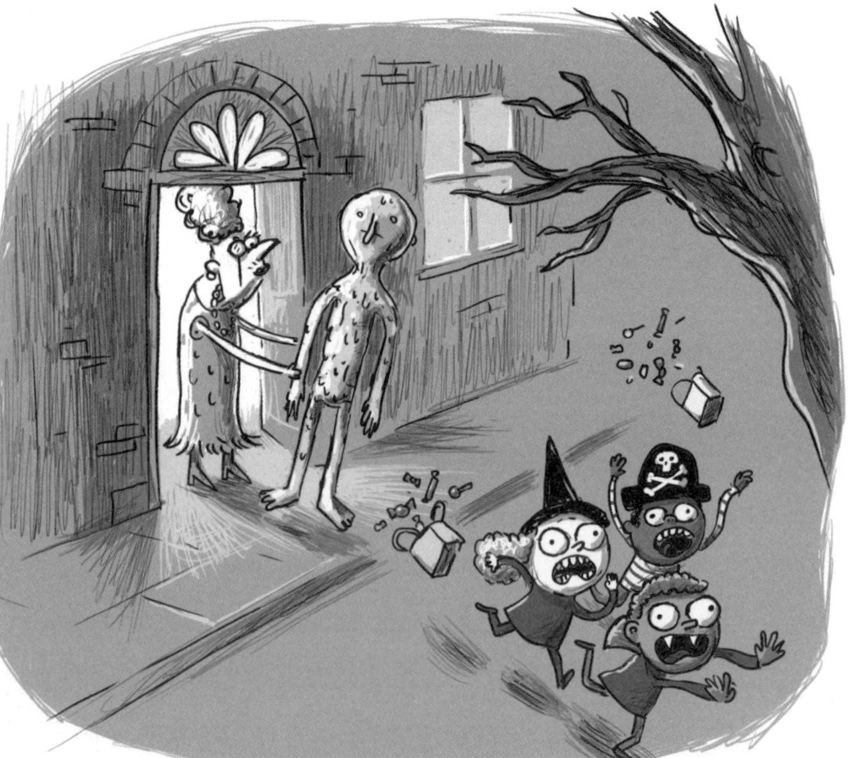

## 切切切

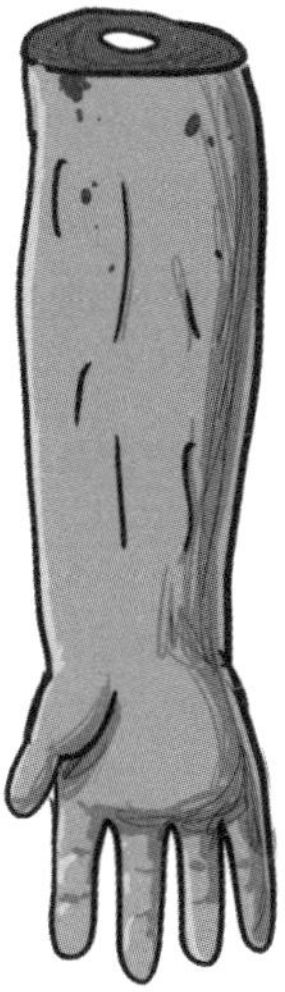

解剖有“切割尸体”的含义。当你是一名医学生时，这个词就显得很方便，因为如果你在商店里，你的一个朋友打电话问你此刻在学什么，你可以说“我在做解剖”，否则说“我在切尸体”可能会让其他顾客吓得报警。解剖是学习如何成为一名医生的重要组成部分，因为身体是3D的，所以你不能仅仅通过看书中的平面图来了解。好吧，我想他们可以试试用立体书。

如今，一些非常善良的人会说，他们很高兴医学生在死后通过解剖他们的尸体来学习如何成为医生，因为他们知道这将在未来帮助成千上万的患者。但生活并非总是如人所愿的……

首先，在中世纪，解剖任何尸体都是非法的。这使得培训医生变得非常棘手，而想发现任何关于身体的新知识就更加棘手了。经过数百年来医学院不断争取（比如跺脚和敲

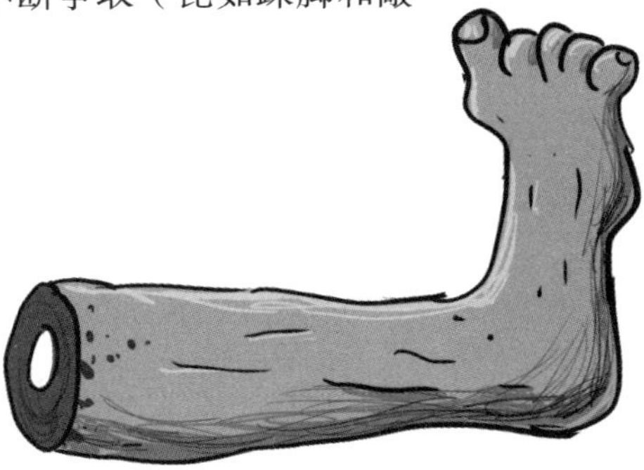

桌子）并向政府抱怨这个规则太不合时宜，最终尸体被允许解剖。但是他们每年只允许全国解剖十具尸体，这可远远不够。想象一下，如果全国每所学校只有十台笔记本电脑可以使用，你能学到啥？

可能归功于医学院越来越多的“乞求和呻吟”，在1752年，政府决定任何因谋杀而被处决的人都可以被解剖。但是医学专业越来越受欢迎，因为每个人都意识到成为一名医生是世界上第二酷的事情。（世界上第一酷的事情就是被称为亚当。）结果，没有足够的杀人犯可供分配。很快，医学院就闹起了“尸”荒，甚至发展到向任何能为他们提供尸体的人提供资金的程度。我想你也许能猜到为什么这是一个馊主意……

来，让我们有请（大家来点嘘声）偷尸者。他们会在大晚上游荡在墓地周围，挖出最近埋葬的尸体——越新鲜越好，因为医学院不要腐烂的尸体。数以千计的尸体被盗，警察并没有真正出手制止，因为在那时候，偷尸体是一种极其轻微的犯罪。偷尸者将死者的衣服和珠宝留在棺材里，因为偷走这些东西所犯的罪可比偷走尸体本身要大得多，有点想不通。医学院会为一具状况良好的尸体支付大约七英镑——现在可能只够买一个比萨，但在当时可是一大笔钱（大约相当于现在的一千英镑，能买超多的比萨）。

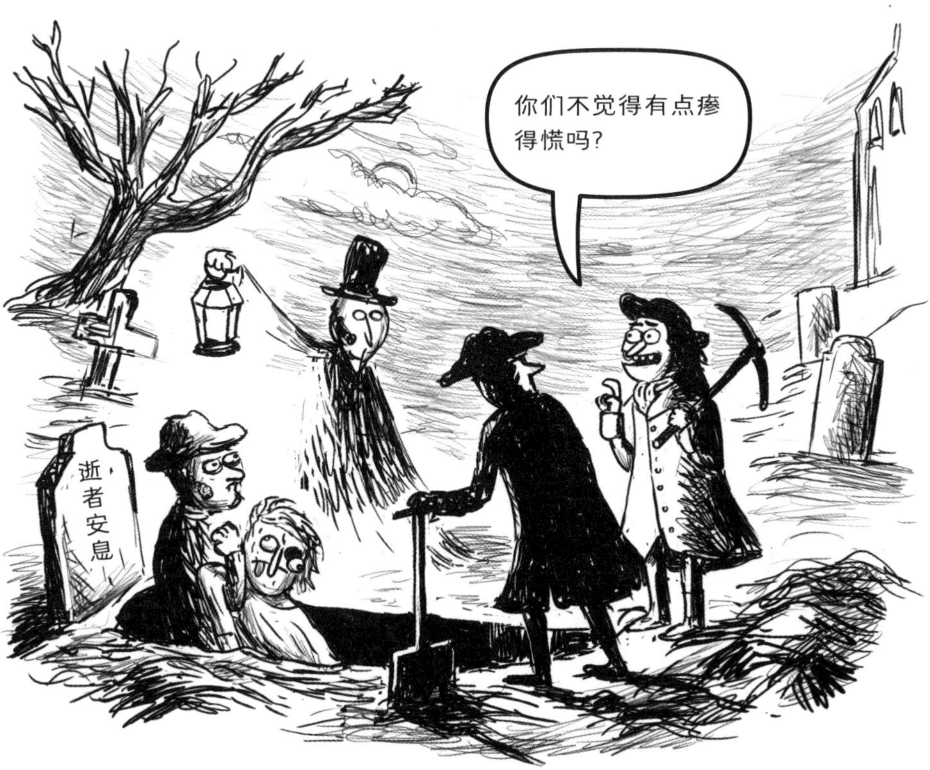
你们不觉得有点瘆得慌吗？
逝者安息

担心亲人遗体被偷走的家人会把他们埋在更难打开的铁棺材里，或者把他们的尸体锁在棺材里。有些人甚至会建立一个复杂的诱杀装置，包括引爆枪支的绊线。但这一切反倒激发了偷尸者的创造力，例如，在地下挖隧道直达棺材。

还是觉得瘆得慌。

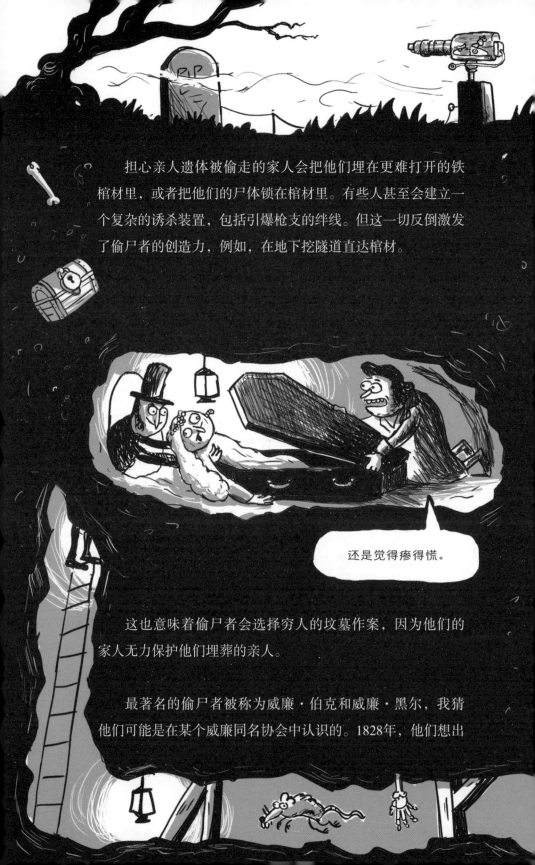

这也意味着偷尸者会选择穷人的坟墓作案，因为他们的家人无力保护他们埋葬的亲人。

最著名的偷尸者被称为威廉·伯克和威廉·黑尔，我猜他们可能是在某个威廉同名协会中认识的。1828年，他们想出

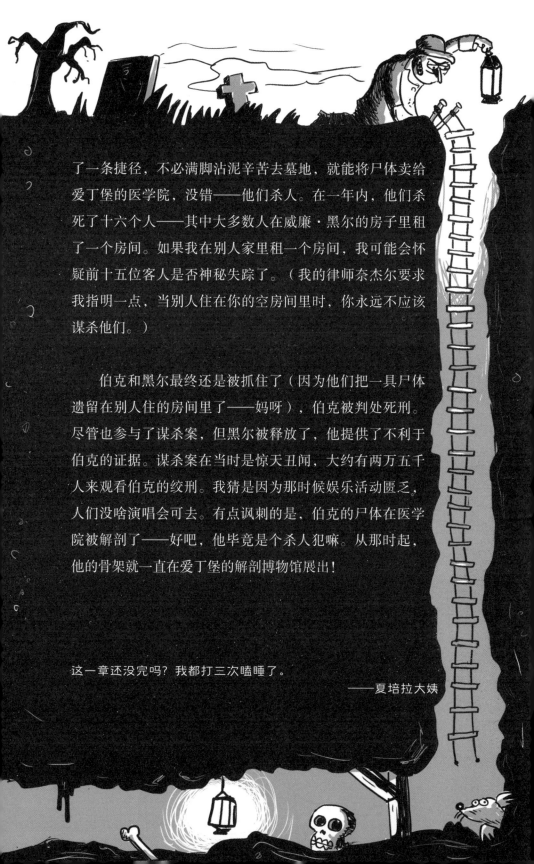

了一条捷径，不必满脚沾泥辛苦去墓地，就能将尸体卖给爱丁堡的医学院，没错——他们杀人。在一年内，他们杀死了十六个人——其中大多数人在威廉·黑尔的房子里租了一个房间。如果我在别人家里租一个房间，我可能会怀疑前十五位客人是否神秘失踪了。（我的律师奈杰尔要求我指明一点，当别人住在你的空房间里时，你永远不应该谋杀他们。）

伯克和黑尔最终还是被抓住了（因为他们把一具尸体遗留在别人住的房间里了——妈呀），伯克被判处死刑。尽管也参与了谋杀案，但黑尔被释放了，他提供了不利于伯克的证据。谋杀案在当时是惊天丑闻，大约有两万五千人来观看伯克的绞刑。我猜是因为那时候娱乐活动匮乏，人们没啥演唱会可去。有点讽刺的是，伯克的尸体在医学院被解剖了——好吧，他毕竟是个杀人犯嘛。从那时起，他的骨架就一直在爱丁堡的解剖博物馆展出！

这一章还没完吗？我都打三次瞌睡了。

——夏培拉大姨

# 咔嚓咔嚓，我的天哪

在18世纪，如果你的关节脱臼或骨折，在你打石膏之前需要将其掰回正确的位置，那么你可能会去看正骨师。他们没有接受过医师培训，但胜在便宜。正骨师中最著名的是一位名叫疯狂莎莉的女士。试问你会想让门上写着CrAzY（疯狂的）的人修理你的断臂吗？我想我更愿意去找理智苏珊女士。

**2013年**

数千年来，医生们为那些出生时缺胳膊少腿的、在事故或手术中失去肢体的患者做假肢。早期的假肢是用铁（有点重）和马腿（有点奇怪）等物品制成的，从那时起，技术在不断迭代进步。2013年，一个男人安装了一只人造手臂，由他大脑发出信号来控制——这听起来像科幻小说，但却是科学事实。这项假肢技术花费了近一亿英镑，所以他最好不要马虎到把它落在公共汽车上。

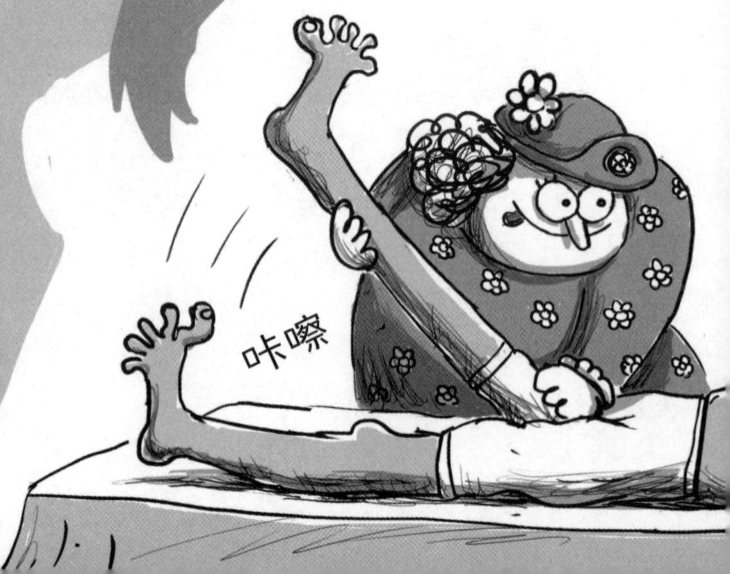
咔嚓

# 我能看穿你

如果你曾经骨折过，你可能会记得不久之后要经历的一件非常重要的事情。提早放学？不是。额外的安慰冰激凌？甭想。想要三重巧克力至尊软糖时，不要抱怨到手的是香草冰激凌。仔细审题——这是关于X射线的部分：别再谈论冰激凌了。我显然是说你要拍X光片啦。

但是，如果你在1895年之前骨折了，那么你就不会有那张X光片了——因为那时X射线还没有被发现。实际上，如果你在1895年之前骨折了，那么你已经超过一百三十岁了，也就是说你超出了这本书的推荐阅读年龄范围——请把书交给更年轻的人。X射线是由威廉·伦琴（Wilhelm Röntgen）发现的。

我花了将近四十分钟才弄清楚如何在我的电脑上写字母ö。我可得多敲一些才对得起我浪费的时间：öööööööööööööööööööööö。

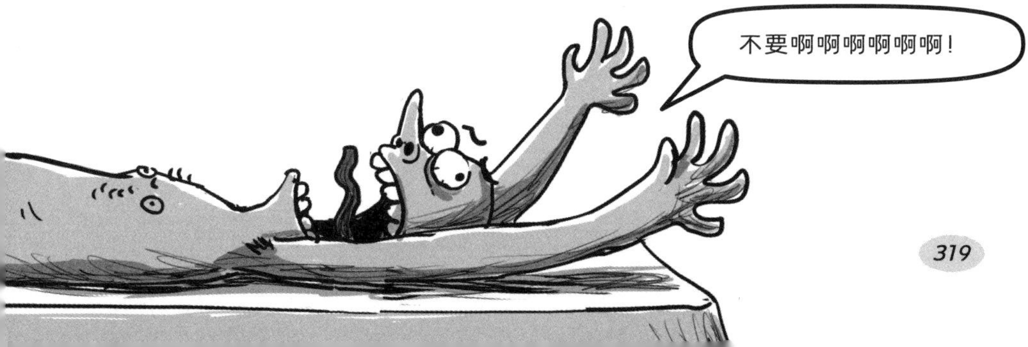
不要啊啊啊啊啊啊！

# 关于威廉·伦琴的五个事实和一个谎言

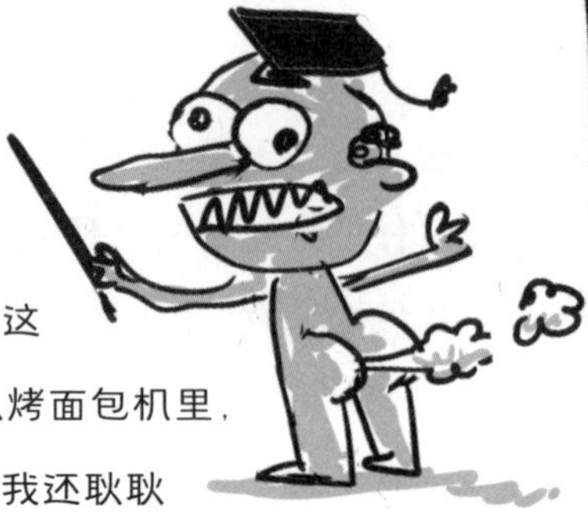

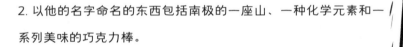

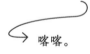

1. 他因为画了恶搞老师的漫画而被学校开除。这非常不公平，因为那幅画其实是他的一个朋友画的。这有点像人家误以为是我把果酱倒入烤面包机里，但实际上是我哥哥干的好事。至今我还耿耿于怀。

2. 以他的名字命名的东西包括南极的一座山、一种化学元素和一系列美味的巧克力棒。

3. 他没有利用 X 射线技术赚钱，因为他想让整个世界受益。真是个好人。

4. 他的发现获得了有史以来第一个诺贝尔奖。我没有获得任何诺贝尔奖，这个世界对我非常刻薄，因为有诺贝尔文学奖，而我又恰巧写了世界上最好的书。

咯咯。

——夏培拉大姨

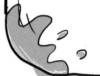

5. 在他做出重大发现之前，他在完全沉默的情况下不间断地工作了七个星期，中间只停下来吃饭和偶尔打盹。（我也差不多——当我写书时，我每十分钟才停下来吃点零食或看看电视。）

6. 他拍摄的第一张 X 光片是他妻子的手。她当时尖叫着：“死神在向我招手！”失态也可以理解，毕竟她是第一个看到自己骨架的人。（受过某些特殊酷刑的人除外。）

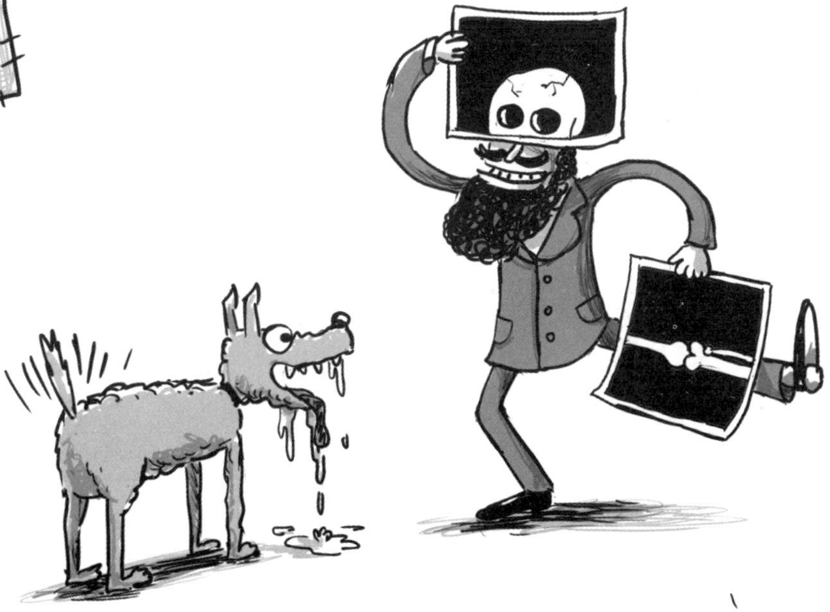

2. 他得到了一座山（伦琴峰）和一种元素（伦琴），但遗憾的是没有得到巧克力棒的垂青。他肯定很伤心。

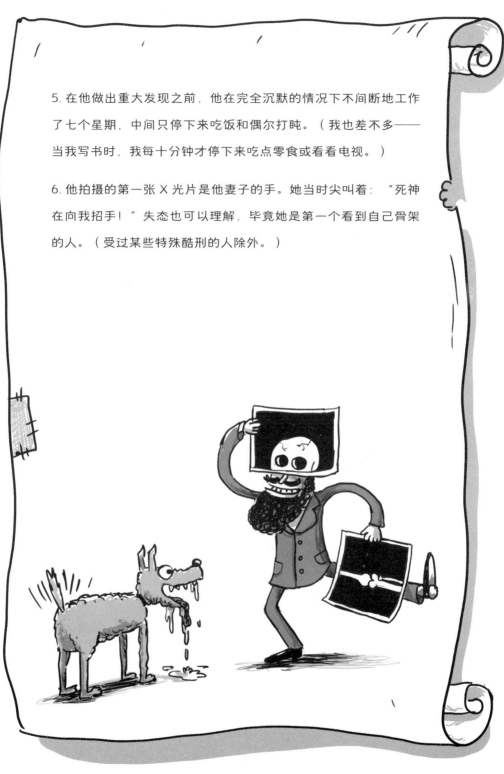

# 嘿，嘿，万岁

拍X光片意味着医生终于能知道病人被砸碎的腿里到底严重程度如何，他们可以想出更好的应对方案，而不是“打个石膏，但愿能好”。X光片还可以帮助他们在工具箱里找到要用的工具，比如钉子和螺丝，而且——多亏了新发明的麻醉剂和抗生素——他们的病人甚至有机会活到腿愈合能下地走动的那天。

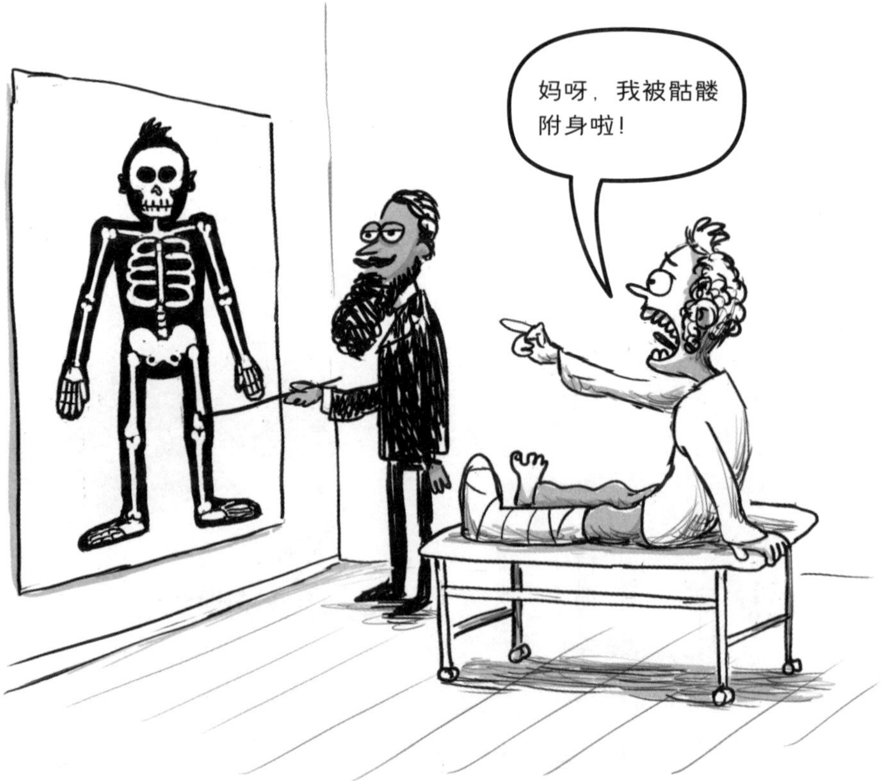
妈呀，我被骷髅附身啦！

不过，世间万物也并非所有的东西都可以如此轻易被修复。例如，有一次，当我在夏培拉大姨的客厅里练习网球时，就不小心砸碎了她的珍贵花瓶。如果关节受损严重，就需要更换。1938年，一位名叫菲利普·怀尔斯的外科医生第一次成功进行了髋关节置换术，他用钢制造了一个新的髋关节。如今，大多数髋关节置换术的实施都是为了应对人们衰老后关节磨损并发疼痛。每年有超过五十万个髋关节被置换，更不用说人工膝盖、肩膀、脚踝、肘部、手腕和臀部了。我不是说臀部——我其实是说拇指。

所以花瓶就是这样碎的是吗?! 我警告过你多少次不要在客厅里面打网球!
——夏培拉大姨

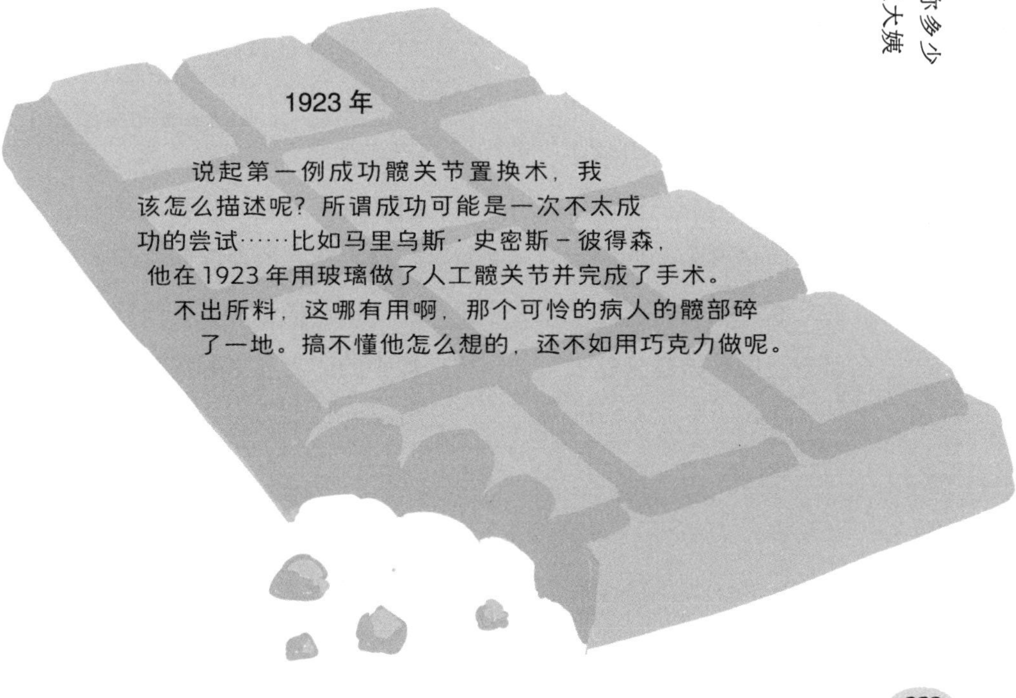
1923 年
说起第一例成功髋关节置换术，我该怎么描述呢？所谓成功可能是一次不太成功的尝试……比如马里乌斯·史密斯-彼得森，他在1923年用玻璃做了人工髋关节并完成了手术。不出所料，这哪有用啊，那个可怜的病人的髋部碎了一地。搞不懂他怎么想的，还不如用巧克力做呢。

# 展望未来

现在是预测时间，让我们听听我的机器人管家怎么说。他在给我的鞋子系鞋带（美中不足的是，他用蕾丝装饰了鞋子）。

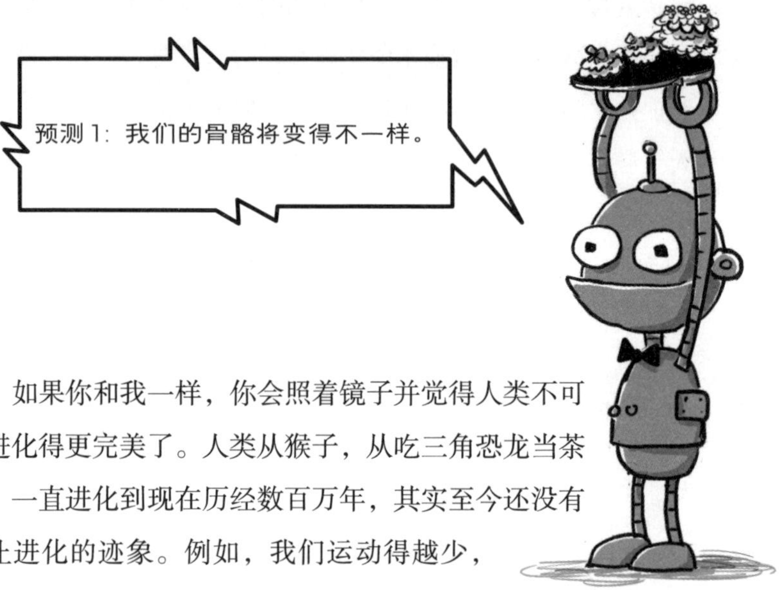
预测 1：我们的骨骼将变得不一样。

如果你和我一样，你会照着镜子并觉得人类不可能进化得更完美了。人类从猴子，从吃三角恐龙当茶点，一直进化到现在历经数百万年，其实至今还没有停止进化的迹象。例如，我们运动得越少，我们的骨头会变得越小。科学家们已经注意到我们的肘部正在略微收缩。快，肘部练习做起来！我们花在向前弯腰看屏幕的时间越来越多，这也正在改变我们头骨的形状：枕骨突起逐渐扩大。（或者，用英语说就是我们后脑勺上的肿块越来越大。）相比更瘦小的肘部和更起伏颠簸的头部，我更期待另一些进化——比如进化出飞行功能？或通过点击手指就能让老师消失？还有那种能产生棉花糖而不是鼻涕的鼻子？

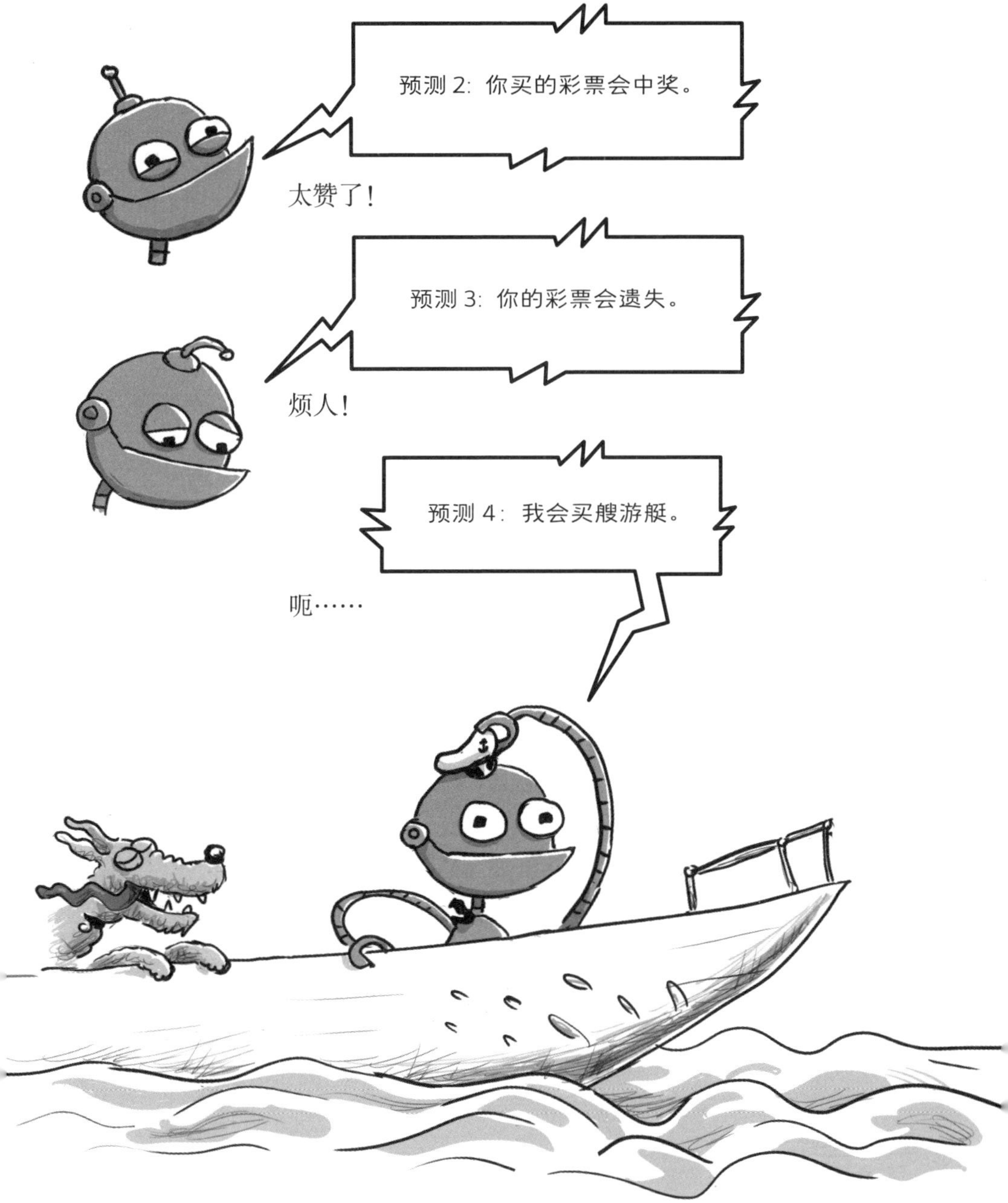
预测 2：你买的彩票会中奖。
太赞了！
预测 3：你的彩票会遗失。
烦人！
预测 4：我会买艘游艇。
呃……

44

# 亚当的快问快答

问：为什么我们比祖先更高？

答：我不知道你有没有去过一个博物馆，那里有一个非常非常非常古老的卧室，一进去就会发现床超级小。我记得看到一个只有火柴盒大小的。不，说错了，那估计是一个娃娃的房子。但不论怎么说，我们的身体比以前“大只”得多。究其原因，古代人们的成长受到童年时期患上严重疾病以及得不到足够的食物或维生素等诸多影响。如今，我们平均比一百年前的人类高九厘米。而且我们现在也有更得体的衣服了。

问：从逝者的骨骼中能有啥收获？

答：收获那是相当多！骨骼几乎和你姨妈的秘密日记一样袒露心扉，日记里有些咱不该看的段落，譬如她在嫁给马尔科姆姨夫的前一天晚上亲吻了一名士兵。即使骨骼经历了数十万年的岁月变迁，它们仍然可以告诉我们它们属于男人还是女人，他们有多老，他们患有何种疾病，他们是如何死亡的，以及他们最喜欢的歌曲。（好吧，好吧，最后一个是我编的。）最后友情提醒：如果你在客厅地板下的行李箱里发现一堆骨头，说明你可能和一个凶手同在一个屋檐下，应该报警。

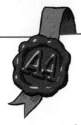

麻溜儿地把这段给我删掉，你这个讨厌的小虾米。——夏培拉大姨

问：谁是世界骨折纪录保持者？

答：顺便说一句，我的意思是指那些自己骨折最多的人，而不是某个挥舞着锤子乱砸的疯子。一个名叫埃维尔·克尼维尔的人在工作时折断了四百三十三根骨头。想想咱体内只有两百零六块骨头，这是相当炸裂的数字。到底是什么工作导致了这么密集的骨折？他在一家超市工作，每个班次都有一大堆烤豆罐头落在他身上。抱歉，那是我瞎编的，真实情况是：他是一个特技摩托车手，他会从坡道上驶下，飞过长长的汽车。显然他坠车是家常便饭。

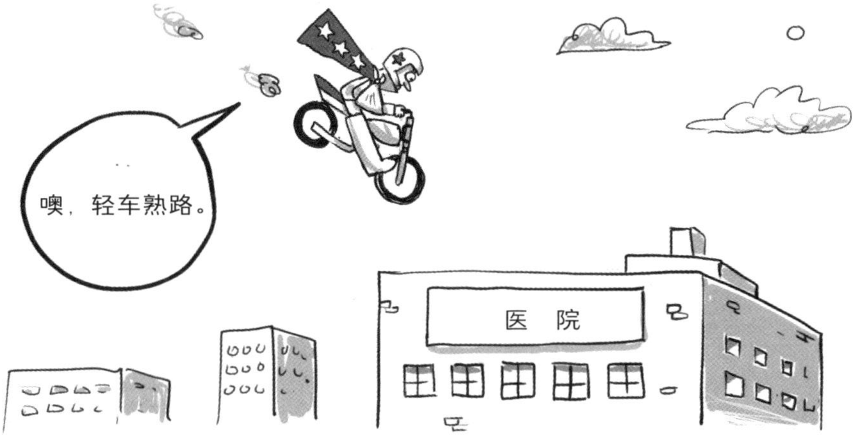
噢，轻车熟路。
医院

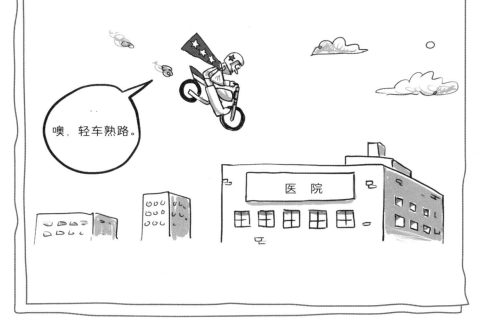

# 千真万确 or 纯属扯淡

查理二世国王是食人族。

【千真万确】他不会像吃羊排一样咀嚼人们的胳膊，也不会像吃葡萄一样吃人们的眼球，但查理这孩子是“王室滴剂”的忠实粉丝。如果他醒来时感觉有点昏昏沉沉，他会把这种“可爱”的液体滴在舌头上：那是一种酒精与压碎的人类头骨的混合物。但如果我早上感觉状态不佳，我会喝一大杯水，然后躺平。

医生曾经往关节里注射黄金。

【千真万确】有一种叫作类风湿性关节炎的疾病，会使人的关节肿胀且伴随剧痛。大约八十年前，最好的治疗方法是给受影响的关节注射黄金。现在当然有更有效的药物啦，所以没有必要熔化你大姨妈的耳环，将其注入你的膝盖。

你敢！

——夏培拉大姨

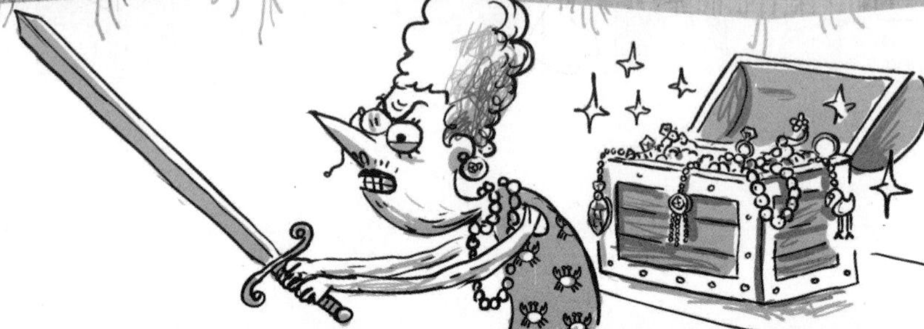

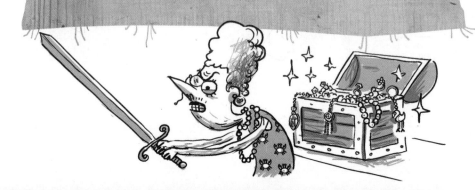

古罗马人已经知道血液细胞是在骨骼中制造的。

【纯属扯淡】你显然知道，人体的血液细胞是在骨髓中制造的。（如果你不知道，你可以假装你知道——反正我又发现不了。）在古罗马时代，人们对此一无所知——实际上他们认为骨髓里充满了陈旧的、用完的、无用的骨头，他们称之为骨排泄。稍等，允许我在拉丁语词典中找找“骨排泄”的含义……我的天啊，它的意思是“骨头便便”！

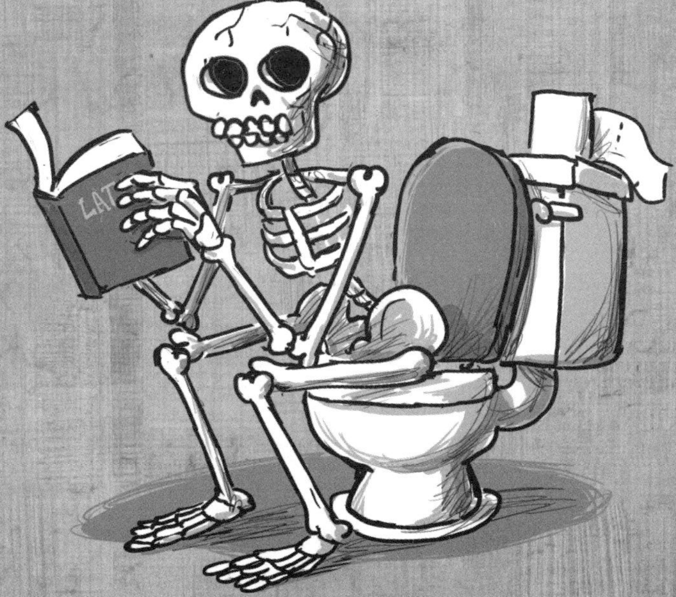
LAT

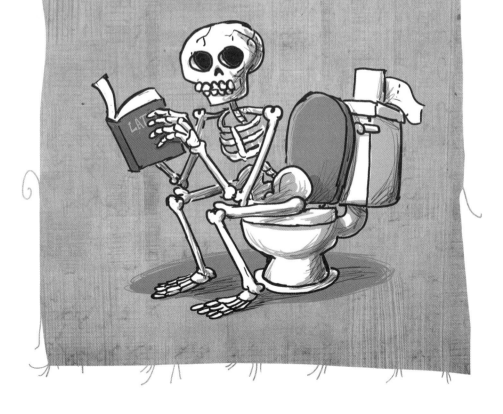

# 疯狂疗法

如果你在数百年前患上关节酸痛、肿胀（称为关节炎），过去的治疗方法是将脂肪涂抹在关节上。也许是鸡油？大象脂肪？不，人类的脂肪，由最近的刽子手新鲜送达。这真的太让人恶心了，而且显然没有啥用。但实际上当时的医生的某些做法可能接近正确了——科学家们最近发现，将一些微粒化的脂肪直接注射到关节中可能有助于关节炎患者的恢复。

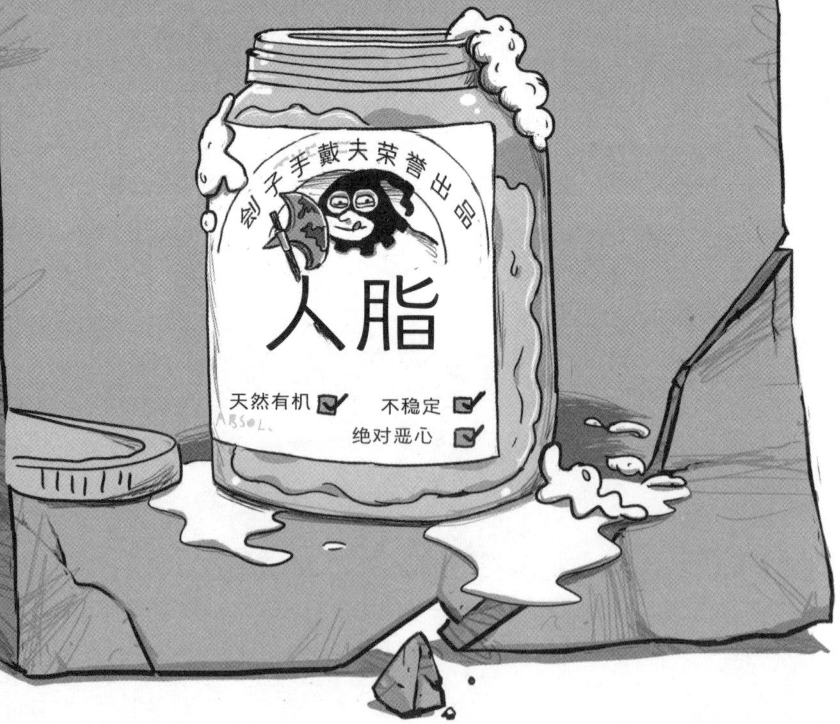
刽子手戴夫荣誉出品
人脂
天然有机
不稳定
绝对恶心

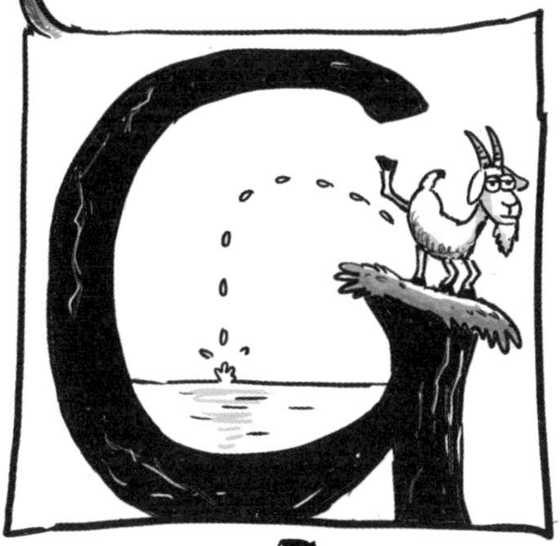

# 山羊的尿、魔术激光

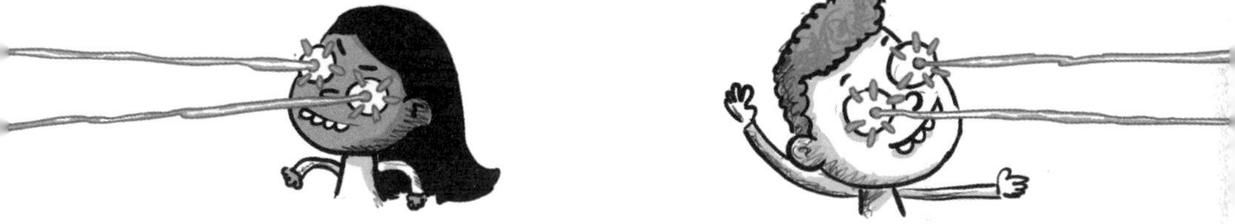

# 和一小滴鸽子血

## （眼耳篇）

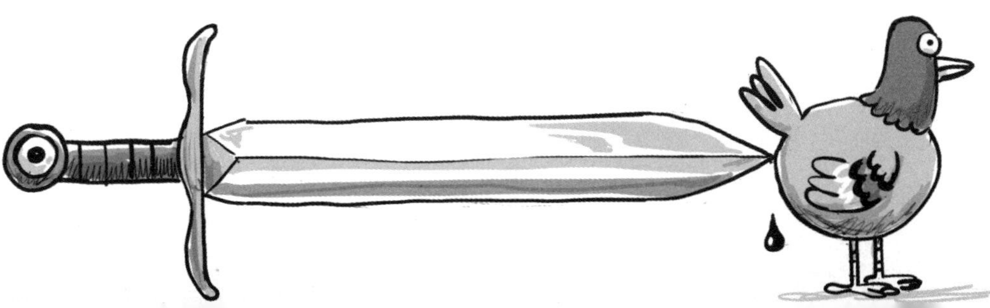

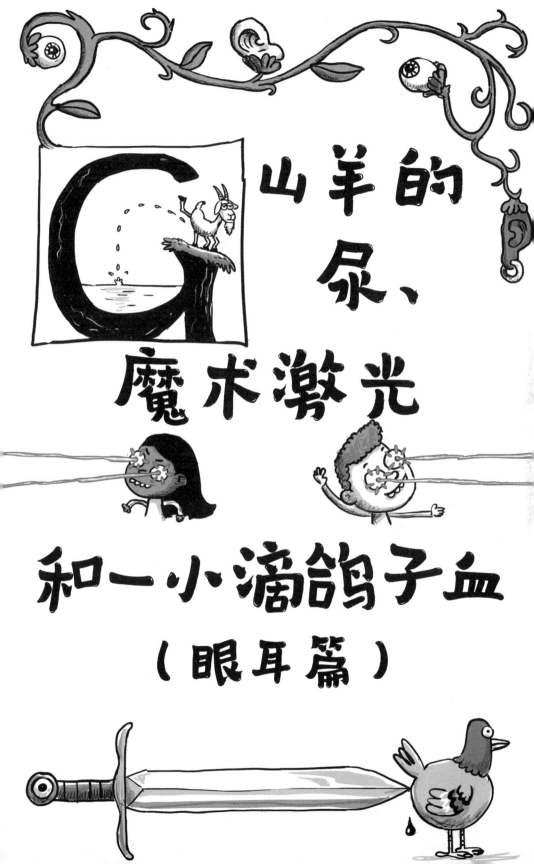

眼睛是什么？我想不用我赘述了吧。不就是脸上那两个能洞察世事的大窟窿吗？从我们的曾曾曾曾曾曾曾祖父母那辈开始，就有人开始研究眼睛的视物原理，要是把这些研究者的名字都罗列出来，估计我这本书都写不下。

## 古埃及

虽然古埃及人也没搞明白眼睛是如何工作的，但他们知道很多事会因为眼睛而出岔子。

说到“古埃及”，首先映入脑海的是什么？好吧，法老。那紧随其后想到什么？木乃伊，是吧？再然后呢？金字塔？不卖关子了，我想说的是沙子。当时的人们出现视力丧失是常有的事，其中一部分原因就是风把沙子吹进了他们的眼睛（妈呀），再加上当时没有有效抗感染的方法。这就是他们浓妆艳抹的目的所在——毕竟他们也不是天天玩不给糖就捣蛋的游戏。他们认为化妆的颜料里含有可以防止感染的化学物质，并且化妆还可以防止灰尘进入他们的眼睛。

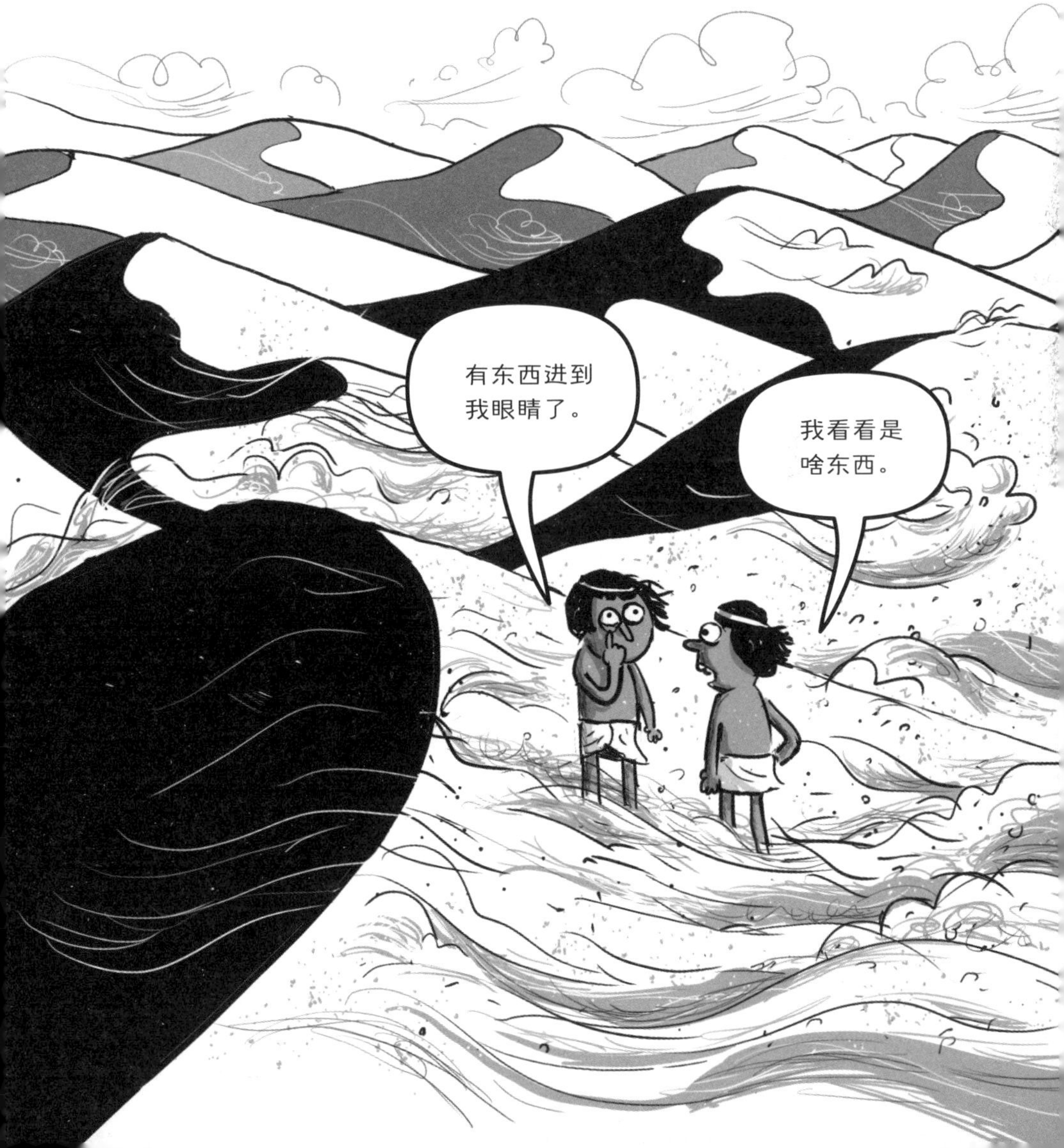
有东西进到我眼睛了。
我看看是啥东西。

如果有人真的失明了，医生们会给出几个锦囊妙计。第一个方法是：捣碎几个乌龟的大脑，将其与蜂蜜混合，然后涂抹在可怜的眼睛上。第二种选择是杀死一头猪，拔出它的眼睛并念咒语，期待魔力将猪的视力转移到病人的眼睛上。具体怎么念咒语我不太清楚，但大抵是这样的：

这会让你的双眸重见天日，
除非是我弄错了。
然后让我们共进晚餐；
菜单有乌龟肉和熏猪肉。

但遗憾的是，对于病人（以及猪和乌龟）来说，这些尝试对恢复视力无济于事。

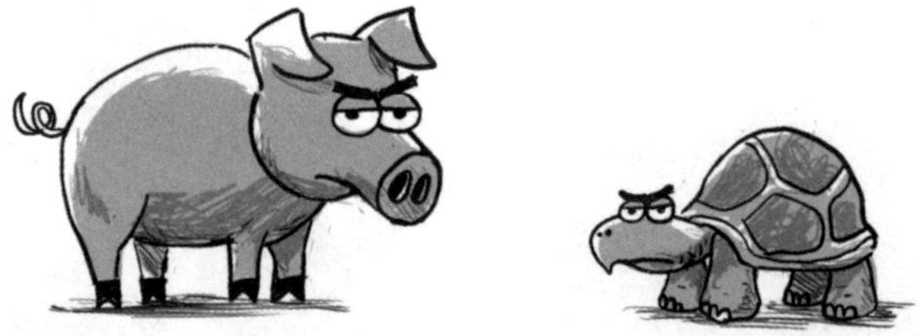

其实早在古埃及，就有许多成功的盲人音乐家和诗人——就像今天一样，视力的丧失并不能阻挡人们追求自我的步伐。

## 古印度

还记得手术章节中的妙闻吗？嗯，他也是有点眼科技术在身上的：他发明了一种帮助白内障患者恢复视力的手术。白内障（cataract）不是猫（cat）耍杂技（acrobatic）的意思——白内障是人们在上了年纪后有时会患上的一种眼疾，眼睛的晶状体变性混浊不再透明。如果晶状体不再透明，那么意味着你无法清晰视物。妙闻的白内障摘除术能帮助患者恢复清晰的视力，与如今外科医生摘除白内障的方式并没有太大区别。怎么样，两千年前的技术还不错吧！

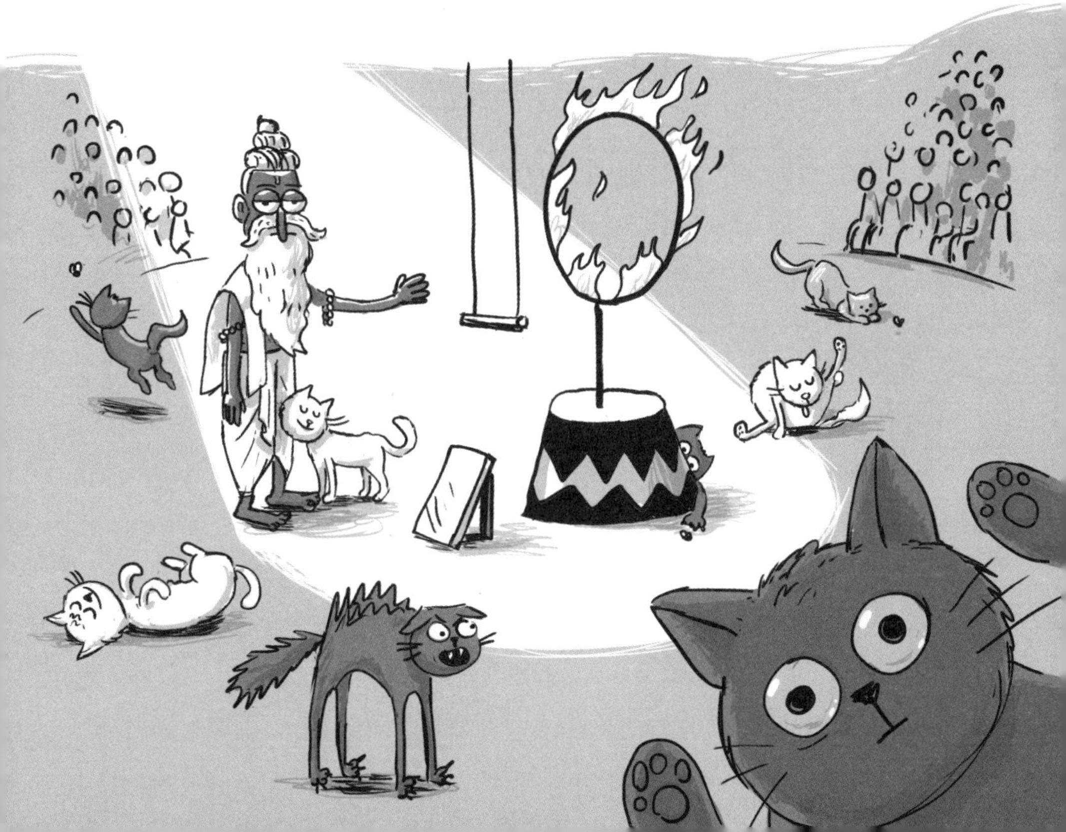

# 古罗马

盖仑认为他已经完全弄清楚了致人失明的原因，列表如下：

1.绘图。

2.长期写字。

3.放屁臭。

我很确定他弄错了，因为我已经坐着写这本书好几个

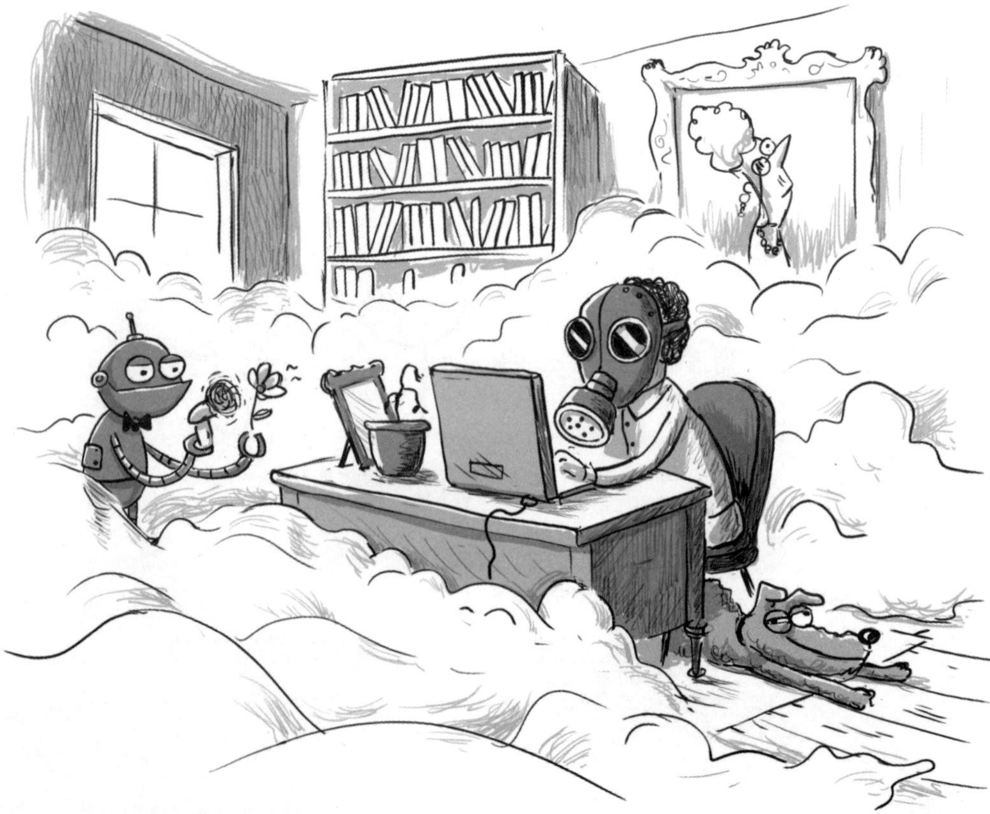

星期了，皮皮一直在我脚边放屁，我的视力压根儿没受影响呀。

换个角度来看，说明那个年代他们已经切下了足够多的眼球来对眼睛的不同部位一探究竟。尽管他们还认为晶状体是感光的元件，而不是……（来来来，随堂测试：眼睛的感光部位是哪儿？）

视网膜嘛，你们都答对了吧？别让我失望哟。

## 别拿眼睛做交易

不是每个人都能在工作中有出色表现的。事实上，有些人的工作能力差得离谱。比如说我吧，在成为医生之前，我周末在报刊亭打工，有一天我在收银台睡着了，有人进来偷走了一大堆特趣（Twix）巧克力。（我的律师奈杰尔要求我申明，偷窃特趣巧克力——包括任何形式的巧克力糖果——都是非常严重的罪行。）

如今，医生必须做大量烦人的检查来确保医疗水准，但在过去，规章制度并不十分严格的时候，的确有一些技术烂透了的人混迹在医学界。其中就有一个叫约翰·泰勒的人，他是18世纪的眼科医生。他觉得约翰·泰勒这个名字听起来不够酷，所以他改名为“骑士”，并乘坐一辆装饰着大量眼睛元素的马车环游欧洲（有点诡异）。

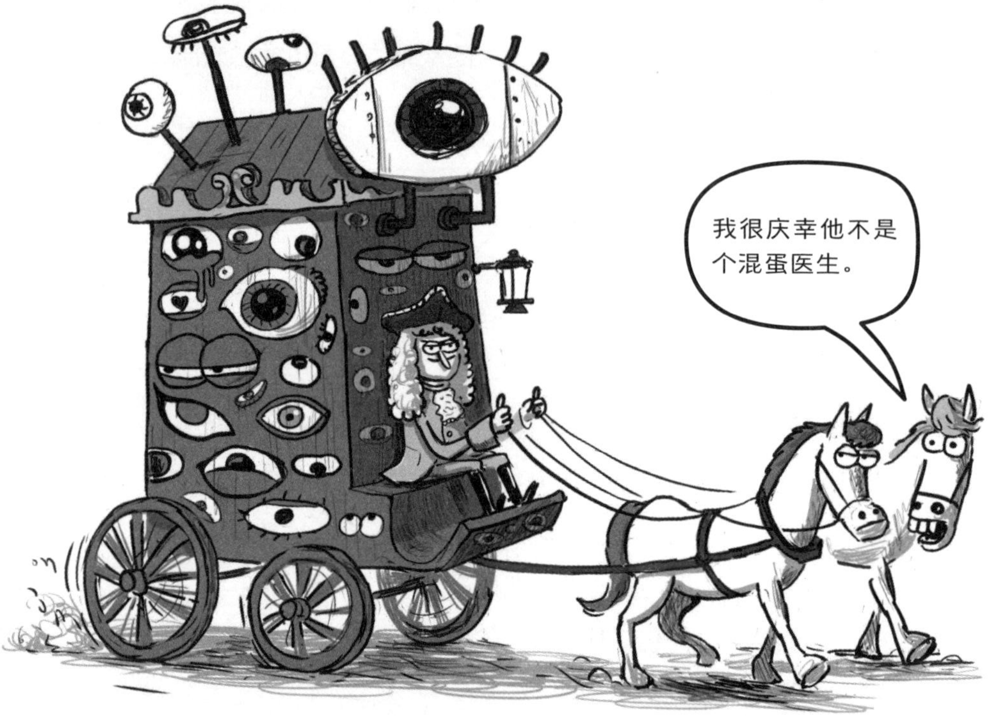
我很庆幸他不是个混蛋医生。

称他为“眼睛终结者”一点都不冤枉，因为他是一个非常非常糟糕的外科医生。数百名经他手术的病人都失明了，这不仅“归功”于他糟糕的手术技术，还和他坚持给每个人用鸽子血制成的眼药水脱不了干系。

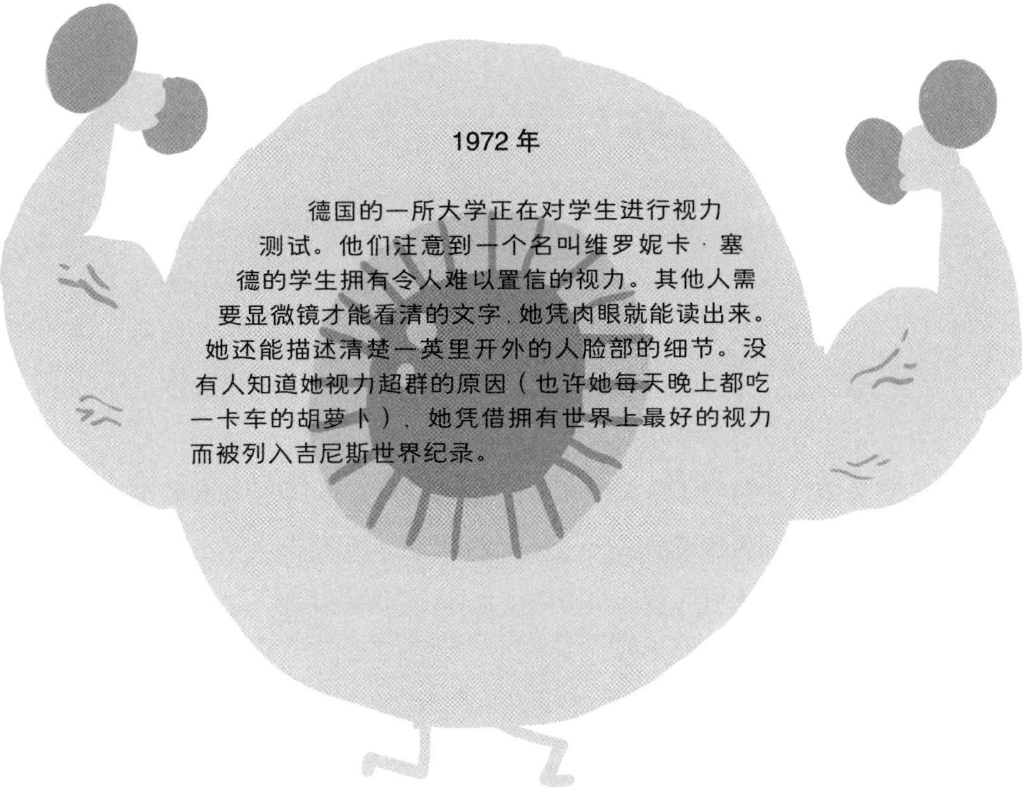

**1972 年**

德国的一所大学正在对学生进行视力测试。他们注意到一个名叫维罗妮卡·塞德的学生拥有令人难以置信的视力。其他人需要显微镜才能看清的文字，她凭肉眼就能读出来。她还能描述清楚一英里开外的人脸部的细节。没有人知道她视力超群的原因（也许她每天晚上都吃一卡车的胡萝卜），她凭借拥有世界上最好的视力而被列入吉尼斯世界纪录。

糟糕的手术效果并没有让他良心发现，他用某种手段吸引了许多名人患者，包括世界上最著名的作曲家。他为J.S.巴赫做了手术（巴赫写了包括《D小调托卡塔与赋格》《十二平均律键盘曲集》和《皮皮是世界上最臭的狗》等作品）。不幸的是，手术不仅使巴赫失明（啧），还害他失去了生命（啧啧）。约翰拿起刀子去找的另一位作曲家是亨德尔（他写了《弥赛亚》《水上音乐》和《我不明白为什么皮皮这么臭——是我们喂它吃东西了吗？》），不幸的是，术后他也完全失明了。

## 盲文万岁

1824年，路易斯·布莱叶开发了一套文字系统，可以帮助盲人或视力有限的人阅读。他称它为布莱叶（Braille）盲文（为什么每个人都以自己的名字命名他们的发明）。要阅读盲文，你需要用手指抚摸页面上的小凸起，这些凸起拼出了单词。路易斯从法国军队中的一些士兵使用的“夜间书写系统”中得到了盲文的灵感，夜间书写系统可以使士兵们在黑暗中互相传递信息——当然是重要的军事信息，不是人们在课堂上无聊时传的小字条。比如“你闻到了吗”，在盲文中是 ⠽⠕⠥ ⠎⠍⠑⠇⠇。

路易斯·布莱叶的盲文原始系统至今仍在使用，几乎没有变化。下次你和大人一起路过自动取款机时，注意看看键盘，你会发现上面数字也用盲文标注了。

## 关于路易斯·布莱叶的五个事实和一个谎言

1. 路易斯三岁时在他父亲的工作室里把玩锋利的工具时导致了失明。（这就是为什么叮嘱你永远别去摆弄尖锐的物件！）

2. 他在世界首批盲人学校就读。那所学校叫国立盲人青年学院（或者叫国立盲童研究所也行，反正我是搞不定法语）。

3. 他在十五岁时发明了盲文。十五岁时，我通过了钢琴三级考试，也挺让人印象深刻吧。

4. 路易斯 · 布莱叶的肖像被印在一枚特殊的美元硬币上，上面还用盲文（braille）写下了“盲文”（braille）这个词。

5. 他是一个伟大的音乐家，在法国各地的教堂演奏管风琴，还发明了一种独特的盲文来帮助盲人阅读五线谱。

6. 他用猫头鹰的喙写出了第一篇盲文。

这句话含“盲文”量太高啦！

——夏培拉大姨

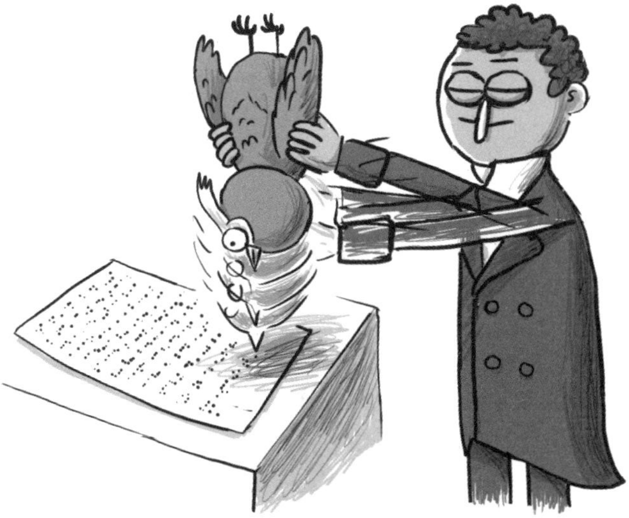

6. 在盲文的发展过程中，并没有猫头鹰受到伤害。他的第一篇盲文其实是用锥子写的，锥子其实就是当年导致他年少失明的罪魁祸首。

# 眼镜简史

第一副眼镜是1300年左右在意大利问世的（别看成下午一点钟哟）。在那之前，周围的一切看起来都有点月朦胧鸟朦胧。没有人知晓是谁发明了眼镜，所以也许我应该假装是我发明的。（是的，我确实很棒，掐指一算今年都七百五十岁了，对吧？）如果你想使用这些早期的眼镜，你必须把它们举起来放到面前，或者努力让它们在你的鼻子上保持平衡，这不是很方便，但我觉得总比没有好对吧。后来的版本包括夹鼻眼镜（戴的感觉就像是被“捏鼻子”——我告诉过你们我的法语很棒吧），它像钉子一样钉在你的鼻子上，所以不会掉下来，但会让你的声音听起来好像你一直处在感冒状态。再往后还出现了单框眼镜，你只需保持一个镜框的平衡。它们看着有点奇怪，如今并不太受欢迎：我的夏培拉大姨是我见过的唯一一个戴单框眼镜的人。

到了18世纪，配镜师终于想起来人是有耳朵的，开始制作如今我们所熟悉的带镜腿的眼镜。

大胆，你竟敢在广大读者面前拿我心爱的单框眼镜开涮！

——夏培拉大姨

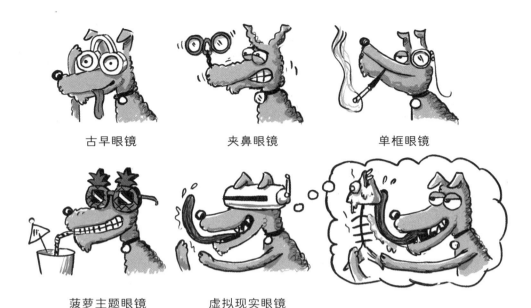

古早眼镜

夹鼻眼镜

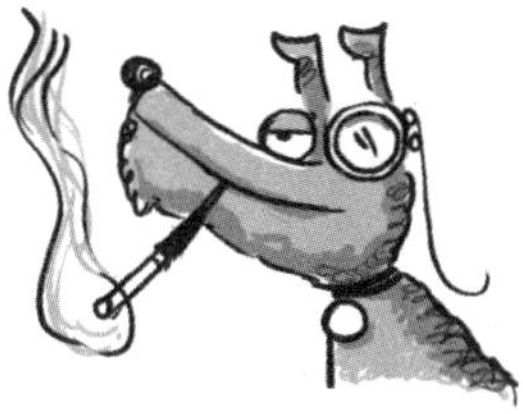

单框眼镜

菠萝主题眼镜

虚拟现实眼镜

我们曾经一度认为隐形眼镜是在20世纪40年代发明的，但后来有人在翻看列奥纳多·达·芬奇的旧笔记本时发现他在四百多年前就发明出来了。我们也许应该仔细看看他写的所有东西，以防万一他还发明了无限续杯冰激凌机或飞翔的裤子之类的。

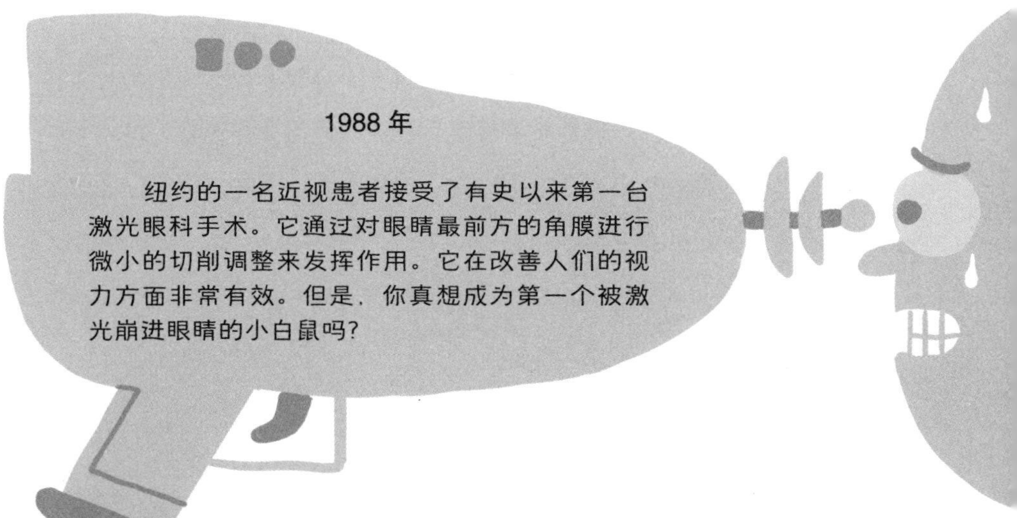

1988 年

纽约的一名近视患者接受了有史以来第一台激光眼科手术。它通过对眼睛最前方的角膜进行微小的切削调整来发挥作用。它在改善人们的视力方面非常有效。但是，你真想成为第一个被激光崩进眼睛的小白鼠吗？

## 耳朵

与大脑、心脏或几乎任何其他身体部位不同，人类从一开始就清楚耳朵是做什么用的。纵观历史长河，如果某人的父母命令他们打扫清理洞穴或金字塔或其他任何东西，那么只要将手指伸进耳朵就意味着屏蔽指令耳根清净，多省事。

但这并不意味着他们知道耳朵的工作原理，自然也不了解在出现听力下降的症状时该怎么治疗。在古埃及，如果有人听觉有困难，他们会将橄榄油、蚂蚁卵、山羊尿和蝙蝠翅膀的混合物塞进耳道里。奇怪的是，这可能真的奏效过——虽然与蚂蚁、山羊或蝙蝠无关。推测是橄榄油帮助疏通了沿途的耳垢，我们今天仍在沿用橄榄油的这一功效。（我很高兴我们使用的是橄榄油，而不是山羊的小便。）

现在的助听器属于高科技产品，体积可以小到无法察觉。不过，17世纪的初期版本在体积上会显眼不少，它们被称为助听筒。不同于那种听着像犀牛放屁一样需要往里吹气的喇叭，助听筒的使用方法是把小口一端插入耳中，敞口端朝向说话者。

喇叭：发明于公元前 1500 年

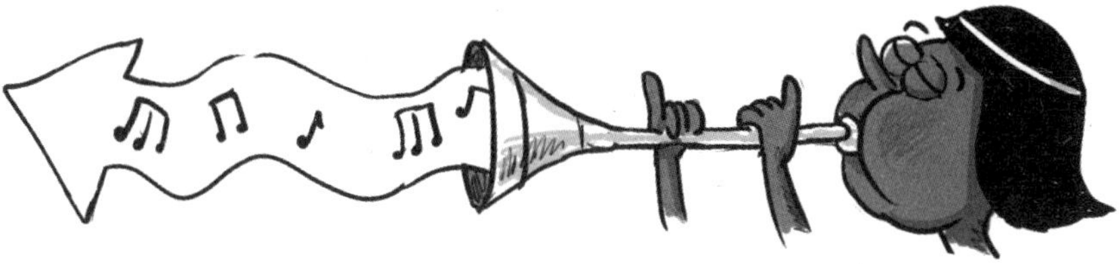

助听筒：发明于 1639 年

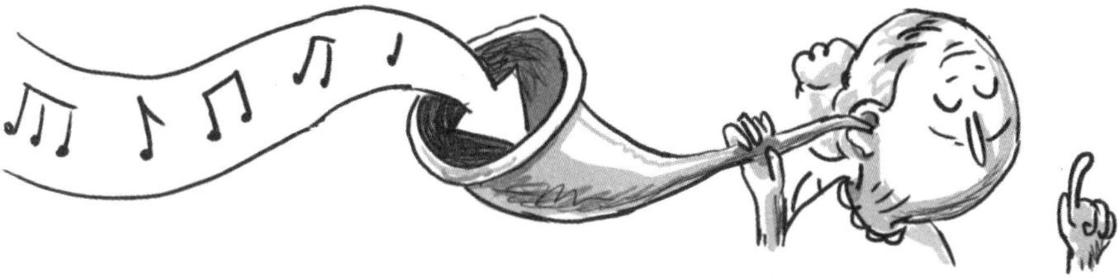

传屁筒：发明于 2021 年

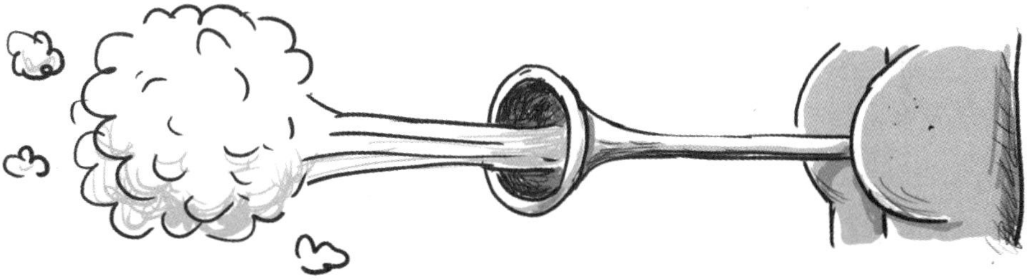

手语已经存在了大约一千年，但第一批使用手语的人其实并没有听力障碍——他们是僧侣，在寺院里起誓保持闭口不言。僧式手语（其实我也不知道叫啥好，想想他们是僧侣，叫僧式手语应该错不了）应用很局限，这主要是因为他们使用

的短语大部分只和日复一日的修行有关。例如“祈祷”“敲钟”和“为什么我们把头顶剃成大光头”。16世纪，在一些美国原住民社区中发展出了一套完整的手语体系，但英国花了几百年的时间才追上。今天，英国有超过十五万人使用英式手语交流——你为什么不学点手语？（不，不是屁股那个手语。也不是那个词或这个词。）

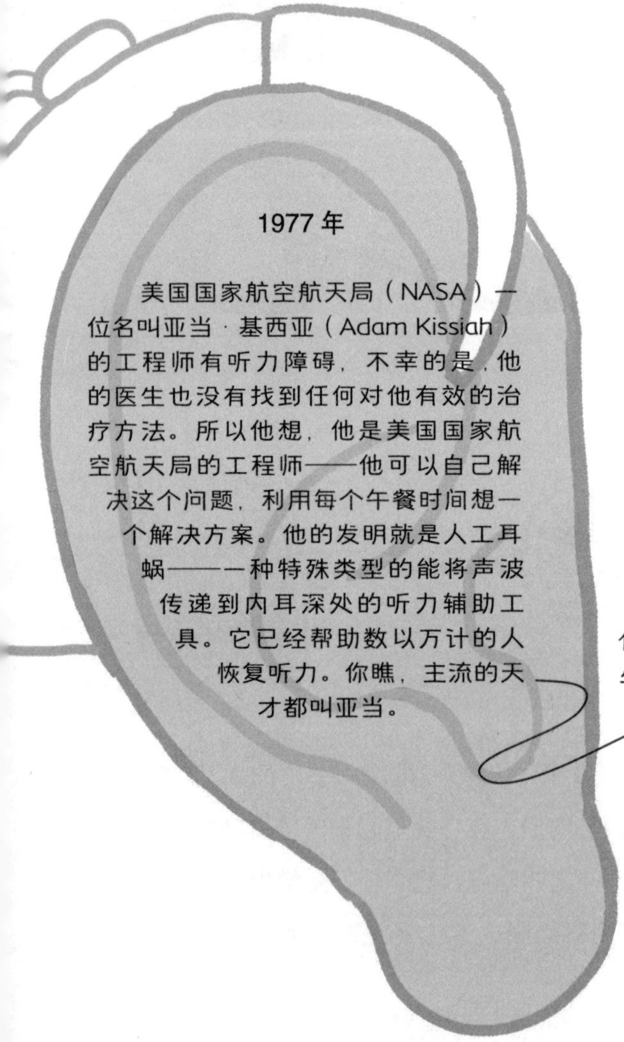

**1977 年**

美国国家航空航天局（NASA）一位名叫亚当·基西亚（Adam Kissiah）的工程师有听力障碍，不幸的是，他的医生也没有找到任何对他有效的治疗方法。所以他想，他是美国国家航空航天局的工程师——他可以自己解决这个问题，利用每个午餐时间想一个解决方案。他的发明就是人工耳蜗——一种特殊类型的能将声波传递到内耳深处的听力辅助工具。它已经帮助数以万计的人恢复听力。你瞧，主流的天才都叫亚当。

你这是胡诌。根据我的经验，这个名字通常和傻瓜联系在一起。

——夏培拉大姨

# 展望未来

我的机器人管家刚泡了个澡（但遗憾的是，他把浴缸放在跑步机上，浴缸碎了）。

预测1：外科医生将为患者植入仿生眼。

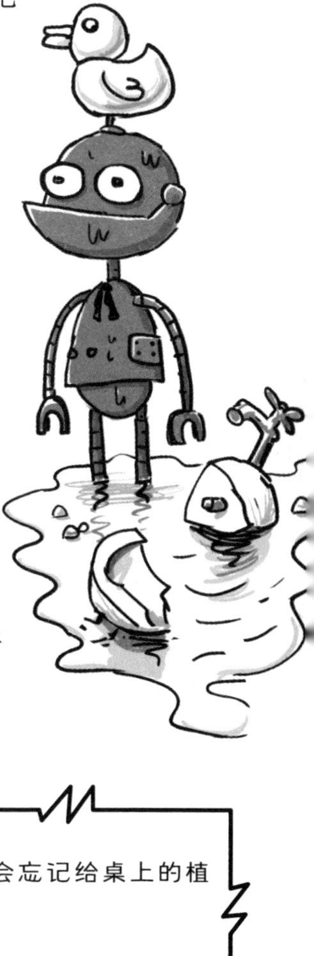

科学家们已经在研究的仿生眼可以做到把画面直接传送到患者的脑部。这项发明不仅有让失明者恢复视力的潜力，甚至还可能给到他们超级视觉，譬如给到他们超长视距、夜视功能和热源显示功能等（你可以清楚地知道周围是谁放屁了）。

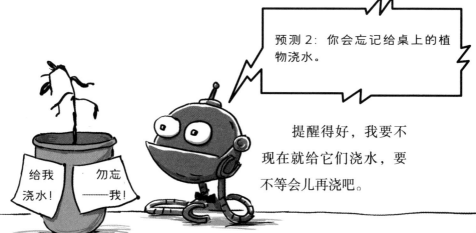

预测2：你会忘记给桌上的植物浇水。

给我浇水！
勿忘——我！

提醒得好，我要不现在就给它们浇水，要不等会儿再浇吧。

44

# 亚当的快问快答

问：为什么一个眼科医生会给你下致命毒药？

答：要不就是因为他们很邪恶，想杀了你。或者，他们可能只是想通过毒药来放大你的瞳孔（让它们变大），这样他们就可以更好地观察你的眼睛。几千年来，医生们已经知晓了一种植物，如果你吃了它，它可以杀死你，但如果你把它滴入眼睛，它会让你的瞳孔放大。这种植物有很多名字，包括致命的茄属植物、魔鬼浆果和死亡樱桃，但它的正确名称是颠茄，意为“漂亮的女人”（因为人们曾经认为台球大小的瞳孔是漂亮的代名词）。

问：如果你是个听力有障碍的国王，会咋样？

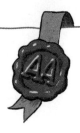

答：如果时间回到1820年，假设你是葡萄牙和巴西国王约翰六世（同时当两个地方的国王是有点小贪心），你正坐在一个巨大的宝座上（这个宝座还兼职助听器）。如果有人想和

作为国王的你交谈，他得跪在你的脚下，对着椅子的扶手说话，椅子的形状像狮子的嘴，声音会通过狮嘴向上传播，然后进入你耳朵旁的小扬声器。然后你会这样回答他——“把他的头砍掉”，或者“给我一大块巧克力蛋糕——我是国王”。谢天谢地，如今的助听器便携得多。

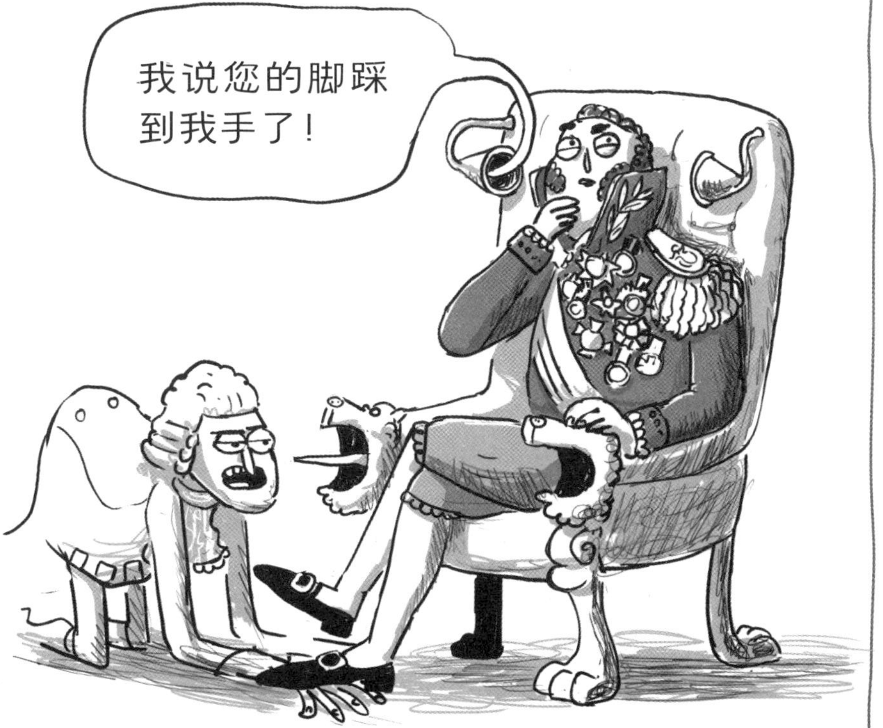
我说您的脚踩到我手了！

## 千真万确 or 纯属扯淡

一位美国政治领袖发明了一款新型眼镜。

【千真万确】本杰明·富兰克林需要两副不同的眼镜：一副用于近距离阅读，另一副用于远距离观物。因此他发明了一种新型眼镜，上半部分和下半部分具有不同镜片。棒棒的！他再也不需要来回换眼镜啦。这种眼镜被称为远近视两用眼镜，被沿用至今。实际上，美国政治领袖发明东西的传统由来已久。詹姆斯·麦迪逊发明了一种内置显微镜的手杖，便于随时检查任何可能在脚边匍匐的昆虫；乔治·华盛顿制造了一台在田里播种的机器；托马斯·杰斐逊发明了意大利面制作设备；唐纳德·特朗普发明了一种非常奇怪的发型。

古希腊的人们认为眼泪是大脑泄漏的产物。

【纯属扯淡】实际上他们还认为哭泣意味着心脏受损并化成了水，然后通过某种渠道，水哗哗地涌上眼睛，再通过脸颊倾泻而下。直到17世纪，才有医生发现了泪腺的存在。

贝多芬是在完全失聪的情况下创作音乐的。

【千真万确】与许多作曲家不同，贝多芬虽然设法摆脱了约翰·泰勒的魔爪，但他在几年内逐渐失去了听力。听力下降始于1798年，当时他听不到高音，所以随着年龄的增长，他谱写的音乐中低音越来越多。当他的听力变得更加糟糕时，他不得不大力敲击钢琴上的琴键，这样他才能听到自己在弹奏什么，因此也无心砸碎了很多钢琴（他的邻居估计情绪也稳定不到哪儿去）。最终，他完全失聪了，但他仍然能够创作音乐，因为他可以在脑海中准确地想象出曲调的高低起伏。

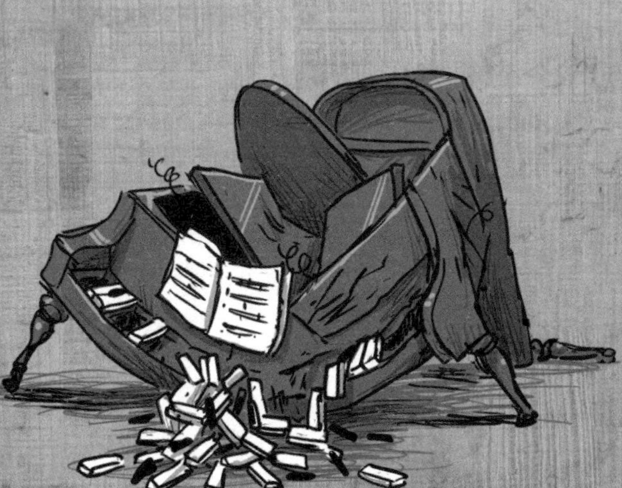

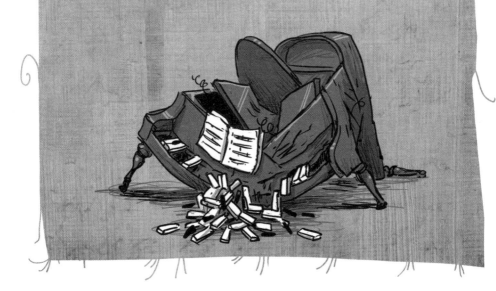

# 疯狂疗法

如果你在17世纪患上了白内障，你最好是祈祷自己千万别去看罗伯特·博伊尔。他不做手术，甚至都不使用眼药水——他的治疗方法是将人类的粪便磨碎，直到它们变成棕色粉末，然后吹入人们的眼睛。我不知道他是用自己的便便还是别人的便便，但无论哪种方式，这都恶心至极。

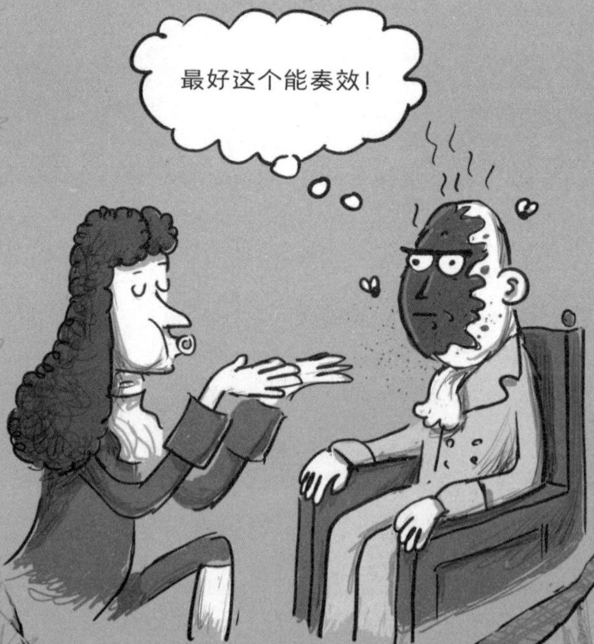
最好这个能奏效!

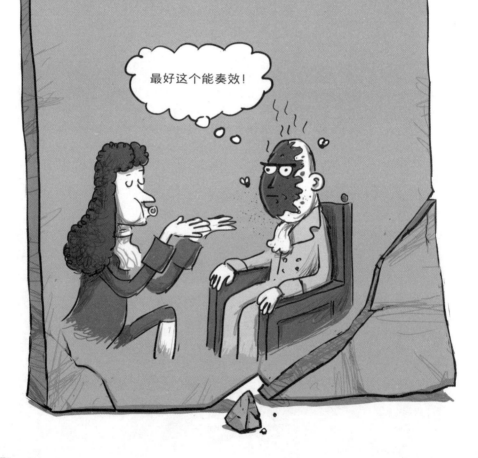

# 一万株豌豆、几对恶魔双胞胎和一个令人作呕的肌肉娃娃

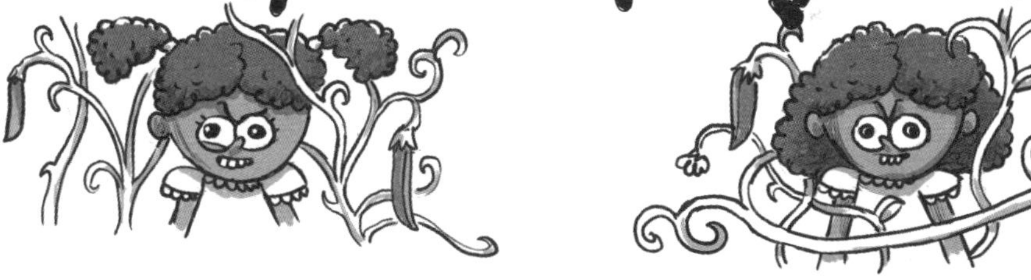

## （遗传篇）

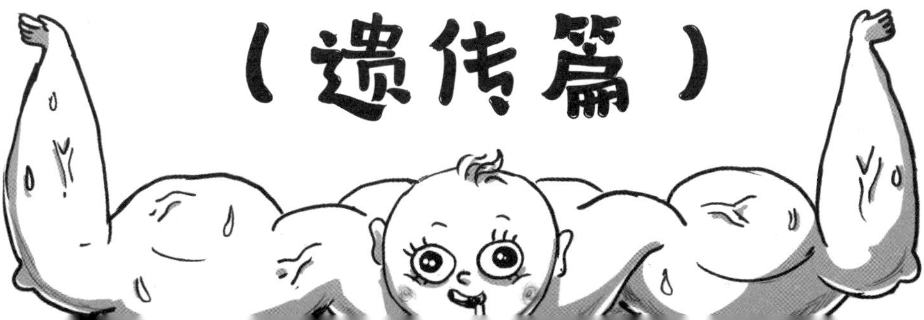

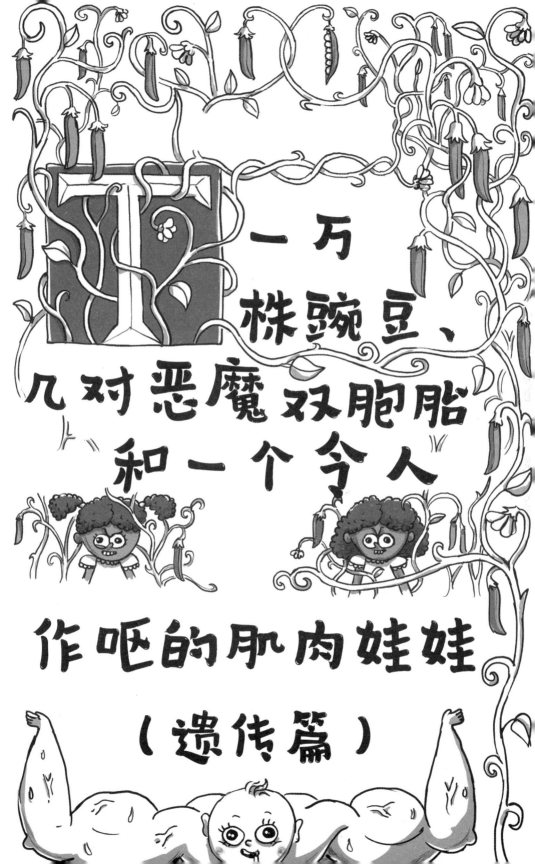

除非你是同卵双胞胎中的一个，或者一个邪恶的科学家通过有悖伦理的实验制造了你的克隆体，否则地球上没有人能和你长得一模一样。没有人能和你有一样的鼻子、一样的耳朵、一样的膝盖，也没有其他人能拥有和你一样的体味。好吧，也许除了一些臭鼬。正是你的基因使你如此独一无二。

谢天谢地，我最不愿看到的就是像你这样的人出现在眼前。

——夏培拉大姨

不仅仅是你，我、皮皮、我桌子上那株干瘪的植物——我们都是由一组基因组成的：基因是一本关于如何制造物种的超级说明书。读到这里的你，从基因上被定义为人类。好吧，我只能假设你是人类。你还有可能是一个学会了阅读的臭鼬。

## 古希腊

希波克拉底注意到一个现象，有些家庭的每个人看起来都非常相似：例如，他们可能都有超长的下巴或鼻毛（长到可以系成蝴蝶结那种）。他意识到这样的现象是代代相传的，他称之为遗传，这个名词在科学界沿用至今。这种遗传并不像你从委内瑞拉一个失散多年的叔叔那儿继承百万英镑一样能让人欣喜。我多希望能有个这样的亲戚——我那亲爱的夏培拉大姨说她能给我的只有一盏瘆人的灯，上面有一只火烈鸟。

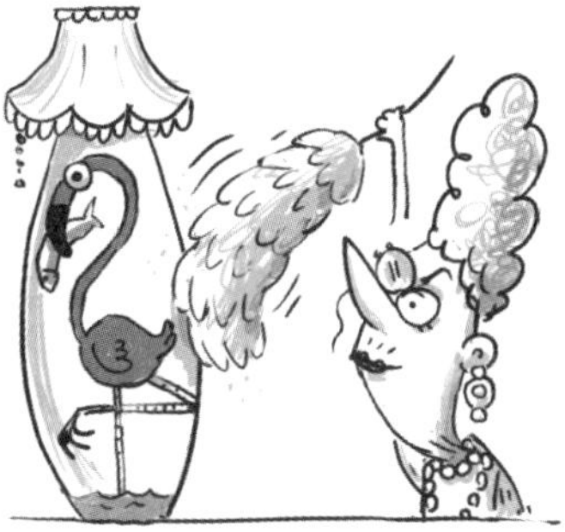

你是我见过的最粗鄙、最忘恩负义的人，那盏灯的继承权也不再属于你了。
——夏培拉大姨

不过，希波克拉底对遗传的认知还是有所欠缺的——他认为成年人身体上发生的任何事情都会传给他们的孩子——所以，如果你做了大量的力量训练，最终不仅会得到非常非常强壮的手臂，还会生出某种令人作呕的肌肉怪婴。

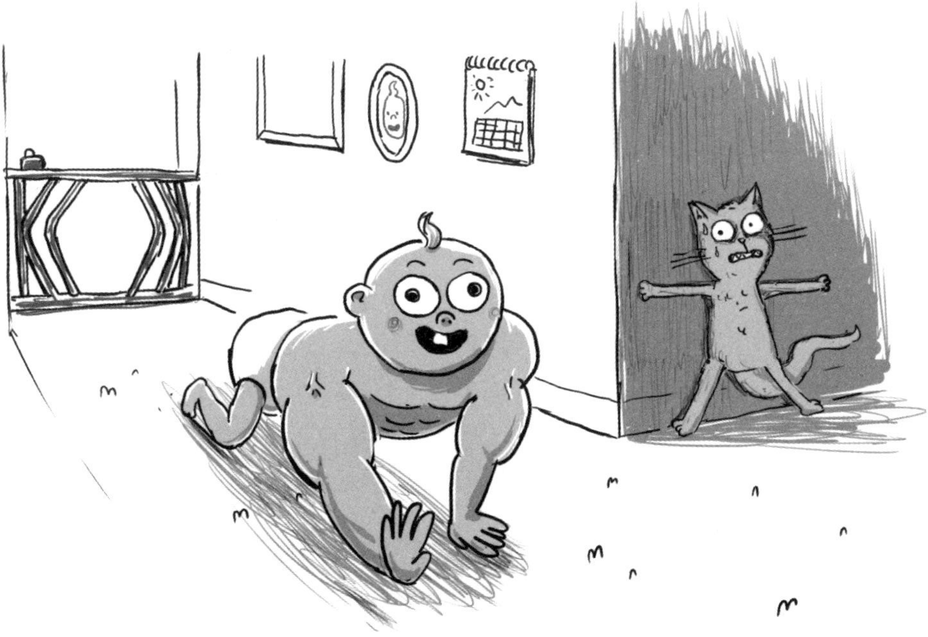

# 船上留着胡子的科学家

查理·达尔文是第一个真正颠覆改变遗传学科的人：早在1831年，他就乘坐一艘名为贝格尔号（HMS Beagle）的船进行了为期五年的环球旅行。这是一种狗，我是说比格犬（Beagle）是一种狗——不是说查理坐在一只大狗里四处航行。

他的工作是记录在不同地方看到的每一块岩石、每一种植物和动物，就像一台人类牌录像机一样。大多数时候，他只是坐在船舱里，看着船从一个地方驶到另一个地方——而且，因为他没有电脑游戏可玩，也没有音乐可以听，所以他有很多时间思考。如果我独自一人，我通常会想些复杂的问题，比如一辆车可以装多少颗牛奶巧克力豆，或者谁拉的便便更大坨——是马的还是长颈鹿的？但那时候的查理，开始想弄明白“我们”来自哪里。

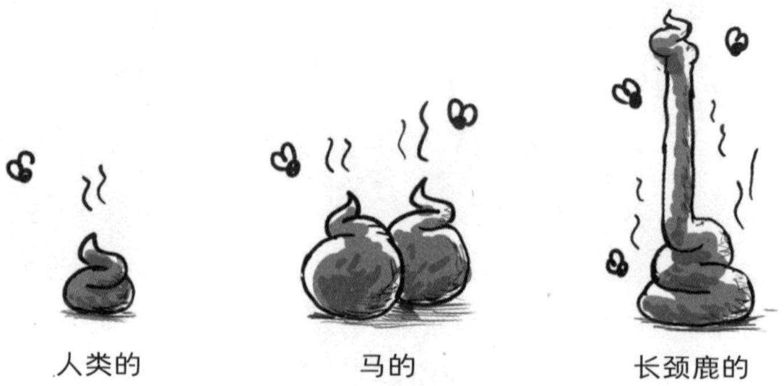
人类的
马的
长颈鹿的

不，查理想搞明白的不是我们出生在斯温登、瑞典或瑞士，而是数百万年前我们都来自哪里。他提出了一个叫作进化论的学说，这意味着我们都是同一个祖先的后裔，而且不仅仅局限在人类！无论你是个女王还是颗土豆，无论是你的数学老师还是仙人掌，我们都有同一个祖先。

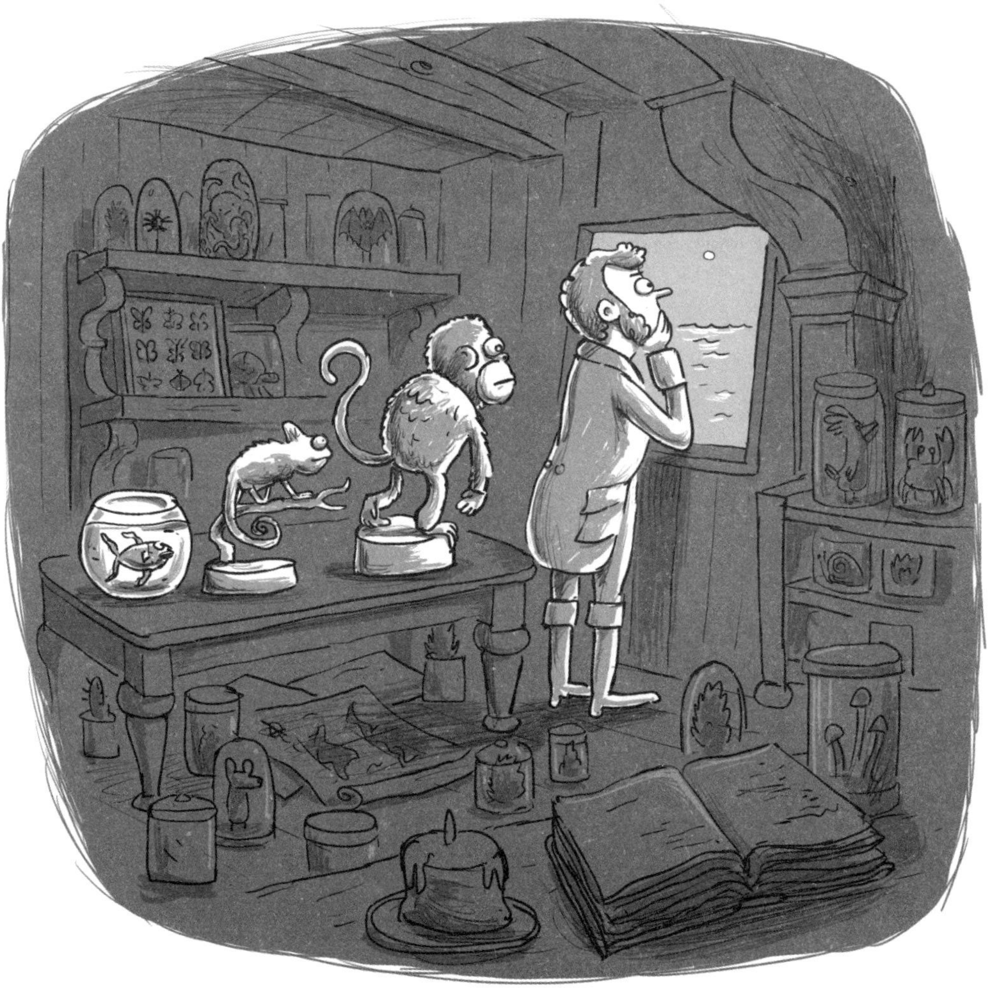

对于一百五十年前的人们来说，这是个惊天动地的消息——没有人愿意被告知他们的曾曾祖母有条尾巴，还能在树上摇来晃去——这引起了巨大的争论。（当科学家之间存在分歧时，他们称之为争论。）

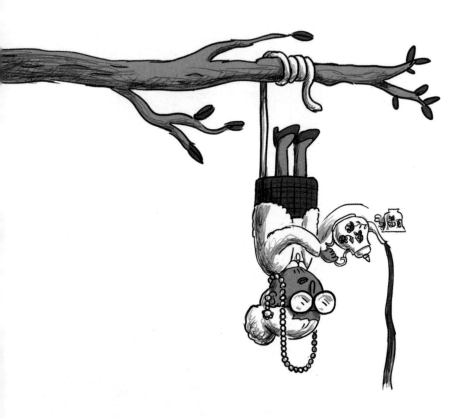

我们现在当然知道查理是对的——有很多证据佐证：当你挖掘出介于人类和猿类之间的化石，很难再有理由去抨击进化论。他的学说也解释了为什么某些动物已经灭绝。（安息吧渡渡鸟，你们灭绝得太早了。）

## 给我来株豌豆

接下来遗传学的重大发现完全归功于一万株豌豆，这一发现诠释了我们如何从父母那里继承不同的体貌特征。实际上，部分功劳应该归于一位名叫格雷戈尔·孟德尔的僧侣，他在19世纪50年代至60年代间对这些豌豆进行了实验。

格雷戈尔的实验首次证实了希波克拉底的遗传理论是错的——不仅仅是来自父亲，你一半的基因来自你的生物学母亲，一半来自你的生物学父亲。格雷戈尔还解释了为什么不是所有特征都能代代相传——对我来说这是个好消息，因为我的夏培拉大姨总因为鼻子太尖而戳碎窗户玻璃。

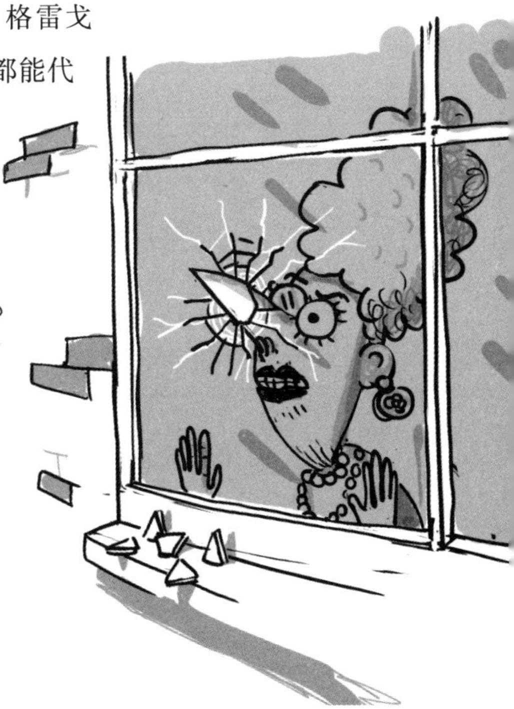

你小子胆肥了，我这就给你妈写信。

——夏培拉大姨

1865年，格雷戈尔完成了豌豆实验，兴奋地发表了实验结果后，开始思考如何处理这些豌豆，譬如晚餐吃上一顿丰盛的烤豌豆配豌豆泥加豌豆肉汁和豌豆碎做的甜点（再加上豌豆蛋羹）。

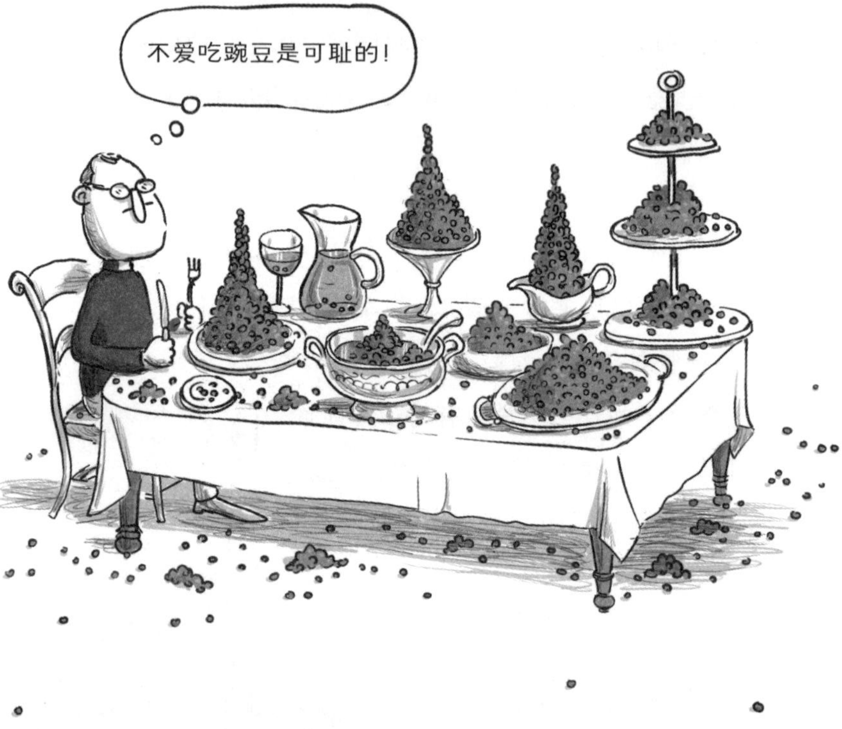
不爱吃豌豆是可耻的！

但糟心的是，当时没有人相信他的实验，他的遗传学说被历史的尘埃淹没了。直到1900年一些科学家才意识到他一直都是对的。可惜那时他已去世十六年了。

# DNA

接下来的重大发现是DNA，它是脱氧核糖核酸的缩写，但我们都习惯写成DNA，没人规定人生中必须反复输入“脱氧核糖核酸”。DNA是细胞中包含所有基因的结构，它们缠绕成螺旋状，就像某种很酷的科学牌意大利面。

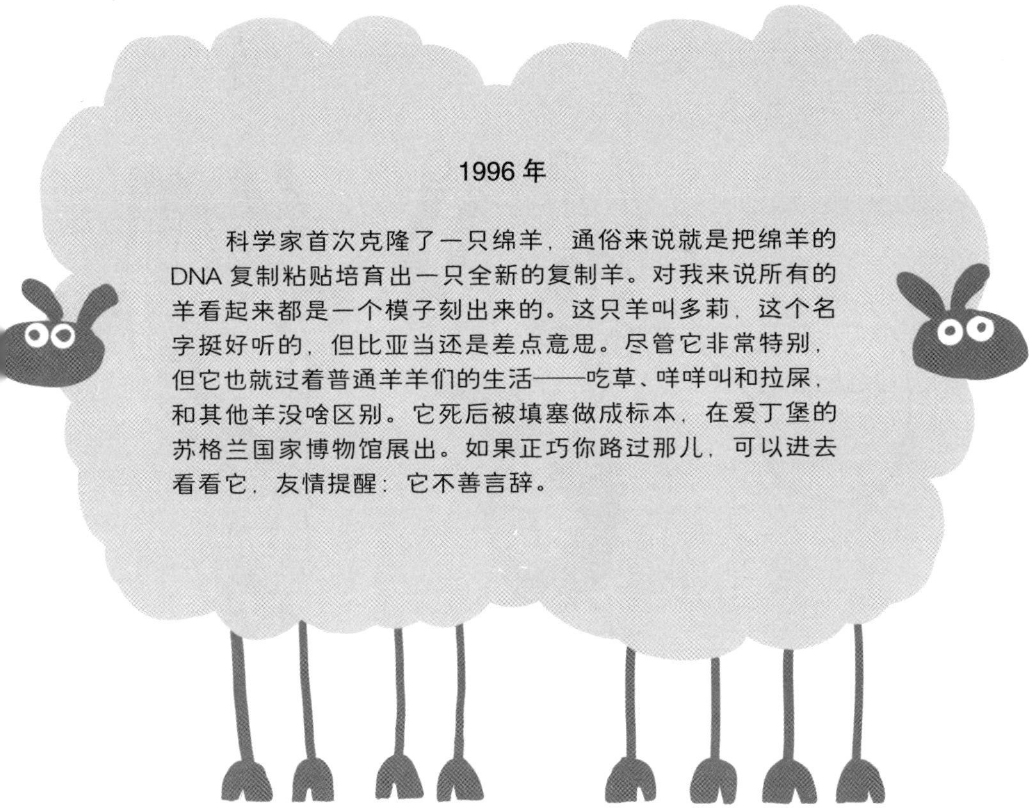

1996 年

科学家首次克隆了一只绵羊，通俗来说就是把绵羊的DNA 复制粘贴培育出一只全新的复制羊。对我来说所有的羊看起来都是一个模子刻出来的。这只羊叫多莉，这个名字挺好听的，但比亚当还是差点意思。尽管它非常特别，但它也就过着普通羊羊们的生活——吃草、咩咩叫和拉屎，和其他羊没啥区别。它死后被填塞做成标本，在爱丁堡的苏格兰国家博物馆展出。如果正巧你路过那儿，可以进去看看它，友情提醒：它不善言辞。

DNA扭曲的形状是由罗莎琳德·富兰克林、莫里斯·威尔金斯、詹姆斯·沃森和弗朗西斯·克里克四位科学家发现的——除了罗莎琳德·富兰克林之外，他们都在1962年获得了诺贝尔奖，显然这非常不公平。（她最近去世了，愚蠢守旧的评奖规则使得她的工作成就没有得到应有的认可。）搞清楚了DNA的形状意味着科学家可以更准确清晰地掌握DNA是如何工作的，为什么DNA有时会出错，更重要的是，如何治疗那些因DNA结构不稳定而身患疾病的人。

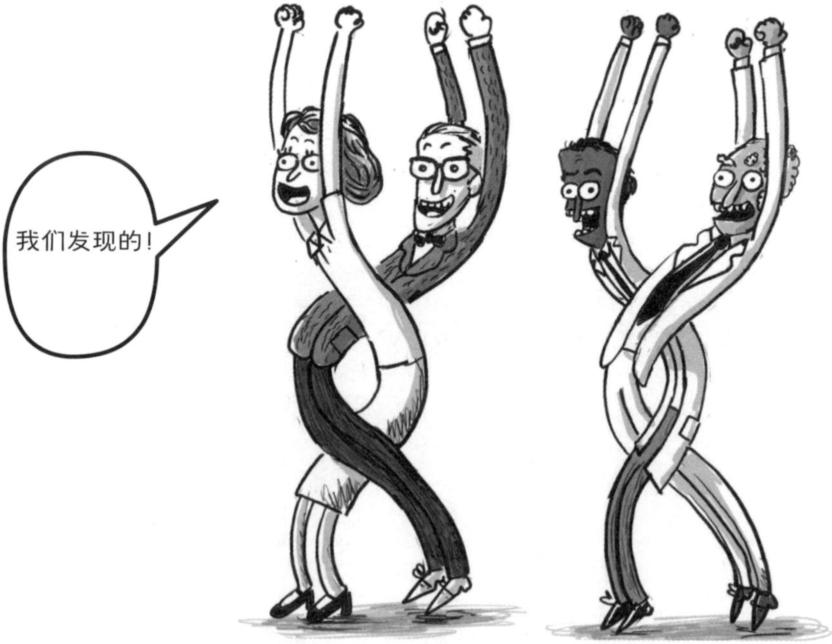
我们发现的！

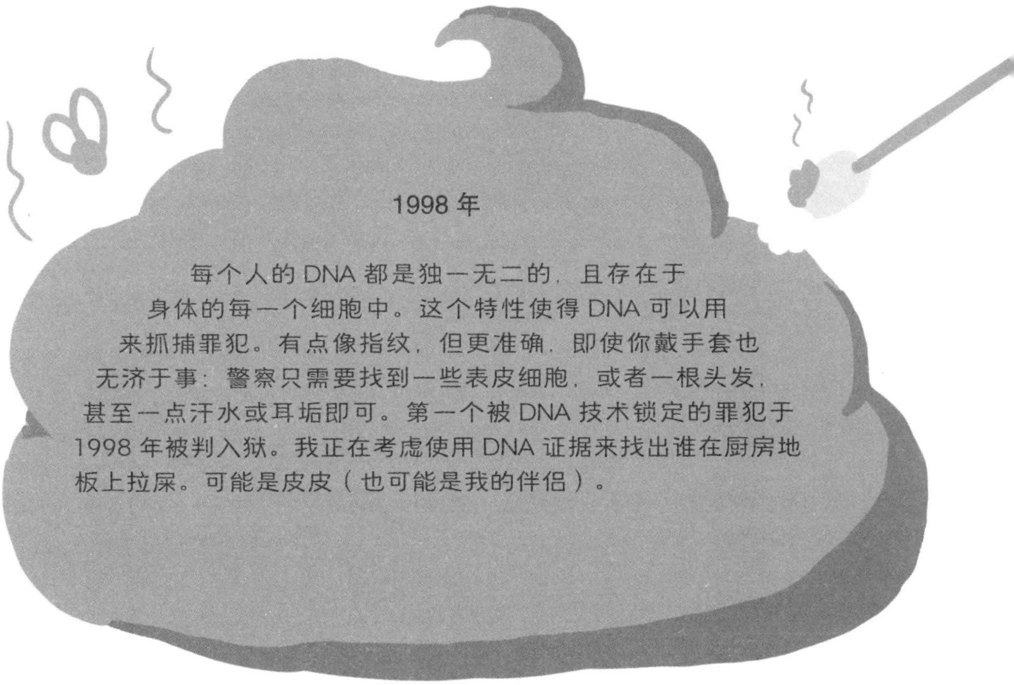

1998 年

每个人的 DNA 都是独一无二的，且存在于身体的每一个细胞中。这个特性使得 DNA 可以用来抓捕罪犯。有点像指纹，但更准确，即使你戴手套也无济于事：警察只需要找到一些表皮细胞，或者一根头发，甚至一点汗水或耳垢即可。第一个被 DNA 技术锁定的罪犯于 1998 年被判入狱。我正在考虑使用 DNA 证据来找出谁在厨房地板上拉屎。可能是皮皮（也可能是我的伴侣）。

## 癌症

当细胞中的基因出错并且不停地分裂出现失控的趋势时，就会发生癌症。癌症影响人类的时间比我们对基因的了解要长得多——古埃及木乃伊中就有骨癌的证据，他们还在莎草纸卷轴上记录了乳腺癌。可悲的是，当时患了癌症是不可能存活的——那时的医生不知道癌症的发病机制，也没有机会治疗它们。麻醉剂和抗生素的发明意味着给癌症患者进行手术成为可能，但癌症治疗迈出的最重要一步是放疗和化疗的发现。

放疗是一种涉及使用放射性物质的治疗方法。你可能已经在学校听说过放射性物质了对吧。具体是什么也不好说，展开来说就是学校是你一周中每天都要进入的某栋建筑，里面一群无聊的成年人教你……哦，咱是在说放射性是吧？嗯，放射性是某些物质释放的一种特殊能量，它是一百多年前由一位住在法国的波兰科学家发现的，她叫居里夫人。

## 关于居里夫人的五个事实和一个谎言

1. 她的学校没法给她提供正儿八经的实验室，她的实验是在一个漏水的废弃棚子里进行的，这个棚子以前是用来存放尸体的。

2. 她是唯一一位女儿也获得过诺贝尔奖的诺贝尔奖得主。难怪我还没有获得诺贝尔奖，看来是原生家庭不够给力呀。

3. 她与丈夫巴里 · 居里（Barry Curie）一起合作完成了很多研究。

4. 她发明了有史以来第一台移动式 X 光机，用于帮助在第一次世界大战中受伤的士兵。她的机器帮助了超过一百万名士兵呢。

5. 她发现了两种化学元素：镭和钋，第三种以她的名字命名——锔。如果我发现了一种元素，我会称它为“炫酷亚当”。

6. 她用过的笔记本在一百多年后仍然有过量放射性和一定危险性，不能碰，必须封存在铅盒里。

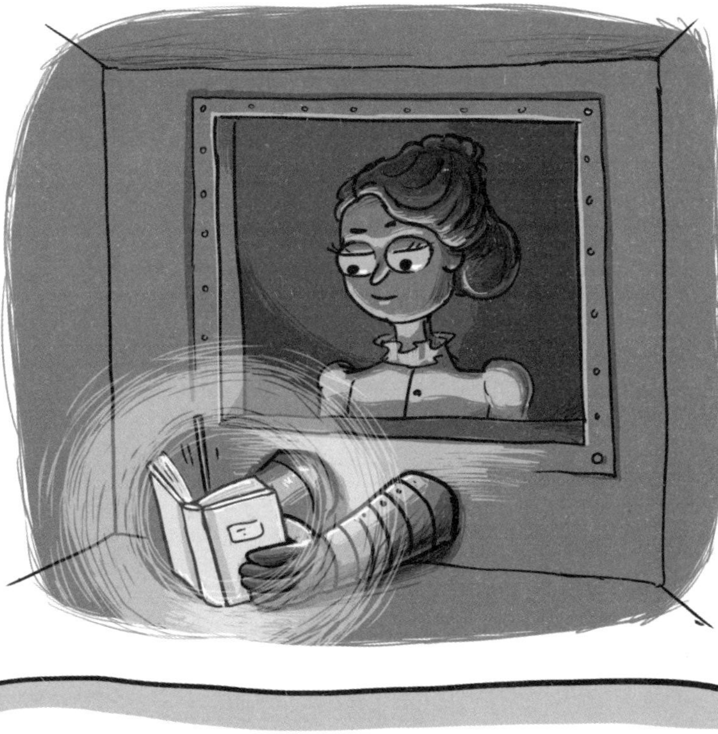

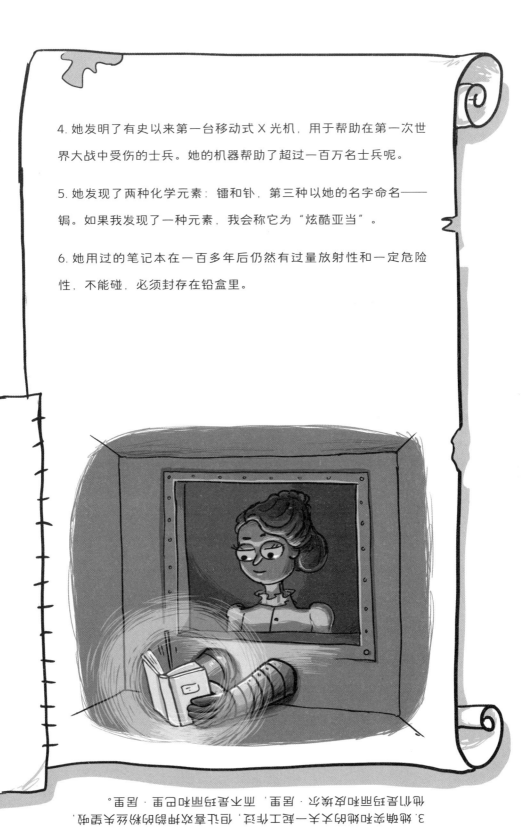

**2002 年**

一个名叫里斯·埃文斯（Rhys Evans）的婴儿出生时患上一种非常罕见的疾病，称为重症联合免疫缺陷病。你从这个名字就能大概猜到这是种非常严重的疾病。患有这种疾病的人几乎丧失了免疫力，这意味着任何感染都可能是致命的。它也被称为“泡泡婴儿病”，因为患者不得不住在塑料膜做成的泡泡内，以最大程度降低他们感染病菌的可能性。科学家们发现，里斯的 DNA 异常是病因所在，这会导致相应的基因无法正常工作。2002 年，克里斯汀·金农（Christine Kinnon）教授团队利用基因疗法修复了里斯的基因缺陷，治愈了他的免疫缺陷，里斯成为英国第一位接受这种治疗的患者。

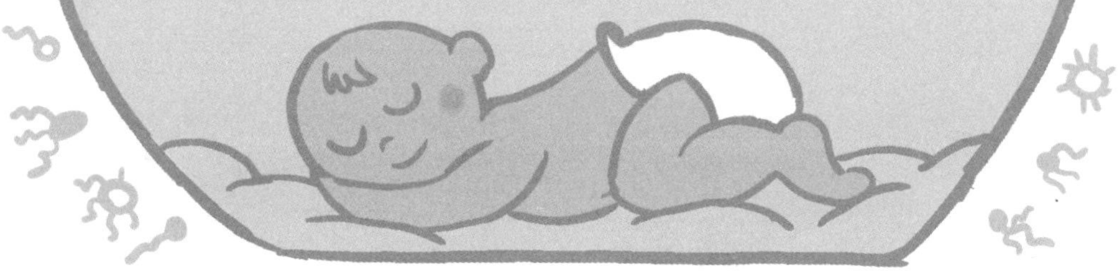

放射性物质在科学界有数百种用途，从产生能量到计算恐龙骨骼的年龄都不在话下。不过在医学界，它最重要的用途之一还是治疗癌症。居里夫人的一位同事把镭样本在口袋里放了几个小时，随后发现样本下面的皮肤严重受损。玛丽受到启发做了一些实验，发现放射性物质会杀死细胞。乍一看这不是什么好事，但换个角度，如果你在试图治疗癌症，那就对路了。放射治疗之所以有效，是因为正常细胞在被辐射后善于自我修复，但癌细胞通常会永远消失。

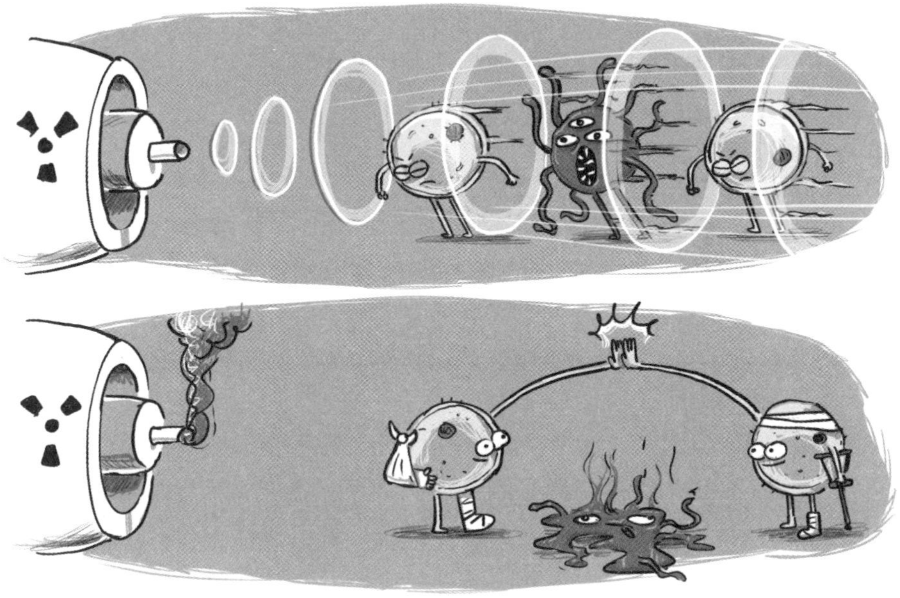

化疗是药物治疗癌症的统称，它们的发源地会让你惊掉下巴。不，当然不是在月亮上。第一种化疗药物是由芥子气制成的，芥子气是第一次世界大战中使用的化学武器。得益于手术、化疗和放疗技术的巨大进步，如今患癌症的人比以往任何时候都有更高的生存机会。手术、化疗和放疗也经常被联合使用。

# 展望未来

我的机器人管家一直在测试烟雾报警器（他要求它们背诵乘法口诀表并说出比利时首都的名字），现在他准备告诉我们未来会怎样。

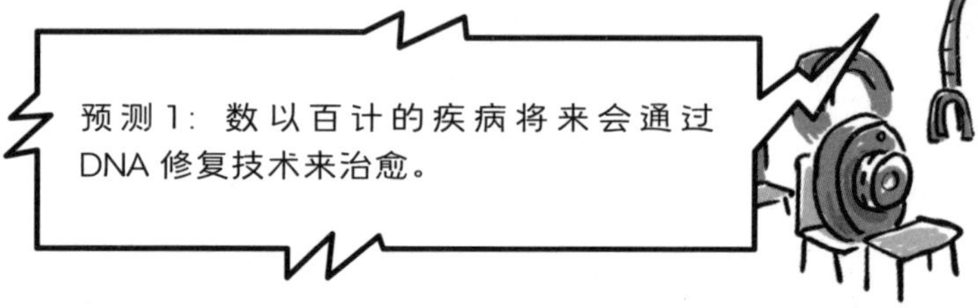
预测 1：数以百计的疾病将来会通过 DNA 修复技术来治愈。

很多疾病都是源自DNA中的错误。通俗说这有点像DNA中的拼写错误。目前，科学家们刚刚开始有能力纠正DNA中的一些简单错误，相信在未来，他们将能够治愈从血液疾病到癌症等诸多疾病。

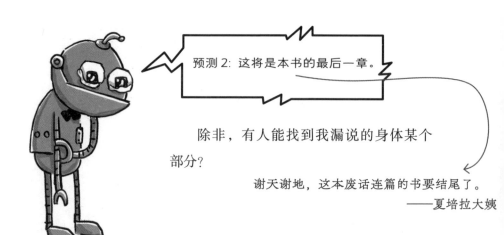

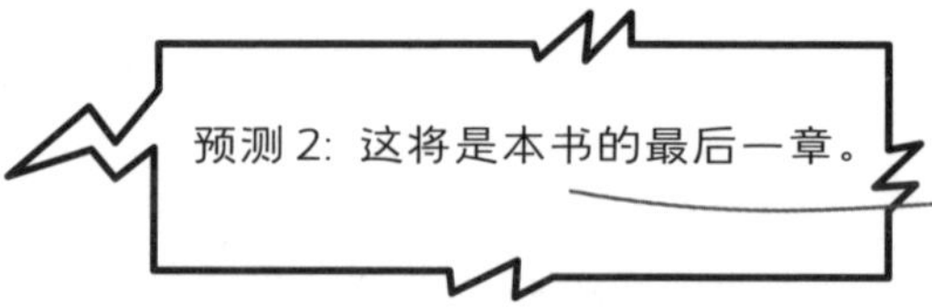
预测 2：这将是本书的最后一章。

除非，有人能找到我漏说的身体某个部分？

谢天谢地，这本废话连篇的书要结尾了。

——夏培拉大姨

44

# 亚当的快问快答

问：“癌症”这个词是怎么来的?

答：这个词最早源自古希腊，意思是“螃蟹”。因为癌症会扩散，而且癌细胞的刺突看起来也有点像螃蟹的腿。其他以动物命名的疾病包括狼疮、禽流感、水痘和“皮皮瘟疫”。

问：克隆人能实现吗?

答：是的，这在技术上是可行的——对克隆羊多莉有效的技术也应该对人类有效。但这在大多数国家都是非法的，的确不该合法化。但我觉得有点惋惜，因为如果我有几个克隆人，那生活就方便太多了。克隆人中的一个可以给我写书，一个可以去散步，一个可以去超市，而原来的我可以一直度假。

问：谁破解了基因的秘密?

答：这可是个人力大工程！将近三千人历经十三年完成了人类基因重组计划，以绘制我们所有的基因。并不是他们速度慢或工作懒惰：他们必须对超过三十亿个碱基对组成的核苷酸序列进行测序，合理推测这的确需要如此庞大的人力、物力支持。

## 千真万确 or 纯属扯淡

侏罗纪公园是真实存在的。

【纯属扯淡】如果你想要一只翼龙作为宠物，那下面这段话恐怕要让你失望了：DNA也是有保质期的，如果某样东西像剑龙的骨头一样古老，那么它上面就不会留下任何DNA。这也不见得是坏事，我家皮皮不一定愿意和梁龙分享它的晚餐呢。

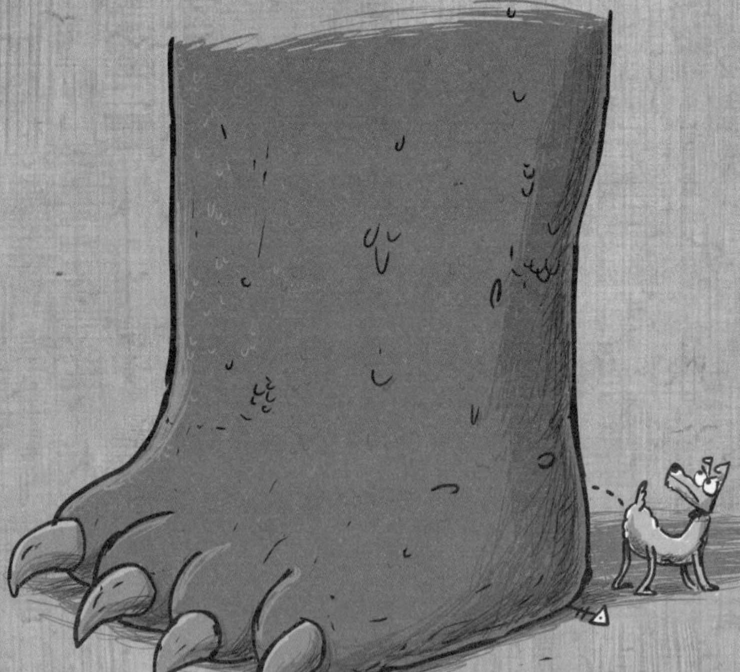

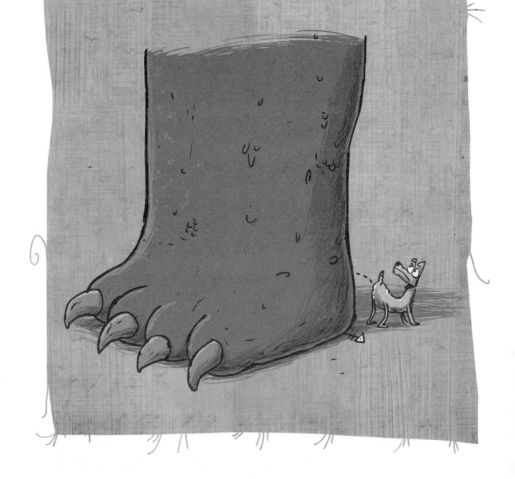

把自己的基因序列输入电脑得花一整个月。

【纯属扯淡】如果你以每分钟一百个单词的速度打字（够快了），一天二十四小时不睡觉，甚至无暇吃便便或做三明治（对不起，口误），你也得花十多年的时间才能输完。完成后你肯定已经筋疲力尽，也会错过上学的机会。基于上述原因，我不建议你接这份活。

查理·达尔文晕血。

【千真万确】查理·达尔文的父亲是一名医生，希望他去医学院熏陶下，所以查理照做了，他不想让父亲难过。但有个难题摆在眼前：查理会晕血，所以他上了一段时间学就坚持不下去了，于是退学了。对不支持你的亲戚们请抱以平常心去面对。例如，我的夏培拉大姨从不认为我是一个优秀的作家，但我仍然非常非常爱她。

嗯，可能这本书还是不错的，别介意我之前那些毒舌，我也爱你。

——夏培拉大姨

# 疯狂疗法

镭元素一被发现，就被世人供奉为神迹，是治愈一切的代名词。当时的人们把它加入眼药水中以期改善视力，甚至还加到牙膏中希望能让牙齿白得发光。（我的律师奈杰尔要求我警示大家：永远别用加了放射性物质的眼药水或牙膏。）显然，镭元素没有人们奢望的那些功能。事实上，它能使人罹患重病。如果使用得当，放射物可以治愈癌症；如果使用不当，它就会成为致癌物。

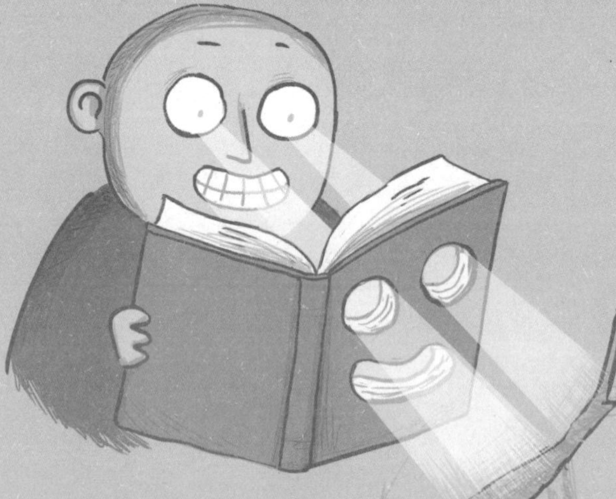

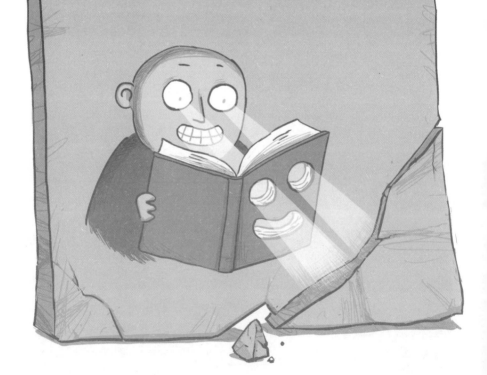

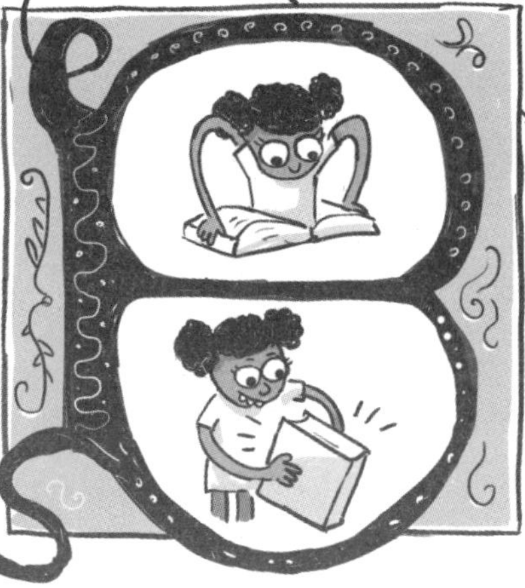

# 写在结尾
## （尾声篇）

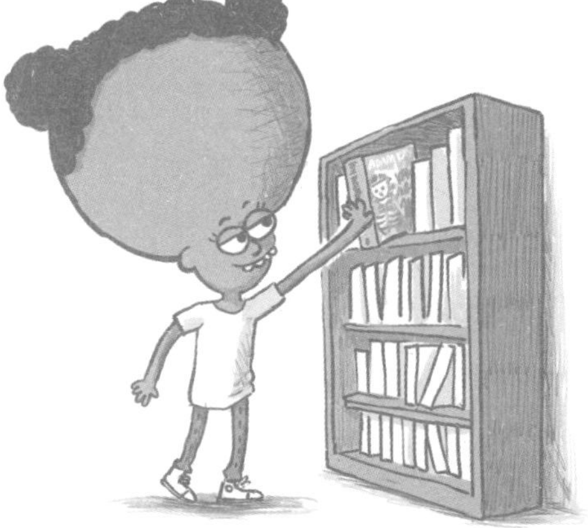

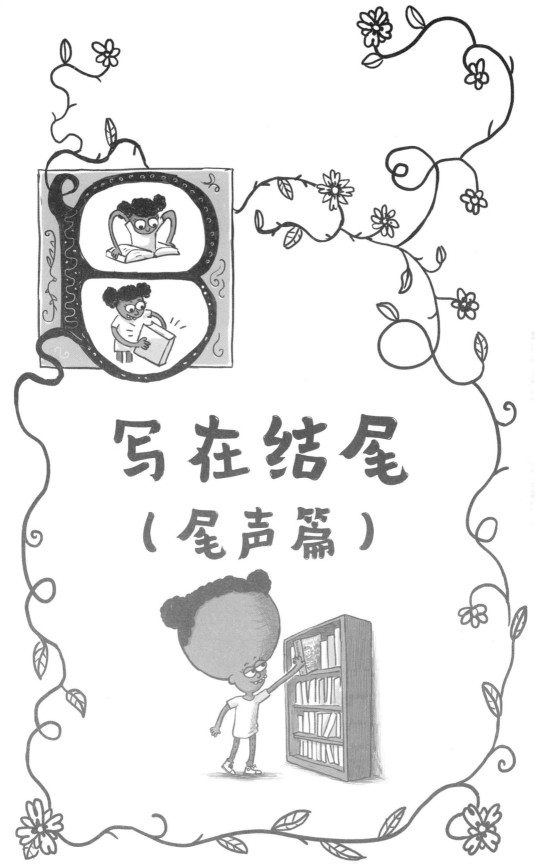

没有人愿意出现在手术现场——说实话，面对一大群臭气熏天的病人，医生自己甚至也想原地消失。

但请记住，如果下次你咳嗽或发热，或者腿受伤，或者屁股上的斑点越来越多，再或者你的头掉了，那么你应该庆幸能找现代医生看病，如果是在几百年前，那就是另一个故事了。（当然如果是你的头掉了，放在哪个年代都很棘手。）

因为在现代，不管你的医生听诊器有多透心凉，不管他们给你的药有多难以下咽，至少他们不会拔下鸡屁股插在你腋窝里，或者给你吃一些人肉，或者让你把屁崩进罐子里，或者把你丢进一个充满血的浴缸里，或者喂你吃狗屎，或者往你屁股里吹烟，或者让你吃千足虫，或者把乌龟脑抹在你眼睛里。

希望现代的医生不会这样。但如果他们真这样做了，我授权你可以尖叫着冲出手术室。

好了，本书到此为止！

麻溜儿停笔，给我走！

——夏培拉大姨

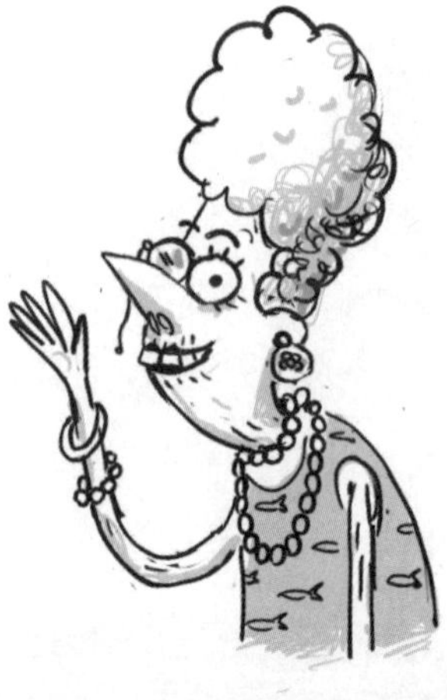

# 重要公告

## 我的律师奈杰尔发布

奈杰尔·罗森克兰茨（Nigel Rosenkrantz）

亚当·凯医生（Dr Adam Kay）的官方律师

地址：伦敦使馆花园1号，邮编： SW11 7BW（仅供参考）

亚当·凯医生（以下简称“天才作者”）强烈建议您（以下简称“呆瓜读者”）不要效仿书中提到的某些行为，包括但不限于：

1.在某人的鼻子里挂上钩子来摘除大脑。

2.电击尸体。

3.在头骨上钻孔。

4.将某人的血液倒入碗中。

5.给秃鹰喂海绵。

6.把尿液当漱口水。

7.用蚂蚁的头来缝合肠管。

8.吃压碎的人骨。

9.偷窃尸体来做实验。

10.把你的亲戚切碎。

11.任何被认为非法的行为。

12.任何让人恶心的行为。

天才作者对呆瓜读者效仿上述任何行为概不负责。本公告永久适用于世界上所有国家，对人类和狗狗均具有法律约束力。

天才作者签名：亚当·凯

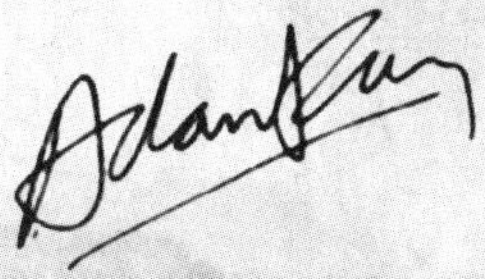

呆瓜读者签名：

日期：

## 致谢

我的爱人，詹姆斯（James），我写作期间他只生了一次病。

我的爱犬，皮皮，在我写作前后给予了大力支持。

等等，上面两位不该放在致谢里。

亨利·帕克（Henry Paker），插画界的明星（和我一样都是明星）。

凯丝·萨默海斯（Cath Summerhayes）和杰西·库珀（Jess Cooper），我超棒的经纪人。

露丝·诺尔斯（Ruth Knowles）和艾玛·琼斯（Emma Jones），我优秀的编辑。

弗朗西斯卡·道（Francesca Dow）和汤姆·韦尔登（Tom Weldon），我的王牌出版人。

致诺亚、扎琳、莱尼、西德尼和杰西——送给你们的生日礼物就是在致谢里打出你们的名字，别生气。

感谢汉娜·法瑞尔（Hannah Farrell）对书中“五个事实和一个谎言”（factts）部分的帮助，也谢谢贾斯汀·迈尔斯（Justin Myers）指正“真相的拼写应该是facts”。

最后，谢谢你们！（但前提是你认为这是你一生中读过的最好的书。如果你认为不是，那我的律师奈杰尔会要求你必须画掉这一行，否则将被立即逮捕。）

# 医学名人录

ADEMOLA，OMO-OBA ADENRELE（1916—？）奥莫-奥巴·阿登雷尔·阿德莫拉，她是尼日利亚的一位公主，20世纪30年代，她在伦敦接受培训成了一名护士，整个二战期间都在伦敦进行护理工作。多希望她在病房里能戴着王冠。

AGNODICE（公元前400年）阿格诺迪斯，古希腊时期，她是首位女医生，也是首位女助产士。是不是很酷？（超酷！）

AL-ZAHRAWI，ABU L QASIM（936—1013）艾布·卡西姆·宰赫拉维，发明了不少至今仍在使用的手术器械，比如手术刀和拉钩（拉钩是一种手术器具，不是拉钩上吊一百年不许变那种）。

ANDERSON，ELIZABETH GARRETT（1836—1917）伊丽莎白·加勒特·安德森，她是英国第一位获得医生资质的女性，她还创办了英国第一家由女性组成的医院，并且是英国第一位女市长。她真的很了不起，值得被更多人了解——现在你了解了！

APGAR，VIRGINIA（1909—1974）维珍尼亚·阿普加，

她发明了评估新生儿状态的Apgar评分。医生或助产士会用Apgar评分来评估你的健康状态。（满分10分我得了8分，我是她的真爱粉无疑了。）

ARISTOTLE（公元前384—前322）亚里士多德，是史上最聪明的人之一，他在人体解剖学方面颇有建树。他的绰号叫“心灵”，听起来像某个邪恶大反派（实话实说，他是真的很优秀）。

AVICENNA（IBN SINA）（980—1037）阿维森纳（伊本·西拿），生于波斯，是一位著名的伊斯兰科学家，他撰写了《医典》（*Canon of Medicine*），这是史上关于加农炮的最重要的书籍之一。开个玩笑，是关于医学啦。

BANTING，FREDERICK（1891—1941）弗雷德里克·班丁，1923年班丁因发明治疗糖尿病的胰岛素而获得了诺贝尔奖。

BARNARD，CHRISTIAAN（1922—2001）克里斯蒂安·巴纳德，成功完成了世界首例人类同种心脏移植（他也尝试过把狒狒的心脏移植到人体内，但效果不佳）。

BLUNDELL，JAMES（1790—1878）詹姆斯·布伦戴尔，他是第一位成功使用输血疗法治疗产后失血患者的医生。他每天懒觉睡到午饭时间才起来，对此我非常嫉妒。

BRAILLE，LOUIS（1809—1852）路易斯·布莱叶开发了一套可以帮助盲人或视力受损人群阅读的盲文系统（以Braille命名）。布莱叶盲文（braille）至今仍然存在（此处指盲文，而不是他这个人——他已经与世长辞了）。

COOKE WRIGHT，JANE（1919—2013）简·库克·赖特，这位科学家发明了治疗癌症的新方法，包括化疗这一开创性的治疗方法，他挽救了数百万人的生命。

CORI，GERTY（1896—1957）格蒂·科里作为第一位获得诺贝尔生理学或医学奖的女性，摸清了人体内能量转移的方式。（原来能量不是在小巴士里乱窜！）

COUNEY，MARTIN（1869—1950）马丁·库尼把早产儿放在集市的保温箱中向游人展览。虽然有点奇怪，但看在他用这种方式挽救了六千多名婴儿生命的分上，我就不和他计较了。

CURIE，MARIE（1867—1934）居里夫人发现了两种元素（镭和钋），发明了移动X光机，在肿瘤治疗领域是举足轻重的人物。她因此获得了两项诺贝尔奖，实至名归。

DARWIN，CHARLES（1809—1882）查理·达尔文，他提出了进化论，解释了为什么有些动物能存活下来，而有些动物却走向了灭绝。他最喜欢的食物之一是犰狳，所以它们没有灭绝实在是一个奇迹。

DA VINCI，LEONARDO（1452—1519）列奥纳多·达·芬奇绘制出了令人惊叹的人体解剖图，这有助于全世界更透彻地了解人体构造。他还发明了降落伞、直升机、坦克和计算器。我觉得这多少有点在炫耀了。

DERHAM，JAMES（1762—1802）詹姆斯·德勒姆是第一位非洲裔美国医生。他出生于奴隶家庭，但后来拥有了卓越的医学成就，在反对种族主义的斗争中发挥了重要作用。

ELION，GERTRUDE（1918—1999）格特鲁德·埃利昂研发了大量挽救生命和改变生活的药物，其中就包括治疗白血病和艾滋病的药物。

FLEMING，ALEXANDER（1881—1955）亚历山大·弗莱明，实验室里霉菌生长的契机使他发现了第一种抗生素药物——青霉素。（事实证明洗洗刷刷太勤快出不了科研成绩，哈哈。）

FRANKENSTEIN，VICTOR（1818—？）维克多·弗兰肯斯坦将大量尸块缝合在一起制成一个怪物，然后使用闪电使其还魂。你们是不是也会有一些小癖好？（这个人可能只是小说里的某个角色。）

FRANKLIN，ROSALIND（1920—1958），WILKINS，MAURICE（1916—2004），WATSON，JAMES（1928— ）and CRICK，FRANCIS（1916—2004）罗莎琳德·富兰克林、

莫里斯·威尔金斯、詹姆斯·沃森、弗朗西斯·克里克，发现了DNA的形状。他们称这种形状为“双螺旋”。要我说叫“摇摆不定的螺旋”更合适，但这可能就是我从未获得过诺贝尔奖的原因。

GALEN（约129—210）盖仑，罗马时代的医生，一千多年来，他的思维和发现对医生群体产生了深远的影响。（但他的很多观念都是错误的，可惜了。）

GRAY，HENRY（1827—1861）亨利·格雷，医学教科书《格氏解剖学》的作者，该书至今仍用于教授医生解剖学。他的书名套用了《凯的解剖学》，这是一件非常粗鲁的事情。

HARVEY，WILLIAM（1578—1657）威廉·哈维是最早弄清楚血液如何被泵送到身体各处的人之一。（答案是“源自内心”。如果你连这都不知道，那就去坐到装满蠕虫的垃圾箱上反思下。）

HIPPOCRATĒS（公元前460—前377）希波克拉底被成千上万的医生称为“医学之父”（被本书的读者称为“河马脸”）。

HUA TUO（约141—208）华佗，中国第一位使用麻醉剂进行手术的医生。他还发明了一种武术（五禽戏），所以我敢打赌他的病人总是按时支付账单。

IBN AL-NAFIS（1213—1288）伊本·纳菲思，在大约一千

年前的埃及，伊本·纳菲斯提出了血液循环的理论。但当时没有人记得这一点，所以人们在之后的几个世纪里都弄错了。

JEKYLL，HENRY（1886—？）亨利·杰基尔是一位非常受人尊敬的医生，只是有时喝一种特殊的药水后就会化身成一个名叫海德先生的杀人犯。是不是有点小调皮？放心，他只是个虚构人物，没必要做噩梦。

JENNER，EDWARD（1749—1823）爱德华·琴纳发明了有史以来第一种疫苗。有些人担心如果他们接种了他的疫苗，会长出牛头。（他们多虑了——疫苗非常安全。）

KAY，ADAM（1980— ）亚当·凯，一位你最该了解的医生，比起他所有医生都更重要。

LAENNEC，RENÉ-THÉOPHILE-HYACINTHE（1781—1826）勒内-泰奥菲勒-亚森特·拉埃内克，他发明了听诊器，估计也是第一个把听诊器接触到患者后说“抱歉，这个有点凉”的人。

LISTER，JOSEPH（1827—1912）约瑟夫·利斯特发现在手术中使用消毒剂可以挽救手术患者的生命。

MENDEL，GREGOR（1822—1884）格雷戈尔·孟德尔，奥地利僧侣和植物学家，通过跳蚤实验来研究遗传机制。不，不是跳蚤——是豌豆。听着还是有点不可思议对吧。

METRODORA（约前200—前400）梅特罗多拉，史上第一位编写医学教材的女性。估计她的小伙伴们称她为朵拉。

MOODY，HAROLD（1882—1947）哈罗德·穆迪，出生于牙买加，后前往英国接受医师培训。他一生都在反抗种族主义，并且成功改变了因肤色而产生歧视的法律。

NIGHTINGALE，FLORENCE（1820—1910）弗洛伦斯·南丁格尔，现代护理学的奠基人。她极大地改善了医院的诊疗条件，挽救了我都数不清的生命。（话又说回来，我只能数到五十左右。）

PARÉ，AMBROISE（1510—1590）安布鲁瓦兹·帕雷，一位法国外科医生，他发明了大量的手术术式，对枪伤颇有研究。（我的意思是治疗枪伤，不是给人开一枪。）

PASTEUR，LOUIS（1822—1895）路易斯·巴斯德证明了感染来自细菌，并发明了一种清除细菌的方法，让牛奶可以安全饮用。所以，如果你喜欢喝牛奶，就说："谢谢，路易斯！"如果你讨厌喝牛奶，也可以说："我讨厌你，路易斯！"

PRUNELLA，GREAT AUNT（1929—　）夏培拉大姨，一个无病呻吟的老妇人，总是对我的写作指手画脚。

RÖNTGEN，WILHELM（1845—1923）威廉·伦琴因发

我看到这儿了，你当我瞎是吧！

——夏培拉大姨

现X射线而获得过诺贝尔奖。这项发明能便捷检查出你是否骨折或吞了沙发。

SEACOLE，MARY（1805—1881）玛丽·西科尔在牙买加接受过护士培训，在克里米亚战争中骑马上战场救治了数百名受伤士兵的生命。（不知道她的马叫啥名，会不会叫小邋遢？）

SEMMELWEIS，IGNAZ（1818—1865）伊格纳兹·塞麦尔维斯。有时最简单的事情反而是最有效的，伊格纳兹告诉外科医生手术前要洗手——嘿，你猜怎么着——患者术后死亡率骤降。

SHERLOCK，SHEILA（1918—2001）希拉·夏洛克，英国医学领域第一位女教授。她做了大量的研究，摸清了肝脏是如何工作的。她和夏洛克·福尔摩斯（Sherlock Holmes）不是亲戚。

SORANUS（公元100）索兰纳斯，一位古希腊医生，撰写了有关怀孕和分娩的教科书。别把他和天王星（Uranus）混淆，天王星是一颗行星。

STRANGE，STEPHEN（1963—　）史蒂芬·斯特兰奇，至尊巫师，帮助地球抵御魔法和神秘威胁的主要保护者，我觉得他看起来很像本尼迪克特·康伯巴奇（电影《奇异博士》系列中史蒂芬·斯特兰奇的扮演者是英国演员本尼迪克特·康伯巴奇，编者注）。略带虚构。好吧，我承认这完全是虚构的。

SUSHRUTA（公元前600 年）妙闻。如果你突然在两千年前醒来，需要给某人的手臂截肢或修复他们的白内障，那么不幸中的万幸是，妙闻写了大量的相关教科书来教你如何做这些手术。

TU YOUYOU（1930— ），CAMPBELL，WILLIAM C.（1930— ）and ŌMURA，SATOSHI（1935— ）屠呦呦、威廉·坎贝尔、大村智。这三名科学家因发明能治疗可怕的疟疾的药物而获得诺贝尔奖，疟疾每年导致大约五十万人死亡。

WHO，DOCTOR（1963— ）神秘博士，一个外星人，乘坐一艘名为塔迪斯的时空穿梭机探索宇宙，并希望达莱克斯不要对他赶尽杀绝。（大卫·坦南特演的神秘博士是最棒的，我不和任何人争论。）是的，是的，他也是虚构的。

ZHANG ZHONGJING（约150—219）张仲景，中医的奠基人之一。他还发明了饺子，凭借这点他成为历史上我最喜欢的医生（除了我之外）。

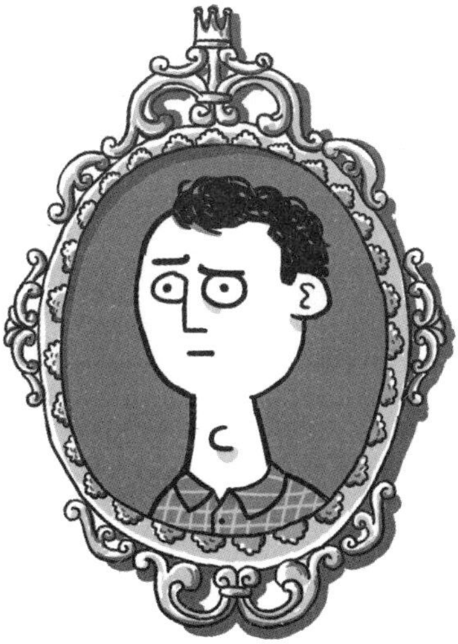

亚当·凯（ADAM KAY）此前是一名医生，写了三百万本书并售出四册。不，等等——是已经写了四本书，卖出了三百万册。

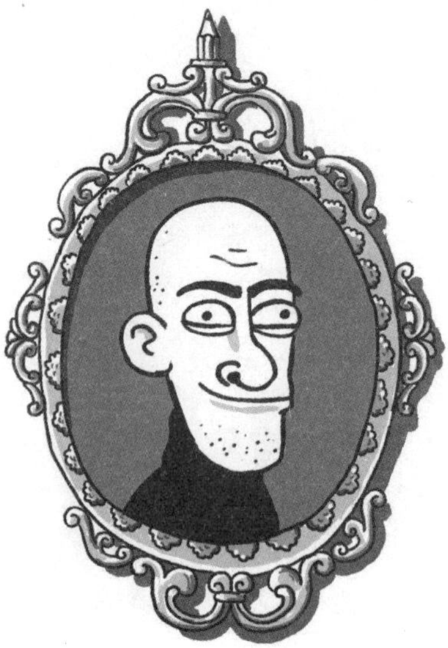

亨利 · 帕克（HENRY PAKER）曾经是一个在书的边边角角做滑稽涂鸦的小男孩。现在他已经长大成人了，在书本中间做滑稽涂鸦了。

# 译者简介

方祺，外科学在读博士生，南开大学附属第一中心医院生殖医学科男科医生，从事生殖医学临床与科普工作。天津市优秀志愿者、十佳科普讲解员。

唐健，哲学博士，天津医科大学医学人文学院副教授，从事医学伦理学的教学与研究工作。

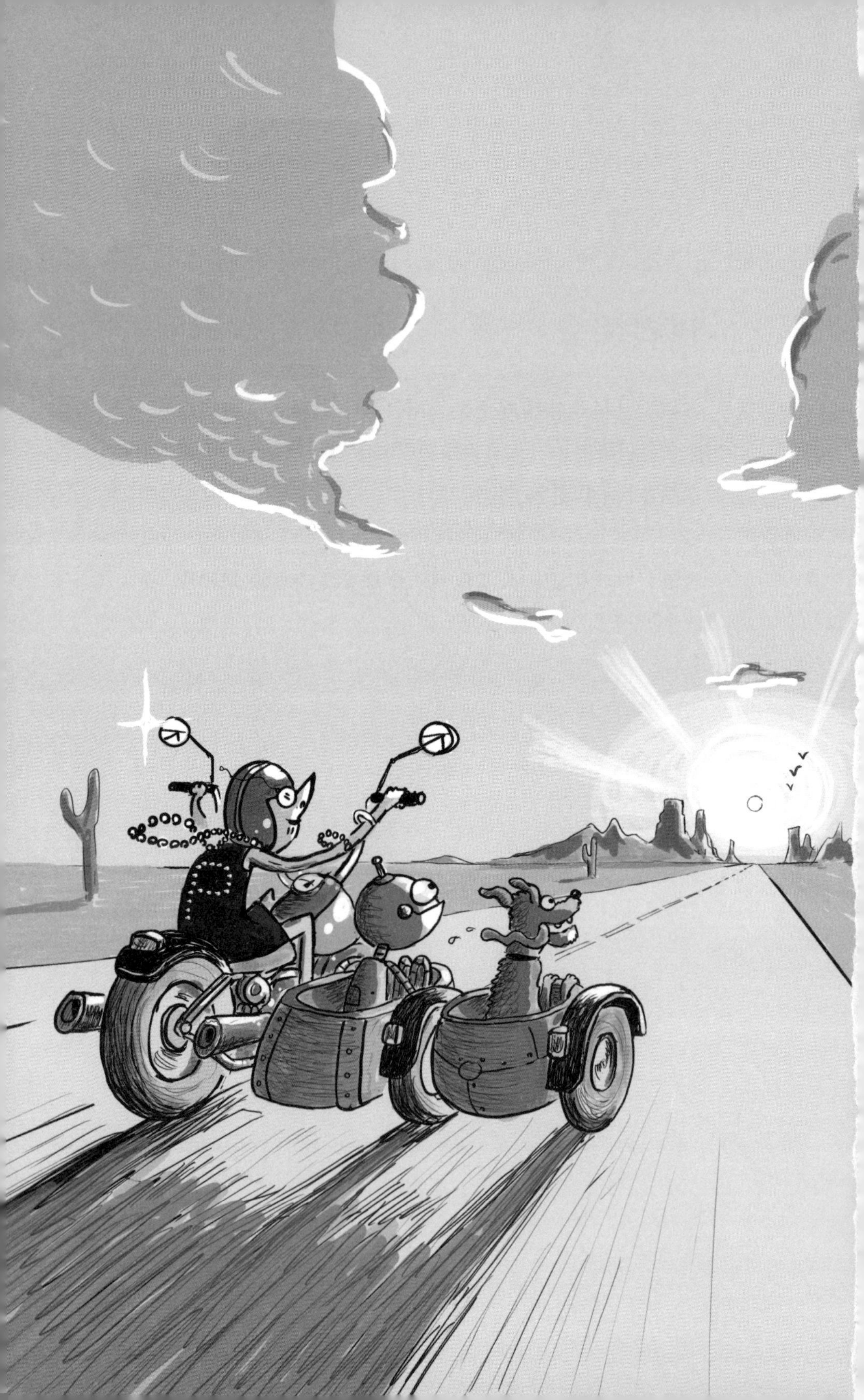

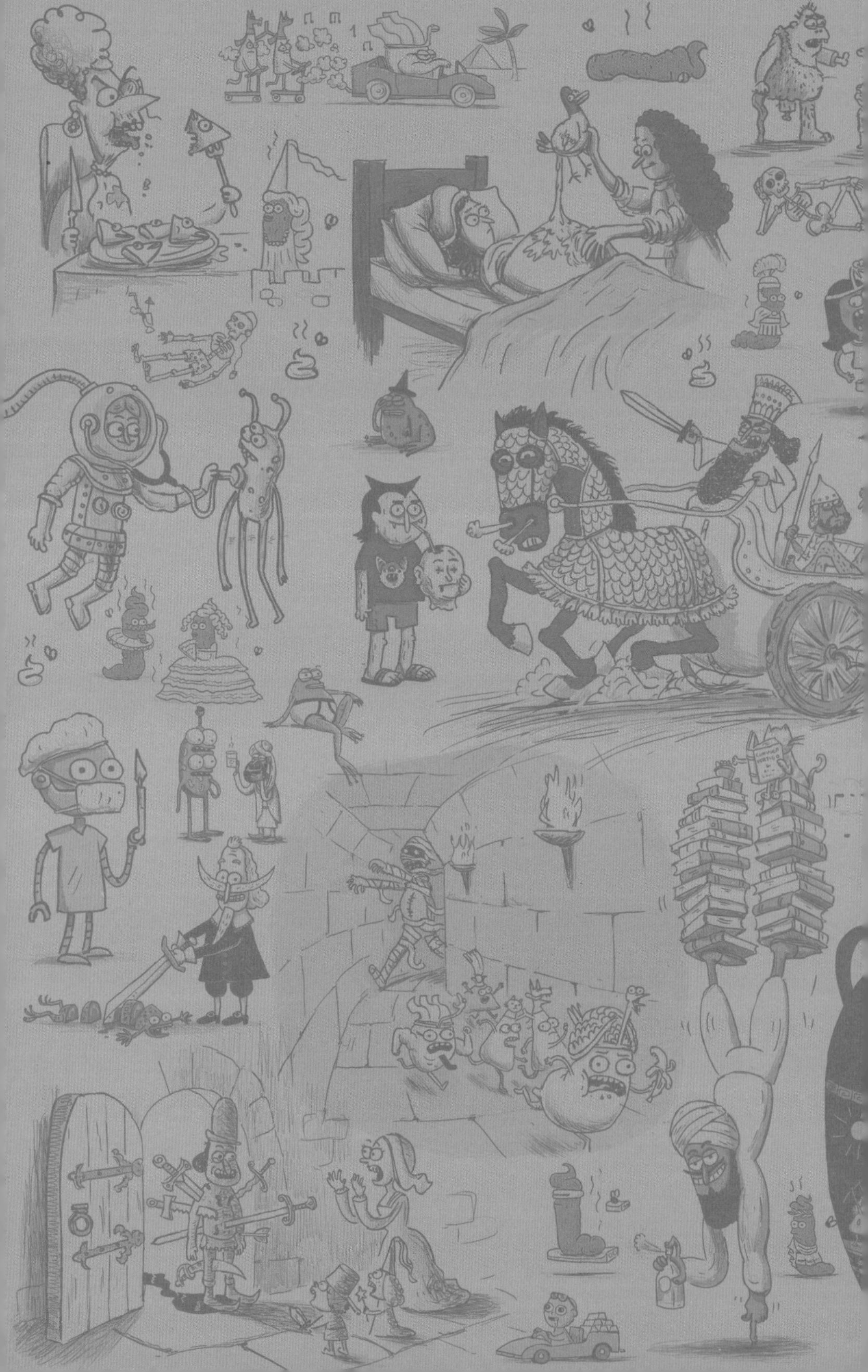